中华医学会产科指南手册(第四版)

《中华围产医学杂志》编辑委员会
《中华妇产科杂志》编辑委员会
《母胎医学杂志(英文)》编辑委员会
中华医学会妇产科学分会产科学组
中华医学会围产医学分会
等 组织编写

中华医学电子音像出版社
CHINESE MEDICAL MULTIMEDIA PRESS
北 京

版权所有　侵权必究

图书在版编目（CIP）数据

中华医学会产科指南手册/《中华围产医学杂志》编辑委员会等组织编写. -- 4版. -- 北京：中华医学电子音像出版社, 2025.3. -- ISBN 978-7-83005-156-3

Ⅰ. R714-62

中国国家版本馆CIP数据核字第2025MA4134号

中华医学会产科指南手册（第四版）

ZHONGHUA YIXUEHUI CHANKE ZHINAN SHOUCE (DI SI BAN)

组织编写：《中华围产医学杂志》编辑委员会
　　　　　《中华妇产科杂志》编辑委员会
　　　　　《母胎医学杂志（英文）》编辑委员会
　　　　　中华医学会妇产科学分会产科学组
　　　　　中华医学会围产医学分会　等
责任编辑：裴　燕　刘　溪
责任印刷：李振坤
出版发行：中华医学电子音像出版社
通信地址：北京市西城区东河沿街69号中华医学会610室
邮　　编：100052
E - mail：cma-cmc@cma.org.cn
购书热线：010-51322635
经　　销：新华书店
印　　刷：廊坊市佳艺印务有限公司
开　　本：889 mm×1194 mm　1/32
印　　张：22.375
字　　数：673千字
版　　次：2025年3月第4版　2025年3月第1次印刷
定　　价：88.00元

购买本社图书，凡有缺、倒、脱页者，本社负责调换

内容提要

本书主要汇总了近年来由《中华围产医学杂志》编辑委员会、《中华妇产科杂志》编辑委员会、《母胎医学杂志(英文)》编辑委员会、中华医学会妇产科学分会产科学组、中华医学会围产医学分会等组织专家编写的近百篇重要指南与共识,涉及妊娠合并症与并发症、孕期保健、产前诊断、胎儿医学、新生儿等领域,旨在推动产科规范化临床诊治工作的有效实施,共筑中国妇儿健康梦的早日实现。本书可供各级妇产科医师、助产士、妇产科护士及其他相关人员培训、工作、学习参考之用。

编写组名单

《中华围产医学杂志》编辑委员会
《中华妇产科杂志》编辑委员会
《母胎医学杂志（英文）》编辑委员会
国家产科专业医疗质量控制中心
中华医学会围产医学分会
中华医学会妇产科学分会产科学组
中华医学会妇产科学分会妊娠期高血压疾病学组
中华医学会围产医学分会新生儿复苏学组
中华医学会围产医学分会胎儿医学学组
中华医学会生殖医学分会
中华护理学会产科护理专业委员会
中国医师协会妇产科医师分会
中国医师协会妇产科医师分会母胎医师专业委员会
中国医师协会生殖医学专业委员会
中国医师协会营养医师专业委员会
中国妇幼保健协会助产士分会
中国妇幼保健协会生育保健分会
中国妇幼保健协会促进自然分娩专业委员会
中国妇幼保健协会妊娠合并糖尿病专业委员会
中国妇幼保健协会新生儿保健专业委员会
中国医院协会医院感染管理专业委员会
中国疾病预防控制中心妇幼保健中心

序

北京大学第一医院妇产生殖医学中心主任，博士生导师
中华医学会妇产科学分会副主任委员
中华医学会妇产科学分会产科学组组长
中华医学会围产医学分会第七届主任委员
国际妇产科联盟母胎医学组专家委员
世界卫生组织妊娠糖尿病诊断标准制定
专家组专家
《中华妇产科杂志》副总编辑
《中华围产医学杂志》总编辑
《母胎医学杂志（英文）》总编辑
《中华医学杂志（英文版）》编委等

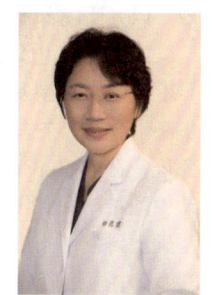

杨慧霞教授

产科学是一门古老的临床学科。近年来，随着生物医学研究的快速发展，基因组学、蛋白质组学和代谢组学等基础学科研究的深入，临床检测技术、影像技术等检测手段的提高，产科医生对疾病认识、诊断与治疗发生了巨大的变化。尤其胎儿医学这一新兴学科的崛起，要求产科医生不断更新知识，提高对疾病的诊断、处理水平。中华医学会妇产科学分会早在2002年就讨论启动妇产科领域相关指南制定，并于2004年在《中华妇产科杂志》中刊发了《外阴阴道念珠菌病诊治规范（草案）》，同时经过董悦教授等全国产科专家的不懈努力，由产科学组制定的第一部指南《妊娠合并糖尿病临床诊断与治疗推荐指南（草案）》也在2007年刊登于《中华妇产科杂志》，同年产科学组陆续完成了《早产的临床诊断与治疗推荐指南（草案）》《妊娠晚期促宫颈成熟与引产指南（草案）》的制定并予以刊登。随后基于循证依据制定的指南或专家共识不断刊出，对规范全国产科临床诊断及处理起到重要作用，但由于我国各地医疗资源存在极大差别、产科疾病存在个体差异等，在临床应用指南

时要结合实际情况合理应用。

迄今,中华医学会妇产科学分会产科学组、妊娠期高血压疾病学组,以及中华医学会围产医学分会等完成并更新了多项产科(涉及母体医学、胎儿医学)及新生儿领域重要指南及专家共识。区别于《中华医学会产科指南手册》(第三版),第四版手册选取了近5年发表在中华系列杂志上的高质量指南与专家共识全文,并将其前期版本及早期指南以二维码的形式呈现,以方便读者阅览,共汇集近百篇文章。

2021年,中华医学会杂志社指南与标准研究中心联合世界卫生组织指南实施与知识转化合作中心,首次对2020年中华医学会系列杂志发表的指南进行了方法学质量和报告质量的评价,在前50位的指南中妇产科领域共入选6部。为持续推动中国指南和共识的评价工作,STAR工作组*在前期工作的基础上研发了指南综合评价体系,对2022年医学期刊发表的334篇中国指南和1143篇中国共识进行了评价,综合评级结果前300位中产科领域共入选5部。高质量的指南可规范医疗行为、提升临床决策水平和服务质量,同时也是医疗资源合理使用及医疗政策制定的可靠依据,为此,中华医学会妇产科分会产科学组及相关专家将继续深耕指南与共识的制订、更新与修订工作,进一步提高我国指南与共识的质量。

指南及共识陆续发布后,基层医院的临床医生对临床规范、指南的了解和掌握度还远远不够,造成规范性指导意见与临床实践脱节,为此,中华医学会杂志社、《中华妇产科杂志》编委会、《中华围产医学杂志》编委会于2014—2024年共在全国55个城市进行了产科指南巡讲,培训产科医务工作者近5万名,取得了良好的反馈与效果,该活动荣获国家卫生健康委

---

* 关于STAR及STAR工作组:2021年,中华医学会杂志社指南与标准研究中心联合世界卫生组织指南实施与知识转化合作中心,针对现有临床实践指南评价方法和工具条目覆盖面不足、验证不充分、维度单一、评价工作量大等问题,组建了指南科学性(scientificity)、透明性(transparency)和适用性(applicability)评级(rankings)工作组,研发了全面的"STAR"工具,以期进一步帮助医务人员遴选和应用高质量指南。STAR工作组成立于2021年7月,是一个多学科非营利性学术组织,致力于通过综合评级为医务工作者推荐高质量指南和共识。2022年10月,为优化STAR评级体系,STAR工作组招募专科领域具有影响力的专家作为主任委员,通过自主推荐和公开招募专科成员的方式,陆续成立了37个专科委员会(包括472名成员),开展了对医学期刊发表的2022年中国指南和共识的STAR评级工作。

员会"2016年委管出版物主题宣传激励项目"最佳品牌活动。

纵观我国产科诊治指南、规范及专家共识的制定，多数证据基于国外研究，今后希望有更多中国自己的研究数据被引用到指南中。笔者曾多次参与世界卫生组织（WHO）、国际妇产科联盟（FIGO）等国际指南的制定，也欣喜地看到我国妊娠合并糖尿病等母胎医学领域的研究数据被国际组织认可和引用。在2019—2025年美国糖尿病学会《妊娠期糖尿病》相关指南中多次引用笔者团队近年来的多项研究结果。相信在当下大数据时代，我国高质量研究结果的产出将为我国产科领域指南的制定提供越来越多的证据。产科领域大量指南的出台受到广大产科医生的关注，表明产科学界对规范化诊疗的高度重视及产科医生对实施规范化诊治的强烈愿望。《中华医学会产科指南手册》（第四版）的出版也必将有力推动产科规范化临床诊治工作的实施，推进临床诊治专家共识与指南制定的工作进程，助力中国妇儿健康梦的早日实现。

2025年1月

目　录

妊娠合并症与并发症篇

1. 羊水栓塞临床诊断与处理专家共识（2018）……2
2. 妊娠和产后甲状腺疾病诊治指南（第2版）……11
3. 前置胎盘的诊断与处理指南（2020）……71
4. 妊娠期应用辐射性影像学检查的专家建议……81
5. 妊娠期高血压疾病诊治指南（2020）……89
6. 产科抗磷脂综合征诊断与处理专家共识……111
7. 地中海贫血妊娠期管理专家共识……120
8. 妊娠并发症和合并症终止妊娠时机的专家共识……138
9. 妊娠期及产褥期静脉血栓栓塞症预防和诊治专家共识……154
10. 围产期抑郁症筛查与诊治专家共识……167
11. 妊娠期血压管理中国专家共识（2021）……179
12. 妊娠期高血糖诊治指南（2022）[第一部分]……194
13. 妊娠期高血糖诊治指南（2022）[第二部分]……209
14. 妊娠期急性脂肪肝临床管理指南（2022）……225
15. 产后出血预防与处理指南（2023）……248
16. 妊娠期肝内胆汁淤积症临床诊治和管理指南（2024版）……267
17. 早产临床防治指南（2024版）……285

孕期保健与双胎篇

1. 高龄妇女妊娠前、妊娠期及分娩期管理专家共识（2019）……306
2. 胎儿生长受限专家共识（2019版）……312

3 双胎妊娠临床处理指南（2020年更新）……………350
4 妊娠期运动专家共识（草案）…………………………372
5 复发性流产诊治专家共识（2022）……………………380
6 胎儿先天性膈疝临床管理指南（2022）………………404
7 高龄妇女孕期管理专家共识……………………………421
8 孕前和孕期主要微量营养素补充专家共识（2024）…435

产程与分娩篇

1 正常分娩指南……………………………………………452
2 胎盘植入性疾病诊断和处理指南（2023）……………469
3 剖宫产手术专家共识（2023）…………………………487
4 妊娠晚期促子宫颈成熟与引产指南（2024）…………499
5 复杂剖宫产手术专家共识（2024）……………………516

感染与产前诊断篇

1 孕产妇流感防治专家共识………………………………528
2 乙型肝炎病毒母婴传播预防临床指南（2020）………537
3 预防围产期 B 族链球菌病（中国）专家共识…………554
4 染色体微阵列分析技术在产前诊断中的应用指南
  （2023）…………………………………………………564
5 孕前及孕早期常见隐性单基因遗传病携带者筛查
  临床应用专家共识………………………………………583
6 针对生育人群的携带者筛查实验室和临床实践
  专家共识…………………………………………………601
7 PGT-A 嵌合型胚胎的遗传咨询与移植策略中国
  专家共识…………………………………………………614
8 新一代无创产前筛查技术 NIPT2.0 临床应用策略
  专家共识…………………………………………………622

新生儿篇

1 中国新生儿早期基本保健技术专家共识（2020）……640

2 新生儿脐动脉血气分析临床应用专家共识（2021）……651
3 母亲常见感染与母乳喂养指导的专家共识 ……………657
4 中国新生儿复苏指南（2021年修订）………………671
5 母婴呼吸道合胞病毒感染预防指南（2025年版）……686

附录 2012—2018年相关产科指南 …………………700

妊娠合并症与并发症篇

1 羊水栓塞临床诊断与处理专家共识（2018）

中华医学会妇产科学分会产科学组

羊水栓塞（amniotic fluid embolism，AFE）是产科特有的罕见并发症，其临床特点为起病急骤、病情凶险、难以预测，可导致母儿残疾甚至死亡等严重的不良结局。中华医学会妇产科学分会产科学组结合国内外文献，参考美国母胎医学会（Society for Maternal-Fetal Medicine，SMFM）"AFE指南"[1]等，根据我国的临床实践制定了本共识，旨在提高及规范AFE诊断和抢救治疗能力，以改善孕产妇和围产儿结局。

一、AFE的流行病学及病理生理

全球范围内AFE的发生率和死亡率存在很大的差异，根据现有的文献，AFE的发生率为（1.9~7.7）/10万[2-5]，死亡率为19%~86%[2-5]。近年来，由于各医学学科的发展及支持治疗能力的提高，AFE孕产妇的死亡率已有明显的下降。

临床研究和动物实验的证据显示，在母体血循环中发现羊水的有形成分与AFE的发病并没有直接的联系[6-7]。AFE的发病机制尚不明确。通常认为，当母胎屏障破坏时，羊水成分进入母体循环，一方面引起机械性的阻塞，另一方面母体将对胎儿抗原和羊水成分发生免疫反应，当胎儿的异体抗原激活母体的炎症介质时，发生炎症、免疫等"瀑布样"级联反应，从而发生类似全身炎症反应综合征，引起肺动脉高压、肺水肿、

引用文本：中华医学会妇产科学分会产科学组. 羊水栓塞临床诊断与处理专家共识（2018）[J]. 中华妇产科杂志, 2018, 53(12): 831-835. DOI:10.3760/cma.j.issn.0529-567x.2018.12.006.

严重低氧血症、呼吸衰竭、循环衰竭、心脏骤停及孕产妇严重出血、DIC、多器官功能衰竭等一系列表现[2, 8-9];在这个过程中,补体系统的活化可能发挥着重要的作用[10]。

二、临床表现

AFE通常起病急骤。70%的AFE发生在产程中,11%发生在经阴道分娩后,19%发生于剖宫产术中及术后;通常在分娩过程中或产后立即发生,大多发生在胎儿娩出前2 h及胎盘娩出后30 min内[1-2]。有极少部分发生在中期妊娠引产、羊膜腔穿刺术中和外伤时[11]。

AFE的典型临床表现为产时、产后出现突发的低氧血症、低血压和凝血功能障碍。

1. 前驱症状:30%~40%的AFE孕产妇会出现非特异性的前驱症状,主要表现为憋气、呛咳、呼吸急促、心慌、胸痛、寒战、头晕、恶心、呕吐、乏力、麻木、针刺样感觉、焦虑、烦躁、精神状态的改变及濒死感等[8, 12],临床上需重视这些前驱症状。

AFE如在胎儿娩出前发生,胎心电子监护可显示胎心减速、胎心基线变异消失等异常;严重的胎儿心动过缓可为AFE的首发表现[5, 8]。

2. 呼吸循环功能衰竭:孕产妇出现突发呼吸困难和(或)口唇发绀、血氧饱和度下降、肺底部较早出现湿啰音、插管者的呼气末二氧化碳分压测不出;心动过速、低血压休克、抽搐、意识丧失或昏迷、心电图可表现为右心负荷增加等。病情严重者,可出现心室颤动、无脉性室性心动过速及心脏骤停,于数分钟内猝死[13]。

3. 凝血功能障碍:大部分AFE孕产妇存在DIC,发生率高达83%以上[1, 13],且可为AFE的首发表现。表现为胎儿娩出后无原因的、即刻大量产后出血,且为不凝血,以及全身皮肤黏膜出血、血尿、消化道出血、手术切口及静脉穿刺点出血等DIC表现。

4. 急性肾功能衰竭等多器官功能损害:AFE孕产妇的全身器官均可受损,除心、肺功能衰竭及凝血功能障碍外,肾脏和中枢神经系统是最常受损的器官和系统,存活的AFE

孕产妇可出现肾功能衰竭和中枢神经系统功能受损等表现。

由于被累及的器官与系统不同，AFE 的临床表现具有多样性和复杂性。

三、诊　　断

目前尚无国际统一的 AFE 诊断标准和有效的实验室诊断依据，建议的诊断标准如下。

1. 诊断 AFE，需以下 5 条全部符合[13]：

（1）急性发生的低血压或心脏骤停。

（2）急性低氧血症：呼吸困难、紫绀或呼吸停止。

（3）凝血功能障碍：有血管内凝血因子消耗或纤溶亢进的实验室证据，或临床上表现为严重的出血，但无其他可以解释的原因。

（4）上述症状发生在分娩、剖宫产术、刮宫术或是产后短时间内（多数发生在胎盘娩出后 30 min 内）。

（5）对于上述出现的症状和体征不能用其他疾病来解释。

2. 当其他原因不能解释的急性孕产妇心、肺功能衰竭伴以下 1 种或几种情况：低血压、心律失常、呼吸短促、抽搐、急性胎儿窘迫、心脏骤停、凝血功能障碍、孕产妇出血、前驱症状（乏力、麻木、烦躁、针刺感），可考虑为 AFE。这不包括产后出血但没有早期凝血功能障碍证据者，或其他原因的心肺功能衰竭者[4]。

AFE 的诊断是临床诊断。符合 AFE 临床特点的孕产妇，可以做出 AFE 的诊断，母体血中找到胎儿或羊水成分不是诊断的必须依据。不具备 AFE 临床特点的病例，仅仅依据实验室检查不能做出 AFE 的诊断[1,4]。孕产妇行尸体解剖，其肺小动脉内见胎儿鳞状上皮或毳毛可支持 AFE 的诊断[4]。

血常规、凝血功能、血气分析、心电图、心肌酶谱、胸片、超声心动图、血栓弹力图、血流动力学监测等有助于 AFE 的诊断、病情监测及治疗。

四、鉴别诊断

AFE 的诊断强调为细致、全面的排他性诊断。排除导致心力衰竭、呼吸衰竭、循环衰竭的疾病，包括肺栓塞、心肌梗死、心律失常、围产期心肌病、主动脉夹层、脑血管意外、药物性过敏反应、输血反应、麻醉并发症（全身麻醉或高位硬膜外阻滞）、子宫破裂、胎盘早剥、子痫、脓毒血症等[13]。

AFE需特别注意与严重产后出血引起的凝血功能异常相鉴别。一旦产后很快发生阴道流血且为不凝血，或大量阴道流血及与出血量不符的血压下降或氧饱和度下降，应立即进行凝血功能的相关检查，如出现急性凝血功能障碍，特别是有低纤维蛋白原血症时[4, 8]，应高度怀疑AFE或者胎盘早剥。

在分娩过程中或产后出现心肺、凝血功能异常等表现时，在保证基本的呼吸循环支持治疗的同时，充分结合病史、发病特征及凝血功能等辅助检查结果，多数情况下做出正确的鉴别诊断并不困难，重要的是能考虑到AFE的诊断。

五、处　　理

一旦怀疑AFE，立即按AFE急救。推荐多学科密切协作参与抢救处理，及时、有效的多学科合作对于孕产妇抢救成功及改善其预后至关重要[1, 14]。

AFE的治疗主要采取生命支持、对症治疗和保护器官功能，高质量的心肺复苏（CPR）和纠正DIC至为重要。

（一）呼吸支持治疗

立即保持气道通畅，充分给氧，尽早保持良好的通气状况是成功的关键，包括面罩给氧、无创面罩或气管插管辅助呼吸等。

（二）循环支持治疗

根据血流动力学状态，在AFE的初始治疗中使用血管活性药物和正性肌力药物，以保证心输出量和血压稳定，并应避免过度输液。

1. 液体复苏：以晶体液为基础，常用林格液。在循环支持治疗时一定要注意限制液体入量，否则很容易引发心力衰竭、肺水肿，且肺水肿也是治疗后期发生严重感染、脓毒血症的诱因之一[15-16]。

2. 使用去甲肾上腺素和正性肌力药物等维持血流动力学稳定：AFE初始阶段主要表现为右心衰竭，心脏超声检查可提供有价值的信息。针对低血压，应使用去甲肾上腺素或血管升压素等药物维持血压，如去甲肾上腺素 0.05～3.30 μg/（kg·min），静脉泵入。多巴酚丁胺、磷酸二酯酶抑制剂兼具强心和扩张肺动脉的作用，是治疗的首选药物，使用多巴酚丁胺 2.5～5.0 μg/（kg·min），静脉泵入；磷酸二酯酶抑制剂（米力农）0.25～0.75 μg/（kg·min），静脉泵入[1, 17]。

3. 解除肺动脉高压：使用前列环素、西地那非、一氧化氮及内皮素受体拮抗剂等特异性舒张肺血管平滑肌的药物[1, 18-19]。前列环素即依前列醇（epoprostenol）10～50 ng/（kg·min），吸入；或伊洛前列素（iloprost）10～20 μg/次，吸入，6～9 次/d；或曲前列尼尔（treprostinil）1～2 ng/（kg·min）起始剂量，静脉泵入，逐步增加直至达到效果；西地那非 20 mg/次，口服，3 次/d，或通过鼻饲和（或）胃管给药；一氧化氮（5～40）×10^{-6}，吸入。也可给予罂粟碱、阿托品、氨茶碱、酚妥拉明等药物。

4. 当孕产妇出现 AFE 相关的心脏骤停时，应首先、即刻进行标准的基础心脏生命支持（BCLS）和高级心脏生命支持（ACLS）等高质量的心肺复苏。心脏骤停复苏初期不需要明确 AFE 的诊断，此时，最关键的紧急行动是高质量的心肺复苏。对未分娩的孕妇，应左倾 30°平卧位或子宫左牵防止负重子宫压迫下腔静脉[14]。

5. 应用糖皮质激素：糖皮质激素用于 AFE 的治疗存在争议[1]。基于临床实践的经验，尽早使用大剂量糖皮质激素，应作为有益的尝试[4, 9]。氢化可的松 500～1000 mg/d，静脉滴注；或甲泼尼龙 80～160 mg/d，静脉滴注；或地塞米松 20 mg 静脉推注，然后再予 20 mg 静脉滴注。

6. 新的循环支持策略：AFE 发生后，对于血管活性药物无效的顽固性休克孕产妇，进行有创性血流动力学支持可能是有益的。体外膜肺氧合（ECMO）[20]和主动脉内球囊反搏[21]等策略已经在多个病例报道中被证明是有效的。因此，在初步复苏干预无反应的情况下，可考虑上述有创性支持方法。

（三）处理凝血功能障碍

凝血功能障碍可在 AFE 并发心血管系统异常后出现，也可为首发表现，推荐早期进行凝血状态的评估。AFE 引发的产后出血、DIC 往往较严重，应积极处理，快速补充红细胞和凝血因子（新鲜冰冻血浆、冷沉淀、纤维蛋白原、血小板等）至关重要，尤其需要注意补充纤维蛋白原。同时进行抗纤溶治疗，如静脉输注氨甲环酸等。如有条件，早期即按大量输血方案进行输血治疗可使抢救更有效；有条件者可使用床旁血栓弹力图指导血液成分的输注。

AFE 常伴有宫缩乏力，需要积极治疗，必要时使用宫缩剂，例如缩宫素、麦角新碱和前列腺素[8,22]。经阴道分娩者要注意检查是否存在子宫颈、阴道等产道裂伤。

临床上对于肝素治疗 AFE 引起的 DIC 的争议很大。由于 AFE 进展迅速，难以掌握何时是 DIC 的高凝阶段，使用肝素治疗弊大于利，因此不常规推荐肝素治疗，除非有早期高凝状态的依据[1-2,4,8]。

（四）产科处理

若 AFE 发生在胎儿娩出前，抢救孕妇的同时应及时终止妊娠，行阴道助产或短时间内行剖宫产术。当孕产妇发生心脏骤停，胎儿已达妊娠 23 周以上，立即进行心肺复苏的同时准备紧急剖宫产术；如孕产妇心肺复苏 4 min 后仍无自主心率，可以考虑行紧急剖宫产术[1]，这不仅可能会拯救胎儿的生命，且在理论上可以通过去除孕产妇下腔静脉的压力从而有利于其复苏[14]。但当 AFE 孕产妇发生心脏骤停时，在孕产妇围死亡期做出剖宫产术的决定是比较困难的，须根据抢救现场的具体情况做出决策，并无统一的处理标准。

子宫切除不是治疗 AFE 的必要措施，不应实施预防性子宫切除术。若产后出血难以控制，危及产妇生命时，果断、快速地切除子宫是必要的[4,8]。

（五）迅速、全面的监测

立即进行严密的监护，全面的监测应贯穿于抢救过程的始终，包括血压、心率、呼吸、尿量、凝血功能、电解质、肝肾功能、血氧饱和度、心电图、动脉血气分析、中心静脉压、心输出量等。经孕产妇食管或胸超声心动图和肺动脉导管，可作为监测其血流动力学的有效手段。

（六）器官功能支持与保护

AFE 急救成功后往往会发生急性肾功能衰竭、急性呼吸窘迫综合征、缺血缺氧性脑损伤等多器官功能衰竭及重症脓毒血症等。

心肺复苏后要给予适当的呼吸、循环等对症支持治疗，以继续维持孕产妇的生命体征和内环境稳定，包括神经系统保护、亚低温治疗、稳定血流动力学及足够的血氧饱和度、血糖水平的控制、血液透析和（或）滤过的应用、积极防治感染、胃肠功能的维护、微循环的监测与改善、免疫调节与抗氧化治疗等[1, 4]。

羊水栓塞临床诊断与处理专家共识（2018）的要点：

- 羊水栓塞属临床诊断
- 推荐多学科协作参与抢救处理，特别有经验的麻醉科医师参与抢救
- 高质量的心肺复苏至为重要。初始治疗主要是辅助呼吸和升压强心，应避免过度输液
- 使用前列环素、西地那非等药物解除肺动脉高压，也可给予罂粟碱等
- 基于临床实践经验，尽早使用大剂量糖皮质激素或有价值
- 常出现凝血功能障碍，应及早评估凝血功能，积极纠正凝血功能紊乱。肝素治疗DIC弊大于利，不常规推荐使用
- 疑似和（或）诊断羊水栓塞，抢救的同时应尽快终止妊娠
- 积极治疗宫缩乏力，必要时使用宫缩剂，例如缩宫素、麦角新碱和前列腺素等
- 子宫切除不是治疗的必要措施，不应实施预防性切除。若产后出血危及产妇生命时，果断、快速地切除子宫是必要的

因为目前并无特异性的检查方法，所以AFE的诊断仍然是以临床表现为基础的排除性诊断。如果临床高度怀疑AFE，及早的治疗是有必要的。准确到位的日常急救演练是保证AFE抢救成功的关键[23-24]。治疗主要是支持、对症治疗，包括呼吸支持（通常以气管插管和机械通气的形式）、适当补液的循环支持、血管活性药物、正性肌力药物、肺血管扩张剂、及时分娩及适时的子宫切除、积极处理凝血功能障碍以及器官功能的支持治疗与保护，而迅速、全面的监测是实施有效治疗措施的保证。AFE的抢救流程见图1。

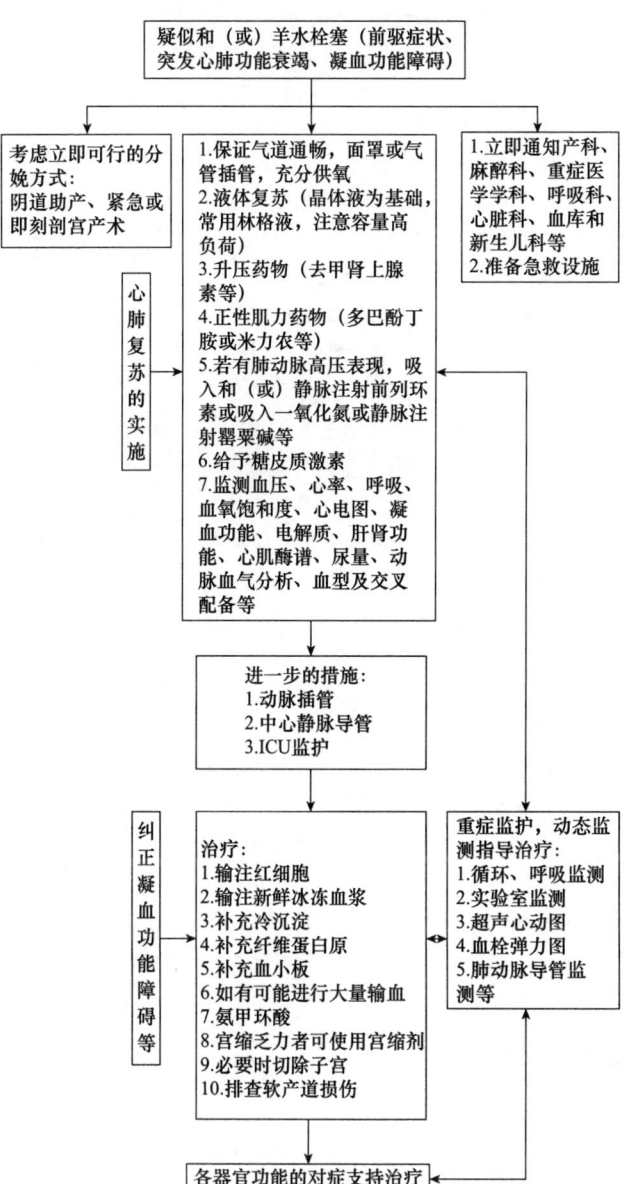

图 1 羊水栓塞的抢救流程

本共识的执笔专家：古航（海军军医大学附属长海医院）、杨慧霞（北京大学第一医院）、王谢桐（山东省立医院）

参与本共识制定及讨论的专家：杨慧霞（北京大学第一医院）、段涛（上海市第一妇婴保健院）、刘兴会（四川大学华西第二医院）、胡娅莉（南京大学医学院附属鼓楼医院）、古航（海军军医大学附属长海医院）、王谢桐（山东省立医院）、陈敦金（广州医科大学第三附属医院）、漆洪波（重庆医科大学附属第一医院）、杨孜（北京大学第三医院）、李笑天（复旦大学附属妇产科医院）、郑勤田（广州市妇女儿童医疗中心）、李颖川（上海交通大学附属第六人民医院）、贺晶（浙江大学医学院附属妇产科医院）、张建平（中山大学孙逸仙医院）、林建华（上海交通大学医学院附属仁济医院）、丁依玲（中南大学湘雅二医院）、刘彩霞（中国医科大学附属盛京医院）、王子莲（中山大学附属第一医院）、苏放明（深圳市人民医院）、程蔚蔚（上海交通大学医学院附属国际和平妇婴保健院）、马润玫（昆明医科大学第一附属医院）、范玲（首都医科大学附属北京妇产医院）、蔺莉（首都医科大学附属北京友谊医院）、张卫社（中南大学湘雅医院）、樊尚荣（北京大学深圳医院）、马玉燕（山东大学齐鲁医院）、孙丽洲（南京医科大学第一附属医院）、罗国阳（美国霍华德大学医学院）、张为远（首都医科大学附属北京妇产医院）、陈叙（天津市中心妇产科医院）、刘俊涛（中国医学科学院北京协和医院）、时春艳（北京大学第一医院）、常青（陆军军医大学附属西南医院）、崔世红（郑州大学第三附属医院）、邹丽（华中科技大学同济医学院附属协和医院）、赵先兰（郑州大学第一附属医院）、肖梅（湖北省妇幼保健院）、徐先明（上海交通大学第一人民医院）、李力（陆军军医大学附属大坪医院）、刘喆（北京大学第一医院）

参考文献从略

（通信作者：古航）
（本文刊载于《中华妇产科杂志》2018年第53卷第12期第831-835页）

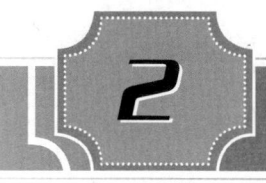

妊娠和产后甲状腺疾病诊治指南（第2版）

《妊娠和产后甲状腺疾病诊治指南》（第2版）编撰委员会
中华医学会内分泌学分会
中华医学会围产医学分会

再版前言

2012年中华医学会内分泌学分会和中华医学会围产医学分会联合编撰了我国首部《妊娠和产后甲状腺疾病诊治指南》[1]。当时采用的是2011年美国甲状腺学会（ATA）妊娠指南问题与推荐的模式，汲取了其精华，同时也突出了中国特色。

妊娠和产后甲状腺疾病是近十年来内分泌学界和围产医学界的热点研究领域之一。20世纪80年代末期荷兰学者Vulsma等[2]首次发现甲状腺激素合成障碍和无甲状腺新生儿的脐带血中存在甲状腺激素，从而推翻了母体甲状腺激素不能通过胎盘的传统观点。基础研究证实了母体甲状腺激素在胎儿脑发育前半期（妊娠1～20周）中的重要作用，进而引发了多个学科对母体甲状腺激素与胎儿脑发育关系的强烈兴趣。特别是美国学者Haddow等[3]于20世纪90年代末期关于母体亚临床甲状腺激素缺乏与子代神经智力发育的临床研究结果发表在《新英格兰医学杂志》，使这个领域的研究迅速成为多学科瞩目的热点。

进入21世纪以来，妊娠和产后甲状腺疾病方面的研究急

引用文本：《妊娠和产后甲状腺疾病诊治指南》（第2版）编撰委员会，中华医学会内分泌学分会，中华医学会围产医学分会. 妊娠和产后甲状腺疾病诊治指南（第2版）[J]. 中华围产医学杂志，2019，22（8）：505-539.
DOI:10.3760/cma.j.issn.1007-9408.2019.08.001.

剧增加，十余项大样本的临床试验陆续发表，内分泌学、围产医学、优生学、神经学、儿科学、营养学、地方病学等多个学科参与了这个领域的研究。2007年，美国内分泌学会（TES）联合4个国际甲状腺学会和美国临床内分泌医师学会（AACE）颁布了《妊娠和产后甲状腺疾病管理指南》[4]。ATA在2011年独立颁布了《妊娠和产后甲状腺疾病诊断和管理指南》[5]，并于2017年修订了该指南[6]。

2017年ATA指南在妊娠期甲状腺疾病的诊断和治疗方面做了很大的修改[6]，而且引用了中国学者发表的18篇文章，这说明我国学者在该领域所做的工作得到了国际同行的认可。事实上，自2005年以来，中国学者在国际和国内核心期刊发表了150余篇相关文章，在妊娠期甲状腺疾病筛查、妊娠期特异甲状腺指标参考范围、甲状腺疾病与妊娠和产科并发症、母体亚临床甲状腺激素缺乏、甲状腺过氧化物酶抗体（TPOAb）阳性与子代神经智力发育等方面开展了广泛研究，提供了大量的临床证据，获得了自己的宝贵资料。

为满足临床和妇幼保健工作的需要，经过中华医学会内分泌学分会和中华医学会围产医学分会专家沟通，多次讨论，一致认为应该修订我国2012年的《妊娠和产后甲状腺疾病诊治指南》。本指南由中华医学会内分泌学分会甲状腺学组起草，然后由2个学会的专家函审和讨论，最后定稿。本指南将在内分泌、妇产科和妇幼保健系统进行推广，以指导中国的临床医生合理诊治妊娠和产后甲状腺疾病，保障孕妇和子代健康。

本指南以2012年中国《妊娠和产后甲状腺疾病诊治指南》[1]和ATA 2017年颁布的《妊娠和产后甲状腺疾病诊断和管理指南》[6]为蓝本，加入我国学者的研究成果，结合我国临床工作和妇幼保健工作的实际情况编撰而成，但由于国内还缺乏大样本的随机对照试验（RCT）研究证据，本指南推荐的许多观点只是初步认识，需要更多、更有力的循证医学证据支持，我们将不定期修订指南内容，以保持先进性和实用性。

本指南将继续采取问题和推荐的形式。推荐条款是对目前学术界已经公认或者接近公认的意见总结，并给出推荐强度；问题条款是对推荐条款的解释和阐述。本指南所推荐的条款，根据循证医学强度分为5级，见表1。

表1 本指南推荐强度分级

强度分级	推荐强度释义
A	强力推荐。证据肯定,能够改善健康结局,利大于弊
B	推荐。有很好证据,能够改善健康结局,利大于弊
C	不推荐也不反对。基于专家意见;或现有证据显示利弊接近
D	不推荐。因为证据不够有力或者对于健康结局弊大于利
E	不推荐。缺乏证据,或者证据质量差,或者证据自相矛盾,无法确定对健康结局的利弊

一、妊娠期甲状腺功能相关指标参考范围

问题1:妊娠期甲状腺相关激素和甲状腺自身抗体有哪些变化?

1. 在雌激素的刺激下,肝脏甲状腺素结合球蛋白(TBG)产生增加,清除减少。TBG从妊娠6~8周开始增加,妊娠第20周达到顶峰,一般较基础值增加1.5~2倍,一直持续到分娩。TBG增加使总甲状腺素(TT_4)浓度增加,所以,TT_4在妊娠期不能反映循环甲状腺激素的确切水平。

2. 妊娠早期胎盘分泌人绒毛膜促性腺激素(hCG)增加,通常在妊娠8~10周达到高峰,浓度为30 000~100 000 IU/L。hCG因其α亚单位与促甲状腺激素(TSH)相似,具有刺激甲状腺的作用。增多的甲状腺激素抑制TSH分泌,使血清TSH水平降低20%~30%[7]。TSH水平下限较非妊娠妇女平均降低0.4 mU/L,20%妊娠妇女可以降至0.1 mU/L以下[8]。一般hCG每增高10 000 IU/L,TSH降低0.1 mU/L。血清hCG水平升高及TSH水平降低发生在妊娠8~14周,妊娠10~12周是TSH下降的最低点。

3. 由于妊娠妇女TBG浓度增加和白蛋白浓度减少,会影响免疫检测法测定的游离甲状腺素(FT_4)结果。解决这个问题的最好方法是建立试剂特异、妊娠期特异性FT_4参考范围。

4. 因为母体对胎儿的免疫耐受,甲状腺自身抗体在妊娠后期滴度逐渐下降,妊娠20~30周降低幅度为50%左右。分娩后甲状腺自身抗体滴度回升,产后6个月恢复至妊娠前水平。

问题 2:如何建立妊娠期特异性血清甲状腺指标参考范围?

上述妊娠期甲状腺生理性变化决定了需要建立妊娠期特异的血清甲状腺指标参考范围。依据美国临床生化研究院(NACB)的标准,妊娠期参考范围来自满足下述条件的正常人群:(1)妊娠妇女样本量至少 120 例;(2)排除 TPOAb、甲状腺球蛋白抗体(TgAb)阳性者;(3)排除有甲状腺疾病个人史和家族史者;(4)排除可见或可以触及的甲状腺肿者;(5)排除服用药物者(雌激素类除外)[9]。通过测定上述正常妊娠妇女的 TSH 和 FT_4,选择 95% 可信区间,建立妊娠期参考范围,即第 2.5 百分位数为下限和第 97.5 百分位数为上限。此外,不同碘营养状态[10]、胎儿数量也会影响 TSH 和 FT_4 参考范围,建议选择碘营养充足、单胎妊娠的妇女用于制定参考范围。不同来源的试剂盒制定出的参考范围有较大的差异[11-12]。

问题 3:妊娠期血清 TSH 参考范围如何变化?

由于 hCG 的作用,妊娠早期血清 TSH 参考范围的上限值和下限值都会出现不同程度下降,少数妊娠妇女 TSH 下限值甚至低于可检测水平(<0.01 mU/L)。妊娠中期血清 TSH 逐渐升高,妊娠晚期甚至会高于普通人群。但是,妊娠中期和晚期也有少数妇女 TSH 分泌受抑。来自国内的一项研究结果表明,TSH 参考范围在妊娠 7~12 周下降,而妊娠 7 周之前 TSH 没有明显下降,所以可以采用普通人群的 TSH 参考范围[13]。

ATA 指南建议如果得不到妊娠期和试剂盒特异的 TSH 参考范围,可以采用 4.0 mU/L 作为妊娠早期 TSH 上限的切点值[2]。一项荟萃分析纳入了国内的 11 项研究、5 种不同的试剂制定的 TSH 参考范围,与每个相应的试剂盒提供的普通人群参考范围相比,妊娠早期 TSH 上限下降约 22%,下限下降约 85%。试剂盒提供的 TSH 参考范围上限下降 22% 的数值和 4.0 mU/L 相近,所以,4.0 mU/L 也可以作为中国妇女妊娠早期 TSH 上限的切点值[14]。

问题 4:妊娠期血清甲状腺素(T_4)参考范围如何变化?

评估血清 T_4 水平的指标有 TT_4、FT_4 和 FT_4 指数(FT_4I)。血清 FT_4 仅占 TT_4 的 0.03%。理想的 FT_4 测定应使用平衡透析法和超滤法将 FT_4 分离出来,再用敏感的检测方法,例如质谱

表 2　中国妇女妊娠不同时期血清 TSH 和 FT$_4$ 参考范围（$P_{2.5} \sim P_{97.5}$）

试剂公司	TSH（mU/L）			FT$_4$（pmol/L）			方法
	妊娠早期	妊娠中期	妊娠晚期	妊娠早期	妊娠中期	妊娠晚期	
DPC[16]	0.13~3.93	0.26~3.50	0.42~3.85	12.00~23.34	11.20~21.46	9.80~18.20	化学发光免疫分析法
Abbott[17]	0.07~3.38	0.34~3.51	0.34~4.32	11.30~17.80	9.30~15.20	7.90~14.10	化学发光免疫分析法
Roche[18]	0.09~4.52	0.45~4.32	0.30~4.98	13.15~20.78	9.77~18.89	9.04~15.22	电化学免疫分析法
Bayer[19]	0.03~4.51	0.05~4.50	0.47~4.54	11.80~21.00	10.60~17.60	9.20~16.70	化学发光免疫分析法
Beckman[18]	0.05~3.55	0.21~3.31	0.43~3.71	9.01~15.89	6.62~13.51	6.42~10.75	化学发光免疫分析法
DiaSorin[20]	0.02~4.41	0.12~4.16	0.45~4.60	8.47~19.60	5.70~14.70	5.20~12.10	化学发光免疫分析法
日本东曹[21]	0.09~3.99	0.56~3.94	0.56~3.94	10.42~21.75	7.98~18.28	7.33~15.19	化学发光免疫分析法

注：TSH：促甲状腺激素（thyroid stimulating hormone）；FT$_4$：游离甲状腺素（free thyroxine）

仪，测定 FT_4，但是这种检测方法费力、耗时、价格昂贵而无法广泛应用。妊娠时检测 FT_4 可能会受到 TBG 的影响，但是目前使用的 FT_4 免疫检测法通常可以精确地报告 FT_4 水平。由于不同方法建立的妊娠期 FT_4 参考范围差异很大，所以要建立妊娠期特异、方法特异的 FT_4 参考范围。FT_4 一般的变化规律是在妊娠早期因 hCG 的作用而升高，可高于普通人群参考范围上限。妊娠中期和妊娠晚期 FT_4 逐渐下降，与普通人群相比，FT_4 下限在妊娠中期下降约 13%，妊娠晚期下降约 21%[14]。受 TBG 的影响，TT_4 从妊娠 7 周开始逐渐升高，16 周达到最高，约升高 50%。妊娠 16 周之后，可以将普通人群参考范围乘以 1.5 得到妊娠期特异的 TT_4 参考范围。妊娠 7~16 周，孕龄每增加 1 周，TT_4 升高 5%。也有研究认为可以通过计算 FT_4I 准确评估 FT_4 浓度[15]，但是这种方法在临床上很少使用。表 2 列举了中国应用常用试剂盒制定的妊娠期特异性 TSH 和 FT_4 参考范围[16-21]，可供采用相同试剂盒的医院应用。

推荐 1-1：诊断妊娠期甲状腺功能异常，本单位或者本地区需要建立方法特异和妊娠期（早、中、晚期）特异的血清甲状腺功能指标（TSH、FT_4、TT_4）参考范围（推荐级别 A）。

推荐 1-2：采取 NACB 推荐的方法制定参考范围。选择碘适量地区、单胎、既往无甲状腺疾病、甲状腺自身抗体阴性、无甲状腺肿大的妊娠妇女，参考范围是第 2.5~97.5 百分位数（推荐级别 A）。

二、妊娠期临床甲状腺功能减退症（简称甲减）

问题 5：妊娠期临床甲减的诊断标准如何确定？

妊娠期临床甲减诊断标准为 TSH＞妊娠期参考范围上限，且 FT_4＜妊娠期参考范围下限。妊娠期临床甲减仅占 TSH 升高者中的 2.4%[22]，美国妊娠期临床甲减的患病率是 0.3%~0.5%；中国报道的患病率是 1.0%[23]。在碘充足地区，引起临床甲减的最常见原因是自身免疫甲状腺炎。其他原因包括甲状腺手术和 ^{131}碘（^{131}I）治疗等。

推荐 2-1：妊娠期临床甲减的诊断标准是：血清 TSH＞妊娠期特异性参考范围上限，血清 FT_4＜妊娠期特异性参考范围下限（推荐级别 A）。

推荐 2-2：如果不能得到 TSH 妊娠期特异性参考范围，妊娠早期 TSH 上限的切点值可以通过以下 2 个方法得到：普通人群 TSH 参考范围上限下降 22% 得到的数值或者 4.0 mU/L（推荐级别 B）。

问题 6：妊娠期临床甲减对妊娠结局有哪些危害？

国内研究表明，妊娠期临床甲减会增加妊娠不良结局的风险，包括早产、低出生体重儿和流产等[24]。Abalovich 等[25]研究表明，妊娠期未得到充分治疗的临床甲减患者发生流产的风险增加 60%；Leung 等[26] 报道临床甲减患者妊娠期高血压疾病的发生率为 22%；Allan 等[27] 研究发现临床甲减妊娠妇女发生死胎的风险升高。

问题 7：妊娠期临床甲减对子代智力发育有哪些危害？

妊娠期临床甲减损害子代的神经智力发育。当妊娠期临床甲减患者接受有效治疗后，目前没有证据表明会危害胎儿智力发育，胎儿也不需要任何额外的监测措施。一项病例对照研究发现，与甲状腺功能正常的妊娠妇女相比，未充分治疗的临床甲减妊娠妇女的子代 7～9 岁时的智力商数（IQ）降低了 7 分，运动能力、语言能力及注意力也受到影响，提示母体临床甲减对子代神经认知功能有负面影响[4]。

推荐 2-3：妊娠期临床甲减损害子代的神经智力发育，增加早产、流产、低出生体重儿、死胎和妊娠期高血压疾病等风险，必须给予治疗（推荐级别 A）。

问题 8：妊娠期临床甲减治疗的目标如何？

妊娠期临床甲减的治疗目标是将 TSH 控制在妊娠期特异性参考范围的下 1/2。如无法获得妊娠期特异性参考范围，TSH 可控制在 2.5 mU/L 以下[2]。

问题 9：妊娠期临床甲减治疗药物和剂量如何选择？

T_4 对胎儿脑发育至关重要。胎儿脑组织中大部分三碘甲状腺原氨酸（T_3）由母体 T_4 转化而来。妊娠期临床甲减首选左甲状腺素（LT_4）治疗。不建议使用左三碘甲状腺原氨酸（LT_3）、T_3/T_4 联合干甲状腺片治疗。非妊娠期临床甲减的完全替代剂量是 1.6～1.8 μg/(kg·d)，妊娠期临床甲减的完全替代剂量可以达到 2.0～2.4 μg/(kg·d)。LT_4 起始剂量 50～100 μg/d，根据患者的耐受程度增加剂量，尽快达标。

合并心脏疾病者可缓慢增加剂量。对于严重临床甲减的患者，在开始治疗的数天内给予 2 倍替代剂量，使甲状腺外的 T_4 池尽快恢复正常。

推荐 2-4：妊娠期临床甲减的治疗目标是将 TSH 控制在妊娠期特异性参考范围的下 1/2。如无法获得妊娠期特异性参考范围，则可控制血清 TSH 在 2.5 mU/L 以下。一旦确诊妊娠期临床甲减，应立即开始治疗，尽早达到上述治疗目标（推荐级别 A）。

推荐 2-5：妊娠期临床甲减选择 LT_4 治疗。不用 LT_3 或者干甲状腺片治疗（推荐级别 A）。

问题 10：甲减合并妊娠为什么需要增加 LT_4 的补充剂量？

妊娠期母体和胎儿对甲状腺激素的需求增加。健康妊娠妇女通过下丘脑-垂体-甲状腺轴的自身调节，可增加内源性甲状腺激素的产生和分泌。母体对甲状腺激素需要量的增加发生在妊娠 4～6 周，以后逐渐升高，直至妊娠 20 周达到稳定状态，持续至分娩[28]。所以，正在治疗中的甲减妇女，妊娠后 LT_4 的剂量需要增加 30%～50%。需要增加的剂量很大程度上取决于甲减的原因。由于甲状腺切除和 ^{131}I 消融治疗所致的甲减可能需要更大剂量[29]。为了维持妊娠期间甲状腺功能正常，妊娠前的 TSH 水平以及其他因素也可影响妊娠期 LT_4 调整的速度和程度。

问题 11：临床甲减合并妊娠后如何尽快增加 LT_4 的剂量？

一项 RCT 研究提示，对于正在接受 LT_4 治疗的临床甲减患者，一旦发现妊娠，立即增加 LT_4 的剂量。最简单的方法是每周额外增加 2 d 的剂量（即较妊娠前增加 29%）[1]。这种方法能够尽快有效地防止妊娠期发生甲减。另一个选择是 LT_4 剂量每天增加 20%～30%。月经周期推迟或疑似妊娠，应尽快增加 LT_4 剂量。

推荐 2-6：临床甲减妇女疑似或确诊妊娠后，LT_4 替代剂量需要增加 20%～30%。根据血清 TSH 治疗目标及时调整 LT_4 剂量（推荐级别 A）。

问题 12：妊娠期临床甲减如何监测？

临床甲减患者妊娠后，在妊娠前半期（1～20 周）根据甲减程度每 2～4 周检测 1 次包括血清 TSH 在内的甲状腺功能，根据控制目标，调整 LT₄ 剂量。血清 TSH 稳定后可以每 4~6 周检测 1 次。每 4 周检测 1 次甲状腺功能，可以检测到 92% 异常值；若每 6 周检测 1 次甲状腺功能，仅能发现 73% 异常值[30]。在妊娠 26~32 周应当检测 1 次甲状腺功能。

推荐 2-7：临床甲减妇女妊娠前半期每 2~4 周检测 1 次甲状腺功能。血清 TSH 稳定后可以每 4~6 周检测 1 次（推荐级别 B）。

问题 13：妊娠期临床甲减患者产后 LT₄ 剂量如何调整？

既往诊断为甲减的妇女，妊娠期对甲状腺激素需求量增加是妊娠本身所致。所以，产后 LT₄ 剂量应当减少到妊娠前水平，并于产后 6 周复查血清 TSH。然而，一项研究表明，超过 50% 的桥本甲状腺炎妇女产后对 LT₄ 需求量高于妊娠前，这可能是自身免疫性甲状腺功能障碍产后恶化所致[31]。如果是妊娠期诊断的临床甲减，产后可给予非妊娠状态的 LT₄ 剂量。

推荐 2-8：患有临床甲减的妊娠妇女产后 LT₄ 剂量应调整至妊娠前水平，并需要在产后 6 周复查甲状腺功能，指导调整 LT₄ 剂量（推荐级别 A）。

问题 14：临床甲减的妇女何时可以妊娠？

临床甲减的妇女计划妊娠，需要通过 LT₄ 替代治疗将甲状腺激素水平恢复至正常。治疗的具体目标是血清 TSH 0.1~2.5 mU/L[2]，更理想的目标是 TSH 上限切点值降到 1.2~1.5 mU/L。虽然这两个控制水平的妊娠结局差异无统计学意义，但是后者妊娠早期发生轻度甲减的风险进一步降低。一项研究证实，当 TSH<1.2 mU/L 时，仅有 17.2% 的妇女在妊娠期间需要增加 LT₄ 的剂量[32]。

推荐 2-9：已患临床甲减的妇女需先调整 LT₄ 剂量，将血清 TSH 控制在正常参考范围下限~2.5 mU/L 后再计划妊娠（推荐级别 A）。

三、妊娠期亚临床甲状腺功能减退症（SCH）

问题 15：如何诊断妊娠期 SCH？

妊娠期 SCH 是指妊娠妇女血清 TSH 水平高于妊娠期特异性参考范围上限，而 FT₄ 水平在妊娠期特异性参考范围内。本指南给出了国内应用不同试剂盒做出的妊娠期特异性 TSH 和

FT_4 参考范围（表2），可供碘适量地区使用相同试剂的医院参考应用。如果不能得到妊娠期特异性 TSH 参考范围，妊娠早期 TSH 上限的切点值可以采用普通人群 TSH 参考范围上限下降22%得到的数值或者4.0 mU/L[14]。

推荐 3-1：妊娠期 SCH 的诊断标准是：血清 TSH＞妊娠期特异性参考范围上限，血清 FT_4 在妊娠期特异性参考范围之内（推荐级别A）。

问题16：SCH 对妊娠结局有哪些影响？

许多研究发现妊娠期 SCH 增加不良妊娠结局的发生风险，但结果并不一致，这可能与不同研究采用的 TSH 上限切点值不同、是否考虑 TPOAb 状态等因素有关。Casey 等[33]一项回顾性研究指出，未经治疗的 SCH 妊娠妇女的不良妊娠结局风险升高 2～3 倍。Cleary-Goldman 等[34]的研究却没有发现妊娠妇女 SCH 与流产和早产等妊娠不良结局相关。国内一项研究观察了756例妊娠＜12周妇女，发现 SCH 组自然流产的发生率是15.48%，显著高于 TSH 正常组（8.86%）（$P=0.03$）[35]。国内另一项研究表明，随着母体 TSH 水平升高，妊娠4～8周流产风险逐渐增加，TPOAb 阳性进一步增加 TSH＞2.5 mU/L 时发生流产的风险[36]。一项荟萃分析结果显示，妊娠早期 SCH 无论 TSH＞2.5 mU/L 还是＞参考范围上限，流产风险均升高，如果伴有甲状腺自身抗体阳性，流产风险进一步增加[37]。另一项荟萃分析结果显示，即使纳入的各项研究采用的 TSH 参考范围不同，SCH 也增加了不良妊娠结局（如流产、胎盘早剥、子痫前期、胎膜早破、新生儿死亡）的发生风险[38]。但是，有研究并未发现妊娠期高血压疾病、低出生体重儿（出生体重＜2500 g）和巨大儿（出生体重＞4000 g）等与 TSH 水平升高的相关性[38]。

问题17：SCH 对胎儿神经智力发育有哪些危害？

妊娠期 SCH 对胎儿神经智力发育的影响尚不明确。Haddow 等[3]分析了25 216例妇女妊娠17周时的甲状腺功能，发现了62例甲减妊娠妇女［TSH 水平＞第99.7百分位数或 TSH 水平在第98.0～99.6百分位数同时伴有低甲状腺素血症（isolated hypothyroxinemia，又称低 T_4 血症）］，将其子代和与之匹配的124例甲状腺功能正常母亲的子代相比，未经完全治疗的甲减或 SCH 妊娠妇女其子代在 7~9 岁时的智力评分降低 7 分，运动、语言和注意力发育迟缓。国内的一项回顾性研究获得了相同的结果：筛查 1268 例妊娠 16~20 周妇女的血清，其中单纯 SCH（TPOAb 阴性，FT_4 正常）妇女的子代在生后 25~30 个月的智力发育指数（MDI）和精神运动发育指数（PDI）较正常对照组分别减低 8.87 和 9.98 分，差异有统计学意义[39]。进一步分析发现：TSH≥3.93 mU/L（妊娠期特异性参考范围上限）的妇女子代的 MDI 和 PDI 显著降低，但是，TSH≥2.5 mU/L 且<3.93 mU/L 妇女子代的上述评分与正常对照组比较，差异无统计学意义，提示妊娠妇女 TSH 升高的程度与其子代智力发育损伤相关，TSH 超过妊娠期特异性参考范围上限可能影响子代 MDI 和 PDI[40]。

问题 18：LT_4 治疗能否提高妊娠期 SCH 妇女的子代神经认知能力？

产前甲状腺疾病筛查和干预对照研究（CATS）是一项前瞻性 RCT 研究。对 SCH 和（或）低 T_4 血症妊娠妇女，在平均妊娠 13 周左右启动 LT_4（150 μg/d）干预，对照组未治疗。评估子代 3 岁时的 IQ，结果显示筛查和干预轻度甲减并未改善子代 3 岁时的认知功能[41]。CATS 研究得到的阴性结果可能与以下几个原因有关：（1）妊娠 13 周启动干预时间较晚；（2）妊娠期 SCH 程度较轻；（3）IQ 这一测试指标过于简单；（4）没有个体化治疗，可能有些病例 LT_4 剂量偏大。

另一项大型多中心 RCT 研究将 SCH 患者随机分为 LT_4 治疗组及安慰剂对照组，平均起始治疗时间约为妊娠 17 周。研究也发现，是否接受 LT_4 治疗对子代 5 岁时的 IQ 无明显影响[42]。该研究为阴性结果可能与干预起始时间更晚有关。

国内一项小规模的研究提示，妊娠<7 周的单纯 SCH 妇女给予 LT_4 前瞻性干预，子代 14~30 月龄的 MDI 和 PDI 与正常妊娠对照组差异无统计学意义[43]。一项动物研究表明，LT_4 治疗的关键期可能在妊娠早期[44]。也有报道妊娠期高甲状腺素血症会影响子代 6 岁时的 IQ 以及脑灰质和皮质体积，提示妊娠期 LT_4 过度治疗可能存在一定的风险[45]。

问题 19：LT_4 治疗能否改善妊娠期 SCH 不良妊娠结局？

一项 RCT 研究对 63 例妊娠 9 周 TSH>2.5 mU/L 伴 TPOAb

阳性妇女给予 LT_4 干预，减少了不良妊娠结局[46]。一项荟萃分析提示，给予 SCH 妊娠妇女 LT_4 干预治疗，可以降低流产发生风险约 50%[37]。尽管 SCH 妊娠妇女 LT_4 干预研究有限，总的来说，SCH 妊娠妇女可从治疗中获益，特别是合并有 TPOAb 阳性者，使用 LT_4 可以降低其流产率。因此，SCH 妊娠妇女（合并或不合并 TPOAb 阳性）可以进行 LT_4 治疗。建议所有 TSH 升高的妊娠妇女应该评估 TPOAb 水平，是否给予 LT_4 干预根据 TSH 升高程度和 TPOAb 是否阳性而定。

问题 20：妊娠期 SCH LT_4 的起始剂量以及如何调整？

妊娠期 SCH 的治疗药物、治疗目标和监测频度与妊娠期临床甲减相同。LT_4 的起始剂量可以根据 TSH 升高程度选择。国内一项关于妊娠妇女的前瞻性研究显示，妊娠 8 周之前诊断的 SCH，TSH 在 2.5～5.0 mU/L 之间者，LT_4 的起始剂量为 50 μg/d；TSH 在 5.0～8.0 mU/L 之间者，LT_4 的起始剂量为 75 μg/d；TSH>8.0 mU/L 者，LT_4 的起始剂量为 100 μg/d。经过 4 周治疗，TSH 可以降至 1.0 mU/L 左右[47]。以后根据 TSH 的治疗目标调整 LT_4 的剂量。

推荐 3-2：妊娠期 SCH 根据血清 TSH 水平和 TPOAb 是否阳性选择妊娠期 SCH 的不同治疗方案（推荐级别 A）。

a. TSH>妊娠期特异性参考范围上限（或 4.0 mU/L），无论 TPOAb 是否阳性，均推荐 LT_4 治疗（推荐级别 B）。

b. TSH>2.5 mU/L 且低于妊娠期特异性参考范围上限（或 4.0 mU/L），伴 TPOAb 阳性，考虑 LT_4 治疗（推荐级别 B）。

c. TSH>2.5 mU/L 且低于妊娠期特异性参考范围上限（或 4.0 mU/L）、TPOAb 阴性，不考虑 LT_4 治疗（推荐级别 D）。

d. TSH<2.5 mU/L 且高于妊娠期特异性参考范围下限（或 0.1 mU/L），不推荐 LT_4 治疗。TPOAb 阳性，需要监测 TSH。TPOAb 阴性，无需监测（推荐级别 D）。

推荐 3-3：妊娠期 SCH 的治疗药物、治疗目标和监测频度与妊娠期临床甲减相同。LT_4 的治疗剂量可能低于妊娠期临床甲减，可以根据 TSH 升高程度，给予不同剂量的 LT_4 起始治疗（推荐级别 A）。

问题 21：妊娠期诊断的 SCH 产后 LT_4 如何应用？

妊娠期诊断的 SCH 并已经应用 LT_4，无论是否伴有

TPOAb 阳性，均可在产后停用，同时在产后 6 周评估血清 TSH 水平。有一项研究对 65 例妊娠 28 周诊断的 SCH 妇女（TSH＞3.0 mU/L）在产后进行了平均 4.9 年的随访观察，发现 49 例（75.4%）妇女产后甲状腺功能恢复正常，16 例（24.6%）妇女产后血清 TSH 持续高水平（TSH＞4.5 mU/L），其中只有 3 例患者应用了 LT_4 治疗。TPOAb 阳性的患者更易合并 TSH 升高或应用 LT_4 治疗[48]。

推荐 3-4：妊娠期诊断的 SCH，产后可以考虑停用 LT_4，并在产后 6 周评估血清 TSH 水平（推荐级别 B）。

四、妊娠期单纯低甲状腺素血症

问题 22：如何诊断妊娠期单纯低甲状腺素血症？

单纯低甲状腺素血症是指妊娠妇女甲状腺自身抗体阴性、血清 TSH 水平正常，但 FT_4 水平低于妊娠期特异性参考范围下限。

表 2 列举了国内常用试剂盒测定的妊娠期特异性 FT_4 参考范围，可供使用相同试剂的单位参考。一项荟萃分析汇总了 2017 年 8 月以前中国发表的研究，结果显示妊娠早期 FT_4 水平升高，但是升高幅度差异较大，妊娠中期和晚期 FT_4 水平逐渐下降。故如果不能获得试剂特异、妊娠期特异的血清 FT_4 参考范围，妊娠早期 FT_4 下限不应低于普通人群的参考范围下限，妊娠中期 FT_4 下限较普通人群参考范围下限下降约 13%，妊娠晚期下降约 21%[14]。

推荐 4-1：血清 FT_4 水平低于妊娠期特异性参考范围下限且血清 TSH 正常，可诊断为低甲状腺素血症（推荐级别 A）。

问题 23：妊娠期单纯低甲状腺素血症有哪些不良影响？

单纯低甲状腺素血症对胎儿发育的不良影响尚有争议[49]。Pop 等[50]的一项前瞻性随访研究报道，血清 TSH 正常、FT_4 处于第 10 百分位数以下的妊娠妇女子代的 MDI 和 PDI 降低。中国的一项研究也发现单纯低甲状腺素血症的妊娠妇女，其子代 25～30 月龄时 MDI 和 PDI 下降[39]。荷兰一项基于人群的队列研究发现，母亲妊娠期单纯低甲状腺素血症（血清 FT_4 低于第 5 或者第 10 百分位数）对子代 30 个月时的语言交流能力产生不良影响，其风险升高 1.5～2 倍[51]。近年来的研究显示，母体单纯低甲状腺素血症可使子代 IQ 降低、语言迟缓、运动功能减退、孤独症和注意力缺陷多动障碍等的发生风险增加[52-53]。

目前探讨单纯低甲状腺素血症和不良妊娠结局的研究较少，而且有争议[49,54]。Gong等[54]的研究未发现低甲状腺素血症与妊娠期糖尿病风险之间存在显著相关性。有研究发现，在妊娠早期，低甲状腺素血症可增加巨大儿和早产的风险；在妊娠中期，低甲状腺素血症与妊娠期糖尿病有关[34]。Yang等[55]研究发现妊娠期糖尿病妇女妊娠早期 FT_4 水平低于非妊娠期糖尿病妇女，妊娠早期甲状腺激素水平低与妊娠期糖尿病风险增加相关。另一项前瞻性队列研究发现，母亲妊娠中期低甲状腺素血症与妊娠期高血压疾病相关[56]。

问题 24：妊娠期单纯低甲状腺素血症应该治疗吗？

迄今为止，没有研究表明 LT_4 干预可以改善低甲状腺素血症对子代神经认知功能的影响。美国一项大型 RCT 将低甲状腺素血症的妊娠妇女随机分为 LT_4 治疗组和安慰剂对照组，治疗组平均起始治疗时间为妊娠 18 周。结果发现，低甲状腺素血症的妊娠妇女接受 LT_4 治疗对子代 5 岁时的 IQ 无明显影响[42]。CATS 队列没有证明患有轻度甲减的妊娠妇女 LT_4 治疗可以提高其子代 3 岁时的神经认知能力，子代在 9.5 岁时的智力也没有改善[41,57]。需要注意的是，Korevaar 等[45]的研究显示，FT_4 升高或降低都可能导致儿童 IQ 降低以及 MRI 下大脑皮质灰质体积减小。

鉴于现有的干预研究，ATA 不推荐对单纯低甲状腺素血症妇女进行 LT_4 治疗[2]。但是 2014 年欧洲甲状腺学会（ETA）妊娠和儿童亚临床甲减管理指南推荐，妊娠早期发现的单纯低甲状腺素血症患者应给予 LT_4 治疗，而在妊娠中期和晚期发现者不给予治疗[58]。

问题 25：引起妊娠期低甲状腺素血症的原因？

了解导致妊娠期低甲状腺素血症的原因有利于疾病的预防和治疗。碘缺乏是低甲状腺素血症的原因之一。在碘充足地区的一项调查发现，妊娠早期碘过量导致低甲状腺素血症患病风险增加[10]。铁缺乏和缺铁性贫血是妊娠妇女常见的疾病。研究显示，妊娠早期铁缺乏与 FT_4 水平降低呈正相关，是导致低甲状腺素血症的危险因素[59-60]。上述研究提示，妊娠期出现低甲状腺素血症应寻找原因，对因治疗。

推荐 4-2：LT_4 干预单纯低甲状腺素血症改善不良妊娠结局和子代神经智力发育损害的证据不足，本指南既不推荐也不反对在妊娠早期给予 LT_4 治疗（推荐级别 C）。

推荐 4-3：建议查找低甲状腺素血症的原因，如铁缺乏、碘缺乏或碘过量等，对因治疗（推荐级别 B）。

五、妊娠期甲状腺自身抗体阳性

问题 26：妊娠期甲状腺自身抗体阳性率如何？

甲状腺自身抗体阳性的诊断标准是 TPOAb 或 TgAb 的滴度超过试剂盒提供的参考范围上限。单纯甲状腺自身抗体阳性不伴有血清 TSH 和 FT_4 异常，也称为甲状腺功能正常的甲状腺自身抗体阳性。

TPOAb 或 TgAb 在妊娠妇女中的阳性率为 2%~17%。抗体的阳性率因种族而异。碘摄入量也与妊娠期甲状腺自身抗体阳性相关。国内一项研究显示，妊娠妇女的尿碘浓度（UIC）与抗体阳性率呈"U"形曲线关系[61]。仅用 TPOAb 反映甲状腺自身免疫情况可能会遗漏一小部分仅 TgAb 阳性的妇女。目前，绝大多数研究仅通过测定 TPOAb 评价甲状腺自身免疫情况及临床结局。

问题 27：单纯甲状腺自身抗体阳性妊娠妇女甲状腺功能可能出现哪些损害？

在妊娠期甲状腺激素需求增加的情况下，已经受到自身免疫损伤的甲状腺不能产生足够的甲状腺激素，进而出现 SCH 或者临床甲减。Glinoer 等[62]进行的一项前瞻性研究，纳入了 87 例 TSH≤4.0 mU/L、TPOAb 和（或）TgAb 阳性的妊娠妇女，发现甲状腺自身抗体滴度在妊娠早期最高，妊娠期下降了约 60%；但有近 20% 的妇女妊娠期 TSH>4.0 mU/L。Negro 等[63]的一项前瞻性研究发现，在甲状腺功能正常、甲状腺自身抗体阳性、但未经 LT_4 治疗的妊娠妇女中，从妊娠 12 周到足月，TSH 水平从平均（1.7±0.4）mU/L 逐渐升至（3.5±0.7）mU/L，有 19% 的妇女在分娩时 TSH 水平高于正常参考范围。这些研究证实，甲状腺自身抗体阳性者残留的甲状腺功能在妊娠早期仍然可以满足妊娠的需求，但是在妊娠晚期，病态的甲状腺因为失代偿可出现不同程度的甲减。近期的一项研究发现,妊娠早期在 TPOAb 阳性的情况下,FT_4 和 TSH 对 hCG 的反应性下降,导致 FT_4 升高和 TSH 下降都不明显[64]。

问题 28:对甲状腺功能正常的甲状腺自身抗体阳性的妊娠妇女如何监测?

由于甲状腺功能正常、甲状腺自身抗体阳性的妊娠妇女 TSH 升高的风险增加,因此应加强甲状腺功能的监测,每 4 周检测 1 次,直至妊娠中期末。如果发现 TSH 升高幅度超过了妊娠期特异性参考范围,应该及时给予治疗。

TPOAb 可以通过胎盘。分娩时脐带血 TPOAb 水平与妊娠晚期母体 TPOAb 浓度呈强相关。然而,母体 TPOAb 或 TgAb 阳性均与胎儿的甲状腺功能障碍无关。

推荐 5-1:甲状腺自身抗体阳性是指 TPOAb 或 TgAb 的滴度超过试剂盒提供的参考范围上限。单纯甲状腺自身抗体阳性不伴有血清 TSH 异常,也称为甲状腺功能正常的甲状腺自身抗体阳性(推荐级别 A)。

推荐 5-2:妊娠前甲状腺功能正常、TPOAb 或 TgAb 阳性的妇女明确妊娠后,应在妊娠期监测血清 TSH,每 4 周检测 1 次至妊娠中期末(推荐级别 A)。

问题 29:甲状腺自身抗体阳性与流产是否相关?

自然流产是指妊娠在满 28 周前自动终止。Stagnaro-Green 等[65]首次报道了流产与甲状腺自身抗体之间的关系。甲状腺自身抗体(TPOAb 和(或)TgAb)阳性的患者流产风险增加了 1 倍(17.0% 与 8.4%,$P=0.011$)。Glinoer 等[66]报道 TPOAb 阳性妊娠妇女流产风险增加了 3 倍(13.3% 与 3.3%,$P<0.001$)。一项荟萃分析包括 14 项队列研究,结果显示甲状腺自身抗体阳性者发生流产的 OR 值为 2.31(95% CI:1.90~2.82)[67]。另一项荟萃分析纳入 19 项队列研究和 12 项病例对照研究,涉及研究对象 12 126 例。分析证实甲状腺自身抗体阳性组的流产风险均升高(队列研究:$OR=3.90$,95% CI:2.48~6.12;病例对照研究:$OR=1.80$,95% CI:1.25~2.60)[68]。

问题 30:LT_4 干预治疗能减少甲状腺功能正常的甲状腺自身抗体阳性妊娠妇女流产风险吗?

对妊娠期甲状腺功能正常、TPOAb 阳性妇女的 RCT 研究有限。Negro 等[63]将 TSH<4.2 mU/L、TPOAb 阳性妇女随机分为 LT$_4$ 治疗组及非治疗组，结果显示 LT$_4$ 治疗组早产率（7%）及流产率（3.5%）均显著低于非治疗组（分别为 22.4% 和 13.8%），差异均有统计学意义。在一项回顾性研究中，Lepoutre 等[69]分析了 65 例 TPOAb 阳性妊娠妇女，产前检查时血清 TSH 值为 1.0~3.5 mU/L，其中 34 例妇女妊娠 10 周时开始 LT$_4$（50 μg/d）治疗，LT$_4$ 治疗组无流产发生；但是未经治疗的 31 例妇女中，5 例（16%）流产。

LT$_4$ 干预可能使甲状腺功能正常的 TPOAb 阳性妊娠妇女流产率下降，小剂量（25~50 μg/d）应用比较安全。因此，既往流产原因不明者，在妊娠早期可以考虑应用 LT$_4$。

推荐 5-3：应用 LT$_4$ 治疗甲状腺功能正常、TPOAb 阳性、有不明原因流产史的妊娠妇女，可能有益，而且风险小。可起始予 25~50 μg/d 的 LT$_4$ 治疗（推荐级别 B）。

问题 31：甲状腺自身抗体与早产是否相关？

早产是指妊娠 28~37 周之间分娩。甲状腺自身抗体与早产相关性的研究结果不一。Glinoer 等[62]的一项前瞻性研究发现甲状腺功能正常、TPOAb 和（或）TgAb 阳性的妇女早产发生率明显升高（16% 与 8%，$P<0.01$）；Ghafoor 等[70]对 1500 例甲状腺功能正常孕妇进行评估发现，TPOAb 阳性者比 TPOAb 阴性者的早产发生率显著增高（26.8% 与 8.0%，$P<0.01$）；Haddow 等[71]报告甲状腺自身抗体阳性妊娠妇女的胎膜早破发生率明显增加，早产的发生率没有增加，孕 32 周前的早产与甲状腺自身抗体阳性亦无相关性（$OR=1.70$，95% CI：0.98~2.94）。

英国学者分析了甲状腺自身抗体与早产关系的 5 项研究，涉及研究对象 12 566 例，结果提示甲状腺自身抗体阳性组早产发生率升高了 1 倍（$OR=2.07$，95% CI：1.17~3.68），LT$_4$ 治疗可以使早产发生危险降低 69%（$OR=0.31$，95% CI：0.11~0.90）[68]。一项包括 7 项研究的荟萃分析，纳入 23 000 例妊娠妇女，发现甲状腺自身免疫与早产相关（$OR=1.67$，95% CI：1.44~1.94）[72]。另一项荟萃分析纳入 11 项前瞻性队列研究，包括 35 467 名参与者，与对照群体相比，TgAb 和/或 TPOAb 阳性的妊娠妇女妊娠 37 周前早产的发生风险升高（$OR=1.41$，95% CI：1.08~1.84）；

亚组分析显示，TPOAb阳性与早产相关，TgAb阳性与早产无关[73]。总之，这些数据表明甲状腺自身抗体阳性增加早产风险。

问题32：甲状腺功能正常、甲状腺自身抗体阳性的妊娠妇女硒治疗有益吗？

有研究发现硒能够使非妊娠妇女TPOAb浓度降低，但也有阴性结果的报道。Negro等[74]发现，给予77例甲状腺功能正常、TPOAb阳性的妊娠妇女200 μg/d硒治疗，与安慰剂组（$n=74$）相比，不仅妊娠期间TPOAb浓度降低，产后甲状腺功能异常和永久性甲减的发生率也显著下降。然而，另一项在轻度碘缺乏的英国进行的随机临床试验发现，给予硒60 μg/d，并未影响TPOAb的浓度或TPOAb的阳性率[75]。此外，长期硒治疗可能增加罹患2型糖尿病的风险。因此，权衡利弊，当前不支持TPOAb阳性的妇女妊娠期常规补硒。

推荐5-4：妊娠期不推荐TPOAb阳性的妇女补硒治疗（推荐级别D）。

问题33：甲状腺功能正常且甲状腺自身抗体阳性者妊娠是否影响子代？

有研究报道了甲状腺自身免疫与儿童发育的关系。国内的一项巢式病例对照研究发现，甲状腺功能正常的TPOAb阳性的妇女妊娠后子代25~30个月时的PDI和MDI比抗体阴性者的子代降低6~8分[39]。Williams等[76]研究了97例足月分娩妇女及其子代，评估子代在5.5岁时的认知功能。脐带血TgAb阳性妇女的子代认知能力评分较低，没有发现TPOAb阳性与子代神经发育之间的相关性。Ghassabian等[77]对3139对母子在子代2.5岁时对语言和非语言认知能力进行了评估，并在3岁时进行行为评估。TPOAb阳性与儿童注意力缺陷/多动障碍相关，在校正母体TSH水平后，这种相关依然存在。Brown等[78]的一项巢式病例对照研究发现，TPOAb阳性妊娠妇女子代患孤独症者较TPOAb阴性妇女增多。

六、产后甲状腺炎（PPT）

问题34：如何诊断PPT和确定病因？

PPT是指妊娠前甲状腺功能正常的妇女在产后1年内出

现的甲状腺功能异常。典型病例临床经历3期，即甲状腺毒症期、甲减期和恢复期。非典型病例可以仅表现为甲状腺毒症期或者甲减期。PPT甲状腺毒症期需要与产后发生的Graves病甲状腺功能亢进症（简称甲亢）鉴别。PPT的甲状腺毒症通常发生在产后2～6个月，是由于甲状腺组织被破坏，甲状腺激素漏出所致，可自行缓解。而Graves病甲状腺毒症是由于甲状腺自身功能亢进所致。Graves病甲亢病情较重，常伴有眼征及促甲状腺激素受体抗体（TRAb）阳性。PPT的甲减期出现在产后3～12个月，其中10%～20%的患者转归为永久性甲减。

PPT是自身免疫甲状腺炎的一个类型。TPOAb和（或）TgAb滴度越高，患PPT的风险越大。PPT反映了因妊娠而相对抑制的母体免疫系统在产后出现的反跳现象。

推荐6-1：PPT在产后1年内发病。典型病例临床经历3期，即甲状腺毒症期、甲减期和恢复期。非典型病例可以仅表现为甲状腺毒症期或者甲减期。妊娠早期TPOAb阳性妇女，发生PPT风险增加（推荐级别A）。

问题35：PPT的患病率如何？

PPT的患病率为8.1%（1.1%～16.7%）[79]。患有其他免疫性疾病的妇女患PPT的风险增加：1型糖尿病患者为普通人群的3～4倍，慢性病毒性肝炎患者发生风险增加25%，系统性红斑狼疮患者发生风险增加14%，44% PPT患者有Graves病病史[80]。70% PPT患者于第2次分娩后再患PPT。正在用LT_4治疗桥本甲状腺炎的妇女甲状腺若未完全萎缩，一旦妊娠，会增加患PPT的风险[81]。也有流产后患PPT的病例报道。过量碘摄入可能是PPT发生的危险因素[82]。

问题36：产后如何鉴别Graves病和PPT？

PPT和Graves病临床过程不同，治疗措施迥异。如果临床表现为甲状腺肿伴血管杂音或Graves眼病、胫前黏液性水肿，血清TRAb阳性，倾向于诊断Graves病。PPT患者通常TRAb阴性，但有时亦可见到产后Graves病和PPT并存的病例。T_4与T_3比值升高提示PPT。发病时间可能有助于鉴别诊断。产后前3个月罹患甲状腺毒症者，考虑PPT所致；而产后6.5个月后才发展为甲状腺毒症的患者，更可能是Graves病。

Graves病患者放射性碘摄取率升高或正常，而PPT患者的甲状腺毒症期放射性碘摄取率降低。但哺乳期患者很少用具有放射性的检测手段来协助诊断。因为 ^{123}碘（^{123}I）和锝（^{99m}Tc）的半衰期较短，所以 ^{123}I 和 ^{99m}Tc 扫描可用于哺乳期妇女，但需要在同位素扫描之后的数天中断哺乳，并将母乳吸出丢弃[83]。^{131}I 禁用于哺乳期妇女。

问题 37：PPT 与产后抑郁症相关吗？

很多研究评估了 PPT 与产后抑郁症的关系，结论不一。有 2 项研究显示，在不考虑甲状腺功能减退的前提下，甲状腺自身抗体与产后抑郁明显相关[84-85]。另一项研究则报告两者无相关性[86]。一项前瞻性临床试验采用 LT$_4$ 与安慰剂治疗 TPOAb 阳性的产后抑郁症，结果显示差异无统计学意义[87]。

推荐 6-2：所有抑郁症患者，包括产后抑郁症患者，均应筛查是否存在甲状腺功能异常（推荐级别 B）。

问题 38：PPT 的甲状腺毒症期如何治疗？

PPT 甲状腺毒症期的症状往往比较温和，在甲状腺毒症期选择治疗方案时，需谨记这只是甲状腺暂时的改变。因为 PPT 是一种破坏性甲状腺炎，甲状腺激素的合成并未增加，不主张给予抗甲状腺药物（ATD）[丙硫氧嘧啶（PTU）和甲巯咪唑（MMI）]治疗[88]。对有症状的妇女可选用 β 受体阻滞剂治疗，例如普萘洛尔，采取尽量小的剂量。

问题 39：PPT 的甲减期如何治疗？

PPT 甲减期症状尽管轻微也可以给予 LT$_4$ 治疗。每 4~8 周随访 1 次，直至甲状腺功能恢复正常。在持续治疗 6~12 个月后，可以尝试逐渐减小剂量，以判断是暂时性还是持久性的甲减。对于有再次妊娠意向、已妊娠或在哺乳期的妇女暂缓减小 LT$_4$ 的治疗剂量。

推荐 6-3：PPT 甲状腺毒症期不给予 ATD 治疗。β 受体阻滞剂可以减轻症状，尽量使用最小剂量，尽量缩短疗程（推荐级别 B）。

推荐 6-4：甲状腺毒症期之后，每 2 个月复查 1 次血清 TSH，以及时发现甲减（推荐级别 B）。

推荐 6-5：甲减期给予 LT$_4$ 治疗，每 4~8 周复查 1 次血清 TSH，直至甲状腺功能恢复正常（推荐级别 A）。

推荐 6-6：甲减期持续治疗 6~12 个月后，LT$_4$ 开始逐渐减量。如果此时患者正在哺乳，暂不减少 LT$_4$ 的剂量（推荐级别 C）。

问题 40：如何评估 PPT 的预后？

产后 1 年仍有 10%~30% 的妇女发展为永久性甲减[88-90]。一项研究发现，产后 1 年高达 54% 的妇女仍处于甲减状态[91]。发生永久性甲减的危险因素包括甲减程度、TPOAb 滴度、多产、甲状腺超声显示混合回声、产妇年龄及自然流产史等。所以 PPT 患者应当每年复查 TSH，尽早发现甲减，尽早治疗。一项单中心的研究对甲状腺功能正常但 TPOAb 阳性的妊娠妇女补硒（硒蛋氨酸，每天补硒 200 μg）可减少 PPT 和永久性甲减的发生率[74]，但是该研究还没有得到其他研究的验证。此外，硒的长期应用会增加罹患 2 型糖尿病的风险[92]。

推荐 6-7：20% 以上 PPT 患者发展为永久性甲减。需要在发病后每年检测血清 TSH，早期发现永久性甲减并给予治疗（推荐级别 B）。

七、妊娠期甲状腺毒症

问题 41：妊娠期甲状腺毒症的病因有哪些？

妊娠期甲状腺毒症患病率为 1%，其中临床甲亢占 0.4%，亚临床甲亢占 0.6%。分析病因，Graves 病占 85%，包括妊娠前和新发 Graves 病；妊娠一过性甲状腺毒症（GTT）占 10%；甲状腺高功能腺瘤、结节性甲状腺肿、甲状腺破坏以及外源性甲状腺激素过量应用等[93-94]。

问题 42：GTT 如何诊断？

GTT 发生在妊娠前半期，呈一过性，与 hCG 产生增多、过度刺激甲状腺激素产生有关。临床特点是妊娠 8~10 周发病，出现心悸、焦虑、多汗等高代谢症状。GTT 比 Graves 病更易引起高甲状腺素血症[95]，血清 FT$_4$ 和 TT$_4$ 升高，血清 TSH 降低或者检测不到，甲状腺自身抗体阴性。本病与妊娠剧吐相关，30%~60% 妊娠剧吐者发生 GTT。Tan 等[96] 报道了 39 例短暂性甲亢合并妊娠剧吐病例，FT$_4$ 在妊娠 8~9 周升高至 40 pmol/L，在妊娠 14~15 周恢复正常；TSH 在妊娠 19 周仍处于被抑制状态。GTT 需要与 Graves 病甲亢鉴别，后者常伴有弥漫性甲状腺肿、眼征及 TRAb、TPOAb 阳性；T$_3$ 升

高较 T_4 更明显。

推荐 7-1：妊娠早期血清 TSH＜妊娠期特异性参考范围下限（或 0.1 mU/L），提示可能存在甲状腺毒症。应当详细询问病史、体格检查，进一步测定 T_4、T_3、TRAb 和 TPOAb。禁忌 ^{131}I 摄取率和放射性核素扫描检查（推荐级别 A）。

推荐 7-2：血清 TSH 低于妊娠期特异性参考范围下限（或 0.1 mU/L），FT_4＞妊娠期特异性参考范围上限，排除甲亢后，可以诊断 GTT（推荐级别 A）。

问题 43：GTT 如何处理？

GTT 以对症治疗为主。妊娠剧吐需要控制呕吐，纠正脱水，维持水、电解质平衡。不主张给予 ATD 治疗[97]，一般在妊娠 14～18 周，血清甲状腺素水平可以恢复正常。当 GTT 与 Graves 病甲亢鉴别困难时，如果症状明显及 FT_4、游离三碘甲状腺原氨酸（FT_3）升高明显，可以短期使用 ATD（如 PTU）。否则可以观察，每 1～2 周复查甲状腺功能指标，GTT 随 hCG 下降逐渐缓解。如需对症治疗，可短时小剂量使用 β 受体阻滞剂，需要密切随访。

推荐 7-3：GTT 与胎盘分泌高水平的 hCG 有关，治疗以支持疗法为主，纠正脱水和电解质紊乱。不主张给予 ATD 治疗。如病情需要，可以考虑应用 β 受体阻滞剂（推荐级别 A）。

问题 44：Graves 病甲亢妇女孕前治疗方法如何选择？

Graves 病甲亢孕龄妇女如计划妊娠，建议最好在甲状腺功能正常且病情平稳的情况下，即在治疗方案不变的情况下，2 次间隔至少 1 个月的甲状腺功能测定结果在正常参考范围内。ATD 治疗、^{131}I 治疗和甲状腺手术各有利弊，应当与每一位计划妊娠的患者共同探讨治疗方案。

如果 Graves 病患者选择甲状腺手术切除或者 ^{131}I 治疗，要注意以下几点：（1）患者 TRAb 高滴度，计划在 2 年内妊娠者，应当选择甲状腺手术切除。因为应用 ^{131}I 治疗后，TRAb 保持高滴度持续数月之久，可能影响胎儿[98]。（2）^{131}I 治疗前 48 h，需要做妊娠试验，核实是否妊娠，以避免 ^{131}I 对胎儿的辐射作用。（3）甲状腺手术或者 ^{131}I 治疗后 6 个月再妊娠，目的是使甲状腺功能正常且稳定。

如果 Graves 病患者选择 ATD 治疗，MMI 和 PTU 对母亲和胎儿都有风险，建议计划妊娠前停用 MMI，改换 PTU。

推荐 7-4：已患 Graves 病甲亢的妇女最好在甲状腺功能控制至正常并平稳后妊娠，以减少妊娠不良结局（推荐级别 A）。

问题 45：妊娠期未控制的甲亢对母胎有何不良影响？

妊娠期甲状腺功能状态与妊娠结局直接相关[99-100]。甲亢控制不良与流产、妊娠期高血压疾病、早产、低出生体重儿、胎儿生长受限、死产（胎儿在分娩时死亡）、甲状腺危象及妊娠妇女充血性心力衰竭相关[99,101-102]。有研究提示胎儿暴露于过多的母体甲状腺激素，可能会导致远期患癫痫和神经行为异常的发生风险增加[103]。一项对妊娠妇女 FT_4 水平与子代智力和脑皮质容量的研究显示，FT_4 升高和降低均影响子代智力和脑皮质容量[45]。

母体甲状腺激素水平高，能够通过胎盘进入胎儿体内，进而抑制胎儿垂体 TSH，导致胎儿甲亢、新生儿生后一过性中枢性甲减。

问题 46：控制妊娠期甲亢如何选择药物？

常用的 ATD 有 2 种：MMI 和 PTU。MMI 致胎儿发育畸形已有报告，主要是皮肤发育不全和"MMI 相关的胚胎病"，包括鼻后孔闭锁、食管闭锁、颜面畸形等[104-105]。妊娠 6~10 周是 ATD 导致出生缺陷的危险窗口期，MMI 和 PTU 均有影响，PTU 相关畸形发生率与 MMI 相当，只是程度较轻[106]。所以在妊娠前和妊娠早期优先选择 PTU。美国食品药品管理局报告，PTU 可能引起肝脏损害，甚至导致急性肝功能衰竭，建议仅在妊娠早期使用 PTU，以减小造成肝脏损伤的概率[107]。在 PTU 和 MMI 转换时应当注意监测甲状腺功能变化及药物不良反应，特别是血常规和肝功能。

β 受体阻滞剂，例如普萘洛尔 20~30 mg/d，每 6~8 小时 1 次，对控制甲亢高代谢症状有帮助。应用 β 受体阻滞剂长期治疗与胎儿生长受限、胎儿心动过缓和新生儿低血糖相关，使用时应权衡利弊，且避免长期使用[108]。β 受体阻滞剂可用于甲状腺切除术前准备。

LT_4 与 ATD 联合应用可能增加 ATD 剂量。ATD 容易通过胎盘而 LT_4 不易通过，因此，在妊娠后半期会导致胎儿甲状腺肿及甲减。如果妊娠妇女既往行甲状腺手术或 ^{131}I 治疗，

TRAb 水平高并通过胎盘导致了单纯胎儿甲亢,此时应用 ATD 治疗胎儿甲亢,而用 LT_4 维持母体甲状腺功能正常。

推荐 7-5: 除外单纯胎儿甲亢这种少见情况,控制妊娠期甲亢,不推荐 ATD 与 LT_4 联合用药。因为这样会增加 ATD 的治疗剂量,导致胎儿出现甲状腺肿和甲减(推荐级别 D)。

问题 47: 妊娠期应该停止或改变 ATD 治疗吗?

鉴于 ATD 有导致胎儿出生缺陷的风险,建议正在接受 ATD 治疗的妇女一旦确定妊娠,立即检测甲状腺功能和 TRAb,并在妊娠早期密切监测甲状腺功能。根据 FT_4 和 T_3 水平,决定是否应用 ATD 治疗,尽量在致畸关键期(妊娠 6~10 周)之前停药。

有些患者在妊娠早期停用 ATD 后甲亢可能复发或加重。复发风险较大的因素包括:妊娠前 ATD 治疗的时间短(<6 个月)、TSH 水平低、MMI 每天剂量超过 5~10 mg 或 PTU 100~200 mg 才能维持甲状腺功能正常、有活动性眼病或巨大甲状腺肿和高水平 TRAb。尽管有些患者有上述复发的风险,是否应用 ATD,要取决于妊娠期 FT_4 水平和患者的临床症状。

妊娠早期首选 PTU,如果不能应用 PTU,MMI 可以作为第二选择用药。ATD 的剂量取决于 T_4 升高的程度和症状的严重程度。MMI 与 PTU 的等效剂量比为 1:(10~20),PTU 每天 2~3 次,分开服用。

如果在妊娠早期之后需要继续 ATD 治疗,目前尚无证据支持继续应用 PTU 或转换成 MMI。因为 2 种药物均可能有副作用,而且转换药物可能导致甲状腺功能变化。

推荐 7-6: 正在服用 MMI 或 PTU 的备孕妇女,如果妊娠试验阳性,可暂停 ATD 并立即检测甲状腺功能和甲状腺自身抗体。根据临床表现和 FT_4 水平决定是否用药(推荐级别 A)。

a. 有些患者在确诊妊娠后,可以停用 ATD。停药决定需要考虑到病史、甲状腺肿大小、疗程、孕前 ATD 剂量、最近甲状腺功能结果、TRAb 水平和其他临床因素(推荐级别 C)。

b. 停药后,如果 FT_4 正常或接近正常,可以继续停药。每 1~2 周做临床评估和 TSH、FT_4 或 TT_4、T_3 检测。如果 FT_4 继续维持正常,妊娠中、晚期可每 2~4 周检测 1 次甲状腺功能。根据每次评估结果,决定是否继续停药观察(推荐级别 C）。

c. 有些患者停药后，甲亢症状加重，FT_4 或 TT_4、T_3 升高明显，建议继续应用 ATD。妊娠早期优先选择 PTU，MMI 为二线选择（推荐级别 A）。

d. 既往应用 MMI 的妊娠妇女，若在妊娠早期需要继续治疗，如可以应用 PTU，应该尽快转换成 PTU。MMI 和 PTU 的剂量转换比例为 1：（10～20）（推荐级别 B）。

e. 如果在妊娠早期之后需要继续 ATD 治疗，妊娠中、晚期是否将 PTU 改换为 MMI 没有明确推荐（推荐级别 C）。

问题 48：如何确定妊娠期甲亢的控制目标和监测频率？

ATD、TRAb 和母体甲状腺激素均可以通过胎盘屏障。当妊娠 20 周胎儿甲状腺建立自主功能后，ATD 和 TRAb 会作用到胎儿甲状腺。为了避免对胎儿的不良影响，应当使用最小有效剂量的 ATD 实现控制目标，即妊娠妇女血清 FT_4 或 TT_4 水平接近或者轻度高于参考范围上限[109]。

在妊娠早期，建议每 1～2 周检测 1 次甲状腺功能，及时调整 ATD 用量，避免 ATD 的过度治疗，减少胎儿甲状腺肿及甲减的可能性。妊娠中、晚期每 2～4 周检测 1 次，达到目标值后每 4～6 周检测 1 次。妊娠期血清 FT_4/TT_4 是甲亢控制的主要监测指标，而不是 TSH，因为使血清 TSH 正常时，有可能导致 T_4 水平降低。当 T_3 很高或 T_3 型甲亢时，需要监测血清 T_3。有文献报道母体 TT_3 达到正常时，胎儿的 TSH 已经升高[110]。部分患者即使 TT_4、FT_4 正常甚至降低，血清 TT_3 仍然升高，Graves 病症状明显。为了使母体血清 TT_3 水平正常而增加 ATD 剂量会导致胎儿出生时血清 TSH 水平升高，因此临床需仔细评估胎儿及母体情况以达到 ATD 剂量的使用平衡。

从自然病程看，Graves 病甲亢在妊娠早期可能加重，此后逐渐改善。所以，妊娠中、晚期可以减少 ATD 剂量，在妊娠晚期有 20%～30% 的患者可以停用 ATD[111]。但在伴有高水平 TRAb 的妊娠妇女中，ATD 需持续应用直到分娩。Graves 病症状加重经常发生在分娩后[112]。

推荐 7-7：妊娠期监测甲亢的控制指标首选血清 FT_4/TT_4。控制的目标是应用最小有效剂量的 PTU 或者 MMI，使血清 FT_4/TT_4 接近或者轻度高于参考范围上限（推荐级别 A）。

推荐 7-8：妊娠期应用 ATD 治疗的妇女，建议 FT_4 或 TT_4、T_3 和 TSH 在妊娠早期每 1～2 周检测 1 次，妊娠中、晚期每 2～4 周检测 1 次，达到目标值后每 4～6 周检测 1 次（推荐级别 B）。

问题 49：妊娠期间可否手术治疗甲亢？

妊娠期甲亢行甲状腺切除术的适应证是：（1）对 ATD 过敏或存在药物禁忌证；（2）需要大剂量 ATD 才能控制甲亢；（3）患者不依从 ATD 治疗。如果确需手术，最佳时间是妊娠中期。手术后测定妊娠妇女 TRAb 滴度，以评估胎儿发生甲亢的潜在危险性[113]。可以短期应用碘化钾溶液[114]和 β 受体阻滞剂行术前准备。

推荐 7-9：妊娠期原则上不采取手术治疗甲亢。如果确实需要，行甲状腺切除术的最佳时机是妊娠中期（推荐级别 A）。

问题 50：妊娠妇女 TRAb 滴度测定的意义？

TRAb 滴度是 Graves 病活动的主要标志。TRAb 滴度升高提示可能发生胎儿/新生儿的甲亢、甲减（包括中枢性甲减）。上述并发症的发生与下述因素有关：（1）妊娠期间甲亢控制不佳可能诱发短暂的胎儿中枢性甲减[99]；（2）过量 ATD 与胎儿及新生儿甲减有关[110]；（3）在妊娠后半期时高滴度 TRAb 是胎儿或新生儿甲亢或甲减[115]的危险因素；（4）95% 活动性 Graves 病甲亢的 TRAb 滴度升高，放射性碘治疗后血清 TRAb 的水平高于手术切除术后[98]。

妊娠 Graves 病需要监测 TRAb 的适应证[2]：（1）有活动性甲亢，未治疗或应用 ATD 治疗；（2）放射性碘治疗病史；（3）既往妊娠娩出的新生儿患甲亢者；（4）曾在妊娠期间行甲状腺切除术治疗甲亢。活动性 Graves 病或者既往有 Graves 病甲亢病史的妊娠妇女，胎儿及新生儿甲亢的发病率分别为 1% 和 5%，如果未及时诊断和予以治疗会增加胎儿/新生儿甲亢的发病率及病死率[116]。大多数患者血清 TRAb 水平随妊娠周数增加而下降。

胎儿甲状腺在妊娠 20 周建立自主功能，如果妊娠早期 TRAb 阳性，在妊娠 20 周左右需要检测 TRAb。但是，也有 1 例报道在妊娠 18 周母亲行放射性碘消融和甲状腺切除术后数年仍产生过多的 TRAb，导致了胎儿 Graves 病[117]。妊娠晚期测定血清 TRAb 有助于评估妊娠结局。高滴度的 TRAb（高于参考范围上限 3 倍以上）提示需要对胎儿密切随访，最好与母胎医学的医生合作。产后，新生儿清除来自母体的 ATD 比 TRAb 迅速，因此新生儿可发生甲亢[118-119]。

如果应用 ATD 的妊娠妇女血清 TRAb 转阴，为了避免胎儿患甲减及甲状腺肿，可尝试减少或停用 ATD。

既往经过 ATD 治疗后，病情缓解且甲状腺功能正常的妇女，妊娠期不需要监测血清 TRAb。

推荐 7-10：既往应用过放射性碘治疗、或手术治疗、或正在应用 ATD 治疗的 Graves 病妊娠妇女，在妊娠早期检测血清 TRAb（推荐级别 A）。

a. 如果妊娠早期血清 TRAb 阴性，妊娠期间不需要再次检测（推荐级别 B）。

b. 如果妊娠早期血清 TRAb 升高，建议在妊娠 18～22 周再次检测（推荐级别 A）。

c. 如果妊娠 18～22 周时血清 TRAb 升高或开始应用 ATD，在妊娠晚期需再次检测血清 TRAb，以评估胎儿及新生儿监测的必要性（推荐级别 A）。

问题 51：如何诊断胎儿和新生儿甲亢？

Graves 病妊娠妇女胎儿和新生儿甲亢的患病率约为 1%。Mitsuda 等[120]报道了 230 例 Graves 病妊娠妇女的妊娠情况，其中新生儿甲亢（包括亚临床甲亢）发生率为 5.6%，新生儿一过性甲减发生率为 10.7%。母体甲状腺刺激性抗体（TSAb）通过胎盘到达胎儿，刺激胎儿甲状腺引起甲亢，这主要发生于存在高滴度 TRAb（TRAb＞5 U/L）的 Graves 病妇女。通常于妊娠中期发病，先有胎儿甲亢，生后为新生儿甲亢。新生儿体内的 TSAb 平均持续 1 个月，可以延至生后 4 个月。随着新生儿 TSAb 消失，甲亢缓解。

胎儿心动过速是怀疑胎儿甲亢的最早体征，即心率＞170 次/min，持续 10 min 以上。胎儿甲状腺肿是另一个重要体征，发生在心动过速之前。超声检查是发现甲状腺肿的主要方法。超声检查还可以发现胎儿骨龄加速、生长受限、充血性心力衰竭以及水肿[121-122]。

新生儿甲亢的症状和体征通常在生后 10 d 左右出现，由于母体 ATD 或抑制性抗体同时存在，症状体征可能推迟至数天后。具有甲亢高危因素的新生儿，如存在甲状腺毒症的血清学证据、妊娠期母亲 ATD 用药史、母体 TRAb 滴度较高（超过参考范围上限 3 倍）、具有新生儿甲亢家族史等，在生后均应密切监测甲状腺功能。出现明显甲状腺毒症症状，血清 FT_3、FT_4、TT_3 或 TT_4 水平增高和 TSH 降低，即可诊断新生儿甲亢。

新生儿甲亢的治疗包括 ATD、碘剂和其他支持对症处理。由 TRAb 所致的新生儿甲亢为暂时性，当母体抗体从新生儿体内清除后即可恢复正常。

推荐 7-11：对妊娠后半期母体甲亢不能控制或存在高滴度 TRAb（高于参考范围上限 3 倍）的妊娠妇女，需要从妊娠中期开始监测胎儿心率，超声检查胎儿的甲状腺体积、生长发育情况、羊水量等。对具有甲亢高危因素的新生儿，应密切监测其甲状腺功能（推荐级别 A）。

问题 52：Graves 病甲亢患者哺乳期如何治疗？

研究证实，只有非常少量的 PTU 可从母体血清进入乳汁。9 例哺乳期妇女口服 PTU 200 mg，测定服药后 4 h 的乳汁 PTU 浓度，仅为服用剂量的 0.007%~0.077%。如此计算，服用 PTU 200 mg/d 的妇女，每天通过乳汁向婴儿喂服 PTU 149 μg（0.149 mg）[123]。这个剂量远低于治疗剂量，对母乳喂养的婴儿没有风险。其他的研究也证实了服用 PTU 的甲亢患者母乳喂养的婴儿甲状腺功能正常[2]。

MMI 转移到母乳中的药物比例较 PTU 高 4~7 倍。MMI 服用剂量的 0.1%~0.2% 会进入母乳[124-125]。MMI 单一剂量为 40 mg 时，会有 70 μg（0.07 mg）进入母乳喂养的婴儿体内。几项研究单独调查了母亲服用低至中等剂量 MMI 对母乳喂养婴儿甲状腺功能的影响，结果发现几乎所有参与研究的新生儿甲状腺功能均正常[126-128]。研究发现甲亢患者哺乳期服用 MMI 后，母乳喂养子代的语言和 IQ 并没有受到影响[126]。

上述研究提示，服用低至中等剂量 PTU 和 MMI 对母乳喂养儿是安全的。然而，考虑到研究人群规模相对较小，建议最大剂量为 MMI 20 mg/d 或 PTU 300 mg/d。

推荐 7-12：正在哺乳的甲亢患者如需使用 ATD，应权衡用药利弊。ATD 应当在每次哺乳后服用（推荐级别 C）。

八、妊娠期碘营养

问题 53：如何评估妊娠期碘营养？

2007 年世界卫生组织（WHO）提出的妊娠期和哺乳期碘营养的标准是：（1）碘缺乏：UIC<150 μg/L；（2）碘充足：UIC 150~249 μg/L；（3）碘超足量：UIC 250~499 μg/L；（4）碘过量：UIC≥500 μg/L[129]。

UIC 一般用来评估人群中的碘营养状况。由于 UIC 有明显的昼夜及日间差异，受饮食和尿量的影响，故不能用于评估个人是否处于碘缺乏状态。UIC 并非常规检测指标。

根据 WHO 妊娠妇女碘营养的评估标准，中国约 50% 妊娠妇女处于碘缺乏状态，其中约 60% 为轻度碘缺乏[10,130-131]。

问题 54：妊娠期和哺乳期碘摄入的推荐剂量是多少？

健康成人碘的推荐摄入量是 150 μg/d。因为妊娠期间甲状腺激素合成增加，肾脏碘排泄增加，以及胎儿碘需求增加，妊娠妇女的碘需要量比非妊娠妇女显著增加[132]。WHO 推荐妊娠期和哺乳期妇女碘摄入量为 250 μg/d[129]，我国营养学会推荐妊娠期碘摄入量为 230 μg/d，哺乳期为 240 μg/d[133]。妊娠前和妊娠期碘摄入充足的妇女，可以保证甲状腺内充足的碘储备，能够满足妊娠期间甲状腺激素增加的需求[134]。婴儿所需的碘需要从乳汁中获得，因此哺乳期妇女也需要增加碘的摄入量。对于碘缺乏妇女，由于妊娠期内环境改变，会导致甲状腺激素的缺乏。

一项包括 7190 例中国妊娠妇女的研究支持这一观点。该研究发现 UIC 为 150~249 μg/L 时，SCH 和甲减的患病率最低；当 UIC 为 250~499 μg/L 和≥500 μg/L 时，发生这 2 种疾病的风险均会增加[10]。

问题 55：如何选择妊娠期碘营养评估指标？

WHO 推荐衡量妊娠妇女碘营养的指标是单次 UIC。但是因为受到尿量和妊娠期间尿碘排泄量波动的影响，单次 UIC 不能反映妊娠妇女个体的碘营养状态。妊娠期肾小球滤过率增加 40%~50%，导致尿量显著增加。这种变化自妊娠开始，妊娠 9~11 周达到顶峰，并持续至妊娠晚期。在碘充足地区，妊娠妇女的 UIC 呈逐月下降趋势，与血清碘浓度呈反向关系。由于尿碘被稀释，UIC（μg/L）不能真实反映妊娠妇女的尿碘水平。单次 UIC 与尿肌酐（g/L）的比值（μg/g）能够排除尿量对尿碘的影响，而且与血清碘浓度呈平行变化。所以，UIC 与尿肌酐的比值可以作为衡量妊娠妇女碘营养的指标[135]。24 h UIC 优于单次 UIC，但是取样困难，不易操作。

推荐 8-1：评估妊娠妇女碘营养时，单次 UIC 与尿肌酐的比值（μg/g）优于单次 UIC（μg/L）（推荐级别 B）。

问题 56：严重碘缺乏对母亲和胎儿有何影响？

妊娠妇女严重碘缺乏可以导致母亲和胎儿甲状腺激素合成不足（低甲状腺素血症和甲减）。甲状腺激素水平降低刺激垂体 TSH 生成和分泌增加，刺激甲状腺生长，导致母亲和胎儿甲状腺肿[136]。妊娠妇女严重碘缺乏可以引起流产、死胎，以及出生后婴儿死亡率增加[137]。

正常水平的甲状腺激素对胎儿脑组织神经元迁移和髓鞘形成至关重要。甲状腺激素在整个妊娠期间都是必需的，尤其是妊娠 20 周内。严重碘缺乏妊娠妇女的子代可能表现为呆小症（克汀病），以长期智力低下、聋哑症以及动作僵硬为特征[137-139]。

问题 57：轻中度碘缺乏对母亲和胎儿有何影响？

轻中度碘缺乏妇女发生甲状腺肿和甲状腺疾病的风险增高[137]，可能降低甲状腺素合成，对子代的认知功能产生不良影响[137-138]。轻中度碘缺乏与儿童注意力不集中以及多动症相关[140]。

妊娠妇女轻中度碘缺乏对子代神经智力发育的影响取决于基础碘营养状况。在轻度碘缺乏的英国地区，一项包括 1040 例妊娠妇女的回顾性研究显示，妊娠≤13 周的妇女 UIC 与肌酐的比值＜150 μg/g 组与≥150 μg/g 组相比，其子代在 8～9 岁时的 IQ、阅读的准确性和理解能力均显著降低[141]。但是，在碘充足的荷兰地区，鹿特丹后代（Generation R）研究对 1525 母子对进行了前瞻性观察，结果显示，妊娠＜18 周妇女 UIC 与肌酐的比值轻度降低（≤150 μg/g）并未影响子代在 6 岁时的非语言 IQ 和阅读理解能力[142]。西班牙学者在环境与儿童健康研究中，没有发现妊娠妇女碘摄入量增加对子代智力发育的促进作用。相反，妊娠妇女额外补碘过多可以降低子代 1 岁时的 PDI[143]。但是，该项研究在子代 4~5 岁时再次评估智力和运动能力，发现妊娠妇女碘缺乏导致子代智力下降[144]。

问题 58：严重碘缺乏妊娠妇女补碘的效果如何？

在严重碘缺乏地区，妇女在妊娠之前或妊娠初期补碘可以改善子代的认知能力，呆小症和其他严重神经系统异常的发生率显著下降[145]。严重碘缺乏地区妇女补碘也降低了死产率以及新生儿和婴儿死亡率。

碘缺乏是全球可预防的智力缺陷的主要原因。普遍食盐碘化是补充碘及改善母体和新生儿碘营养状况最经济有效的方式。

问题 59：轻中度碘缺乏妊娠妇女补碘的效果如何？

轻中度碘缺乏的妊娠妇女补碘临床试验有限。7 项研究均在欧洲完成，妊娠妇女基线碘营养为轻中度碘缺乏[尿碘中位数（MUI）36~109 μg/L]，妊娠早期补充碘 50~300 μg/d，结果提示补碘后妊娠妇女尿碘排出增加，甲状腺体积和甲状腺球蛋白（Tg）水平下降，但是，TSH、FT_4 变化结果不一，对 TPOAb 没有影响。妊娠妇女补碘后新生儿甲状腺肿大发生率和 Tg 水平下降，对 FT_4 无影响，对 TSH 的影响结果也不一致[146-147]。

有研究提示轻度碘缺乏地区妇女在妊娠早期补碘可以改善儿童的神经发育[148-150]。补碘时间非常关键。如果在妊娠 12~20 周以后补碘，对子代神经发育的益处则消失。如果对碘缺乏的妊娠妇女单纯补充 LT_4 而不补碘，子代智力也不能得到明显改善[151]。如果碘缺乏妇女在妊娠前补碘，母体甲状腺功能会有所改善，其改善程度与补充碘的剂量和起始时间有关[148,152-153]。

问题 60：妊娠期和哺乳期如何补碘？

WHO 推荐妊娠期和哺乳期妇女碘摄入量均是 250 μg/d。鉴于个体饮食碘摄入量难以准确评估，美国并未实施普遍食盐加碘，部分妊娠妇女可能存在轻至中度碘缺乏，ATA 指南常规推荐所有妊娠期和哺乳期妇女在正常饮食基础上再补碘 150 μg/d[2]。最理想的补充剂型是碘化钾。WHO 建议在实施普遍食盐加碘的国家，如果碘盐的覆盖率超过 90%，普通居民碘营养处于适宜状态，妊娠期妇女可保证碘盐的摄入，则不用额外补充碘制剂。在未实行普遍食盐加碘的中度至重度碘缺乏地区，哺乳期妇女一次性给予 400 mg 碘油后，其乳汁至少可为婴儿提供 6 个月的足量碘以供婴儿生长发育所需[129]。

推荐 8-2：备孕、妊娠期和哺乳期妇女每天要保证摄碘至少 250 μg（推荐级别 A）。

推荐 8-3：根据不同的地区制定不同的补碘策略。在碘缺乏地区，如果每天吃含碘盐，妊娠期不用额外补充碘剂。如果不吃含碘盐，妊娠期每天需要额外补碘 150 μg。补碘形式以碘化钾为宜（或者含相同剂量碘化钾的复合维生素）。开始补充的最佳时间是孕前至少 3 个月（推荐级别 A）。

问题 61：妊娠期和哺乳期碘摄入量的安全上限是多少？

可耐受的碘摄入量上限是指人群中几乎所有个体都能耐受且又不会引起副作用的每日碘摄入量的最大值。WHO 对妊娠妇女碘过量的定义是 UIC≥500 μg/L，认为妊娠妇女碘摄入量>500 μg/d 时可能就已过量[129]；但是，美国医学研究所将可耐受碘摄入量上限定为 1100 μg/d[154]。ATA 指南推荐碘最大摄入量为 500 μg/d[2]。我国营养学会推荐妊娠妇女和哺乳期碘可耐受最高摄入量均为 600 μg/d[155]。正常机体对急性碘过量摄入可产生碘阻滞效应（Wolff-Chaikoff 效应），即甲状腺激素合成和释放减少。碘过量持续存在时，正常机体产生碘脱逸反应，甲状腺激素的合成和分泌恢复。但是，罹患自身免疫甲状腺炎等甲状腺疾病患者的碘脱逸功能受损，在高碘环境下易出现甲减。胎儿甲状腺急性碘阻滞效应和逃逸功能需要在妊娠 36 周以后方能发育健全，所以碘过量容易引起胎儿甲减[156]。碘过量主要来自含碘药物，例如胺碘酮和含碘造影剂等。我国来自水源性高碘地区的调查显示，妊娠妇女碘过量会导致 SCH[157]和高 TSH 血症[158]的患病率增加。

推荐 8-4：妊娠期和哺乳期每天摄碘>500 μg 有导致胎儿甲减的风险（推荐级别 C）。

九、妊娠期甲状腺结节和甲状腺癌

问题 62：妊娠期甲状腺结节和甲状腺癌的患病率如何？

妊娠妇女甲状腺结节的患病率为 3%~21%[66,159]，且随妊娠次数的增加而增加。在比利时的研究中，60%的甲状腺结节在妊娠期直径倍增[66]。在国内的研究中，妊娠与已经存在的甲状腺结节大小的增加以及新甲状腺结节形成有关，但是，多发结节中最大直径＞10 mm 的结节在妊娠期间最大直径并无增长[159]。美国加利福尼亚癌症中心对当地 1991 年至 1999 年 4 846 505 例产妇的回顾性分析发现，甲状腺癌在妊娠妇女中的发病率为 14.4/10 万，乳头状甲状腺癌为最常见的病理类型[160]。不同时间甲状腺癌的发病率分别为分娩前 3.3/10 万、分娩时 0.3/10 万、产后 1 年 10.8/10 万。

问题 63：如何做出妊娠期甲状腺结节的诊断？

对妊娠期发现的甲状腺结节应详细询问病史，如有无良性或恶性甲状腺肿瘤的家族史、儿童期是否由于肿瘤而行头颈部放射治疗史、在 18 岁之前有无电离辐射暴露史等，并应进行详细体格检查，尤其是甲状腺和颈部的触诊。

所有甲状腺结节的妊娠妇女均应检测血清 TSH 水平。如果血清 TSH 低于正常值，要注意鉴别 GTT 或由于结节的自主功能导致的甲亢。是否常规检测血清降钙素尚未确定。不建议常规检测血清 Tg。

甲状腺超声可确定甲状腺结节是否存在，以及观察声像特点、监测其发展变化、评估颈部淋巴结是否受累等。同时，能够为是否进行结节细针穿刺抽吸（FNA）细胞学检查提供依据。

FNA 是妊娠期一项非常安全的诊断方法，可以在妊娠期任何时段进行。妊娠似乎并不会改变通过 FNA 获得的甲状腺组织的细胞学诊断，但是目前尚无前瞻性研究评价妊娠和非妊娠状态下 FNA 细胞学的可能差异。

妊娠期间禁用甲状腺核素扫描。^{131}I 容易穿过胎盘，若在妊娠 12～13 周之后给予 ^{131}I，会造成胎儿甲减。在妊娠 12 周之前进行 ^{131}I 治疗，胎儿甲状腺似乎并不会受到破坏。但是，由于母体膀胱内 ^{131}I 会释放 γ 射线，可使胎儿受到全身辐射。

推荐 9-1：妊娠期对甲状腺结节患者要详细询问病史、完善体格检查、测定血清 TSH 和做颈部超声（推荐等级 A）。

a. 如果 TSH 水平降低，并持续到妊娠 16 周之后，甲状腺结节 FNA 或许可以推迟至产后进行。如果产后 TSH 仍然很低，在不哺乳的情况下，可行放射性核素扫描以评估甲状腺结节功能（推荐等级 C）。

b. 如果 TSH 水平正常或升高，应根据结节的声像学特征决定是否做 FNA（推荐等级 A）。

推荐 9-2：妊娠期间可以做 FNA。如果甲状腺结节良性可能性大，FNA 可以推迟至产后进行。如果甲状腺结节细胞学检查为良性，妊娠期不需要特殊的监测（推荐级别 A）。

问题 64：妊娠期分化型甲状腺癌（DTC）如何处理？

妊娠早期发现的乳头状甲状腺癌患者，应当进行超声监测；若在妊娠 24~26 周前肿瘤增大明显（体积增加 50%，直径增加 20%）或存在颈部淋巴结的转移，应行手术治疗。甲状腺手术应在妊娠第 4~6 个月进行，以减少胎儿并发症的发生。在妊娠早期手术，麻醉会影响胎儿器官形成和引发流产；在妊娠 7~9 个月手术易发生早产。若肿瘤直到妊娠中期仍保持稳定，或在妊娠后半期才诊断，手术应在分娩后进行。已确诊的 DTC，若手术延期至产后，TSH>2.0 mU/L，应考虑给予甲状腺激素治疗。LT_4 治疗的目标是维持 TSH 在 0.3~2.0 mU/L 之间[2]。如果 DTC 为晚期或细胞学提示髓样癌或未分化癌，妊娠中期手术是一种选择，但需注意甲状腺术后母亲有甲减或者甲状旁腺功能减退的风险。

推荐 9-3：妊娠早期发现的乳头状甲状腺癌应该进行超声监测，每 3 个月复查甲状腺超声，监测肿瘤的增长速度。如果妊娠中期结节仍然保持稳定，或者是在妊娠后半期发现的结节，手术或许可以推迟到产后（推荐级别 C）。

推荐 9-4：妊娠早期发现暂不手术的 DTC，每 3 个月复查甲状腺超声，监测肿瘤的增长速度。给予 LT_4 治疗，治疗目标是控制血清 TSH 在 0.3~2.0 mU/L（推荐级别 C）。

推荐 9-5：如果 DTC 在妊娠 24~26 周前持续增大，或者发生淋巴结转移，推荐手术治疗（推荐级别 B）。

推荐 9-6：DTC 的手术时机应当选择在妊娠中期的后期，此时手术母亲和胎儿风险减小（推荐级别 B）。

推荐 9-7：妊娠期新诊断的髓样癌或未分化癌对妊娠的影响尚不清楚。然而，治疗延迟很有可能导致不良结局。因此，在评估所有临床因素后，应该手术治疗（推荐级别 C）。

问题 65：已经手术的甲状腺癌患者妊娠期 TSH 的控制目标是多少？如何给予 LT_4 治疗？

有研究证实亚临床甲亢不会引起母体或新生儿并发症[161]。因此，可以认为 TSH 抑制治疗在整个妊娠期间是安全的。对于已经接受手术（有/无 ^{131}I 治疗）的 DTC 患者，妊娠前根据肿瘤复发风险和对治疗的反应而设定的 TSH 抑制目标，妊娠期可以继续维持。甲状腺癌复发高风险的患者，血清 TSH 应保持低于 0.1 mU/L。治疗反应良好的 DTC 患者，TSH 抑制目标可放宽至 2.0 mU/L 以下[162]。

与良性甲状腺疾病行手术或 ^{131}I 治疗后甲减或自身免疫原因致原发性甲减的患者相比，甲状腺癌患者妊娠期需要增加的 LT_4 剂量更小，因为其血清 TSH 妊娠前处于相对较低水平[29]。

推荐 9-8：DTC 患者妊娠后要维持既定的 TSH 抑制目标。定期检测血清 TSH，每 2~4 周 1 次，直至妊娠 20 周。TSH 稳定后可每 4~6 周检测 1 次（推荐级别 B）。

问题 66：妊娠是否会增加 DTC 复发的风险？

Leboeuf 等[163]的研究报道了在 DTC 治疗后平均 4.3 年妊娠的 36 例患者，分娩后处于抑制水平的 Tg 与产前无明显不同。Hirsch 等[164]将 Tg<0.9 ng/ml 和颈部超声阴性定义为无病状态，随访了 63 例甲状腺乳头状癌接受治疗后分娩的妇女，平均随访 4.8 年；其中 50 例无病状态者均未复发，妊娠前处于疾病状态的 13 例者中有 6 例（46%）病情进展；妊娠前就有淋巴结转移者 50% 出现颈部淋巴结生长，2/7 基线淋巴结超声阴性者出现新的淋巴结转移。因此，有 DTC 治疗史的妇女，如果妊娠前没有结构（超声是否有可疑癌症结节）或生化（Tg 水平是否升高）复发的证据，妊娠不会增加肿瘤复发的风险，妊娠期间无需额外监测[162]。然而，若患者妊娠前存在结构或生化异常，妊娠对甲状腺癌可能是刺激因素，需要监测。

推荐 9-9：有 DTC 治疗史的妇女，如果妊娠前不存在疾病的结构（超声是否有可疑癌症结节）或生化（Tg 水平是否升高）异常证据，妊娠期不需要进行超声和 Tg 监测。若甲状腺癌治疗效果不佳，或已知存在复发或残留病灶，应在妊娠期进行超声和 Tg 监测（推荐级别 A）。

十、先天性甲状腺功能减退症（CH）

问题 67：新生儿 CH 的病因及如何筛查？

CH 的患病率为 1/4000～1/3000。CH 的病因包括甲状腺发育不全（占 75%）、甲状腺激素合成障碍（占 10%）、中枢性甲减（占 5%）、新生儿一过性甲减（占 10%）[165]。国内自 1981 年开始进行新生儿 CH 的筛查，根据国家卫生健康委员会妇幼司全国妇幼卫生监测办公室中国新生儿遗传代谢病筛查信息报告，2017 年全国筛查覆盖率已经超过 97%，发病率约为 1/2050。

国际上通常采用的筛查指标是足跟血 TSH（滤纸干血斑标本）。足月新生儿采血时间为生后 48 h～4 d。如果在出生 1～48 h 采集标本，可能会受到新生儿出生后 TSH 脉冲式分泌的影响，产生假阳性结果。原国家卫生部新生儿疾病筛查技术规范（2010 年版）规定：足月新生儿出生 72 h～7 d 内采取标本。早产儿可以延缓至生后 7 d 采取标本。TSH 浓度的阳性切点值根据实验室和试剂盒而定，一般＞10～20 mU/L 为筛查阳性。

早产儿、低出生体重儿和极低出生体重儿、危重新生儿、多胞胎特别是同卵多胎建议在 2 周龄时重新采血复查[166]。见图 1。

问题 68：新生儿 CH 的诊断标准？

如果足跟血 TSH 筛查阳性，需要立即召回患儿进行血清甲状腺功能指标检测。已经证实的 CH 病例统计中，90% 的患儿 TSH＞90 mU/L，至少＞30 mU/L；75% 的患儿 TT_4＜6.5 μg/dl（84 nmol/L），FT_4＜10 pmol/L（0.78 ng/dl）。

CH 中，TBG 缺乏和中枢性甲减的 TSH 并不明显升高，因此很难通过足跟血筛查 TSH 发现并召回确认。

原发性甲减、原发性 SCH、TBG 缺乏和中枢性甲减血清学诊断的参考标准见表 3。此标准依据出生 2 周左右的新生儿参考范围制定，临床医生判断时应充分考虑到各年龄正常参考范围和不同实验室测定试剂及其方法的影响。

表3 先天性甲减的血清甲状腺激素诊断标准[166]

诊断	诊断标准
原发性甲减	TSH>9 mU/L；FT₄<0.6 ng/dl
原发性亚临床甲减	TSH>9 mU/L；FT₄正常（0.9~2.3 ng/dl）
TBG缺乏	TSH正常（<9 mU/L）；FT₄正常（0.9~2.3 ng/dl）；TT₄减低（<5 μg/dl）；T₃RUR>45%
中枢性甲减	TSH<9 mU/L或者正常；FT₄减低（<0.6 ng/dl）；TT₄减低（<5 μg/dl）

注：TSH：促甲状腺激素（thyroid stimulating hormone）；FT₄：游离甲状腺素（free thyroxine）；TBG：甲状腺素结合球蛋白（thyroxine binding globulin）；TT₄：总甲状腺素（total thyroxine）；T₃RUR：T₃树脂摄取率（T₃ resin uptake ratio）；甲减：甲状腺功能减退症；1 ng/dl=12.9 pmol/L；1 μg/dl=12.9 nmol/L

确诊CH后需进一步检查病因，如原发性甲减需要做甲状腺B超、甲状腺⁹⁹Tc（或者¹²³I扫描）、血清Tg和促甲状腺素受体抑制抗体（TRBAb）测定；中枢性甲减需要做TSHβ基因分析、促甲状腺激素释放激素（TRH）受体基因分析、其他垂体激素测定、视神经和下丘脑-垂体的磁共振成像（MRI）检查等。

推荐10-1： 新生儿CH筛查应当在生后72 h~7 d进行。足跟血（滤纸干血斑标本）TSH切点值是10~20 mU/L（推荐级别A）。

推荐10-2： 筛查阳性者立即复查血清TSH、FT₄/TT₄。诊断标准由各地实验室根据本实验室的参考范围确定。可以参考血清TSH>9 mU/L，FT₄<0.6 ng/dl作为CH的诊断标准。尚需结合CH病因检查的结果（推荐级别A）。

问题69： 新生儿CH的治疗？

新生儿CH一经确诊应尽快开始选用LT₄治疗，在1~2周之内使患儿血清T₄恢复到正常水平，2~4周血清TSH恢复至正常水平。文献报道CH开始治疗的年龄与患儿的智力发育显著相关，出生2个月之内开始治疗者IQ与普通儿童差异无统计学意义；3个月开始治疗者IQ可达89；3~6个月开始治疗者可达71；6个月以后开始治疗者可达54[167]。

CH治疗的目标是：（1）血清FT₄：在参考范围的上1/2；（2）血清TT₄：1~2岁10~16 μg/dl（1 μg/dl=12.9 nmol/L），>2岁在参考范围的上1/2；（3）血清TSH：<5.0 mU/L，最佳范围是0.5~2.0 mU/L。

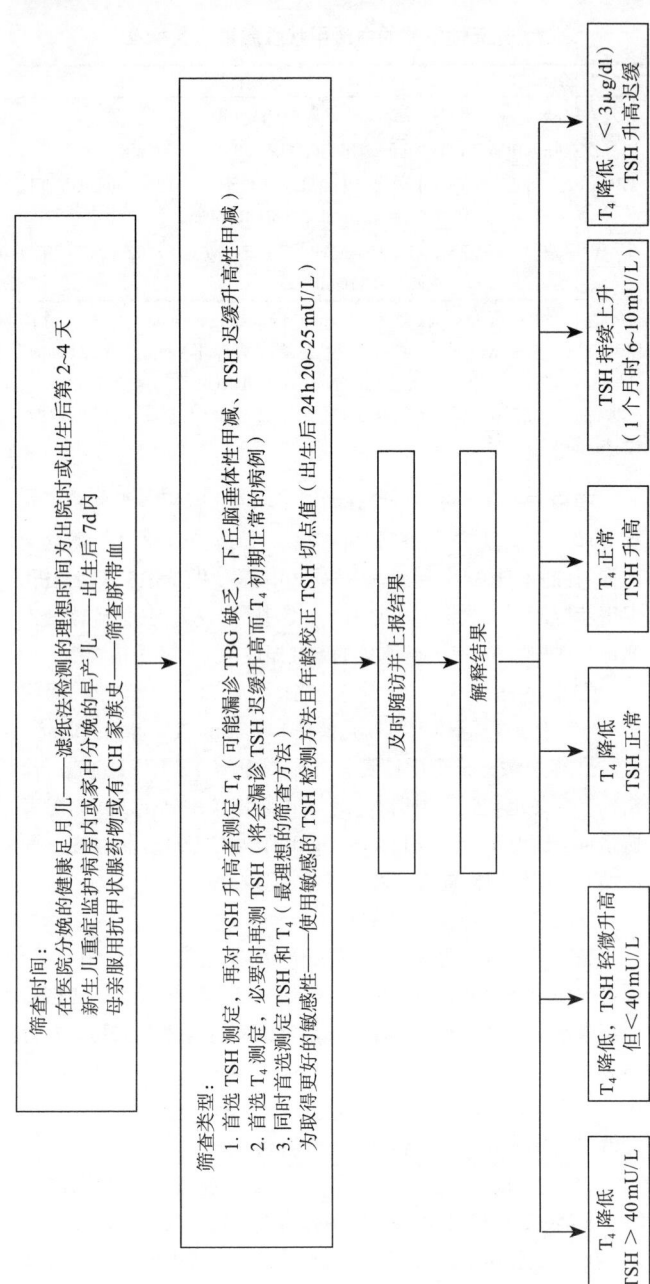

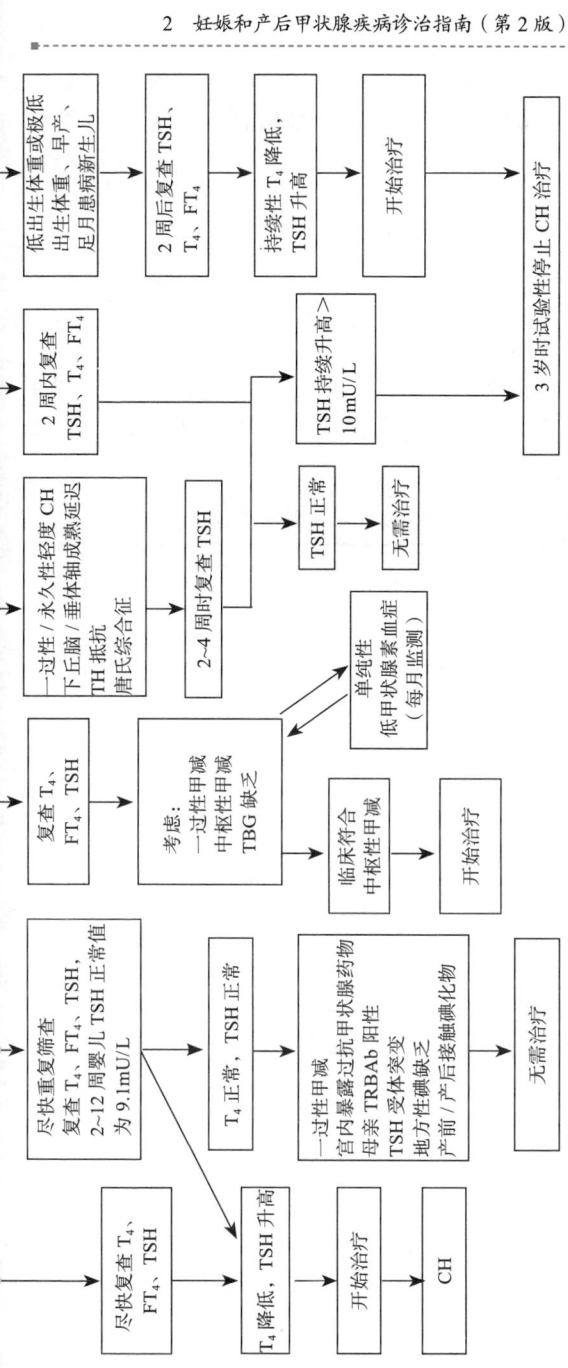

图 1　CH 的筛查诊治流程[169]

注：CH：先天性甲状腺功能减退症（congenital hypothyroidism）；TSH：促甲状腺激素（thyroid stimulating hormone）；T$_4$：四碘甲状腺原氨酸（tetraiodothyronine）；TBG：甲状腺激素结合球蛋白（thyroxine binding globulin）；FT$_4$：游离甲状腺素（free thyroxine）；TRBAb：促甲状腺激素受体抑制抗体（thyrotropin receptor blocking antibody）；TH：甲状腺激素（thyroid hormone）；甲减：甲状腺功能减退症

LT_4 的起始剂量是 10～15 μg/(kg·d)，每天 1 次。各种病因的 LT_4 推荐剂量为甲状腺发育缺如 15 μg/(kg·d)，异位甲状腺 12 μg/(kg·d)，甲状腺激素合成障碍 10 μg/(kg·d)。

定期监测血清 TSH、FT_4/TT_4：治疗最初 6 个月每 1～2 个月 1 次，6 个月至 3 岁每 3～4 个月 1 次，3 岁至生长发育停止每 6～12 个月 1 次。LT_4 不要与其他食物混合服用，大豆蛋白、浓缩铁剂和钙剂都会影响药物的吸收。服药前最好空腹 30～60 min。

甲状腺位置正常且无阳性家族史的 CH 患儿，在 6 月龄时如 LT_4 剂量<3.2 μg/(kg·d)，可能预示该患儿为暂时性甲减[168]。见表 4。

表 4　先天性甲状腺功能减退症的处理[169]

首次病情检查
　详细的病史和体格检查
　转诊至儿科内分泌专家
　复查血清 TSH 和血清 FT_4/TT_4
　甲状腺超声检查和（或）甲状腺扫描
药物治疗
　LT_4：10～15 μg/(kg·d)，每天 1 次，清晨空腹顿服
监测病情
　复查 FT_4/TT_4、TSH
　首次治疗 2～4 周后开始
　6 个月龄内婴儿：每 1～2 个月复查 1 次
　6 个月至 3 岁婴幼儿：每 3～4 个月复查 1 次
　3 岁至生长发育停止：每 6～12 个月复查 1 次
治疗目标
　使 TSH 正常，维持 FT_4 和 TT_4 在参考范围的上 1/2
评估甲减是否为永久性
　如果初始甲状腺扫描提示甲状腺异位或缺如，则诊断为永久性甲减
　如果初始 TSH<50 mU/L，且在新生儿期后 TSH 没有升高，可在 3 岁时试验性停止治疗
　如果停止治疗后 TSH 升高，则考虑为永久性甲减

注：TSH：促甲状腺激素（thyroid stimulating hormone）；FT_4：游离甲状腺素（free thyroxine）；TT_4：总甲状腺素（total thyroxine）；LT_4：左甲状腺素（levothyroxine）；甲减：甲状腺功能减退症

推荐 10-3：CH 的治疗应当在生后 2 个月之内开始，开始越早预后越好。治疗目标是维持血清 TSH＜5 mU/L，FT$_4$、TT$_4$ 在参考范围上 1/2 水平（推荐级别 A）。

十一、妊娠期和妊娠前甲状腺疾病筛查

问题 70：哪种妊娠期甲状腺疾病筛查的方法有效？

Vaidya 等[170]评估目标病例筛查（case-finding）策略和普遍筛查策略的效果，应用目标病例筛查方法，30% 甲减妇女和 69% 甲亢妇女漏诊。我国的 2 项研究也得到了类似的结果[171-172]。目前研究认为，仅针对目标病例的筛查不能达到筛查目的。

对妊娠早期妇女进行筛查还要考虑成本效益[173]。对妊娠早期妇女进行 TSH 及 TPOAb 筛查的成本效益分析认为，对于确诊 SCH 和 TPOAb 阳性的妇女，治疗可以降低流产及早产率，能够对产后有可能发展为产后甲状腺炎或甲减的妇女做出及早诊断。敏感性分析认为，即使筛查的获益仅限于临床甲减的发现和治疗，也具有很高的成本效益。

TSH 是筛查甲状腺功能异常最敏感的指标，甲减包括母体 TSH 升高伴或不伴 FT$_4$ 下降 2 种情况，引起 TSH 升高的主要原因为自身免疫异常，单独 TPOAb 阳性或伴有 TSH 升高导致流产等不良妊娠结局的发生风险增加。一项包括 3315 例妊娠 4～8 周甲状腺功能不全低风险妇女的前瞻性研究结果显示，TPOAb 阳性对 TSH 升高程度具有累加效应，TPOAb 阳性的妇女流产风险显著增加[36]。TSH、TT$_4$/FT$_4$ 及 TPOAb 测定相对便宜且广泛应用。最有效的筛查策略可能需要包括 TSH 及其以外的多种指标，包括 FT$_4$ 和 TPOAb。图 2 为孕前甲状腺疾病血清 TSH 筛查、诊断和管理流程，图 3 为妊娠期甲状腺疾病诊治流程图。

问题 71：哪些是妊娠期甲状腺疾病的高危人群？

所有备孕或行第一次产前检查的妊娠妇女，都应进行临床评估，如果有下列危险因素，即为甲状腺疾病的高危人群[2,6]：（1）甲亢、甲减病史或目前有甲状腺功能异常的症状或体征；（2）甲状腺手术史和（或）^{131}I 治疗史或头颈部放射治疗史；（3）自身免疫性甲状腺病（AITD）或甲状腺疾病家族史；（4）甲状

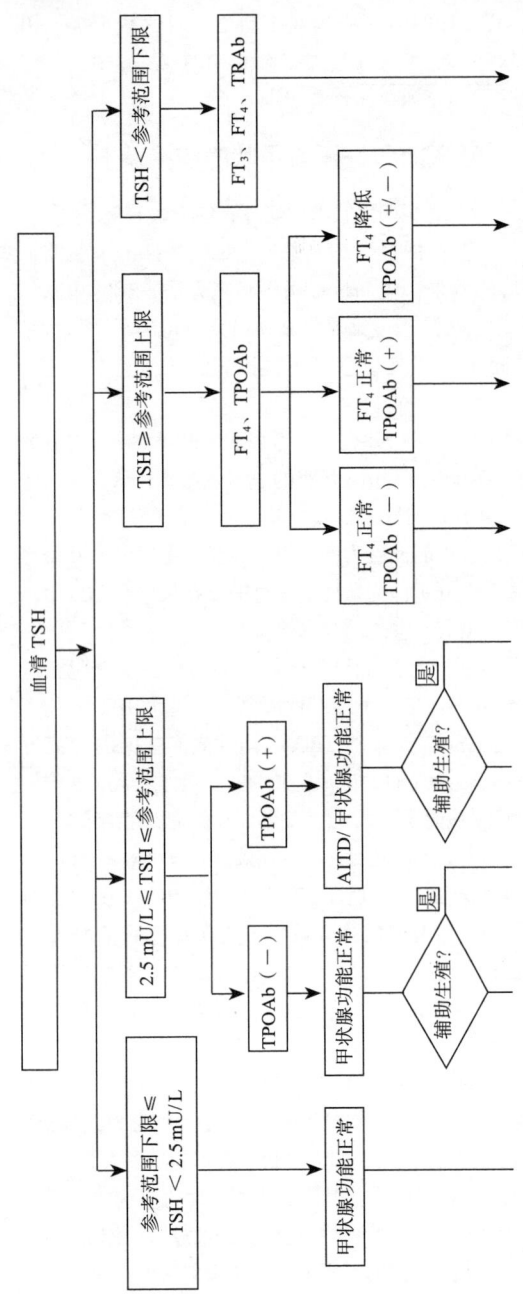

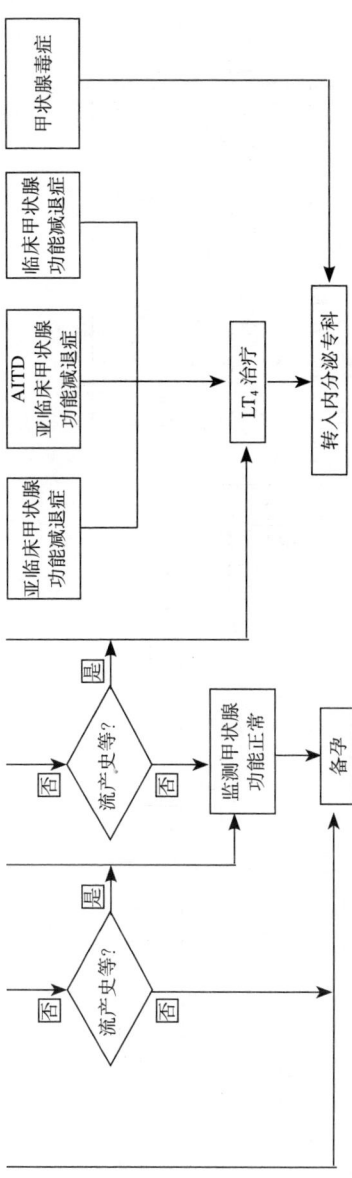

图 2 孕前甲状腺疾病血清 TSH 筛查、诊断和管理流程图

注:TSH:促甲状腺激素(thyroid stimulating hormone);TPOAb:甲状腺过氧化物酶抗体(thyroid peroxidase antibody);AITD:自身免疫甲状腺病(autoimmune thyroid disease);FT₃:游离三碘甲腺原氨酸(free triiodothyronine);FT₄:游离甲状腺素(free thyroxine);LT₄:左甲状腺素(levothyroxine);TRAb:促甲状腺激素受体抗体(TSH receptor antibody);(-)指阴性;(+)指阳性

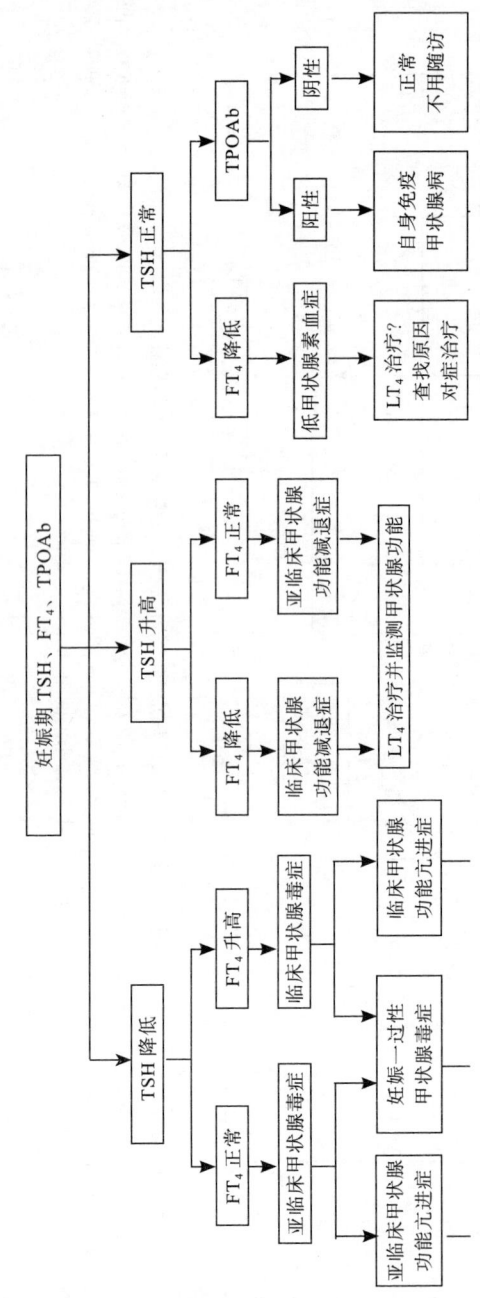

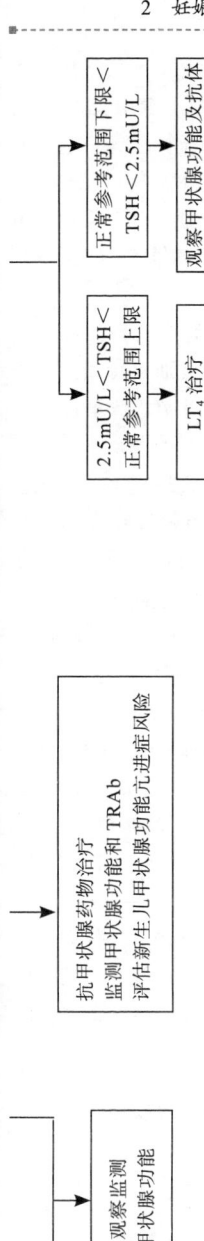

图 3 妊娠期甲状腺疾病诊治流程图

注：TSH：促甲状腺激素（thyroid stimulating hormone）；FT_4：游离甲状腺素（free thyroxine）；TRAb：促甲状腺激素受体抗体（TSH receptor antibody）；TPOAb：甲状腺过氧化物酶抗体（thyroid peroxidase antibody）；LT_4：左甲状腺素（levothyroxine）；TRAb：促甲状腺激素受体抗体（TSH receptor antibody）

腺肿;(5)甲状腺自身抗体阳性;(6)1型糖尿病或其他自身免疫病:包括白癜风、肾上腺功能减退症、甲状旁腺功能减退症、萎缩性胃炎、恶性贫血、系统性硬化症、系统性红斑狼疮、干燥综合征等;(7)流产史、早产史、不孕史;(8)多次(≥2次)妊娠史;(9)肥胖症(体质量指数>40 kg/m^2);(10)年龄>30岁;(11)服用胺碘酮或锂制剂或近期碘造影剂暴露;(12)中、重度碘缺乏地区居住史。

推荐 11-1: 在高危妊娠人群中筛查,有30%~80%的甲亢、亚临床甲亢或者甲减、SCH漏诊(推荐级别A)。

推荐 11-2: 成本效益分析显示,筛查整个妊娠人群优于不筛查(推荐级别B)。

问题 72: 本指南对妊娠期甲状腺疾病筛查的态度如何?

妊娠前或妊娠期是否对甲状腺疾病进行普遍筛查仍存在争议。如果推荐普遍筛查,甲状腺疾病必须具备常见、与不良妊娠结局相关、可被有效治疗、治疗方法可行的特点,而且筛查必须有成本效益。本指南支持在妊娠前和妊娠早期筛查甲状腺指标,其理由如下:(1)甲状腺疾病是我国孕龄妇女的常见病之一;(2)我国妊娠前半期妇女筛查临床甲减、SCH和TPOAb阳性的检出率分别为0.6%、5.27%和8.6%;(3)近年来国内外妊娠甲状腺疾病领域的多项研究显示:妊娠妇女临床甲减、SCH和TPOAb阳性对妊娠结局和子代神经智力发育存在不同程度的负面影响;(4)治疗手段(LT$_4$)经济、有效、安全。

推荐 11-3: 根据我国国情,本指南支持国内有条件的医院和妇幼保健部门对妊娠早期妇女开展甲状腺疾病筛查。筛查指标选择血清TSH、FT$_4$、TPOAb。筛查时机选择在妊娠8周以前。最好是在妊娠前筛查(推荐级别B)。

十二、不孕和辅助生殖与甲状腺疾病

问题 73: 临床甲减与妇女不孕相关吗?

甲减可导致月经紊乱。一项调查研究结果显示,在171例甲减妇女中,23.4%有月经失调,远高于甲状腺功能正常人群(8.4%)[174]。一项基于149例不孕妇女的横断面研究显示,4.6%的患者血清TSH水平>4.5 mU/L[175]。目前研究数据尚不完善,多数数据支持甲减会增加不孕的风险。甲减的治疗药物安全,因此,对不孕妇女进行甲状腺功能筛查和治疗,将其甲状腺功能调整至正常水平是合理的。

问题74:SCH 与女性不孕相关吗?

由于各研究采用了不同的 TSH 参考范围,研究结果并不一致。横断面研究和前瞻性研究均未发现 SCH 与不孕相关。在一项基于704例不孕妇女的横断面研究中,2.3%(16/704)的患者 TSH 水平升高[176]。Poppe 等[177]的一项前瞻性研究也未发现不孕妇女 SCH 患病率升高,但血清 TSH 的中位水平轻度高于正常妇女(1.3与1.1 mU/L)。一项回顾性研究结果显示,不孕妇女中 SCH 患病率高于正常人群(可受孕妇女)(13.9%与3.9%,$P<0.01$)[178]。在排卵功能异常和不明原因不孕妇女中,TSH 水平异常的患病率高(6.3%与4.8%),输卵管性不孕妇女和男性因素所致的不孕妇女中 TSH 水平异常的患病率低(2.6%与1.5%)[179]。

推荐12-1:所有治疗不孕的妇女应监测血清 TSH 水平(推荐级别 B)。

推荐12-2:对于甲状腺自身抗体阴性的 SCH 不孕妇女(未接受辅助生殖),LT_4 治疗提高受孕率的证据不足。但应用 LT_4 能够防止妊娠后 SCH 向临床甲减的发展,而且低剂量 LT_4 治疗风险较低,推荐对患有 SCH 的不孕症的备孕妇女给予 LT_4 治疗,起始剂量25~50 μg/d(推荐级别 C)。

问题75:对 SCH 妇女进行治疗能改善辅助生殖的不良结局吗?

一项临床 RCT 研究选择了接受体外受精-胚胎移植(IVF-ET)的 SCH 妇女,其中试验组为35例妇女,LT_4 治疗(50~100 μg/d),TSH 控制目标<2.5 mU/L;对照组35例服用安慰剂。结果显示,试验组较安慰剂组有较高的临床妊娠率、较低的流产率和较高的活产率[180]。

SCH 可能以剂量依赖的方式影响辅助生殖,受孕失败风险随 TSH 浓度上升而增高。因此,接受辅助生殖的 SCH(TSH>2.5 mU/L)妇女应进行治疗。

推荐12-3:对接受辅助生殖的 SCH 妇女推荐应用 LT_4 治疗。TSH 治疗目标应控制在2.5 mU/L 以下(推荐级别 B)。

问题 76：卵巢过度刺激会改变甲状腺功能吗？

目前辅助生殖有多种方案，如 IVF-ET 或卵胞浆内单精子显微注射（ICSI），无论哪种方案都始于诱导控制性超排卵。促排卵类激素的应用可能会改变甲状腺激素水平，推测其机制可能是高雌激素水平引起 TBG 升高，从而降低了游离甲状腺激素的浓度，进而引起血清 TSH 的升高。此外，外源性注射 hCG 能直接刺激甲状腺 TSH 受体，也可能引起甲状腺激素升高和 TSH 降低。一项系统综述发现卵巢刺激对血清甲状腺激素水平的影响结果不一[181]。

经 LT_4 治疗的甲减妇女在取卵时，卵巢刺激会诱发甲减。应用 hCG（诱发排卵）后 1 周，卵巢刺激引起血清 TSH 升高。一项前瞻性队列研究发现，72 例经治疗的甲减妇女在卵巢刺激前血清 TSH<2.5 mU/L，应用 hCG 后，血清 TSH 浓度迅速从基线水平升高，64% 的妇女 TSH>2.5 mU/L[182]。一项回顾性队列研究表明，经过治疗的甲减妇女如接受 IVF-ET 后，84% 的病例需要增加 LT_4 剂量，大多在受孕后 5~7 周增加剂量[183]。然而也有研究报道，与自然受孕的甲减妇女相比，促排卵受孕的甲减妇女不需要加大 LT_4 的治疗剂量[184]。

推荐 12-4：因为在控制性卵巢刺激期间得到的甲状腺功能结果不能真实反映甲状腺功能状态，建议在可能的情况下，应在进行控制性超排卵前、后 1~2 周检测甲状腺功能（推荐级别 B）。

推荐 12-5：对进行控制性超排卵成功受孕的妇女，推荐对 TSH 升高者进行治疗。对进行控制性超排卵后未受孕妇女，如果 TSH 轻度升高，应该每 2~4 周监测 TSH，这部分妇女的甲状腺功能可能恢复至正常水平（推荐级别 B）。

问题 77：甲状腺自身抗体对不孕和人工辅助生殖有何影响？

一项研究报道甲状腺自身抗体阳性妇女接受辅助生殖，其流产的风险显著增加[185]；但有一些研究没有得出相关性[186]。纳入了 4 项研究的荟萃分析结果显示，甲状腺自身抗体阳性时流产风险增高（$RR=1.99$, 95% CI：1.42~2.79）[187]。

有限证据表明，自身因素导致不孕的妇女即使甲状腺功能正常，与同年龄可受孕妇女相比，更有可能 TPOAb 阳性[177]。

此外，多囊卵巢综合征妇女的血清甲状腺自身抗体水平高于同年龄对照人群[(216±428)与(131±364)U/ml, P=0.04][188]。在接受 IVF-ET 的甲状腺自身免疫抗体阳性不孕妇女卵巢的卵泡颗粒中，可以检测到甲状腺自身抗体，并与血清抗体滴度相关[189]。在患多囊卵巢综合征的不孕妇女中，甲状腺自身抗体阳性会降低克罗米芬的疗效，影响卵泡的发育[190]。

问题 78：甲状腺功能正常的甲状腺自身抗体阳性的妇女给予 LT_4 治疗能改善辅助生殖结局吗？

基于小样本的随机临床试验和回顾性队列研究发现，在进行 IVF-ET 的妇女中，给予甲状腺功能正常的甲状腺自身抗体阳性者 LT_4 治疗，并不能改善辅助生殖结局[191-192]。甲状腺功能正常的甲状腺自身免疫异常妇女接受 LT_4 治疗后的妊娠结局研究（POSTAL）是一项我国学者完成的 RCT 研究，该研究从 3 万余例不孕妇女中筛选出 TPOAb 阳性但甲状腺功能正常的妇女，随机分为 LT_4 干预组和对照组，各 300 例。结果显示，干预组和对照组在流产率（10.3%与0.6%）、临床妊娠率（35.7%与37.7%）和活产率（31.7%与32.3%）等临床结局方面差异均未见统计学意义。该研究结果提示，对于甲状腺自身抗体阳性但甲状腺功能正常的不孕妇女，在进行 IVF-ET 过程中不需要预防性应用 LT_4。以 TSH 2.5 mU/L 和 4.0 mU/L 分层，以及以任何 TPOAb 滴度进行亚组分析，均未发现任何亚组不孕妇女可从 LT_4 干预中获益[193]。值得注意的是，由于该研究排除了有反复流产史的患者，故对于流产高风险不孕女性的妊娠结局仍需进一步研究。

推荐 12-6：对于甲状腺功能正常、TPOAb 阳性进行辅助生殖的不孕妇女，应用 LT_4 可改善辅助生殖结局的证据不足。但是，对既往有流产或复发性流产史进行辅助生殖的不孕女，应权衡利弊，选择 LT_4 治疗。LT_4 起始剂量为 25～50 μg/d（推荐级别 C）。

本指南全部推荐条款见表 5。

表 5 本指南全部推荐条款

推荐内容	推荐级别
一、妊娠期甲状腺功能相关指标参考范围	
1-1　诊断妊娠期甲状腺功能异常，本单位或者本地区需要建立方法特异和妊娠期（早、中、晚期）特异的血清甲状腺功能指标（TSH、FT_4、TT_4）参考范围	A
1-2　采取 NACB 推荐的方法制定参考范围。选择碘适量地区、单胎、既往无甲状腺疾病、甲状腺自身抗体阴性、无甲状腺肿大的妊娠妇女，参考范围是第 2.5~97.5 百分位数	A
二、妊娠期临床甲减	
2-1　妊娠期临床甲减的诊断标准是：血清 TSH＞妊娠期特异性参考范围上限，血清 FT_4＜妊娠期特异性参考范围下限	A
2-2　如果不能得到 TSH 妊娠期特异性参考范围，妊娠早期 TSH 上限的切点值可以通过以下 2 个方法得到：普通人群 TSH 参考范围上限下降 22% 得到的数值或者 4.0 mU/L	B
2-3　妊娠期临床甲减损害子代的神经智力发育，增加早产、流产、低出生体重儿、死胎和妊娠期高血压疾病的风险，必须给予治疗	A
2-4　妊娠期临床甲减的治疗目标是将 TSH 控制在妊娠期特异性参考范围的下 1/2。如无法获得妊娠期特异性参考范围，则可控制血清 TSH 在 2.5 mU/L 以下。一旦确诊妊娠期临床甲减，应立即开始治疗，尽早达到上述治疗目标	A
2-5　妊娠期临床甲减选择 LT_4 治疗。不用 LT_3 或者干甲状腺片治疗	A
2-6　临床甲减妇女疑似或确诊妊娠后，LT_4 替代剂量需要增加 20%~30%。根据血清 TSH 治疗目标及时调整 LT_4 剂量	A
2-7　临床甲减妇女妊娠前半期每 2~4 周检测 1 次甲状腺功能。血清 TSH 稳定后可以每 4~6 周检测 1 次	B
2-8　患有临床甲减的妊娠妇女产后 LT_4 剂量应调整至妊娠前水平，并需要在产后 6 周复查甲状腺功能，指导调整 LT_4 剂量	A

续 表

推荐内容	推荐级别
2-9 已患临床甲减的妇女需先调整 LT$_4$ 剂量，将血清 TSH 控制在正常参考范围下限～2.5 mU/L 后再计划妊娠	A

三、妊娠期 SCH

3-1 妊娠期 SCH 的诊断标准是：血清 TSH>妊娠期特异性参考范围上限，血清 FT$_4$ 在妊娠期特异性参考范围之内	A
3-2 妊娠期 SCH 根据血清 TSH 水平和 TPOAb 是否阳性选择妊娠期 SCH 的不同治疗方案	A
a　TSH>妊娠期特异性参考范围上限（或 4.0 mU/L），无论 TPOAb 是否阳性，均推荐 LT$_4$ 治疗	B
b　TSH>2.5 mU/L 且低于妊娠期特异性参考范围上限（或 4.0 mU/L），伴 TPOAb 阳性，考虑 LT$_4$ 治疗	B
c　TSH>2.5 mU/L 且低于妊娠期特异性参考范围上限（或 4.0 mU/L）、TPOAb 阴性，不考虑 LT$_4$ 治疗	D
d　TSH<2.5 mU/L 且高于妊娠期特异性参考范围下限（或 0.1 mU/L），不推荐 LT$_4$ 治疗。TPOAb 阳性，需要监测 TSH。TPOAb 阴性，无需监测	D
3-3 妊娠期 SCH 的治疗药物、治疗目标和监测频度与妊娠期临床甲减相同。LT$_4$ 的治疗剂量可能低于妊娠期临床甲减，可以根据 TSH 升高程度，给予不同剂量的 LT$_4$ 起始治疗	A
3-4 妊娠期诊断的 SCH，产后可以考虑停用 LT$_4$，并在产后 6 周评估血清 TSH 水平	B

四、妊娠期单纯低甲状腺素血症

4-1 血清 FT$_4$ 水平低于妊娠期特异性参考范围下限且血清 TSH 正常，可以诊断为低甲状腺素血症	A
4-2 LT$_4$ 干预单纯低甲状腺素血症改善不良妊娠结局和子代神经智力发育损害的证据不足，本指南既不推荐也不反对在妊娠早期给予 LT$_4$ 治疗	C
4-3 建议查找低甲状腺素血症的原因，如铁缺乏、碘缺乏或碘过量等，对因治疗	B

续 表

推荐内容	推荐级别

五、妊娠期甲状腺自身抗体阳性

5-1	甲状腺自身抗体阳性是指 TPOAb 或 TgAb 的滴度超过试剂盒提供的参考范围上限。单纯甲状腺自身抗体阳性不伴有血清 TSH 异常，也称为甲状腺功能正常的甲状腺自身抗体阳性	A
5-2	妊娠前甲状腺功能正常、TPOAb 或 TgAb 阳性的妇女明确妊娠后，应在妊娠期监测血清 TSH，每 4 周检测 1 次至妊娠中期末	A
5-3	应用 LT_4 治疗甲状腺功能正常、TPOAb 阳性、有不明原因流产史的妊娠妇女，可能有益，而且风险小。可起始予 $25\sim50~\mu g/d$ 的 LT_4 治疗	B
5-4	妊娠期不推荐 TPOAb 阳性的妇女补硒治疗	D

六、PPT

6-1	PPT 在产后 1 年内发病。典型病例临床经历 3 期，即甲状腺毒症期、甲减期和恢复期。非典型病例可以仅表现为甲状腺毒症期或者甲减期。妊娠早期 TPOAb 阳性妇女，发生 PPT 风险增加	A
6-2	所有抑郁症患者，包括产后抑郁症患者，均应筛查是否存在甲状腺功能异常	B
6-3	PPT 甲状腺毒症期不给予 ATD 治疗。β 受体阻滞剂可以减轻症状，尽量使用最小剂量，尽量缩短疗程	B
6-4	甲状腺毒症期之后，每 2 个月复查 1 次血清 TSH，以及时发现甲减	B
6-5	甲减期给予 LT_4 治疗，每 $4\sim8$ 周复查 1 次血清 TSH，直至甲状腺功能恢复正常	A
6-6	甲减期持续治疗 $6\sim12$ 个月后，LT_4 开始逐渐减量。如果此时患者正在哺乳，暂不减少 LT_4 的剂量	C
6-7	20% 以上 PPT 患者发展为永久性甲减。需要在发病后每年检测血清 TSH，早期发现永久性甲减并给予治疗	B

七、妊娠期甲状腺毒症

7-1	妊娠早期血清 TSH<妊娠期特异性参考范围下限（或 0.1 mU/L），提示可能存在甲状腺毒症。应当详细询问病史、体格检查，进一步测定 T_4、T_3、TRAb 和 TPOAb。禁忌 ^{131}I 摄取率和放射性核素扫描检查	A

续表

推荐内容	推荐级别
7-2 血清 TSH 低于妊娠期特异性参考范围下限（或 0.1 mU/L），FT₄＞妊娠期特异性参考范围上限，排除甲亢后，可以诊断 GTT	A
7-3 GTT 与胎盘分泌高水平的 hCG 有关，治疗以支持疗法为主，纠正脱水和电解质紊乱。不主张给予 ATD 治疗。如病情需要，可以考虑应用 β 受体阻滞剂	A
7-4 已患 Graves 病甲亢的妇女最好在甲状腺功能控制至正常并平稳后妊娠，以减少妊娠不良结局	A
7-5 除外单纯胎儿甲亢这种少见情况，控制妊娠期甲亢，不推荐 ATD 与 LT₄ 联合用药。因为这样会增加 ATD 的治疗剂量，导致胎儿出现甲状腺肿和甲减	D
7-6 正在服用 MMI 或 PTU 的备孕妇女，如果妊娠试验阳性，可暂停 ATD 并立即检测甲状腺功能和甲状腺自身抗体。根据临床表现和 FT₄ 水平决定是否用药	A
a 有些患者在确诊妊娠后，可以停用 ATD。停药决定需要考虑到病史、甲状腺肿大小、疗程、孕前 ATD 剂量、最近甲状腺功能结果、TRAb 水平和其他临床因素	C
b 停药后，如果 FT₄ 正常或接近正常，可以继续停药。每 1~2 周做临床评估和 TSH、FT₄ 或 TT₄、T₃ 检测。如果 FT₄ 继续维持正常，妊娠中、晚期可每 2~4 周检测 1 次甲状腺功能。根据每次评估结果，决定是否继续停药观察	C
c 有些患者停药后，甲亢症状加重，FT₄ 或 TT₄、T₃ 升高明显，建议继续应用 ATD。妊娠早期优先选择 PTU，MMI 为二线选择	A
d 既往应用 MMI 的妊娠妇女，若在妊娠早期需要继续治疗，如可以应用 PTU，应该尽快转换成 PTU。MMI 和 PTU 的剂量转换比例为 1∶（10~20）	B
e 如果在妊娠早期之后需要继续 ATD 治疗，妊娠中、晚期是否将 PTU 改换为 MMI 没有明确推荐	C

续 表

推荐内容	推荐级别
7-7 妊娠期监测甲亢的控制指标首选血清 FT_4/TT_4。控制的目标是应用最小有效剂量的 PTU 或者 MMI，使血清 FT_4/TT_4 接近或者轻度高于参考范围的上限	A
7-8 妊娠期应用 ATD 治疗的妇女，建议 FT_4 或 TT_4、T_3 和 TSH 在妊娠早期每 1~2 周检测 1 次，妊娠中、晚期每 2~4 周检测 1 次，达到目标值后每 4~6 周检测 1 次	B
7-9 妊娠期原则上不采取手术治疗甲亢。如果确实需要，行甲状腺切除术的最佳时机是妊娠中期	A
7-10 既往应用过放射性碘治疗、或手术治疗、或正在应用 ATD 治疗的 Graves 病妊娠妇女，在妊娠早期检测血清 TRAb	A
a 如果妊娠早期血清 TRAb 阴性，妊娠期间不需要再次检测	B
b 如果妊娠早期血清 TRAb 升高，建议在妊娠 18~22 周再次检测	A
c 如果妊娠 18~22 周时血清 TRAb 升高或开始应用 ATD，在妊娠晚期需再次检测血清 TRAb，以评估胎儿及新生儿监测的必要性	A
7-11 对妊娠后半期母体甲亢不能控制或存在高滴度 TRAb（高于参考范围上限 3 倍）的妊娠妇女，需要从妊娠中期开始监测胎儿心率，超声检查胎儿的甲状腺体积、生长发育情况、羊水量等。对具有甲亢高危因素的新生儿，应密切监测其甲状腺功能	A
7-12 正在哺乳的甲亢患者如需使用 ATD，应权衡用药利弊。ATD 应当在每次哺乳后服用	C
八、妊娠期碘营养	
8-1 评估妊娠妇女碘营养时，单次 UIC 与尿肌酐的比值（μg/g）优于单次 UIC（μg/L）	B
8-2 备孕、妊娠期和哺乳期妇女每天要保证摄碘至少 250 μg	A

续　表

推荐内容	推荐级别
8-3　根据不同的地区制定不同的补碘策略。在碘缺乏地区，如果每天吃含碘盐，妊娠期不用额外补充碘剂。如果不吃含碘盐，妊娠期每天需要额外补碘150 μg。补碘形式以碘化钾为宜（或者含相同剂量碘化钾的复合维生素）。开始补充的最佳时间是孕前至少 3 个月	A
8-4　妊娠期和哺乳期每天摄碘＞500 μg 有导致胎儿甲减的风险	C
九、妊娠期甲状腺结节和甲状腺癌	
9-1　妊娠期对甲状腺结节患者要详细询问病史、完善体格检查、测定血清 TSH 和做颈部超声	A
a　如果 TSH 水平降低，并持续到妊娠 16 周之后，甲状腺结节 FNA 或许可以推迟至产后进行。如果产后 TSH 仍然很低，在不哺乳的情况下，可行放射性核素扫描以评估甲状腺结节功能	C
b　如果 TSH 水平正常或升高，应根据结节的声像学特征决定是否做 FNA	A
9-2　妊娠期间可以做 FNA。如果甲状腺结节良性可能性大，FNA 可以推迟至产后进行。如果甲状腺结节细胞学检查为良性，妊娠期不需要特殊的监测	A
9-3　妊娠早期发现的乳头状甲状腺癌应该进行超声监测，每 3 个月复查甲状腺超声，监测肿瘤的增长速度。如果妊娠中期结节仍然保持稳定，或者是在妊娠后半期发现的结节，手术或许可以推迟到产后	C
9-4　妊娠早期发现暂不手术的 DTC，每 3 个月复查甲状腺超声，监测肿瘤的增长速度。给予 LT_4 治疗，治疗目标是控制血清 TSH 在 0.3～2.0 mU/L	C
9-5　如果 DTC 在妊娠 24～26 周前持续增大，或者发生淋巴结转移，推荐手术治疗	B
9-6　DTC 的手术时机应当选择在妊娠中期的后期，此时手术母亲和胎儿风险减小	B
9-7　妊娠期新诊断的髓样癌或未分化癌对妊娠的影响尚不清楚。然而，治疗延迟很有可能导致不良结局。因此，在评估所有临床因素后，应该手术治疗	C

续 表

	推荐内容	推荐级别
9-8	DTC 患者妊娠后要维持既定的 TSH 抑制目标。定期检测血清 TSH，每 2~4 周 1 次，直至妊娠 20 周。TSH 稳定后可每 4~6 周检测 1 次	B
9-9	有 DTC 治疗史的妇女，如果妊娠前不存在疾病的结构（超声是否有可疑癌症结节）或生化（Tg 水平是否升高）异常证据，妊娠期不需要进行超声和 Tg 监测。若甲状腺癌治疗效果不佳，或已知存在复发或残留病灶，应在妊娠期进行超声和 Tg 监测	A

十、CH

10-1	新生儿 CH 筛查应当在生后 72 h~7 d 进行。足跟血（滤纸干血斑标本）TSH 切点值是 10~20 mU/L	AA
10-2	筛查阳性者立即复查血清 TSH、FT_4/TT_4。诊断标准由各地实验室根据本实验室的参考范围确定。可以参考血清 TSH>9 mU/L，FT_4<0.6 ng/dl 作为 CH 的诊断标准。尚需结合 CH 病因检查的结果	
10-3	CH 的治疗应当在生后 2 个月之内开始，开始越早预后越好。治疗目标是维持血清 TSH<5 mU/L，FT_4、TT_4 在参考范围上 1/2 水平	A

十一、妊娠期和妊娠前甲状腺疾病筛查

11-1	在高危妊娠人群中筛查，有 30%~80% 的甲亢、亚临床甲亢或者甲减、SCH 漏诊	A
11-2	成本效益分析显示，筛查整个妊娠人群优于不筛查	B
11-3	根据我国国情，本指南支持国内有条件的医院和妇幼保健部门对妊娠早期妇女开展甲状腺疾病筛查。筛查指标选择血清 TSH、FT_4、TPOAb。筛查时机选择在妊娠 8 周以前。最好是在妊娠前筛查	B

十二、不孕和辅助生殖与甲状腺疾病

12-1	所有治疗不孕的妇女监测血清 TSH 水平	B
12-2	对于甲状腺自身抗体阴性的 SCH 不孕妇女（未接受辅助生殖），LT_4 治疗提高受孕率的证据不足。但应用 LT_4 能够防止妊娠后 SCH 向临床甲减的发展，而且低剂量 LT_4 治疗风险较低，推荐对患有 SCH 的不孕症的备孕妇女给予 LT_4 治疗，起始剂量 25~50 μg/d	C

续 表

	推荐内容	推荐级别
12-3	对接受辅助生殖的 SCH 妇女推荐应用 LT$_4$ 治疗。TSH 治疗目标应控制在 2.5 mU/L 以下	B
12-4	因为在控制性卵巢刺激期间得到的甲状腺功能结果不能真实反映甲状腺功能状态，建议在可能的情况下，应在进行控制性超排卵前、后 1～2 周检测甲状腺功能	B
12-5	对进行控制性超排卵成功受孕的妇女，推荐对 TSH 升高者进行治疗。对进行控制性超排卵后未受孕妇女，如果 TSH 轻度升高，应该每 2～4 周监测 TSH，这部分妇女的甲状腺功能可能恢复至正常水平	B
12-6	对于甲状腺功能正常、TPOAb 阳性进行辅助生殖的不孕妇女，应用 LT$_4$ 可改善辅助生殖结局的证据不足。但是，对既往有流产或复发性流产史进行辅助生殖的不孕妇女，应权衡利弊，选择 LT$_4$ 治疗。LT$_4$ 起始剂量为 25～50 μg/d	C

注：TSH：促甲状腺激素（thyroid stimulating hormone）；FT$_4$：游离甲状腺素（free thyroxine）；TT$_4$：总甲状腺素（total thyroxine）；NACB：美国临床生化研究院（National Academy of Clinical Biochemistry）；LT$_4$：左甲状腺素（levothyroxine）；LT$_3$：左三碘甲状腺原氨酸（levotriiodothyronine）；SCH：亚临床甲状腺功能减退症（subclinical hypothyroidism）；TPOAb：甲状腺过氧化物酶抗体（thyroid peroxidase antibody）；TgAb：甲状腺球蛋白抗体（thyroglobulin antibody）；PPT：产后甲状腺炎（postpartum thyroiditis）；TRAb：促甲状腺激素受体抗体（TSH receptor antibody）；ATD：抗甲状腺药物（antithyroid drug）；GTT：妊娠—过性甲状腺毒症（gestational transient thyrotoxicosis）；hCG：人绒毛膜促性腺激素（human chorionic gonadotropin）；MMI：甲巯咪唑（methimazole）；PTU：丙硫氧嘧啶（propylthiouracil）；T$_3$：三碘甲状腺原氨酸（triiodothyronine）；UIC：尿碘浓度（urinary iodine concentration）；FNA：细针穿刺抽吸（fine needle aspiration）；DTC：分化型甲状腺癌（differentiated thyroid cancer）；Tg：甲状腺球蛋白（thyroglobulin）；CH：先天性甲状腺功能减退症（congenital hypothyroidism）；甲减：甲状腺功能减退症；甲亢：甲状腺功能亢进症

本指南中常见英文缩略语及释义

缩略语	英文全称	中文全称
AACE	American Association of Clinical Endocrinologists	美国临床内分泌医师学会
AITD	Autoimmune thyroid diseases	自身免疫甲状腺病
ATA	American Thyroid Association	美国甲状腺学会
ATD	Antithyroid drug	抗甲状腺药物
CATS	The controlled antenatal thyroid screening study	产前甲状腺疾病筛查和干预对照研究
CH	Congenital hypothyroidism	先天性甲状腺功能减退症
DTC	Differentiated thyroid cancer	分化型甲状腺癌
ETA	European Thyroid Association	欧洲甲状腺学会
FNA	Fine needle aspiration	细针穿刺抽吸
FT_3	Free triiodothyronine	游离三碘甲状腺原氨酸
FT_4	Free thyroxine	游离甲状腺素
FT_4I	Free thyroxine index	游离甲状腺素指数
GTT	Gestational transient thyrotoxicosis	妊娠一过性甲状腺毒症
hCG	Human chorionic gonadotropin	人绒毛膜促性腺激素
ICSI	Intracytoplasmic sperm injection	卵胞浆内单精子显微注射
IQ	Intelligence quotient	智力商数
IVF-ET	*In vitro* fertilization-embryo transfer	体外受精 - 胚胎移植
LT_3	Levotriiodothyronine	左三碘甲状腺原氨酸
LT_4	Levothyroxine	左甲状腺素
MDI	Mental development index	智力发育指数
MMI	Methimazole	甲巯咪唑
MRI	Magnetic resonance imaging	磁共振成像
MUI	Median urinary iodine	尿碘中位数
NACB	National Academy of Clinical Biochemistry	美国临床生化研究院
PDI	Psychomotor development index	精神运动发育指数

续 表

缩略语	英文全称	中文全称
POSTAL	Pregnancy outcome study in euthyroid women with thyroid autoimmunity after levothyroxine	甲状腺功能正常的甲状腺自身免疫异常妇女接受 LT_4 治疗后的妊娠结局研究
PPT	Postpartum thyroiditis	产后甲状腺炎
PTU	Propylthiouracil	丙硫氧嘧啶
RCT	Randomized controlled trial	随机对照试验
SCH	Subclinical hypothyroidism	亚临床甲状腺功能减退症
T_3	Triiodothyronine	三碘甲状腺原氨酸
T_3RUR	T_3 resin uptake ratio	T_3 树脂摄取率试验
T_4	Tetraiodothyronine	四碘甲状腺原氨酸（甲状腺素）
TBG	Thyroxine binding globulin	甲状腺素结合球蛋白
TES	The Endocrine Society	美国内分泌学会
Tg	Thyroglobulin	甲状腺球蛋白
TgAb	Thyroglobulin antibody	甲状腺球蛋白抗体
TPOAb	Thyroid peroxidase antibody	甲状腺过氧化物酶抗体
TRAb	TSH receptor antibody	促甲状腺激素受体抗体
TRBAb	Thyrotropin receptor blocking antibody	促甲状腺素受体抑制抗体
TRH	Thyrotrophin releasing hormone	促甲状腺激素释放激素
TSAb	Thyroid stimulating antibody	甲状腺刺激性抗体
TSBAb	Thyroid stimulating blocking antibody	甲状腺刺激阻断性抗体
TSH	Thyroid stimulating hormone	促甲状腺激素
TT_4	Total thyroxine	总甲状腺素
UIC	Urinary iodine concentration	尿碘浓度
WHO	World Health Organization	世界卫生组织

《妊娠和产后甲状腺疾病诊治指南》(第2版)编撰委员会

主编:单忠艳、滕卫平、刘兴会、杨慧霞

主审:宁光、边旭明、母义明、段涛、赵家军、罗小平、刘超、范建霞

内分泌专家(按姓氏笔画排序):王卫庆、王桂侠、叶山东、包玉倩、毕宇芳、曲伸、吕雪梅、吕朝晖、朱梅、朱筠、向光大、全会标、刘礼斌、刘建英、闫朝丽、江霞、汤旭磊、严励、苏青、苏恒、杜建玲、李强、李玉秀、李成江、李艳波、杨涛、杨静、杨刚毅、连小兰、肖海鹏、何兰杰、谷卫、汪耀、张巧、张波、张力辉、张俊清、陈丽、陈兵、陈璐璐、周翔海、赵志刚、钟历勇、施秉银、洪天配、姚斌、姚勇利、秦映芬、秦贵军、高鑫、常向云、彭永德、焦凯、童南伟、谢忠建

围产医学专家(按姓氏笔画排序):丁国芳、丁依玲、马玉燕、王子莲、王谢桐、孙伟杰、古航、卢彦平、母得志、朱启英、朱宝生、朱建幸、刘俊涛、刘彩霞、孙敬霞、阴怀清、朴梅花、芦莉、李占魁、李笑天、李雪兰、何玲、邹丽、应豪、辛虹、张卫社、陈叙、陈倩、陈超、陈敦金、陈运彬、其木格、封志纯、钟梅、范玲、林建华、周祎、郑军、郑九生、赵扬玉、赵先兰、胡娅莉、姜毅、贺晶、徐先明、高劲松、崔世红、董旭东、蔺莉、漆洪波、滕红、颜建英、薛辛东

流行病学专家(按姓氏笔画排序):杨英、彭左旗

秘书(按姓氏笔画排序):李静、张力

参考文献从略

(本文刊载于《中华围产医学杂志》2019年第22卷第8期第505-539页和《中华内分泌代谢杂志》2019年第35卷第8期第636-665页)

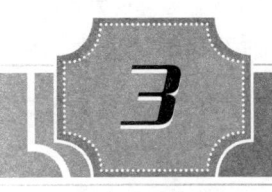

前置胎盘的诊断与处理指南（2020）

中华医学会妇产科学分会产科学组

前置胎盘是妊娠晚期出血和早产的重要原因，与围产期母儿并发症及死亡密切相关。自中华医学会妇产科学分会产科学组2013年发布"前置胎盘的临床诊断与处理指南"[1]及开展指南巡讲以来，对前置胎盘的临床诊断与处理起到了非常好的临床指导作用。随着对前置胎盘疾病的不断认识及经验积累，结合国内外相关领域最新的循证医学证据，中华医学会妇产科学分会产科学组对2013版"前置胎盘的临床诊断与处理指南"进行了更新，旨在规范和指导妇产科医师对前置胎盘的诊治做出更合理的临床决策及处理。

一、前置胎盘的定义

前置胎盘是指胎盘下缘毗邻或覆盖子宫颈内口。

应强调在妊娠28周后诊断前置胎盘。妊娠中期发现的胎盘前置常因胎盘"移行"而发生变化[2]，妊娠20～27周，前壁胎盘移行的速度大于后壁胎盘[3]。妊娠中期诊断的低置胎盘，妊娠晚期可移行至正常位置；胎盘覆盖子宫颈内口的范围＞15 mm，分娩时前置胎盘的可能性较大[2]。特别要注意的是，既往有剖宫产术史的孕妇，由于子宫瘢痕影响了胎盘"移行"，前置胎盘的风险增加3倍[4]。

二、前置胎盘的分类

在2013版前置胎盘指南的分类中，将前置胎盘分为完全

本指南位列"2021年度中国指南/共识科学性、透明性和适用性评级"前50。
引用文本：中华医学会妇产科学分会产科学组. 前置胎盘的诊断与处理指南（2020）[J]. 中华妇产科杂志, 2020, 55（01）: 3-8. DOI: 10.3760/cma.j.issn.0529-567X.2020.01.002.

性前置胎盘、部分性前置胎盘、边缘性前置胎盘和低置胎盘4种类型[1]。为了使分类简单易行，同时不影响临床处理，本指南推荐将前置胎盘分为2种类型[2,5]：

1. 前置胎盘：胎盘完全或部分覆盖子宫颈内口。包括既往的完全性和部分性前置胎盘。

2. 低置胎盘：胎盘附着于子宫下段，胎盘边缘距子宫颈内口的距离<20 mm。包括既往的边缘性前置胎盘和低置胎盘。

前置胎盘的分类可随妊娠及产程的进展而变化。诊断的时期不同，分类也不同，建议以临床处理前的最后1次检查来确定其分类。

三、前置胎盘的高危因素

前置胎盘的高危因素包括流产、宫腔操作、产褥感染，既往前置胎盘、既往剖宫产术等病史，多胎、多产、高龄、吸烟、摄入可卡因、辅助生殖技术等[2,6]。既往剖宫产术史增加了前置胎盘的发生风险，且风险与剖宫产术的次数呈正相关[7]。因子宫内膜异位症或输卵管因素采取辅助生殖技术治疗的孕妇发生前置胎盘的风险明显升高[8]。

四、前置胎盘或低置胎盘的临床表现

1. 症状：妊娠晚期或临产后无诱因、无痛性阴道流血是典型的临床表现。前置胎盘阴道流血往往发生在妊娠32周前，可反复发生，量逐渐增多，也可一次就发生大量出血。低置胎盘者阴道流血多发生在妊娠36周以后，出血量较少或中等。有不到10%的孕妇至足月仍无症状[9]。对于无产前出血的前置胎盘孕妇，要考虑胎盘植入的可能性。

2. 体征：孕妇全身情况与前置胎盘的出血量及出血速度密切相关。反复出血可呈贫血貌，急性大量出血可致失血性休克。

3. 腹部检查：子宫软，无压痛，轮廓清楚，子宫大小与妊娠周数相符。胎位清楚，由于胎盘位置低于胎儿先露部，常伴有胎先露高浮或臀位、横位等异常胎位。

五、前置胎盘或低置胎盘孕妇是否需要进行阴道检查或肛门检查

应采用超声检查确定胎盘位置，如前置胎盘诊断明确，不

必再行阴道检查。只针对低置胎盘或产前没有明确诊断、在分娩过程中需通过阴道检查以明确诊断或选择分娩方式时，可在输液、备血及可立即行剖宫产术的条件下进行。

禁止肛门检查。

六、经阴道超声检查是诊断前置胎盘最主要及最佳的检查方法

经阴道超声检查的准确性明显高于腹部超声检查，尤其是其能更好地发现胎盘与子宫颈的关系，并具有安全性，推荐使用经阴道超声检查进行确诊[1,7]。

七、前置胎盘超声检查的要点

超声检查必须要明确胎盘的位置、与子宫颈内口的关系、子宫颈管的长度等，称为超声检查"四要素"，包括：（1）胎盘附着位置，如前壁、后壁或侧壁等；（2）胎盘边缘距子宫颈内口的距离或超出子宫颈内口的距离，精确到毫米[10]；（3）覆盖子宫颈内口处胎盘的厚度；（4）子宫颈管的长度。

对于既往有剖宫产术史的前置胎盘患者，应特别注意是否合并胎盘植入。

八、胎盘前置超声随访的频率

妊娠中期发现胎盘前置需超声随访胎盘的变化情况，应根据孕妇的孕周、胎盘边缘距子宫颈内口的距离及临床症状增加超声随访的次数[10]。无症状者建议妊娠32周经阴道超声检查随访[7]。妊娠32周仍为持续前置胎盘且无症状者，推荐于妊娠36周左右经阴道超声复查，以确定最佳的分娩方式和时机[2,7]。

九、是否需要常规行 MRI 检查？

MRI 检查不能替代超声检查诊断和评估前置胎盘。对于可疑胎盘植入的孕妇，MRI 检查可协助评估植入的深度、宫旁侵犯、与周围器官的关系等情况，有一定的临床指导作用[7,11]。

十、前置胎盘合并胎盘植入的风险评估

1. 彩色多普勒超声检查：在胎盘植入的局部超声特征中除了要注意胎盘下子宫肌层变薄或消失外，更要关注胎盘实质内

的腔隙血流、"清晰区"消失、胎盘下血管过度增生和桥接血管,这对于诊断胎盘植入更有意义[12]。此外,子宫动脉血流搏动指数(PI)降低也是前置胎盘合并胎盘植入的超声指标之一[13]。

2. 胎盘植入的临床综合评估:国内外有多种评价胎盘植入的评分系统,根据临床表现、既往剖宫产术史及次数、胎盘血窦数目及大小、子宫肌层厚度、胎盘位置、桥接血管、子宫颈形态及血流等情况进行综合评估[14-16]。

十一、前置胎盘期待治疗过程中应如何处理?

期待治疗是在母儿安全的前提下,延长孕周,提高胎儿存活率。适用于一般情况良好,胎儿存活,阴道流血不多,无需紧急分娩的前置胎盘孕妇。对于有阴道流血或子宫收缩的孕妇,推荐住院治疗[10]。

1. 一般处理:适当休息,高纤维素饮食,避免便秘。密切监测孕妇的生命体征及阴道流血情况。常规进行血常规、凝血功能检测并备血。监护胎儿情况,包括胎心率、胎动计数、胎儿电子监护及胎儿生长发育情况等。

2. 纠正贫血:补充铁剂,维持血红蛋白水平≥110 g/L、血细胞比容≥30%。

3. 宫缩抑制剂的使用:存在风险和益处的争议。基于母亲或胎儿情况需终止妊娠时,不应再使用宫缩抑制剂延长孕周。对于有先兆早产症状者,可考虑使用宫缩抑制剂48 h以利于完成糖皮质激素治疗[7]。

4. 糖皮质激素的使用:对于妊娠<37周、有阴道流血的前置胎盘孕妇,予以糖皮质激素促胎肺成熟;有早产高危因素的孕妇,可在妊娠34周前做好促胎肺成熟的准备[17-18]。

5. 子宫颈环扎术:前置胎盘不是子宫颈环扎术的指征。尚无有效证据支持子宫颈环扎术可减少出血、改善预后,不推荐前置胎盘者使用[1]。

6. 预防血栓:长期住院治疗增加血栓栓塞的风险,要注意防范。

十二、前置胎盘出血及早产的风险评估

胎盘附着于子宫前壁出血的发生率较后壁高[19]。前置胎盘

孕妇反复出血，局部感染和炎症因子产生，刺激子宫收缩，易导致早产[20]。无症状的前置胎盘孕妇进行子宫颈长度的测量有助于临床处理。妊娠34周前测量子宫颈管的长度<30 mm，胎盘下缘的厚度>1 cm，胎盘边缘出现无回声区同时合并胎盘植入超声征象，提示出血及早产的风险增加[9, 21-22]。子宫颈管缩短的速度快也是早产的高危因素之一[23-24]。

十三、如何确定前置胎盘终止妊娠的时机及方式？

终止妊娠的时机取决于孕周、胎儿大小、阴道流血情况、胎盘植入的严重程度、是否合并感染、是否已临产、妊娠期合并症及并发症等诸多因素。

应根据产前症状个体化确定分娩时间。无症状的前置胎盘孕妇，推荐妊娠36～38周终止妊娠[25]；有反复阴道流血史、合并胎盘植入或其他相关高危因素的前置胎盘或低置胎盘孕妇，考虑妊娠34～37周终止妊娠[7, 25]。无症状、无头盆不称的低置胎盘者，尤其是妊娠35周后经阴道超声测量胎盘边缘距子宫颈内口为11～20 mm的孕妇可考虑自然分娩[26]。

剖宫产术是前置胎盘终止妊娠的主要方式。

择期剖宫产术是首选，同时注意避免过早干预。

十四、前置胎盘孕妇行紧急剖宫产术的指征

前置胎盘孕妇可出现大出血甚至休克；在期待过程中，出现胎儿窘迫等产科指征，胎儿可存活；临产后诊断的前置胎盘，阴道流血较多，估计短时间内不能自然分娩者，需行紧急剖宫产术终止妊娠。

十五、前置胎盘的术前准备

1. 强调多学科合作：完善术前检查。联合麻醉科、ICU、检验科、输血科及新生儿科等多学科共同救治，确保手术期间血制品及止血药物和用品备齐，并行预防性抗感染治疗。

2. 术前再次超声检查：了解胎儿情况、胎盘附着的部位及有无植入，协助评估和制定手术方案。

3. 充分的术前医患沟通：告知手术风险、大量用血的可能，并签署子宫切除术的知情同意书。

十六、前置胎盘术中需注意的要点

1. 麻醉方式：根据孕妇的情况选择麻醉方式，包括硬膜外阻滞、蛛网膜下腔和硬膜外联合阻滞及经气管全身麻醉。
2. 建议由有经验的产科医师和麻醉医师共同进行。
3. 建议必要时开展自体血回输[27]。
4. 腹部切口的选择：术前充分评估胎盘附着的部位及胎位，有无植入等情况，谨慎选择皮肤切口。如为胎儿横位、先露高浮、有胎盘植入者，推荐使用下腹部正中纵切口，必要时绕脐向上延长；如为纵产式、胎先露较低，胎盘主要位于后壁，向前覆盖子宫颈内口，子宫颈管长，前壁胎盘不对称附着，可选择横切口。
5. 子宫切口的选择：原则上应考虑满足以下各项：（1）避开胎盘，以免增加孕妇和胎儿失血[28]；（2）安全迅速地娩出胎儿；（3）便于术后止血。术中应充分考虑胎盘的附着部位、胎位等情况，灵活选择子宫切口。对于胎盘不对称附着于前壁者，可行子宫下段至体部的"J"形或"L"形切口避开胎盘，以利于胎儿娩出[29]；对于胎盘广泛位于子宫前壁者可以选择子宫下段及体部斜切口或子宫底部横切口[30]。
6. 止血措施：胎儿娩出后，立即用止血带捆扎子宫下段。将止血带从圆韧带内侧宫旁无血管区穿过，更有利于将止血带捆扎于子宫颈内口水平，有效阻断子宫血流。同时使用宫缩剂，待子宫收缩后徒手剥离胎盘，避免暴力，尽量剥离干净不留后患。对于剥离面出血，灵活采用各种缝合止血技术，包括子宫下段防波堤样缝合术及编织样缝合成形术、子宫下段环形蝶式缝合术、子宫下段前后缩窄加血管纵横阻断缝合术、子宫下段多方位螺旋缝合成形术、漏斗加压缝合术等方法止血[31-37]，同时配合采用各种子宫血管缝扎及血管栓塞术。
7. 在手术过程中要注意孕妇手术野的失血及阴道流血情况，配合麻醉医师随时了解孕妇生命体征，切勿为了挽救子宫而忽视出血量。若采取各项止血措施均无效时应果断切除子宫。

十七、前置胎盘手术中子宫切除术的指征

失血速度是反映病情轻重的重要指标，短时间内大量出血（数分钟内出血＞2000 ml），在保守性药物和手术干预无效的

情况下,应果断行子宫切除术。由于条件限制,为挽救孕妇生命,根据具体情况也可适当放宽手术指征。

十八、前置胎盘术后管理

术中出血多的孕妇应入住 ICU。术后严密监测孕妇心肺等重要器官的功能;严密观察腹腔、阴道流血情况,抗生素预防感染,监测体温、脉搏、血压、心率、精神状态;检查血常规、凝血功能、尿常规、电解质等,了解有无感染征象、及时纠正电解质紊乱。术后可超声随访子宫、残留胎盘的情况。

十九、低置胎盘自然分娩过程中的处理要点

低置胎盘孕妇在进行阴道试产时,一定要做好行紧急剖宫产术和输血的准备。建议在有条件的医疗机构,备足血源,严密监测下行阴道试产。需充分与孕妇及家属沟通分娩方式及风险。

产程中的重要步骤是协助胎先露下降,压迫止血:宫口开大 3 cm 以上行人工破膜,使胎头下降压迫胎盘前置部分止血。产程中需密切注意胎心变化,必要时采用连续胎心电子监护。若人工破膜后,胎头下降不理想,仍有出血,或产程进展不顺利,应立即改行剖宫产术。

胎盘处理要点:尽早使用针对子宫下段收缩的药物如前列腺素类、麦角新碱等。如胎盘自娩困难,或出血增多,需人工剥离胎盘,操作须轻柔,慎防损伤子宫下段,并警惕胎盘粘连或植入的可能。同时行子宫按压、宫腔填塞等措施控制出血。如经以上处理,仍不能止血,应果断采取手术操作、介入治疗,甚至行子宫切除术等措施止血。

二十、前置胎盘孕妇的转诊及转运

对前置胎盘孕妇强调分级诊疗。一旦确诊前置胎盘,应在有条件的医院行产前检查、治疗及分娩。前置胎盘和前壁低置胎盘孕妇发生产后大出血和子宫切除的风险更高。分娩应在具备当场输血和危重急症抢救能力的产科机构进行。若阴道反复流血或大出血而当地无条件处理,在充分评估母儿安全、输液、输血的条件下迅速转院。如术中发现前置胎盘手术困难,在充分压迫止血的前提下,也可考虑转院治疗。

本指南制定了速查表,以便于临床医师使用时快捷查阅及了解相关证据。见表1,2。

表1 前置胎盘的诊断与处理指南(2020)推荐内容

推荐内容	推荐等级
1. 推荐将前置胎盘分为两种类型:前置胎盘和低置胎盘	D
2. 推荐使用经阴道超声确诊前置胎盘	D
3. 前置胎盘的超声检查"四要素":(1)胎盘附着的位置;(2)胎盘边缘距子宫颈内口的距离或超出子宫颈内口的距离;(3)覆盖子宫颈内口处胎盘的厚度;(4)子宫颈管的长度	最佳实践推荐
4. 妊娠中期发现的前置胎盘,推荐妊娠32周经阴道超声随访和确诊	D
5. 妊娠32周仍持续为前置胎盘且无症状者,推荐妊娠36周左右经阴道超声复查,以确定最佳的分娩方式和时机	D
6. 妊娠34周前子宫颈管缩短,早产及大出血的风险增加	D
7. 尚无有效证据支持子宫颈环扎术可减少出血、改善预后,不推荐使用	最佳实践推荐
8. 期待治疗过程中对于有阴道流血或子宫收缩的孕妇,推荐住院治疗	最佳实践推荐
9. 剖宫产术是前置胎盘孕妇终止妊娠的主要方式,首选择期剖宫产术	最佳实践推荐
10. 无症状的前置胎盘孕妇,推荐妊娠36~38周终止妊娠;有反复阴道流血史、合并胎盘植入或其他高危因素的前置胎盘或低置胎盘的孕妇,推荐妊娠34~37周终止妊娠;无症状、无头盆不称的低置胎盘者,尤其是妊娠35周以后经阴道超声测量胎盘边缘距子宫颈内口11~20 mm的孕妇可考虑自然分娩	C
11. 推荐多学科合作处理前置胎盘,由有经验的术者进行手术	C
12. 子宫切口的选择推荐避开胎盘,减少孕妇和胎儿失血,有助于安全迅速娩出胎儿及术后止血	最佳实践推荐
13. 灵活采取手术止血措施,强调选择术者最熟悉的方式为宜	最佳实践推荐
14. 药物和手术干预无法控制出血,推荐及早进行子宫切除术	D

续 表

推荐内容	推荐等级
15. 前置胎盘孕妇强调分级诊疗	
16. 前置胎盘和前壁低置胎盘孕妇产后大出血和子宫切除的风险更高,其分娩应在具备当场输血和危重急症抢救能力的产科机构进行	C

表 2　证据等级及推荐等级[7]

类别	内容
证据等级	
1++	高质量的荟萃分析,对随机对照试验或偏倚风险很低的随机对照试验的系统综述
1+	良好的荟萃分析,对随机对照试验或低偏倚风险的随机对照试验的系统综述
1−	荟萃分析,对随机对照试验或具有高偏倚风险的随机对照试验的系统综述
2++	对高质量病例对照或具有很低的混杂、偏倚或偶然风险且因果关系概率很高的队列研究进行的高质量的系统综述
2+	良好的病例对照研究或混杂、偏倚或偶然的风险较低,且两者之间存在因果关系的概率适中的队列研究
2−	病例对照研究或具有高混杂、偏倚或偶然风险且显著不存在因果关系的队列研究
3	非分析性研究,如病例报告、病例系列
4	专家意见
推荐等级	
A	至少1项荟萃分析、系统综述,或评分为1++的随机对照试验,且直接适用于目标人群;或者是对RCT或是一组主要由1+的研究组成的证据、直接适用于目标人群、总体结果显示一致的系统综述
B	直接适用于目标人群、总体结果显示一致的2++研究;或者从1++或1+的研究中推断出的证据
C	直接适用于目标人群、总体结果显示一致的2+研究;或者从2++的研究中推断出的证据
D	证据等级3或4级;或者从2+的研究中推断出的证据
最佳实践推荐	根据指南开发小组的临床经验推荐的最佳实践

本指南的执笔专家:邹丽(华中科技大学同济医学院附属

协和医院)、杨慧霞(北京大学第一医院)

参与本指南讨论的专家(按姓名拼音排序):陈敦金(广州医科大学附属第三医院)、陈叙(天津市中心妇产科医院)、程蔚蔚(上海交通大学医学院附属国际和平妇幼保健院)、崔世红(郑州大学第三附属医院)、丁依玲(中南大学湘雅二医院)、段涛(同济大学附属上海第一妇婴保健院)、范玲(首都医科大学附属北京妇产医院)、樊尚荣(北京大学深圳医院)、高劲松(中国医学科学院北京协和医院)、古航(海军军医大学第一附属医院)、贺晶(浙江大学医学院附属妇产科医院)、胡娅莉(南京大学医学院附属鼓楼医院)、李力(陆军军医大学第三附属医院)、李笑天(复旦大学附属妇产科医院)、林建华(上海交通大学医学院附属仁济医院)、蔺莉(北京大学国际医院)、刘彩霞(中国医科大学附属盛京医院)、刘兴会(四川大学华西第二医院)、马润玫(昆明医科大学第一附属医院)、马玉燕(山东大学齐鲁医院)、漆洪波(重庆医科大学附属第一医院)、时春艳(北京大学第一医院)、孙丽洲(江苏省人民医院)、王谢桐(山东大学省立医院)、王子莲(中山大学附属第一医院)、肖梅(湖北省妇幼保健院)、辛虹(河北医科大学第二医院)、徐先明(上海市第一人民医院)、杨孜(北京大学第三医院)、张建平(中山大学孙逸仙纪念医院)、张卫社(中南大学湘雅医院)、张为远(首都医科大学附属北京妇产医院)、赵先兰(郑州大学附属第一医院)、赵扬玉(北京大学第三医院)

参考文献从略

(通信作者:邹　丽　杨慧霞)
(本文刊载于《中华妇产科杂志》2020年第55卷第1期第3-8页)

推荐扫码阅读:前置胎盘的临床诊断与处理指南

妊娠期应用辐射性影像学检查的专家建议

中国医师协会妇产科医师分会母胎医师专业委员会
中华医学会妇产科学分会产科学组
中华医学会围产医学分会
《中华围产医学杂志》编辑委员会

X射线、超声、CT、核医学及MRI等影像学检查是众多急、慢性疾病的重要辅助检查方法之一,妊娠期间也因为各种内、外科疾病或其并发症、合并症需要采用这些影像学检查。由于超声和MRI无辐射性,在妊娠期间更易被医生和患者接受。但近年来,随着影像学技术的发展、疾病诊疗需求的增加及防护措施的不断改善等原因,X射线、CT、核医学等辐射性影像学检查在妊娠期的应用有所增加,这些接受了辐射性影像学检查的孕妇中95%接受了1次检查,少数接受了2次检查[1-2]。2016年美国和加拿大的统计分析发现,3.6%~5.3%的孕妇曾接受过辐射性影像学检查,较1996年增加了2.0~3.7倍,其中X射线检查占3.1%~4.6%、CT占0.6%~0.8%[2]。尽管这些检查在妊娠期应用越来越多,但仍然有很多医生和患者对其安全性存在疑问,这不仅造成焦虑和不安等不良情绪,也造成临床上对这些检查不必要的规避或者不恰当的处置(如因检查暴露而终止妊娠)。现基于2017年美国妇产科医师学会发布的指南[3],并根据国内外的研究及其他相关指南,制订妊娠期应用辐射性影像学检查的专家建议,旨在希望临床医务工作者和患者正确

引用文本:中国医师协会妇产科医师分会母胎医师专业委员会,中华医学会妇产科学分会产科学组,中华医学会围产医学分会,等. 妊娠期应用辐射性影像学检查的专家建议[J]. 中华围产医学杂志,2020,23(03):239-243. DOI:10.3760/cma.j.cn113903-20200305-00198.

认识妊娠期辐射性影像学检查的相关问题,并指导其临床处理。

一、妊娠期辐射性影像学检查的风险

妊娠期辐射暴露的潜在不良结局风险主要是胚胎死亡以及胎儿生长受限、小头畸形、肿瘤以及远期智力障碍等。既往资料显示,导致不良结局的风险大小和程度取决于胎儿的暴露孕周和暴露剂量[4]。动物实验及回顾性临床资料显示,造成胎儿不良结局的最低辐射暴露剂量通常为50~200 mGy,大剂量的暴露(>1 Gy,1 Gy=1000 mGy)才容易导致胚胎死亡,临床上造成生后严重智力障碍的最低暴露剂量是610 mGy[5-6]。

据测试,临床上常用的诊断性辐射影像学检查方法的剂量通常低于50 mGy,其中常用的胸部X射线和胸部CT的胎儿辐射暴露剂量分别为0.000 5~0.01 mGy和0.01~0.66 mGy(表1)[3]。瑞典的一个队列研究发现,早、中孕期因疾病导致X射线暴露的胎儿生后在学校的成绩与无暴露组并无明显区别[7]。辐射暴露的远期影响,主要考虑是否增加肿瘤发生率。一项研究对2690例儿童期癌症患者进行配对分析,发现孕期诊断性辐射性影像学检查不会明显增加儿童期肿瘤($OR=1.14$,$95\%CI$:$0.90~1.45$)和白血病的发生率($OR=1.36$,$95\%CI$:$0.91~2.02$)[1]。但也有回顾性资料显示,早孕期10~20 mGy的胎儿辐射暴露剂量可能会使生后白血病的发生风险增加1.5~2.0倍,但白血病的发生率仅1/3000,且白血病发生原因众多,是否为孕期辐射暴露导致的发生率增加尚不清楚[8-9]。综上所述,尚无证据表明妊娠期单次X射线和CT影像学检查对胎儿存在危害。

表1 妊娠期常用X射线、CT及核医学的照射部位及胎儿辐射暴露剂量[3]

检查方法及照射部位	胎儿辐射暴露剂量(mGy)
X射线(正侧位)	
颈椎	<0.001
四肢(仅检测一侧上肢或下肢时)	<0.001
乳房	0.001~0.01
胸部	0.000 5~0.01
腹部	0.1~3.0

续 表

检查方法及照射部位	胎儿辐射暴露剂量（mGy）
腰椎	1.0～10
静脉肾盂造影	5～10
结肠气钡双重造影	1.0～20
CT	
头、颈部	0.001～0.01
胸部或肺动脉造影	0.01～0.66
限制性骨盆测量（经股骨头层面的单层轴位扫描）	<1
腹部	1.3～35
盆腔	10～50
核医学	
低剂量灌注显像	0.1～0.5
^{99m}Tc 骨显像	4～5
全身 PET/CT	10～50

注：PET/CT：正电子发射计算机断层显像（positron emission tomography/computed tomography）

部分孕妇意外接受了辐射性影像学检查，由于其胎儿辐射暴露剂量远远低于 50～100 mGy，不推荐作为终止妊娠的医疗指征[3]。但孕期，尤其是早孕期，因病情需要特殊类型检查或多次检查导致累积暴露剂量超过 50～100 mGy 时，可根据孕周及胎儿辐射暴露剂量大小（表 2[3, 10]）综合分析其风险；同时，是否继续妊娠还需要尊重孕妇及家属意愿，并参考相关法律法规。

表 2　受孕后不同时间辐射暴露的风险及估计影响胎儿的辐射剂量阈值[3, 10]

受孕后时间及可能影响	估计辐射暴露剂量阈值（mGy）
0～2 周	
胚胎死亡或没有影响	50～100
2～8 周	
先天畸形（骨骼、眼、生殖器）	200
生长受限	200～250
8～15 周	
严重智力障碍（风险高）	60～310[a]

续 表

受孕后时间及可能影响	估计辐射暴露剂量阈值（mGy）
小头畸形	200
16～25周	
严重智力障碍（风险低）	250～280

注：a 每增加1000 mGy，智力商数降低25

此外，为提高对病变组织的辨识度，在CT检查过程中，可能需要使用对比剂。使用对比剂时应考虑孕周、对比剂性质以及使用途径。口服碘对比剂因不被吸收，不会造成实质的伤害，但静脉使用的碘对比剂能够穿过胎盘屏障进入胎儿循环及羊水[11]。动物研究结果显示，孕期使用静脉碘对比剂未见致畸或造成遗传变异[11-12]。有研究对21例行CT检查同时静脉使用碘对比剂孕妇的新生儿进行随访，CT检查的平均孕周为23周，平均分娩孕周为38周，分娩后36h行新生儿甲状腺功能检查均未见异常[13]。理论上，碘对比剂对胎儿甲状腺功能存在潜在影响，但并未在人类研究中得到证实[13]。尽管如此，妊娠期尤其早孕期应尽量避免使用对比剂，仅在权衡利弊认为有额外的诊断价值时才考虑使用。

X射线和CT主要是为了显示组织或器官的解剖位置关系，但部分病变仅引起如甲状腺、骨和肾脏等组织或器官的功能变化，不会导致明显解剖学改变。此时，可借助核医学进行辅助诊断，这需要使用到同位素扫描。常用的放射性同位素包括 ^{131}I 和 ^{99m}Tc。^{99m}Tc 的半衰期为6h，在不影响图像判断的情况下，其辐射量可低至5 mGy[14]，妊娠期使用无明显伤害。而 ^{131}I 会穿过胎盘，且半衰期为8d，妊娠期尤其是孕10～12周后使用会影响胎儿的甲状腺[14]，不建议在妊娠期使用，此时可考虑用 ^{99m}Tc 代替[3]。

二、产科临床应用指征

上述证据绝大多数来源于回顾性临床资料分析和动物研究，而超声和MRI等影像学技术无辐射方面的危害，又基本可以满足大部分疾病的临床需求。因此，不建议妊娠期常规开展 X 射线、CT 或核医学等辐射性影像学检查，以避免不必要的胎儿辐射暴露。但超声和 MRI 无法满足少部分疾病需要，仍需要采用辐射性影像学检查。

妊娠期采用辐射性影像学检查的总体原则是：（1）患者诊断获益大于风险原则；（2）遵循尽可能低剂量（as low as reasonably achievable，ALARA）的原则。例如，肺栓塞是一种严重威胁患者生命的疾病，在妊娠期间，尽管辐射性影像学检查方法会带来辐射暴露，但考虑到辐射暴露剂量较低和疾病诊疗所需，对怀疑肺栓塞的孕妇建议行 X 射线、肺通气 - 灌注扫描（ventilationperfusion scan，VQ）或者肺动脉 CT 肺血管造影（CT pulmonary angiography，CTPA）[15-16]；怀疑外伤、脑缺血性病变、小肠梗阻、肺炎等其他疾病时也可以考虑应用辐射性影像学检查[17-19]。同时必须注意，即使孕妇具有 X 射线或 CT 检查的临床应用指征，也必须遵循医学伦理学基本原理，尊重孕妇及家属的知情同意权，必须在检查前充分告知其目前已知的疾病相关信息、辐射性影像学检查的诊断重要性及潜在的胎儿伤害风险，并签署知情同意书。

目前，正值新型冠状病毒肺炎的疫情期间，X 射线或 CT 是妊娠合并新型冠状病毒肺炎诊断及判断预后的重要检查手段之一，且 CT 优于 X 射线[19-20]。所以，具有上述临床指征时，可考虑单次胸部 CT 或者 X 射线检查，但应注意防止交叉感染。

三、妊娠期应用辐射性影像学检查的保护措施

为降低近、远期不良结局发生风险，妊娠期使用 X 射线、CT 和核医学检查时需要考虑以下 4 个方面内容：孕周、暴露持续时间、是否实施防护以及暴露距离。具体措施是：科学客观告知、合理选择检查方法、正确进行辐射防护以及遵循 ALARA 原则。目的是在确保诊疗效果的情况下减轻孕产妇焦虑，降低辐射暴露剂量[21]。尽量避免早孕期使用。为了减少辐射暴露持续时间，需要熟练而准确地定位、合理而个性化的参数设定，告知患者正确配合顺利完成检查。暴露距离方面，主要是注意患者合适的体位，既保证检查时观察到病变区域，也减少孕妇其他部位的暴露，并便于辐射防护。

对于孕妇因疾病诊断需要对非盆腔部位和腹部进行检查时,可考虑加用腹部防护装置。最常用的腹部防护装置是铋锑防护和铅防护,通常置于孕妇下腹部、胎儿正前方,防护标准应达到 5 mm 铅当量,使用此类防护可以有效减少胎儿暴露辐射剂量;但使用防护措施时,应避免影响检查效果,以免导致重复检查而增加暴露次数[22-24]。

尽管 X 射线和 CT 检查在孕期使用较为安全,但近年来资料显示,CT 应用仅占辐射性影像学检查的 7%~15%,严格掌握指征至关重要[25]。近年来,孕产妇行 X 射线、CT 和/或核医学检查时,采用低剂量扫描或适当改进相应技术参数,如采用管电压调节技术降低管电流、使用迭代重建技术等,既可降低辐射暴露剂量,又可实现检查效果。但需注意的是,在降低辐射暴露剂量的同时,不应降低检查的准确性,即达到保证诊疗所需的最小辐射暴露剂量[26-28]。有研究显示,通过调整相应参数,CT 骨盆测量的辐射暴露剂量降至约 2.5 mGy 时仍可以满足诊断需要[3]。

四、结 语

目前,产科医师、放射科医师及孕产妇,对孕期有指征时使用 X 射线、CT 用于诊断疾病及判断疾病预后准确性方面的认识较为一致,但对其是否会导致胎儿近、远期不良影响的认识并不一致[29]。虽然,国内产科和放射科医师临床应用病例并不多[30],但现有的研究结果较为一致,即孕期有指征地使用 X 射线、CT 和/或核医学检查对胎儿未见明显危害。所以,应该科学宣传、普及相关知识,且以保障孕产妇安全为前提。

专家建议要点

1. 妊娠期病情需要且有检查指征时,超声、MRI 检查仍然是优先考虑的检查手段。

2. 用于诊断的辐射性影像学检查相对安全。当病情需要时,建议采用单次或低剂量的辐射性影像学检查。对于有肺部疾病,尤其是发热或伴有流行病史怀疑新型冠状病毒感染孕妇，建议行 X 射线、CT 等胸部影像学检查，以便准确地评估病情。检查前应获得孕妇知情同意。

3. 目前，临床用于诊断的 X 射线、CT 和核医学辐射剂量通常小于以往报道的胎儿致畸剂量。故单次辐射性影像学检查带来的胎儿辐射暴露不是终止妊娠的医疗指征。胎儿辐射暴露剂量过高，尤其高于 50 mGy 时，应结合孕周和暴露剂量综合分析其风险，在遵守相关法律法规和尊重孕妇及家属意愿的前提下决定是否继续妊娠。

4. 孕妇接受辐射性影像学检查时，应尽可能缩短暴露时间，并考虑加用合适的防护装备、调整设备参数等进一步降低胎儿接受的辐射暴露剂量。

执笔专家：陈敦金（广州医科大学附属第三医院妇产科），杨慧霞（北京大学第一医院妇产科），刘兴会（四川大学华西第二医院妇产科），漆洪波（重庆医科大学附属第一医院妇产科），朱颖（北京大学第一医院医学影像科），谭虎（广州医科大学附属第三医院妇产科）

参与讨论专家（按姓氏拼音排序）：边旭明（中国医学科学院北京协和医院妇产科），陈敦金（广州医科大学附属第三医院妇产科），段涛（上海第一妇婴保健院妇产科），冯玲（华中科技大学同济医学院附属同济医院围产医学科），封志纯（解放军总医院第七医学中心八一儿童医院新生儿科），贺晶（浙江大学医学院附属妇产科医院产科），胡娅莉（南京大学医学院附属鼓楼医院妇产科），李笑天（复旦大学附属妇产科医院产科），蔺莉（北京大学国际医院妇产科），刘彩霞（中国医科大学附属盛京医院妇产科），刘慧姝（广州市妇女儿童医疗中心产科），刘兴会（四川大学华西第二医院妇产科），母得志（四川大学华西第二医院儿科），朴梅花（北京大学第三医院儿科），漆洪波（重庆医科大学附属第一医院妇产科），宋亭（广州医科大学附属第三医院放射科），孙瑜（北京大学第一医院妇产科），孙路明（上海第一妇婴保健院妇产科），谭虎（广州医科大学附属第三医院妇产科），王谢桐（山东大学附属省立医院妇产科/山东省妇幼保健院妇产科），王志坚（南方医科大学南方医院妇产科),王子莲(中山大学附属第一医院妇产科),杨慧霞(北京大学第一医院妇产科),张国福(复旦大学附属妇产科医院放射科),赵扬玉(北京大学第三医院妇产科),朱颖(北京大学第一医院医学影像科),朱建幸(上海交通大学医学院附属新华医院儿科),邹丽(华中科技大学同济医学院附属协和医院妇产科)

参考文献从略

(通信作者:陈敦金　杨慧霞)
(本文刊载于《中华围产医学杂志》2020年第23卷第3期第239-243页)

妊娠期高血压疾病诊治指南（2020）

中华医学会妇产科学分会妊娠期高血压疾病学组

中华医学会妇产科学分会妊娠期高血压疾病学组在《妊娠期高血压疾病诊治指南（2015）》[1]的基础上，更新发布"妊娠期高血压疾病诊治指南（2020）"版本。本指南根据对妊娠期高血压疾病的新的认识，参考了美国、加拿大、英国、澳大利亚、国际妇产科联盟（FIGO）、WHO等最新的相关指南[2-10]，并结合我国国情、临床研究及实践经验，遵循循证医学理念，对有关的治疗方案给出了证据评价[11]。本指南更加强调对妊娠期高血压疾病的临床预警和早期识别能力，强调早预警、早发现和早干预，进一步规范和指导我国妊娠期高血压疾病的临床处理。

本指南的循证证据等级及推荐建议：（1）证据等级：①Ⅰ：证据来自至少1个高质量的随机对照试验；②Ⅱ-1：证据来自设计良好的非随机对照试验；③Ⅱ-2：证据来自设计良好的队列（前瞻性或回顾性）研究或者病例对照研究；④Ⅱ-3：证据来自不同时间或地点干预措施效果的差异研究；⑤Ⅲ：基于临床经验、描述性研究或者专家委员会报告等的专家意见。（2）推荐建议：①A：证据适合推荐应用于临床预防；②B：证据较适合推荐应用于临床预防；③C：现有的证据间不一致；④D：有一定的证据不推荐用于临床预防；⑤E：有相当证据不推荐用于临床预防；⑥L：没有足够的证据（数量

本指南位列"2021年度中国指南/共识科学性、透明性和适用性评级"前50。
引用文本：中华医学会妇产科学分会妊娠期高血压疾病学组. 妊娠期高血压疾病诊治指南（2020）[J]. 中华妇产科杂志，2020，55（04）：227-238.
DOI：10.3760/cma.j.cn112141-20200114-00039.

或质量）可以提出建议，但是，其他因素可能会影响决策。

一、概　述

妊娠期高血压疾病严重威胁母儿健康和安全，是产科常见的并发症，也是孕产妇死亡的重要原因之一，尤其子痫前期-子痫是导致孕产妇及围生儿病死率升高的主要原因之一。目前，将妊娠相关高血压疾病概括为4类，包括妊娠期高血压（gestational hypertension）、子痫前期-子痫（pre-eclampsia-eclampsia）、妊娠合并慢性高血压（chronic hypertension）、慢性高血压伴发子痫前期（chronic hypertension with superimposed pre-eclampsia）。妊娠期高血压疾病的孕妇发病背景复杂，尤其是子痫前期-子痫存在多因素发病异源性、多机制发病异质性、病理改变和临床表现的多通路不平行性，存在多因素、多机制、多通路发病综合征性质。妊娠期高血压疾病的病理生理改变包括慢性子宫胎盘缺血、免疫不耐受、脂蛋白毒性、遗传印记、滋养细胞凋亡和坏死增多及孕妇过度耐受滋养细胞炎性反应等[2, 12-13]。目前，妊娠期高血压疾病存在的普遍临床问题是，因未能及早识别和及早发现，使其发现时已经成为重症，或孕妇已经有严重的靶器官的并发症，需要转诊到三级医疗救治中心，并需要多学科联合救治。发生在各级医疗助产机构的妊娠期高血压疾病相关的孕产妇死亡约有一半是可以避免的。如何早期排查和筛选风险因素、如何做好早期预防和预警、如何早诊断、早干预、早处理，是诊治妊娠期高血压疾病的重要临床措施。

二、妊娠期高血压疾病的分类

妊娠期高血压疾病为多因素发病，可基于孕妇的各种基础病理状况，也因受妊娠期间环境因素的影响，在妊娠期间病情的缓急不同，可呈现进展性变化，也可迅速恶化。

（一）妊娠期高血压

妊娠20周后首次出现高血压，收缩压≥140 mmHg（1 mmHg＝0.133 kPa）和（或）舒张压≥90 mmHg；尿蛋白检测阴性。收缩压≥160 mmHg和（或）舒张压≥110 mmHg为重度妊娠期高血压[1-2]。

妊娠期各类高血压疾病的诊断之间存在转换性和进展性：当

高血压伴有子痫前期的其他临床表现时则诊断为子痫前期；重度妊娠期高血压应与严重子痫前期一样对待；妊娠20周后发生的高血压，可能是妊娠期高血压，但要注意也可以是子痫前期的首发症状之一。妊娠期高血压于产后12周内恢复正常。

（二）子痫前期 - 子痫

1. 子痫前期：妊娠20周后孕妇出现收缩压≥140 mmHg和（或）舒张压≥90 mmHg，伴有下列任意1项：尿蛋白定量≥0.3 g/24 h，或尿蛋白/肌酐比值≥0.3，或随机尿蛋白≥（＋）（无条件进行蛋白定量时的检查方法）；无蛋白尿但伴有以下任何1种器官或系统受累：心、肺、肝、肾等重要器官，或血液系统、消化系统、神经系统的异常改变，胎盘 - 胎儿受到累及等。子痫前期也可发生在产后。

血压和（或）尿蛋白水平持续升高，或孕妇器官功能受累或出现胎盘 - 胎儿并发症，是子痫前期病情进展的表现。子痫前期孕妇出现下述任一表现为重度子痫前期（severe pre-eclampsia）：（1）血压持续升高不可控制：收缩压≥160 mmHg和（或）舒张压≥110 mmHg；（2）持续性头痛、视觉障碍或其他中枢神经系统异常表现；（3）持续性上腹部疼痛及肝包膜下血肿或肝破裂表现；（4）转氨酶水平异常：血丙氨酸转氨酶（ALT）或天冬氨酸转氨酶（AST）水平升高；（5）肾功能受损：尿蛋白定量>2.0 g/24 h；少尿（24 h尿量<400 ml，或每小时尿量<17 ml），或血肌酐水平>106 μmol/L；（6）低蛋白血症伴腹水、胸水或心包积液；（7）血液系统异常：血小板计数呈持续性下降并低于$100×10^9$/L；微血管内溶血，表现有贫血、血乳酸脱氢酶（LDH）水平升高或黄疸；（8）心功能衰竭；（9）肺水肿；（10）胎儿生长受限或羊水过少、胎死宫内、胎盘早剥等。

需在妊娠34周前因子痫前期终止妊娠者定义为早发子痫前期[9]。

2. 子痫：子痫前期基础上发生不能用其他原因解释的强直性抽搐，可以发生在产前、产时或产后，也可以发生在无临床子痫前期表现时。

（三）妊娠合并慢性高血压

孕妇存在各种原因的继发性或原发性高血压，各种慢性高血压的病因、病程和病情表现不一，如：孕妇既往存在高血压或在妊娠 20 周前发现收缩压≥140 mmHg 和（或）舒张压≥90 mmHg，妊娠期无明显加重或表现为急性严重高血压；或妊娠 20 周后首次发现高血压但持续到产后 12 周以后。

（四）慢性高血压伴发子痫前期

慢性高血压孕妇妊娠 20 周前无蛋白尿，妊娠 20 周后出现尿蛋白定量≥0.3 g/24 h 或随机尿蛋白≥（＋），清洁中段尿并排除尿少、尿比重增高时的混淆；或妊娠 20 周前有蛋白尿，妊娠 20 周后尿蛋白量明显增加；或出现血压进一步升高等上述重度子痫前期的任何 1 项表现。慢性高血压并发重度子痫前期的靶器官受累及临床表现时，临床上均应按重度子痫前期处理。

三、影响子痫前期发病的风险因素

不是每例子痫前期孕妇都存在所有的风险因素[14-17]，而且，多数子痫前期见于无明显风险因素的所谓"健康"孕妇。子痫前期发病的风险因素见表 1。

表 1 孕妇发生子痫前期的风险因素

类别	风险因素
病史及家族遗传史	既往子痫前期史，子痫前期家族史（母亲或姐妹），高血压遗传因素等
一般情况	年龄≥35 岁，妊娠前 BMI≥28 kg/m²
有内科疾病史或隐匿存在（潜在）的基础病理因素或疾病	高血压病、肾脏疾病、糖尿病或自身免疫性疾病如系统性红斑狼疮、抗磷脂综合征等，存在高血压危险因素如阻塞性睡眠呼吸暂停
本次妊娠的情况	初次妊娠、妊娠间隔时间≥10 年；收缩压≥130 mmHg 或舒张压≥80 mmHg（首次产前检查时、妊娠早期或妊娠任何时期检查时）、妊娠早期尿蛋白定量≥0.3 g/24 h 或持续存在随机尿蛋白≥（＋）、多胎妊娠
本次妊娠的产前检查情况	不规律的产前检查或产前检查不适当（包括产前检查质量的问题），饮食、环境等因素

注：1 mmHg＝0.133 kPa；BMI 表示体质指数

其中,孕妇存在的或潜在的基础内科疾病及病理状况,包括高血压病、肾脏疾病、糖尿病、自身免疫性疾病如系统性红斑狼疮、抗磷脂综合征等为高度风险因素,既往子痫前期史、多胎妊娠和肥胖也为高度风险因素,此次妊娠孕妇存在的风险因素被认为是中度风险,低度风险是指经历过成功妊娠且无并发症者[2]。风险人群的妊娠前检查和产前检查非常重要。

四、诊　　断

（一）病史

注意排查各种风险因素,询问孕妇显现或隐匿的基础疾病,如妊娠前有无高血压、肾脏疾病、糖尿病及自身免疫性疾病等病史或表现;有无妊娠期高血压疾病史及家族史或遗传史;了解孕妇的既往病理妊娠史;了解此次妊娠后孕妇的高血压、蛋白尿等症状出现的时间和严重程度,了解产前检查状况;了解孕妇的一般情况,包括体重、此次妊娠的情况和饮食、生活环境。对于过低体重者要加以重视。

（二）高血压

1. 血压的测量方法[18]:测量血压前,被测者至少安静休息 5 min。测量取坐位或卧位。注意肢体放松,袖带大小合适。通常测量右上肢血压,袖带应与心脏处于同一水平（Ⅱ-2A）,必要时测量两臂了解血压的增高情况。

2. 高血压的定义:妊娠期的高血压定义为,同一手臂至少 2 次测量的收缩压≥140 mmHg 和（或）舒张压≥90 mmHg。对首次发现血压升高者,应间隔 4 h 或以上复测血压,如 2 次测量均为收缩压≥140 mmHg 和（或）舒张压≥90 mmHg 诊断为高血压。对严重高血压孕妇,即收缩压≥160 mmHg 和（或）舒张压≥110 mmHg 者,间隔数分钟重复测定后即可以诊断。收缩压≥160 mmHg 和（或）舒张压≥110 mmHg,为重度高血压,如急性发作、持续>15 min 为持续性重度高血压,也称为高血压急症。对于"白大衣高血压"、隐匿性高血压及短暂性或一过性高血压等各种表现形式的高血压,都需要进行动态监测、评估及管理;若血压较基础血压升高 30/15 mmHg,但<140/90 mmHg 时,虽不作为高血压的诊断依据但需要密切随访,还要注意血压升高幅度的变化即相对性高血压的问题。要

了解血压的整体变化，对于"白大衣高血压"、隐匿性高血压及短暂性或一过性高血压，还有相对性高血压这几类人群注意动态血压变化，提倡家庭血压监测和有条件者行 24 h 动态血压监测。

（三）蛋白尿

所有孕妇每次产前检查时均应检测尿蛋白或尿常规[2-10]。尿常规检查应选用清洁中段尿。可疑子痫前期孕妇应检测 24 h 尿蛋白定量[19-23]，尿蛋白≥0.3 g/24 h 或尿蛋白/肌酐比值≥0.3，或随机尿蛋白≥（＋）定义为蛋白尿。注意留取清洁中段尿，及排除尿少导致的尿比重增高时的混淆问题。应注意蛋白尿的进展变化，注意排查蛋白尿与孕妇肾脏疾病和自身免疫性疾病的关系。

（四）鉴别诊断

当出现早发子痫前期或妊娠 20 周前出现了类似子痫前期的临床表现，需要及时与自身免疫性疾病、血栓性血小板减少性紫癜（TTP）、肾脏疾病、滋养细胞疾病、溶血性尿毒症综合征鉴别；不伴有蛋白尿的妊娠期高血压更易表现为血小板减少和肝功能受损；伴有蛋白尿的妊娠期高血压注意与肾脏疾病、自身免疫性疾病鉴别；如产后病情不缓解，应注意是否有溶血性尿毒症综合征；注意子痫及后部可逆性脑病综合征（PRES）与癫痫、其他原因的脑动脉缺血或梗死、颅内出血等情况的鉴别。

（五）早期识别

子痫前期-子痫存在多因素发病也使临床表现呈现多样性和复杂性，个体的首发症状表现不一。需注意单项血压升高或单项蛋白尿、胎儿生长受限及血小板下降，都可能是子痫前期的首发症状，也有部分孕妇发病时并无高血压或蛋白尿。子痫发作前期，有以头痛或视力障碍为首发表现者，也有仅表现为上腹部疼痛者，有反射亢进表现者，有头痛或视力障碍与上腹部疼痛都存在者。也有部分孕妇仅存在实验室检查指标异常，如血小板计数<$100×10^9$/L、转氨酶水平异常（如 ALT≥70 U/L、血肌酐水平>106 μmol/L、低蛋白血症等。注意临床表现存在渐进性或迅速发展性，甚至可在 2～3 d 内迅速恶化[24-25]。

（六）实验室检查

1. 妊娠期出现高血压时：应注意进行以下常规检查和必

要时的复查,(1)血常规;(2)尿常规;(3)肝功能、血脂;(4)肾功能;(5)凝血功能;(6)心电图;(7)产科超声检查。尤其是对于妊娠20周后才开始进行产前检查的孕妇,应注意了解和排除孕妇的基础疾病和慢性高血压,注意血脂、血糖水平、甲状腺功能、凝血功能等的检查或复查,注意动态血压监测,注意眼底改变或超声心动图检查。

2. 出现子痫前期及子痫时:视病情发展和诊治需要在上述基础上应酌情增加以下检查,并注意依据病情动态检查:(1)排查自身免疫性疾病;(2)高凝状况检查;(3)血电解质;(4)眼底检查;(5)超声等影像学检查肝、肾等器官及胸腹水情况;(6)动脉血气分析;(7)心脏彩超及心功能检测;(8)超声检查和监测胎儿生长发育指标;(9)头颅CT或MRI检查。

五、处 理

妊娠期高血压疾病的治疗目的是预防重度子痫前期和子痫的发生,降低母儿围产期并发症发生率和死亡率,改善围产结局。及时终止妊娠是治疗子痫前期-子痫的重要手段。治疗基本原则概括为:正确评估整体母儿情况;孕妇休息镇静,积极降压,预防抽搐及抽搐复发,有指征地利尿,有指征地纠正低蛋白血症;密切监测母儿情况以预防和及时治疗严重并发症,适时终止妊娠,治疗基础疾病,做好产后处置和管理。

治疗手段应根据病情的轻重缓急和分类进行个体化治疗,尽可能发现子痫前期-子痫的诱发病因(如自身免疫性疾病、甲状腺功能亢进、肾脏疾病或糖尿病等)并对症处理;对不同妊娠期高血压疾病孕妇分层、分类管理,如:(1)妊娠期高血压者:休息、镇静,监测母儿情况,酌情降压治疗,重度妊娠期高血压按重度子痫前期处理;(2)子痫前期者:有指征地降压、利尿和纠正低蛋白血症,预防抽搐,镇静,密切监测母儿情况,预防和治疗严重并发症的发生,适时终止妊娠;(3)子痫者:治疗抽搐,预防抽搐复发和并发症,病情稳定后终止妊娠;(4)妊娠合并慢性高血压者:动态监测血压变化,以降压治疗为主,注意预防子痫前期的发生;(5)慢性高血压伴发子痫前期者:兼顾慢性高血压和子痫前期的治疗,伴发重度子痫前期临床征象者按重度子痫前期处理。

（一）评估和监测

妊娠期高血压疾病的病情复杂、变化快，分娩和产后的生理变化及各种不良刺激等均可导致病情加重。对产前、产时和产后的病情进行密切监测和评估十分重要，目的在于了解病情轻重和进展情况，及时合理干预，早防早治，避免不良妊娠结局的发生。

1. 基本监测：注意孕妇头痛、眼花、胸闷、上腹部不适或疼痛及其他消化系统症状、下肢和（或）外阴明显水肿，检查血压的动态变化、体重、尿量变化和血尿常规，注意胎动、胎心和胎儿生长趋势等。

2. 孕妇的特殊检查：包括眼底、重要器官的功能、凝血功能、血脂、血尿酸水平，尿蛋白定量和电解质水平等的检查，有条件的医疗机构应检查自身免疫性疾病的相关指标，如果为早发子痫前期或重度子痫前期或存在 HELLP 综合征表现更要及时排查自身免疫性疾病的相关指标，有条件时做 TTP、溶血性尿毒症综合征等鉴别指标的检查，注意与妊娠期急性脂肪肝鉴别。

3. 胎儿的特殊检查：包括胎儿电子监护、超声监测胎儿生长发育、羊水量，如可疑胎儿生长受限或存在胎儿生长受限趋势，严密动态监测；有条件的机构应注意检测脐动脉和胎儿大脑中动脉血流阻力等。

4. 检查项目和频度：根据病情决定，注意个体化，以便于掌握病情变化。诊断为子痫前期者，需要每周 1 次甚至每周 2 次的产前检查。

（二）一般治疗

1. 治疗地点：注意结合医疗水平和医疗情况行个体化处理：轻度妊娠期高血压孕妇可在门诊或住院监测与治疗；非重度子痫前期孕妇应评估后决定是否住院治疗；重度妊娠期高血压、重度子痫前期及子痫孕妇均应急诊收住院监测和治疗。

2. 休息和饮食：应注意休息，以侧卧位为宜，保证充足的睡眠；保证摄入充足的蛋白质和热量；适度限制食盐摄入。为保证充足睡眠，必要时可睡前口服地西泮 2.5～5.0 mg。

（三）降压治疗

降压治疗的目的是预防心脑血管意外和胎盘早剥等严重母

儿并发症。收缩压≥160 mmHg 和（或）舒张压≥110 mmHg 的高血压孕妇应进行降压治疗；收缩压≥140 mmHg 和（或）舒张压≥90 mmHg 的高血压孕妇建议降压治疗[10]。

目标血压为：当孕妇未并发器官功能损伤，酌情将收缩压控制在 130～155 mmHg，舒张压控制在 80～105 mmHg；孕妇并发器官功能损伤，则收缩压应控制在 130～139 mmHg，舒张压应控制在 80～89 mmHg；血压不可低于 130/80 mmHg，以保证子宫胎盘血流灌注（Ⅲ-B）。

降压注意事项：降压注意个体化情况，降压过程力求平稳，控制血压不可波动过大，力求维持较稳定的目标血压；且在出现严重高血压，或发生器官损害如急性左心室功能衰竭时，需要紧急降压到目标血压范围，注意降压幅度不能太大，以平均动脉压（MAP）的 10%～25% 为宜，24～48 h 达到稳定；降压手段包括生活干预和药物降压。

常用的降压药物有肾上腺素能受体阻滞剂、钙离子通道阻滞剂及中枢性肾上腺素能神经阻滞剂等类药物。常用的口服降压药物有拉贝洛尔（Ⅰ-A）、硝苯地平（Ⅰ-A）或硝苯地平缓释片（Ⅱ-B）等；如口服药物血压控制不理想，可使用静脉用药（有条件者使用静脉泵入方法），常用有：拉贝洛尔（Ⅰ-A）、酚妥拉明（Ⅱ-3B）；妊娠期一般不使用利尿剂降压，以防血液浓缩、有效循环血量减少和高凝倾向[26]（Ⅲ-B）。不推荐使用阿替洛尔和哌唑嗪[27]（Ⅰ-D）。硫酸镁不作为降压药使用（Ⅱ-2D）。妊娠期禁止使用血管紧张素转换酶抑制剂（ACEI）和血管紧张素Ⅱ受体拮抗剂（ARB）[27]（Ⅱ-2E）。

1. 拉贝洛尔：为 α、β 肾上腺素能受体阻滞剂。（1）口服用法：50～150 mg，3～4 次/d。静脉注射：初始剂量为 20 mg，10 min 后如未有效降压则剂量加倍，最大单次剂量 80 mg，直至血压被控制，每日最大总剂量 220 mg。（2）静脉滴注：50～100 mg 加入 5% 葡萄糖溶液 250～500 ml，根据血压调整滴速，血压稳定后改口服。

2. 硝苯地平：为二氢吡啶类钙离子通道阻滞剂（国内为片剂）。口服用法为，5～10 mg，3～4 次/d，24 h 总量不超过 60 mg。缓释片 30 mg 口服，1～2 次/d。

3. 尼莫地平：为二氢吡啶类钙离子通道阻滞剂，可选择性扩张脑血管。(1)口服用法：20~60 mg，2~3次/d。(2)静脉滴注：20~40 mg加入5%葡萄糖溶液250 ml，每天总量不超过360 mg。

4. 尼卡地平：为二氢吡啶类钙离子通道阻滞剂。(1)口服用法：初始剂量20~40 mg，3次/d。(2)静脉滴注：每小时1 mg为起始剂量，根据血压变化每10分钟调整1次用量；高血压急症，用生理盐水或5%葡萄糖溶液稀释后，以盐酸尼卡地平计，0.01%~0.02%（1 ml中的含量为0.1~0.2 mg）的溶液进行静脉滴注。以每分钟0.5~6 μg/kg的滴注速度给予。从每分钟0.5 μg/kg开始，将血压降到目标值后，边监测血压边调节滴注速度。

5. 酚妥拉明：为α肾上腺素能受体阻滞剂。静脉滴注用法为，10~20 mg溶于5%葡萄糖溶液100~200 ml，以10 μg/min的速度开始静脉滴注，应根据降压效果调整滴注速度。

6. 硝酸甘油：作用于氧化亚氮合酶，可同时扩张静脉和动脉，降低心脏前、后负荷，主要用于合并急性心功能衰竭和急性冠状动脉综合征时的高血压急症的降压治疗。起始剂量5~10 μg/min静脉滴注，每5~10分钟增加滴速至维持剂量20~50 μg/min。

7. 硝普钠：为强效血管扩张剂。用法为，50 mg加入5%葡萄糖溶液500 ml按0.5~0.8 μg·kg^{-1}·min^{-1}缓慢静脉滴注。妊娠期仅适用于其他降压药物无效的高血压危象孕妇。产前应用时间不宜超过4 h。

8. 重度高血压和急性重度高血压的紧急降压处理：妊娠期、分娩期及产后任何时期出现重度高血压和急性重度高血压都需要给予降压药物治疗；抗高血压药物的选择和给药途径应优先于其他药物，药物选择主要是根据临床医师对药物的经验、用药成本和药物的可获得性[10, 28-30]。对于出现的急性重度或持续性重度高血压的几种临床情形：(1)若为未使用过降压药物者，可以首选口服，每10~20分钟监测血压，血压仍高则重复给药，2~3次后效果不显立即改用静脉给药。例如口服速效硝苯地平10 mg，但注意每10~20分钟监测血压，如血压仍>160/110 mmHg，再口服20 mg；20分钟复测血压未下降，可再口服20 mg；20 min复测血压仍未下降，应该用静脉降压药物。(2)若是在使用口服降压药物过程中出现了持续性重度高血压,应该考虑使用静脉降压方法。(3)降压达标后,仍需要严密监测血压变化(如1 h内每10分钟测量1次,以后每15分钟测量1次维持1 h,再每30分钟测量1次维持1 h,接着每1小时测量1次维持4 h),有条件的机构应予持续心电监护监测血压,依据病情注意个体化处理[28-30]。

(四)硫酸镁防治子痫

硫酸镁是治疗子痫和预防抽搐复发的一线药物(Ⅰ-A),也是对于重度子痫前期预防子痫发作的用药[31-34](Ⅰ-A);硫酸镁控制子痫再次发作的效果优于地西泮、苯巴比妥和冬眠合剂等镇静药物[34-37](Ⅰ-A);除非存在硫酸镁应用禁忌证或者硫酸镁治疗效果不佳,否则不推荐使用苯巴比妥和苯二氮䓬类药物(如地西泮)用于子痫的预防或治疗;对于非重度子痫前期孕妇也可酌情考虑应用硫酸镁(Ⅰ-C)。

1. 用法:(1)子痫抽搐:静脉用药负荷剂量为4~6 g,溶于10%葡萄糖溶液20 ml静脉推注15~20 min,或溶于5%葡萄糖溶液100 ml快速静脉滴注,继而1~2 g/h静脉滴注维持。或者夜间睡眠前停用静脉给药,改用肌内注射,用法为25%硫酸镁20 ml+2%利多卡因2 ml臀部深部肌内注射。24 h硫酸镁总量为25~30 g(Ⅰ-A)。(2)预防子痫发作:适用于重度子痫前期和子痫发作后,负荷剂量2.5~5.0 g,维持剂量与控制子痫处理相同。用药时间根据病情需要调整,一般每天静脉滴注6~12 h,24 h总量不超过25 g。(3)子痫复发抽搐:可以追加静脉负荷剂量用药2~4 g,静脉推注2~3 min,继而1~2 g/h静脉滴注维持。(4)若为产后新发现高血压合并头痛或视力模糊,建议启用硫酸镁预防产后子痫前期-子痫。(5)控制子痫抽搐24 h后需要再评估病情,病情不稳定者需要继续使用硫酸镁预防复发抽搐。

用药期间应每天评估病情变化,决定是否继续用药;引产和产时可以持续使用硫酸镁,尤其对于重度子痫前期;若剖宫产术中应用,要注意孕产妇的心脏功能;产后继续使用24~48 h,注意再评估病情;硫酸镁用于**重度子痫前期预防子痫发作以及重度子痫前期的期待治疗时**,为避免长期应用对胎儿(或新生儿)的血钙水平和骨质的影响,建议及时评估病情,如孕妇病情稳定,应在使用5~7 d后停用硫酸镁;在重度子痫前期的期待治疗中,必要时可间歇性应用。

2. 注意事项:血清镁离子的有效治疗浓度为1.8~3.0 mmoL/L,>3.5 mmol/L即可出现中毒症状。使用硫酸镁的必备条件为,(1)膝腱反射存在;(2)呼吸≥16次/min;(3)尿量≥25 ml/h(即≥600 ml/d);(4)备有10%葡萄糖酸钙。镁离子中毒时停用硫酸镁并缓慢(5~10 min)静脉推注10%葡萄糖酸钙10 ml。如孕妇同时合并肾功能障碍、心功能受损或心肌病、重症肌无力等,或体重较轻者,则硫酸镁应慎用或减量使用。条件许可,用药期间可监测孕妇的血清镁离子浓度。

(五)扩容治疗

子痫前期孕妇需要限制补液量以避免肺水肿(Ⅱ-1B)。除非有严重的液体丢失(如呕吐、腹泻、分娩失血)使血液明显浓缩、血容量相对不足或高凝状态者,通常不推荐扩容治疗[35-36](Ⅰ-E)。扩容疗法可增加血管外液体量,导致一些严重并发症的发生,如心功能衰竭、肺水肿等。子痫前期孕妇出现少尿时,如果无血肌酐水平升高不建议常规补液,持续性少尿不推荐应用多巴胺或呋塞米[37](Ⅰ-D)。

(六)镇静药物的应用

应用镇静药物的目的是缓解孕产妇的精神紧张、焦虑症状,改善睡眠,预防并控制子痫[33](Ⅲ-B),应个体化酌情应用。

1. 地西泮:2.5~5.0 mg口服,2~3次/d,或者睡前服用;必要时地西泮10 mg肌内注射或静脉注射(>2 min)。

2. 苯巴比妥:镇静时口服剂量为30 mg,3次/d。控制子痫时肌内注射0.1 g。

3. 冬眠合剂:冬眠合剂由氯丙嗪(50 mg)、哌替啶(100 mg)和异丙嗪(50 mg)3种药物组成,通常以1/3~1/2量肌内注射,或以半量加入5%葡萄糖溶液250 ml静脉滴注。由于氯丙嗪可使血压急剧下降,导致肾及胎盘血流量降低,而且对孕妇及胎儿肝脏有一定的损害,可致胎儿呼吸抑制,故仅应用于硫酸镁控制抽搐治疗效果不佳者。

(七)应用利尿剂的时机

子痫前期孕妇不主张常规应用利尿剂[38],仅当孕妇出现全身性水肿、肺水肿、脑水肿、肾功能不全、急性心功能衰竭时,可酌情使用呋塞米等快速利尿剂。甘露醇主要用于脑水肿，甘油果糖适用于肾功能有损害的孕妇。

（八）低蛋白血症的纠正问题

严重的低蛋白血症伴腹水、胸水或心包积液者，应补充白蛋白或血浆，同时注意配合应用利尿剂及严密监测病情变化。

（九）促胎肺成熟

妊娠<34周并预计在1周内分娩的子痫前期孕妇，均应接受糖皮质激素促胎肺成熟治疗[39]（Ⅰ-A）。用法：地塞米松5 mg或6 mg肌内注射，每12小时1次，连续4次；或倍他米松12 mg，肌内注射，每天1次，连续2 d。目前，尚无足够证据证明地塞米松、倍他米松以及不同给药方式促胎肺成熟治疗的优劣。不推荐反复、多疗程产前给药。如果在较早期初次促胎肺成熟后，又经过一段时间（2周左右）保守治疗，但终止妊娠的孕周仍<34周时，可以考虑再次给予同样剂量的促胎肺成熟治疗。注意不要为了完成促胎肺成熟治疗的疗程而延误了子痫前期应该终止妊娠的时机。

（十）分娩时机和方式

子痫前期孕妇经积极治疗，而母儿状况无改善或者病情持续进展的情况下，或者达到一定孕周，应考虑终止妊娠。终止妊娠的时机，应考虑的因素包括孕周、孕妇病情及胎儿情况等多方面[40]。

1. 与孕周相关的终止妊娠时机：（1）妊娠期高血压、病情未达重度的子痫前期孕妇可期待至妊娠37周终止妊娠[41]（Ⅰ-B）。（2）重度妊娠期高血压及重度子痫前期：妊娠不足26周的孕妇经治疗病情危重者建议终止妊娠[42]。妊娠26周至不满28周的孕妇根据母儿情况及当地医院母儿诊治能力决定是否可以行期待治疗。妊娠28～34周，如病情不稳定，经积极治疗病情仍加重，应终止妊娠；如病情稳定，可以考虑期待治疗，并建议转至具备早产儿救治能力的医疗机构[43]（Ⅰ-C）。妊娠>34周的孕妇，存在威胁母儿的严重并发症和危及生命者，应考虑终止妊娠；妊娠>34周的孕妇虽病情稳定，存在胎儿生长受限并伴有脐血流异常及羊水过少者考虑终止妊娠；妊娠>34周仅仅表现为胎儿生长受限而无胎盘脐血流改变也无羊水过少者，需要在严密监测母儿的情况下才能考虑期待问题；妊娠>34周的孕妇，如仅仅尿蛋白>2 g/24 h，而无其他重度子痫前期特征，可以实施严密监测下的期待治疗，尿蛋白>2 g/24 h不是单纯决定终止妊娠的指标。(3)子痫：控制病情后即可考虑终止妊娠。

2. 与病情相关的终止妊娠指征：(1)出现子痫前期的严重并发症：子痫前期的严重并发症包括重度高血压不可控制、高血压脑病和脑血管意外、PRES、子痫、心功能衰竭、肺水肿、完全性和部分性HELLP综合征、DIC、胎盘早剥和胎死宫内。重要的是进行病情程度的分析和个体化的评估，既不失终止时机又要争取促胎肺成熟的时间，孕妇因素和胎盘-胎儿因素的整体评估是终止妊娠的决定性因素，尤其需要个体化处置。

(2)重度子痫前期发生母儿严重并发症者，需要稳定孕妇状况后尽早终止妊娠，不考虑是否完成促胎肺成熟。

(3)当存在孕妇器官系统受累时，评定孕妇器官累及程度和发生严重并发症的紧迫性以及胎儿安危情况综合考虑终止妊娠时机，例如血小板计数<100×10⁹/L、转氨酶水平轻度升高、肌酐水平轻度升高、羊水过少、脐血流反向或伴胎儿生长受限等，可在稳定病情和严密监护之下尽量争取给予促胎肺成熟后终止妊娠。

(4)对已经发生胎死宫内者，可在稳定病情后终止妊娠。总之，孕妇因素和胎盘-胎儿因素的整体评估是终止妊娠的决定性因素，尤其需要个体化处置。

(5)蛋白尿及其程度虽不作为终止妊娠的单一指征，却是综合性评估的重要指标之一，需注意结合母儿整体状况的评估。如：评估孕妇低蛋白血症、伴发腹腔积液和（或）胸腔积液的严重程度及心肺功能，评估孕妇伴发存在的基础疾病（如自身免疫性疾病的系统性红斑狼疮、肾脏疾病等）病况，尤其是对于高血压伴蛋白尿的子痫前期更要注意与存在的肾功能受损和其他器官受累情况综合分析，以确定终止妊娠的时机。

3. 终止妊娠的方式：注意个体化处理。妊娠期高血压疾病孕妇，如无产科剖宫产术指征，原则上考虑阴道试产[41]（Ⅱ-2B）；但如果不能短时间内阴道分娩，病情有可能加重，可考虑放宽剖宫产术的指征；对于已经存在如前述的各类孕妇严重并发症，剖宫产术是迅速终止妊娠的手段。

4. 分娩期间的注意事项:(1)密切观察自觉症状;(2)监测血压并继续降压治疗,应将血压控制在<160/110 mmHg(Ⅱ-2B);注意硫酸镁的继续使用和启用;(3)监测胎心率的变化;(4)积极预防产后出血(Ⅰ-A);(5)产时、产后不可应用任何麦角新碱类药物(Ⅱ-3D)。

(十一)子痫的处理

子痫前期-子痫在临床上可以跳跃性发展,并非都是渐进性发展,子痫可以发生在子痫前期临床表现的基础上,可以发生在重症者,也可以发生在临床尚未发现高血压和蛋白尿时。子痫可以发生在产前、产时或产后,一部分可发生在产后48~72 h或更晚,也可发生在使用硫酸镁时。78%~83%的子痫孕妇会有不同的前驱症状,如持续性枕部或前额的疼痛、视物模糊、畏光、精神状态改变等。子痫还可发生在无任何前驱表现或症状的孕妇。头痛可以反映颅内压升高、脑水肿和高血压脑病等。

子痫发作时的紧急处理包括一般急诊处理、硫酸镁和降高血压药物的应用、预防抽搐复发、适时终止妊娠、预防并发症等。应注意子痫前期相关病因的治疗,如孕妇的自身免疫性疾病、糖尿病、肾脏疾病和心血管疾病等。诊治子痫的过程中,要注意与其他抽搐性疾病(如癔症、癫痫、颅脑病变等)进行鉴别。同时,应监测心、肝、肾、中枢神经系统等重要器官系统的功能、凝血功能和水电解质及酸碱平衡(Ⅲ-C)。

1. 一般急诊处理:子痫发作时应预防孕妇坠地外伤、唇舌咬伤,须保持气道通畅,维持呼吸、循环功能稳定,密切观察生命体征、尿量(留置导尿管监测)等。避免声、光等一切不良刺激。

2. 硫酸镁:硫酸镁是治疗子痫及预防抽搐复发的首选药物。硫酸镁的用法及注意事项参见前文。子痫孕妇抽搐后或产后需继续应用硫酸镁24~48 h,并进一步评估是否继续应用。当孕妇存在硫酸镁应用禁忌证或硫酸镁治疗无效时,可考虑应用地西泮、苯巴比妥或冬眠合剂控制抽搐(Ⅰ-E)。在使用镇静药物时注意发生误吸,及时气管插管和机械通气。

3. 控制血压和预防并发症:脑血管意外是子痫孕产妇死亡的最常见原因。当持续收缩压≥160 mmHg、舒张压≥

110 mmHg 时要积极降压以预防心脑血管并发症（Ⅱ-2B），具体参见前文。注意监测子痫之后的胎盘早剥、肺水肿等并发症。发生肺水肿注意及时气管插管和机械通气。

4. 适时终止妊娠：子痫孕妇抽搐控制后即可考虑终止妊娠。

5. 子痫前期 - 子痫发生的病因性治疗：控制子痫后，注意查找病因，如存在自身免疫性疾病（系统性红斑狼疮、干燥综合征、系统性硬化病或抗磷脂综合征等），注意积极的免疫性激素治疗和抗凝治疗，如存在甲状腺功能亢进，注意抗甲状腺功能治疗等。

（十二）产后处理

重度子痫前期孕妇产后应继续使用硫酸镁至少 24～48 h，预防产后子痫；注意产后迟发型子痫前期及子痫（发生在产后 48 h 后的子痫前期及子痫）的发生。子痫前期孕妇产后 1 周内是产褥期血压波动的高峰期，高血压、蛋白尿等症状仍可能反复出现甚至加重，此期仍应每天监测血压（Ⅲ-B）。如产后血压升高≥150/100 mmHg 应继续给予降压治疗（Ⅱ-2B）。哺乳期可继续应用产前使用的降压药物，但禁用 ACEI 和 ARB 类（卡托普利、依那普利除外）降压药物（Ⅲ-B）。产后血压持续升高要注意评估和排查孕妇其他系统疾病的存在。

注意监测及记录产后出血量。孕妇重要器官功能稳定后方可出院（Ⅲ-L）。

六、预测和预防

加强教育，提高公众对妊娠相关高血压疾病的认识；强化医务人员培训，注意识别子痫前期的高危因素；应在妊娠前、妊娠早期和对任何时期首诊的孕妇进行高危因素的筛查、预测和预防。

（一）注意子痫前期发病风险因素筛查

妊娠前和妊娠各期产科检查首诊时都要注意临床风险因素的筛查。见表 1。

（二）注意预警信息和评估

子痫前期的预警信息包括病理性水肿、体重过度增加、血压处于正常高限［也称为高血压前期（prehypertension）：收缩压为131～139 mmHg和（或）舒张压81～89 mmHg]、血压波动（相对性血压升高）、胎儿生长受限趋势、血小板计数呈下降趋势及无原因的低蛋白血症等[24,44]。对于出现的各种预警信息，需要仔细排查各种原因和予以矫正。要密切监测血压变化、增加产前检查的次数、注意孕妇的自觉症状、必要时住院观察。

（三）子痫前期的预测

妊娠期高血压疾病孕妇发病背景复杂，尤其是子痫前期病因尚不清楚，至今仍未能建立有效且特异性高的子痫前期预测方法。已有大量研究验证了血管生成因子，如可溶性血管内皮生长因子受体1（sFlt-1）、胎盘生长因子（PlGF）[3]、可溶性内皮因子（sEng），可在妊娠中期对早发子痫前期的预测起到一定作用。sFlt-1/PlGF比值对短期预测子痫前期具有临床价值，sFlt-1/PlGF比值≤38时阴性预测值（排除1周内的子痫前期）为99.3%；sFlt-1/PlGF比值＞38时阳性预测值（预测4周内的子痫前期）为36.7%[45]。最新研究提出最佳的预测方法是联合孕妇的风险因素与其MAP、PlGF、子宫动脉搏动指数（UTPI），准确性更高[9]。关于生物学标志物预测子痫前期及如何结合其他生物物理参数的联合应用，需结合中国国情开展前瞻性、大样本量的多中心研究以制定中国的方案。孕妇风险因素仍是妊娠早期排查和筛选高危群体的重要临床指标[46]。

（四）预防措施

应进行适当的产前检查及进行足够的饮食营养管理。饮食营养是贯穿妊娠期的重要发病影响因素，应保证蛋白质摄入；提高产前检查的质量，如对于妊娠期高血压注意每次产前检查的尿蛋白问题。加强孕妇自身依从性的提高。

对于低钙摄入人群（＜600 mg/d），推荐口服钙补充量至少1 g/d以预防子痫前期。

推荐对存在子痫前期复发风险如存在子痫前期史，尤其是较早发生的子痫前期史或重度子痫前期史的孕妇，对有胎盘疾病史如胎儿生长受限、胎盘早剥病史，对存在肾脏疾病及高凝状况等子痫前期高危因素者，可以在妊娠早中期（妊娠12～16周）开始每天服用小剂量阿司匹林（50～150 mg），依据个体因素决定用药时间，预防性应用可维持到妊娠26～28

周[47]。但是，仍需注意对孕妇的基础疾病和前次子痫前期发病因素进行排查；对于存在基础疾病如自身免疫性疾病等的孕妇，不能仅仅给予小剂量阿司匹林，应建议妊娠前在专科做病情评估，以便能获得针对性药物的及早治疗和子痫前期预防的双重目的。目前国外指南多推荐低风险人群（曾经成功足月妊娠者）以外的中高风险人群应用小剂量阿司匹林作为预防手段，但也应承认推荐范围过于宽泛[9]。所以，本指南提示，即使应用了小剂量阿司匹林作为预防手段也不要忽视对子痫前期发病的警觉性和严密监控及干预。

有发病风险的人群在妊娠前做好专科评估，评估妊娠风险，共同制定保健计划。

七、分级管理

（一）危重孕妇的转诊

应进行不同级别医疗机构分级管理。各级医疗机构需制订重度子痫前期和子痫孕妇的抢救预案，建立急救绿色通道，完善危重孕妇的救治体系。重度子痫前期（包括重度妊娠期高血压）和子痫孕妇（控制平稳后）建议在三级医疗机构治疗，以提高防治严重并发症的医疗水准和能力。接受转诊的医疗机构应有多学科联合救治能力，需设有抢救绿色通道，重症抢救人员、设备和物品配备合理、齐全。转出的医疗机构应在积极治疗的同时联系上级医疗机构，在保证转运安全的情况下转诊，应有医务人员护送，同时应有硫酸镁和降压药物的处置，必须做好病情资料的交接。如未与转诊医疗机构联系妥当，或孕妇生命体征不稳定，或估计短期内产程有变化等，则应就地积极抢救同时积极组织商请会诊。

（二）产后随访

产后6周孕妇的血压仍未恢复正常时，应于产后12周再次复查血压，以排除慢性高血压，必要时建议至内科诊治。

（三）生活健康指导

妊娠期高血压疾病特别是重度子痫前期孕妇远期罹患心脏病和高血压（Ⅱ-2B）、肾脏疾病（Ⅱ-2B）、血栓形成（Ⅱ-2C）的风险增加，而且许多发病因素在子痫前期之前就存在，应充分告知孕妇上述风险，加强筛查与自我健康管理，注意进行包括尿液分析、血肌酐、血糖、血脂水平及心电图在内的检查（Ⅲ-L）。鼓励健康的饮食和生活习惯（Ⅰ-B），如规律的体育锻炼、控制食盐摄入（<6 g/d）、戒烟等。鼓励超重孕妇控制体重至BMI为18.5～25.0 kg/m², 腹围<80 cm[48]，以减小再次妊娠时的发病风险（Ⅱ-2A），并能利于长期健康（Ⅰ-A）。

HELLP综合征的诊断和治疗

HELLP综合征以溶血、转氨酶水平升高及低血小板计数为特点，是妊娠期高血压疾病的严重并发症，也可以发生在无血压升高或血压升高不明显，或者没有蛋白尿的情况下；可以发生在子痫前期临床症状出现之前，也可以发生在抗磷脂综合征的病例。

多数发生在产前也可以发生在产后。典型症状为全身不适、右上腹疼痛、体重骤增、脉压增大。少数孕妇可有恶心、呕吐等消化系统表现，高血压、蛋白尿的表现可不典型[49]。确诊主要依靠实验室检查（Ⅲ-A）。

一、诊断标准

1. 微血管内溶血：LDH水平升高；外周血涂片见破碎红细胞、球形红细胞；胆红素≥20.5 μmol/L（即1.2 mg/dl）；血红蛋白轻度下降。

2. 转氨酶水平升高：ALT≥40 U/L或AST≥70 U/L。

3. 血小板计数减少：血小板计数<100×10⁹/L。

二、诊断的注意要点

1. 血小板计数<100×10⁹/L是目前较普遍采用的诊断标准；但要注意妊娠期血小板计数下降趋势，对存在血小板计数下降趋势且<150×10⁹/L的孕妇应进行严密随访。

1991年Martin（Mississippi）提出的分类中，主要是根据血小板下降程度分为3类，HELLP综合征时，血小板计数≤50×10⁹/L为重度减少，孕产妇严重并发症发生率为40%～60%；>50×10⁹/L且≤100×10⁹/L为中度血小板减少，严重并发症发生率达20%～40%；>100×10⁹/L且≤150×10⁹/L

为轻度血小板减少,孕产妇严重并发症的发生率约为20%。这种强调血小板的HELLP综合征孕妇分类,有利于评估孕产妇严重并发症的发生风险;注意进展性变化,有利于对疾病严重程度分层和给予积极的监控处理,避免向严重方向发展。因此,对于重度子痫前期和部分性的HELLP综合征,注意动态实验室指标的监测非常重要,注意监测血小板的动态下降趋势。

2. LDH水平升高是诊断HELLP综合征微血管内溶血的敏感指标,常在血清间接胆红素水平升高和血红蛋白降低前出现。

3. 在出现HELLP综合征相关临床表现时,应注意与血栓性微血管疾病重叠的症状,注意与血小板减少性紫癜、溶血性尿毒症综合征、妊娠期急性脂肪肝、抗磷脂综合征、系统性红斑狼疮等鉴别。注意HELLP综合征伴有抗磷脂综合征时,易发展为灾难性的抗磷脂综合征,需要多学科管理和积极的抗凝治疗和免疫性相关治疗。当终止妊娠后和(或)针对HELLP综合征的处理仍无明显临床效果时,应当注意再次仔细排查上述可能的情况。

4. HELLP综合征孕产妇的严重并发症与重度子痫前期的严重并发症有重叠,包括:心肺并发症,如肺水肿、胸腔或心包积液、充血性心力衰竭、心肌梗死或心脏停搏;血液系统并发症,如DIC;中枢神经系统并发症,如卒中、脑水肿、高血压脑病、视力丧失、PRES;肝脏并发症,如肝包膜下血肿或破裂;肾脏并发症,在血清肌酐超过106.1 μmol/L(即1.2 mg/dl)时,伴有急性肾小管坏死或急性肾功能衰竭;胎盘早剥等。在诊断HELLP综合征的同时注意评估有无严重并发症的发生。注意临床上可见在子痫抽搐后HELLP综合征的临床表现随即就显现。

三、治 疗

HELLP综合征必须住院治疗(Ⅲ-A)。在按照重度子痫前期对重要器官系统监测、保护及治疗的基础上(Ⅲ-A),其他治疗措施包括:

1. 有指征地输注血小板和使用肾上腺皮质激素[4,6]。
(1)血小板计数:$>50×10^9$/L且不存在过度失血或血小板功

能异常时,不建议预防性输注血小板或剖宫产术前输注血小板(Ⅱ-2D);(2)<50×10⁹/L可考虑肾上腺皮质激素治疗(Ⅲ-L);(3)<50×10⁹/L且血小板计数迅速下降或者存在凝血功能障碍时应考虑备血,包括血小板(Ⅲ-L);(4)<20×10⁹/L时阴道分娩前强烈建议输注血小板(Ⅲ-B),剖宫产术前建议输注血小板(Ⅲ-B)。

2. 孕妇状况的整体评估,适时终止妊娠:(1)时机:绝大多数HELLP综合征孕妇应在积极治疗后终止妊娠;目前不推荐期待治疗;HELLP综合征存在严重并发症时多学科管理和治疗,孕妇情况稳定后积极终止妊娠。只有当胎儿不成熟且母儿病情稳定的情况下方可在三级医疗机构进行期待治疗(Ⅱ-2C)。(2)分娩方式:HELLP综合征孕妇可酌情放宽剖宫产术的指征(Ⅲ-B)。(3)麻醉:请麻醉医师定夺。血小板计数>75×10⁹/L,如无凝血功能障碍和进行性血小板计数下降,可以区域麻醉(Ⅲ-B)。

3. 其他治疗:在HELLP综合征治疗中必要时需进行血浆置换或血液透析,关键是注意全面的孕妇状况整体评估和病因鉴别,给予合理的对症治疗和多学科管理,存在严重并发症时注意强化危重症管理。

本指南执笔专家:杨孜(北京大学第三医院)、张为远(首都医科大学附属北京妇产医院)

参与本指南修订及讨论的专家:杨孜(北京大学第三医院)、张为远(首都医科大学附属北京妇产医院)、林建华(上海交通大学医学院附属仁济医院)、李笑天(复旦大学附属妇产科医院)、刘俊涛(中国医学科学院北京协和医院)、漆洪波(重庆医科大学附属第一医院)、陈叙(天津市中心妇产科医院)、贺晶(浙江大学医学院附属妇产科医院)、杨慧霞(北京大学第一医院)、陈敦金(广州医科大学附属第三医院)、刘彩霞(中国医科大学附属盛京医院)、蔺莉(北京大学国际医院)、马润玫(昆明医科大学第一附属医院)、颜建英(福建省妇幼保健院)、马玉燕(山东大学齐鲁医院)、邹丽(华中科技大学同济医学院附属协和医院)、朱启英(新疆医科大学第一临床医学院)、石芳鑫(大连医科大学第一附属医院)、张建平(中山大学孙逸仙纪念医院)、丁依玲(中南大学湘雅二医院)、李春芳(西安交通大学附属第一医院)、叶元华（青岛大学附属医院）、赵先兰(郑州大学第一附属医院)、周容(四川大学华西第二医院)、王晨红（深圳市妇幼保健院）、其木格（内蒙古医科大学附属医院）、夏泳（福州市第二医院）、陈悦（广西医科大学附属第一医院）、李力（陆军军医大学大坪医院）、古航（海军军医大学长海医院）、孙丽洲（南京医科大学第一附属医院）、牛建民(深圳市妇幼保健院）、卢彦平（解放军总医院）、张雪芹（厦门市妇幼保健院）、朱元方（深圳市宝安区妇幼保健院)、刘国莉（北京大学人民医院）、宋亦军（中国医学科学院北京协和医院）

参考文献从略

（通信作者：杨 孜 张为远）

（本文刊载于《中华妇产科杂志》2020年第55卷第4期第227-238页）

推荐扫码阅读：妊娠期高血压疾病诊治指南（2015）

6 产科抗磷脂综合征诊断与处理专家共识

中华医学会围产医学分会

抗磷脂综合征（antiphospholipid syndrome，APS）是一种系统性自身免疫疾病，是以血栓形成和/或病理妊娠为主要临床特征，以及实验室检查为持续性抗磷脂抗体（antiphospholipid antibodies，aPLs）阳性的一组症候群[1]。以血栓形成为主要临床表现时称为血栓性APS（thrombotic APS，TAPS），以病理妊娠为主要临床特征时称为产科APS（obstetric APS，OAPS）[1-2]。APS可以单独发生，称为原发性APS；也可以与其他自身免疫疾病共同存在，称为继发性APS[2]。极少数情况下，短时间内发生多部位血栓形成，造成多脏器功能衰竭，称为灾难性APS。灾难性APS常病情严重，病死率高。

OAPS是导致病理妊娠的原因之一。妥善管理OAPS，可以明显改善妊娠结局。然而，OAPS的诊断和治疗存在诸多争议，认识不足与过度诊疗现象共存。本专家共识参照欧洲抗风湿病联盟（European League Against Rheumatism，EULAR）的"成人抗磷脂综合征管理建议"等[1, 3-4]，通过广泛征求意见和组织专家讨论，以规范OAPS的临床管理。需要强调的是，OAPS的识别与干预不是单纯的产科问题，应当由有经验的产科医生与风湿免疫科医生共同管理。

引用文本：中华医学会围产医学分会. 产科抗磷脂综合征诊断与处理专家共识[J]. 中华围产医学杂志, 2020, 23（08）: 517-522.DOI: 10.3760/cma.j.cn113903-20200402-00299.

一、诊断标准及分类

(一) APS 诊断标准[5]

诊断 APS 必须同时具备至少 1 项临床标准和至少 1 项实验室标准。

1. 临床标准：(1) 血管性血栓：任何器官或组织发生 1 次及 1 次以上的动脉、静脉或小血管血栓事件，且血栓事件必须有影像学或组织学证实。组织病理学如有血栓形成，且血栓部位的血管壁无血管炎表现。(2) 病理妊娠：①在孕 10 周及以后发生 1 次或 1 次以上不能解释的胎死宫内，超声或外观检查未发现形态学结构异常；②在孕 34 周之前因子痫或重度子痫前期或严重的胎盘功能不全（包括胎心监护提示胎儿低氧血症、脐动脉多普勒检测发现舒张末期血流缺失、羊水过少、出生体重在同胎龄平均体重的第 10 百分位数以下）所致 1 次或 1 次以上的胎儿形态学结构未见异常的早产；③在孕 10 周以前发生连续 3 次或 3 次以上不能解释的自发性流产。必须排除遗传（无夫妻及胚胎染色体异常证据）、解剖结构和内分泌等因素异常。

2. 实验室标准：(1) 血浆中狼疮抗凝物（lupusanticoagulant, LA）2 次检测均阳性，检测时间间隔至少 12 周。(2) 采用酶联免疫吸附法（enzyme-linkedimmunosorbent assay, ELISA）检测到血清中的中高滴度 IgG/IgM 型抗心磷脂抗体（anticardiolipinantibody, aCL）。IgG 型 aCL＞40 GPL（1 GPL 即 1 μg/ml 纯化的 IgG 型 aCL 结合抗原的活性），IgM 型 aCL＞40 MPL（1 MPL 即 1 μg/ml 纯化的 IgM 型 aCL 结合抗原的活性），或滴度＞第 99 百分位数；至少间隔 12 周发现 2 次。(3) 用 ELISA 法检测到血清中的中高滴度 IgG/IgM 型抗 $β_2$ 糖蛋白 I 抗体（anti-$β_2$ glycoprotein I antibody, anti-$β_2$GP I Ab）。滴度＞第 99 百分位数），至少间隔 12 周发现 2 次。

(二) OAPS 的分类

1. 典型 OAPS：至少具有 1 项病理妊娠的临床标准和 1 项实验室标准的 APS。

2. 非典型 OAPS (non-criteria OAPS, NOAPS)：部分 OAPS 仅符合 APS 诊断标准中的临床标准或实验室标准，被称为 NOAPS[6]。NOAPS 的分类包括：具有 APS 中的临床表现与不典型的实验室检查(2次aPLs阳性,但检测时间间隔小于12周;IgG/IgM型aCL和/或anti-β₂GPⅠAb为20～39 GPL/MPL,或滴度为第95～99百分位数);或不典型的临床表现(连续2次不明原因流产;或3次及以上非连续不明原因流产;或晚发型子痫前期;或胎盘血肿、胎盘早剥、晚期早产)与APS中的实验室标准[6-9]。

3. OAPS的特点:β₂GPⅠ依赖性aPLs被认为是OAPS中的主要致病性自身抗体。靶抗原β₂GPⅠ在滋养细胞中高表达。OAPS患者的胎盘炎症反应比血栓形成或梗死的迹象更常见。临床研究、体外实验及动物模型均提示,补体激活和anti-β₂GPⅠAb在疾病的发病中发挥重要作用。

二、APS抗体的检测与评估

aPLs是针对磷脂及磷脂结合蛋白的异质抗体组,主要靶抗原是β₂GPⅠ和凝血酶原[10-11]。aPLs低滴度阳性可见于健康人群以及传染性疾病、药物、恶性肿瘤或病理状态。低滴度的aPLs阳性率,一般人群为1%～5%,无不良妊娠史的生育期妇女约为2%,复发性流产的女性可达到15%[7]。aPLs持续阳性是APS的血清学标志。

实验室检查对于APS的诊断至关重要,但由于aPLs的异质性以及不同实验室采用的aPLs检测方法的差异,存在重复性差、标准化困难的问题。2019年发布的"抗磷脂抗体检测的临床应用专家共识"[12]建议各实验室统一方法。对于可疑APS患者,建议同时检测LA、aCL和anti-β₂GPⅠAb,以确定是否有血栓形成或产科并发症的发生风险。

(一)APS诊断标准中的aPLs

实验室标准中包括以下3个aPLs检测。

1. LA:是针对磷脂结合蛋白的免疫球蛋白IgG、IgM或两者混合型的aPLs,在体内促进血栓形成,在体外实验中可以延长凝血时间。通过检测LA延长磷脂依赖性凝血反应的能力来判断LA的存在。(1)LA的检测:LA阳性通常定义为加入磷脂前凝固时间/改变磷脂浓度后凝固时间的比值大于1.3。由于实验室间检测存在误差,可采用无不良妊娠史、生育期健康妇女的第99百分位数为界值,大于界值者判断为阳性[12]。(2)LA假阳性:常见于使用华法林、肝素或直接口服抗凝剂治疗后[2],因此 LA 检测应在抗凝药物治疗前或抗凝药物停用足够时间(至少 1 周)后采集血液标本[12]。

2. aCL:aCL 抗体检测的靶抗原包括心磷脂和 $\beta_2GP\ I$。建议检测 aCL-IgG 和 IgM 抗体。aCL 抗体检测对 APS 的诊断具有高度敏感性,但在感染或肿瘤患者中可出现假阳性结果。

3. anti-$\beta_2GP\ I$ Ab:该抗体检测的靶抗原包括全部氨基酸序列区域(结构域 I~V)的人源 $\beta_2GP\ I$。建议检测 $\beta_2GP\ I$-IgG 和 IgM 抗体。$\beta_2GP\ I$ 也被称为载脂蛋白 H,是一种磷脂结合血浆蛋白。anti-$\beta_2GP\ I$ Ab 会逆转 $\beta_2GP\ I$ 抗凝血活性,并促进血栓形成。$\beta_2GP\ I$ 是 aPLs 主要的靶抗原。$\beta_2GP\ I$ 在合体滋养细胞表面上高浓度表达,诱发补体激活,介导炎症反应。

检测 aCL 和 anti-$\beta_2GP\ I$ Ab 不受抗凝剂的影响。采用 ELISA 法检测 aCL 和 anti-$\beta_2GP\ I$ Ab,存在实验室差异。化学发光免疫分析法、荧光酶免疫法及悬浮微阵列技术等是自动化定量检测 aCL 抗体和 anti-$\beta_2GP\ I$ Ab 的新方法,是今后的发展趋势,已经逐渐应用于国内的实验室[12]。

(二)诊断标准外的其他 aPLs

关于这类 aPLs 的临床价值,现有证据仅基于小样本的观察性研究或队列研究。针对不具备 APS 典型临床特征的一般人群或确诊的 APS 患者,一般不推荐进行常规检测。

抗 $\beta_2GP\ I$ 结构域 I 抗体、抗凝血酶原抗体及抗磷脂酰丝氨酸/凝血酶原复合物抗体有作为 APS 的实验室诊断指标的潜在应用前景[13-14]。

抗磷脂酰乙醇酰胺抗体、抗波形蛋白抗体、抗膜联素 A5 和抗膜联素 A2 抗体、抗蛋白 S 抗体等在 OAPS 的发病中的作用,以及对 OAPS 的诊断和风险评估是否有价值,尚待进一步研究。不推荐进行常规临床检测[10,15]。

(三)aPLs 的临床评估

APS 女性有以下情况更易出现不良结局[1]:(1)高风险的 aPLs 谱;(2)合并系统性红斑狼疮(systemic lupus erythematosus, SLE)或其他自身免疫性疾病;(3)既往血栓形成史和病理妊娠史。

持续中高滴度 aPLs,以及 LA、aCL、anti-$\beta_2GP\ I$ Ab 阳性是影响 APS 预后的主要因素;LA 阳性是影响 APS 预后的独立危险因素,可用于 APS 诊断和风险评估[1-2]。aPLs 风险具体分类见表 1。

表 1 抗磷脂抗体风险分类[2]

分类	标准
高风险	LA 阳性，有或无中高滴度 aCL 或 anti-β_2 GP I Ab IgG 或 IgM 阳性
中风险	LA 阴性，中高滴度 aCL 或 anti-β_2 GP I Ab IgG 或 IgM 阳性
低风险	LA 阴性，低滴度 aCL 或 anti-β_2 GP I Ab IgG 或 IgM 阳性

注：低滴度 aCL 是指 IgG 和 / 或 IgM 型 aCL 为 20～39 GPL 或 MPL，或＞第 95～＜第 99 百分位数；LA：狼疮抗凝物（lupusanticoagulant）；aCL：抗心磷脂抗体（anticardiolipin antibody）；anti-β_2GP I Ab：抗 β_2 糖蛋白 I 抗体（anti-β_2 glycoprotein I antibody）

三、OAPS 的妊娠期监测

OAPS 患者妊娠期的监测要强调个体化。

（一）实验室检查

1. 检测血小板计数及血清肌酐、丙氨酸转氨酶、天冬氨酸转氨酶、促甲状腺素等水平，与其他妊娠并发症 / 合并症进行鉴别。需要注意，血小板减少的病因复杂，且并不是血栓形成的保护性因素[16]。APS 患者中血小板计数减少应被视为预后不良的危险因素[17]。应该根据血小板计数水平，权衡利弊后给予适当的抗凝治疗。

2. 抗 Ro/SSA 和抗 La/SSB 抗体筛查：对于继发性 APS 患者，如果抗 Ro/SSA 和抗 La/SSB 抗体阳性，临床应重视两者对胎儿心脏传导系统的影响。

3. aPLs 的监测：妊娠期 aPLs 会适度降低，但与妊娠结局的相关性尚不确切[18]。因此，对于孕前或孕早期已确诊的 APS 患者，妊娠期 aPLs 抗体滴度变化不应作为药物剂量调整或停药的依据。

对于 aPLs 阳性但不符合 APS 诊断标准的无症状健康女性，是否会增加病理妊娠的风险尚不明确。但大部分证据表明，此类人群风险并无明显变化。抗体与妊娠结局之间的相关性缺少证据，尤其是对于孕周＜10 周的自然流产，aCL 或 anti-β_2GP I Ab 的预测价值尚不清楚[19]。

(二)胎儿监测

早孕期超声检查核准孕周,孕晚期开始每3~4周超声评估胎儿生长情况、羊水量、脐动脉血流及胎心监护。

四、OAPS 的治疗

(一)妊娠前

对于计划妊娠的OAPS患者,建议整个妊娠期每天应用小剂量阿司匹林(low dose aspirin,LDA)50~100 mg。对于常规治疗失败的OAPS、合并SLE或其他全身性自身免疫性疾病的APS、高风险aPLs谱和有血栓形成史的OAPS患者,建议妊娠前根据抗体滴度等情况,应用羟氯喹200~400 mg/d。

(二)妊娠期[1]

1. 对于OAPS患者,整个妊娠期在继续应用LDA的基础上,加用低分子量肝素(low molecular weight heparin,LMWH),剂量和使用时间应根据患者的以下情况进行个体化处理[9,20-21]。(1)低风险的aPLs谱,预防剂量LMWH,在整个妊娠期维持应用;(2)中高风险的aPLs谱,预防或中等剂量LMWH,在整个妊娠期维持应用;(3)既往血栓形成史和妊娠合并血栓栓塞性疾病者,治疗剂量LMWH,在整个妊娠期维持应用;(4)合并SLE或其他自身免疫性疾病的APS患者,在风湿免疫科治疗的基础上,根据患者风险,预防或治疗剂量LMWH,在整个妊娠期维持应用。

2. 对于常规治疗失败的OAPS(又称难治性OAPS,refractory OAPS),目前尚缺乏高级别循证医学证据的二线治疗方案。最常见治疗方案是LWMH增加到治疗量;在妊娠前开始使用LDA和羟氯喹的基础上,妊娠期可考虑加用小剂量泼尼松(孕早期≤10 mg/d)或同等剂量的其他糖皮质激素。静脉注射免疫球蛋白仅可作为非一线药物尝试[3]。

3. 对于既往无血栓史、无症状、aPLs阳性的孕妇,发生不良妊娠结局的风险是不确定的。对于这一部分人群,是否需要针对性干预尚有争议[22]。但推荐整个妊娠期应给予LDA治疗[2]。

4. 对于NOAPS,建议根据个体化风险(如aPLs谱、伴有SLE、既往活产、妊娠丢失或血栓形成等),单独使用LDA或联合使用LWMH[23]。

5. 治疗药物：（1）LDA[3,24]：其作用机制为抑制炎症因子生成和加速灭活，稳定溶酶体膜；抑制血小板聚集和血小板环氧化酶，减少前列腺素的生成。用量为每日50～100 mg。根据患者的药物耐受、有无阴道出血及体重等情况调整剂量。（2）LMWH[25]：除具有抗血栓作用外，还具有广泛的抗炎和免疫调节特性。给药的起始时间可能是治疗有效性的决定性因素，应该在确定妊娠后尽早开始给药。（3）羟氯喹[26-28]：具有抗炎、免疫调节和抗血小板等特性，可降低LA活性以及aPLs的抗体效应。每日200～400 mg口服，妊娠前开始使用，对难治性OAPS患者可能是好的选择。禁忌证包括过敏、眼底改变等不良反应或不耐受[21]。（4）糖皮质激素[29-30]：抑制补体途径并控制炎症。早孕期可使用小剂量泼尼松或泼尼松龙，每日5～10 mg口服，可用于难治性OAPS，但不作为一线用药。

建议LMWH剂量方案如下[25]：（1）预防剂量：依诺肝素，4000 U，每日1次，皮下注射；达肝素，5000 U，每日1次，皮下注射；那屈肝素，2850 U，每日1次，皮下注射。（2）中等剂量：依诺肝素，4000 U，每12小时1次，皮下注射；达肝素，5000 U，每12小时1次，皮下注射。（3）治疗剂量（调整剂量）：依诺肝素，100 U/kg，每12小时1次，皮下注射；达肝素，200 U/kg，每日1次，皮下注射，或100 U/kg，每12小时1次，皮下注射。

6. 停药时机：（1）LMWH预防剂量至少停药12 h、中等或治疗剂量停药24 h即可保障分娩及麻醉安全。（2）对于无血栓病史的女性，孕36周后可停用LDA。分娩前7～10 d停用LDA，可以最大限度地避免因继续使用LDA而引起的围手术期轻微出血。（3）既往有严重动脉血栓并发症（如脑卒中或心肌梗死）病史的女性，不建议在分娩期停药，因为与手术切口出血的风险相比，降低严重血栓并发症发生风险的获益更大。（4）关于介入性产前诊断操作期间的抗凝治疗，手术前至少12 h停用LMWH，穿刺后6～12 h后再使用LMWH，减少出血风险。

7. 终止妊娠时机：OAPS并非剖宫产指征，如果没有其他产科并发症，推荐孕38～39周计划分娩。如果合并子痫前期和胎盘功能不良的临床表现，可根据产科指征处理。

（三）产褥期

1. 对于OAPS的女性，分娩后使用预防剂量LMWH至少6周,以预防血栓形成。

2. 既往有血栓形成史和妊娠期血栓者,分娩后使用中等剂量或治疗剂量 LMWH 至少 6～12 周。妊娠前抗凝者,应当恢复原长期抗凝方案。

3. 对于单纯 aPLs 阳性和 NOAPS,根据其他血栓高风险因素,采用个体化预防剂量 LMWH 或其他预防血栓措施。

共识要点

· 对于可疑 APS 患者,建议同时检测 LA、aCL 和 anti-β_2GP I Ab,以确定血栓形成或产科并发症的风险。

· 目前对于标准诊断外的其他 aPLs,不建议常规检测。

· 持续中高滴度 aPLs,以及 LA、aCL、anti-β_2GP I Ab 阳性是影响 APS 预后的主要因素。LA 阳性是影响 APS 预后的独立危险因素,可用于 APS 诊断和风险评估。

· APS 患者有以下情况更易出现不良结局:中高风险的 aPLs 谱;合并 SLE 或其他全身性自身免疫性疾病;既往血栓形成史和病理妊娠史。

· 对于计划妊娠的 OAPS 患者,建议每天应用 LDA 50～100 mg 并维持整个妊娠期。对于常规治疗失败的 OAPS、合并 SLE 或其他全身性自身免疫性疾病、高风险 aPLs 谱的 OAPS,建议在妊娠前开始应用羟氯喹。

· 对于 OAPS 患者,在继续应用 LDA 的基础上,妊娠后加用 LMWH。LMWH 剂量和妊娠期维持时间应根据患者临床特征进行个体化处理。

· 对于常规治疗失败的 OAPS,在妊娠前开始使用 LDA 和羟氯喹的基础上,在妊娠期间加用小剂量泼尼松(孕早期≤10 mg/d)或同等剂量的糖皮质激素。

· 对于 NOAPS,建议根据个体化风险(如 aPLs 谱、伴有 SLE、既往活产、妊娠丢失或血栓形成等),单独使用 LDA 或联合使用 LWMH。

· 对于妊娠前或妊娠早期已确诊的 OAPS 患者,妊娠期 aPLs 抗体滴度变化不作为药物剂量调整或停药的依据。

· 关于介入性产前诊断操作期间的抗凝治疗,LMWH

> 应在手术前至少 12 h 暂停，并在穿刺后 6～12 h 后恢复，以减少出血风险。
>
> ·OAPS 并非剖宫产指征，如果没有其他产科并发症，推荐孕 38～39 周计划分娩。如果合并子痫前期和胎盘功能不良的临床表现，应根据产科指征处理。

执笔专家：王谢桐（山东第一医科大学附属省立医院山东省妇幼保健院），杨慧霞（北京大学第一医院），张建平（中山大学孙逸仙纪念医院），连岩（山东省妇幼保健院）

参与编写专家：

产科专家（按姓氏拼音排序）：陈叙（天津市中心妇产科医院），陈敦金（广州医科大学附属第三医院），龚云辉（四川大学华西第二医院），顾蔚蓉（复旦大学附属妇产科医院），贺芳（广州医科大学附属第三医院），李笑天（复旦大学附属妇产科医院），刘俊涛（中国医学科学院北京协和医院），刘兴会（四川大学华西第二医院），漆洪波（重庆医科大学附属第一医院），邵勇（重庆医科大学附属第一医院），宋亦军（中国医学科学院北京协和医院），孙敬霞（哈尔滨医科大学附属第一医院），魏军（中国医科大学附属盛京医院），辛虹（河北医科大学第二医院），应豪（同济大学附属第一妇婴保健院），张龑（北京大学第三医院），周乙华（南京大学医学院附属鼓楼医院）

风湿免疫科专家（按姓氏拼音排序）：李鸣（山东第一医科大学附属省立医院），刘冬舟（南方科技大学附属第一医院/深圳市人民医院），赵久良（中国医学科学院北京协和医院），周炜（首都医科大学附属北京天坛医院）

实验室专家（按姓氏拼音排序）：胡朝军（中国医学科学院北京协和医院），李琦（中国中医科学院西苑医院）

参考文献从略

（通信作者：王谢桐　杨慧霞）
（本文刊载于《中华国产医学杂志》
2020 年第 23 卷第 8 期第 517-522 页）

7 地中海贫血妊娠期管理专家共识

中华医学会围产医学分会
中华医学会妇产科学分会产科学组

地中海贫血（thalassaemia，简称地贫）是指由珠蛋白基因缺陷（突变、缺失）导致的一种或多种珠蛋白肽链合成障碍引起的遗传性溶血性贫血，是临床上最常见的单基因遗传病之一。全世界每年有超过5万名地贫患儿出生[1]。地贫好发于地中海沿岸、非洲和东南亚地区，具有明显的种族特征和地域分布差异。调查数据显示，我国重型和中间型地贫患者约有30万人，地贫基因携带者高达3000万人，长江以南为高发区，尤以两广地区最为严重，广西和广东地区地贫基因携带率分别高达20%和10%。近年来，随着人口迁徙和南北通婚日益增多，地贫基因携带者呈现向北蔓延趋势，地贫防控不再局限于南方地区[2]。地贫基因携带者非孕期会呈现不同程度的贫血，妊娠不仅会加重贫血程度，还会导致与贫血相关的产科合并症与并发症的发生风险增加；若夫妻双方均为同型地贫基因携带者，生育重型地贫患儿的风险增加。开展育龄夫妇地贫基因的规范筛查并对携带者进行规范管理是控制重型地贫患儿出生和改善母儿结局的重要措施。在参考国际地贫联合会和英国皇家妇产科医师学会（Royal Collegeof Obstetricians and Gynecologists，RCOG）相关指南、中华医学会"非输血依赖型地贫诊断与治疗中国专家共识（2018年版）"及最新临床研究文献的基础上制定本共识，旨在为地贫的产前筛查、产前诊

引用文本：中华医学会围产医学分会，中华医学会妇产科学分会产科学组. 地中海贫血妊娠期管理专家共识[J]. 中华围产医学杂志，2020, 23 (09): 577-584.DOI：10.3760/cma.j.cn113903-20200401-00293.

断及妊娠期管理提供指导[3]。本指南采用的循证医学证据等级和推荐等级见表1。

表1 证据等级和推荐等级及其说明

证据等级	说明	推荐等级	说明
Ⅰa	来自随机对照的meta分析文献	A	有良好和一致的科学证据支持（有随机对照研究支持，如Ⅰ级证据）
Ⅰb	至少来自1个随机对照研究		
Ⅱa	至少来自1个设计严谨的非随机对照研究	B	有限的或不一致的文献的支持（缺乏随机性的研究，如Ⅱ或Ⅲ级证据）
Ⅱb	至少来自1个设计严谨的试验性研究		
Ⅲ	至少来自1个设计良好的、非试验性描述研究，如相关性分析研究、比较性分析研究或病例报告		
Ⅳ	来自专家委员会的报告或权威专家的经验	C	主要根据专家共识（如Ⅳ级证据）

一、地贫概述

问题1：血红蛋白的基本结构和发育类型是如何变化的？

红细胞中的血红蛋白（hemoglobin，Hb）是由2对珠蛋白链（一对α-类珠蛋白链和一对非α-类珠蛋白链）组成的四聚体。α-珠蛋白基因簇定位于16号染色体，包含1个胚胎期表达基因（ζ）、2个胎儿期和成人期表达基因（α_2和α_1；β-珠蛋白基因簇定位于11号染色体，包含1个胚胎期表达基因（ε）、2个胎儿期表达基因（Gγ和Aγ）以及2个成人期表达基因（β和δ）。珠蛋白链配对后形成Hb，在胚胎、胎儿和成人期依次出现以下主要类型的Hb[4]。见表2。

问题2：常见地贫分类有哪些？

根据珠蛋白基因缺陷累及珠蛋白链的类型，地贫可分为α-、β-、γ-、δ-、δβ-等类别，本共识仅讨论最常见的α-和β-地贫[5]。

表2 人类不同发育时期 Hb 中珠蛋白链的组成

时期	珠蛋白链组成	Hb 类型
胚胎期	$\zeta_2\varepsilon_2$	Hb Gower I
	$\alpha_2\varepsilon_2$	Hb Gower II
	$\zeta_2\gamma_2$	Hb Portland
胎儿期[a]	$\alpha_2\gamma_2$	HbF
出生后	$\alpha_2\beta_2$	HbA(96.5%~97.5%)[b]
	$\alpha_2\delta_2$	HbA$_2$(2.5%~3.5%)[b]
	$\alpha_2\gamma_2$	HbF(<1.5%)[b]

注：[a] 妊娠8周至出生；[b] 括号内为正常成年人红细胞中该类型 Hb 的含量；Hb：血红蛋白（hemoglobin）；HbF：胎儿血红蛋白（fetalhemoglobin）；HbA：成人血红蛋白（adult hemoglobin）

1. α-地贫：1条16号染色体上有2个 α-珠蛋白基因（α_2 和 α_{21} 基因），表型以"αα/"表述；正常人有4个 α-珠蛋白基因，以"αα/αα"表述。当 α-珠蛋白基因出现一个或多个缺陷，会导致 α-地贫。多数 α-地贫是由基因缺失引起的，少数由基因突变（包括单核苷酸替换或寡核苷酸缺失/插入）引起。α_2 和 α_1 因的表达分别占整个 α-珠蛋白产量的2/3和1/3，因此 α_2 基因缺陷比 α_1 因缺陷具有更严重的影响[6]。α-珠蛋白基因缺陷的表型有3类[5,7]：（1）α^+-地贫：缺失1个 α 基因（-α/），已报道的 α^+ 缺失有10余种，以 $\alpha^{-3.7}$ 和 $\alpha^{-4.2}$ 最常见[8]；（2）α^0-地贫：缺失2个 α 基因（--/），已报道的 α^0 缺失超过40种[8]，最常见的是 --^{SEA} 和 --^{THAI}；（3）非缺失型突变（$\alpha^T\alpha/$ 或 $\alpha\alpha^T/$）：已发现至少90种非缺失突变，其中发生在 α_1 基因的表示为 $\alpha\alpha^T/$，发生在 α_2 基因的表示为 $\alpha^T\alpha/$。目前已知的非缺失型突变（包括 $\alpha^{CS}\alpha$、$\alpha^{QS}\alpha$ 和 α^{WS}）大多数发生在功能较强的 α_2 基因，因此可导致与 α^0-地贫类似的贫血特征[9]。常见的 α-地贫的基因突变及表型见表3。

表3 常见的 α-地贫的基因突变及表型

突变类型	突变基因	表型	频率（%）
缺失突变	--^{SEA}	α^0	45.91

续 表

突变类型	突变基因	表型	频率（%）
缺失突变	$\alpha^{-3.7}$	α^+	30.19
缺失突变	$\alpha^{-4.2}$	α^+	9.77
错义突变	c.369C>G	Hb WS	6.02
RNA剪接突变	c.427T>C	Hb CS	5.35
错义突变	c.377T>C	Hb QS	1.54
缺失突变	--^{THAI}	α^0	0.40

注：地贫：地中海贫血；Hb：血红蛋白（hemoglobin）

2. β-地贫：1条11号染色体上有1个β-珠蛋白基因，正常人共有2个β-珠蛋白基因。多数β-地贫是由基因突变引起，目前全世界已发现近300种基因突变，以点突变、小的缺失或插入为主，在中国南方人群中发现52种点突变，突变类型有种族和地域差异。β-珠蛋白基因缺陷的表型可分为2类：（1）β^0：β-珠蛋白肽链缺失；（2）β^+：β-珠蛋白肽链合成减少。常见的17种β-地贫的基因突变及表型见表4。

表4 常见的β-地贫的基因突变及表型

突变类型	突变基因	表型
RNA翻译	CD14-15	β^0
	CD17	β^0
	CD27/28	β^0
	CD31	β^0
	CD41-42	β^0
	CD43	β^0
	CD71-72	β^0
	IntM	β^0
转录突变	-32	β^+
	-30	β^+

续 表

突变类型	突变基因	表型
RNA加工	-29	β^+
	-28	β^+
	CAP+1	β^+
	IVS-I-1	β^0
	IVS-II-654	β^+/β^0
	IVS-I-5	β^+
	β^E	β^+

注：地贫：地中海贫血

问题 3：α-、β- 地贫的基因型和临床表现有哪些？

【推荐及共识】

3-1 地贫的基因型与临床表现具有一定相关性，不同基因型会呈现不同的临床表现。（推荐等级：C）

3-2 根据临床表现 α- 地贫可分为静止型、轻型、中间型、重型；β- 地贫可分为轻型、中间型、重型。（推荐等级：C）

α- 和 β- 珠蛋白基因非等量表达破坏了 α- 和 β- 珠蛋白链的平衡，血红蛋白亚基不平衡的程度与疾病的严重程度成正比。临床上，地贫可表现出从无症状到致死性的广泛表型谱系[10]。

α- 地贫的临床表现程度随着 α- 珠蛋白基因缺陷数量增加而加重，临床上由轻到重可分为静止型、轻型、中间型和重型[10-11]。见表 5。

表 5 α- 地贫常见的基因型和临床表现

类型	基因型	临床表现	实验室检查
静止型	-α/αα $\alpha^{WS}\alpha/\alpha\alpha$	胎儿期无临床表现，生后多无贫血表现	Hb、MCV、MCH、HbA_2 一般正常
轻型	--/αα -α/-α $\alpha^{CS}\alpha/\alpha\alpha$ $\alpha^{QS}\alpha/\alpha\alpha$	胎儿期无临床表现；生后多无症状，少数有轻微贫血症状	Hb 轻度降低、MCV<82 fl、MCH<27 pg、HbA_2<2.5%

续 表

类型	基因型	临床表现	实验室检查
HbH 病（中间型）	--/-α --/α^{T}α α^{CS}α/α^{QS}α α^{QS}α/α^{QS}α α^{CS}α/α^{CS}α	胎儿期多无临床表现。生后渐出现以下临床表现：平均发病年龄4~14岁；贫血严重程度差异很大，发病时间越早，病情越严重；除少数严重病例外，一般不依赖输血治疗可维持生长发育需要的基础Hb水平，常有脾大，生长发育基本正常	Hb 轻中度降低、MCV<82 fl、MCH<27 pg、HbA$_2$<2.5%
Hb Bart's（重型）	--/--	胎儿期即可出现重度贫血、严重水肿、肝脾肿大、发育迟缓、胎盘水肿增厚，基本不能存活至出生；母亲并发镜像综合征、妊娠期高血压疾病等	胎儿 Hb 含量重度降低、MCV<82 fl、MCH<27 pg、Hb Bart's（γ$_4$）为主、HbH（β$_4$）、功能性 Hb Portland（ζ$_2$γ$_2$）

注：本表未纳入发生于α$_1$基因的突变（即αα^T）；HbH：血红蛋白H（hemoglobin H）；Hb：血红蛋白（hemoglobin）；MCV：平均红细胞体积（mean corpuscular volume）；MCH：平均红细胞血红蛋白含量（mean corpuscular hemoglobin）；HbA：成人血红蛋白（adult hemoglobin）；地贫：地中海贫血

β-地贫的临床表现程度主要取决于基因型，由轻到重可分为轻型、中间型和重型[10-11]。见表6。

表6 β-地贫的常见基因型及临床表现

类型	基因型	临床表现	实验室检查
轻型	β^0/β 或 β$^+$/β	胎儿期无临床表现，生后无贫血症状或轻度贫血	MCV<82 fl 和/或 MCH<27 pg、HbA$_2$>3.5%

续 表

类型	基因型	临床表现	实验室检查
中间型	β-地贫突变纯合子或双重杂合子 $β^+/β^+$纯合子或$β^0/β^+$双重杂合子 $β^0/β^0$合并α-地贫 $β^0/β^0$合并HbF升高 β-地贫突变杂合子 显性β突变的杂合子 β突变杂合子合并α基因三联体或四联体 β-地贫突变合并异常血红蛋白（HbE） β-地贫突变合并HPFH或δβ-地贫 次要的β-地贫表型修饰因素（*AHSP*、*GATA1*基因等）	胎儿期无临床表现；生后多在儿童期始出现不同程度贫血，部分患儿靠定期输血来维持生命，可存活至成年	MCV<82 fl和/或MCH<27 pg，HbA_2>3.5%，HbF升高（可达40%以上）
重型	$β^0/β^0$、$β^0/β^+$或$β^+/β^+$	胎儿期无临床表现；出生6个月后贫血进行性加重，每月需要输血和祛铁治疗，若不积极治疗一般存活不到成年	MCV<82 fl和/或MCH<27 pg，HbA_2>3.5%，HbF升高（可达40%）

注：β-地贫合并α-地贫时，患者同时存在α-地贫和β-地贫基因缺陷，反而降低了α和β珠蛋白链的不平衡程度，临床表现可以较轻；HbF：胎儿血红蛋白（fetal hemoglobin）；HbE：血红蛋白E（hemoglobin E）；HPFH：遗传性持续性胎儿血红蛋白增高症（hereditary persistence of fetal hemoglobin）；MCV：平均红细胞体积（mean corpuscular volume）；MCH：平均红细胞血红蛋白含量（mean corpuscular hemoglobin）；HbA：成人血红蛋白（adult hemoglobin）；地贫：地中海贫血

二、地贫的筛查和诊断

问题4：妊娠期如何筛查和诊断地贫？

【推荐及共识】

4-1 地贫的筛查应该在妊娠前或在妊娠早期进行。（推荐等级：C）

4-2 地贫筛查项目包括血常规和血红蛋白成分分析，初步判断是否为地贫基因携带者以及携带的类型。（推荐等级：C）

4-3 地贫的诊断、分型需要通过基因检测确定。（推荐等级：C）

筛查时机：地贫的筛查应该在妊娠前或在妊娠早期进行。特别是夫妻一方或双方来自具有较高携带风险的种族或地区，应在婚前或计划妊娠前进行地贫和血红蛋白病的筛查。详细的地贫筛查和诊断流程见附录1。

筛查方法：地贫表现为小细胞低色素性贫血，携带者的筛查可先行血常规、血红蛋白电泳或血红蛋白高效液相色谱检查[12]。血常规是筛查地贫最简单和基础的检查，Hb正常或不同程度下降、MCV<82 fl、MCH<27 pg提示地贫筛查阳性，需要进一步排查[13]。α-地贫的血红蛋白成分分析多为HbA_2<2.5%，β-地贫则HbA_2>3.5%。结合血常规和HbA_2的含量可初步判断是否为地贫携带者以及携带的类型。

诊断方法：如夫妻双方或一方为可疑地贫基因携带者，应进一步行基因检测以明确诊断和分型。为避免漏诊，建议有条件者同时行α-地贫和β-地贫基因检测（尤其是HbA_2升高者）；仅为MCV<82 fl和/或MCH<27 pg，也应进行地贫基因检测，并同时检测血清铁蛋白，排除缺铁性贫血。

问题5：如何对地贫患者进行遗传咨询？

【推荐及共识】

5-1 夫妻双方均为已知的同型地贫基因携带者，应在妊娠前或妊娠早期转诊至有产前诊断资质的医院进行遗传咨询。（推荐等级：C）

地贫患者遗传咨询的主要目的是评估子代患重型地贫的风险，避免重型地贫（Hb Bart's水肿胎和重型β-地贫）患儿的出生。

遗传咨询的内容包括评估子代患地贫的概率，并给出相应建议。例如夫妻双方均为$α^0$的杂合子（--/αα），则子代为$α^0$的杂合子（--/αα）、Hb Bart's水肿胎（--/--）和正常（αα/αα）的概率分别为1/2、1/4、1/4；夫妻双方均为β-地贫杂合子（如$β^0/β$），则子代为$β^0/β$杂合子、$β^0/β^0$纯合子和正常（β/β）的概率分别为1/2、1/4、1/4。因此，当夫妻双方为同型地贫基因携带者时，子代患重型地贫的风险增加。此部分人群建议在妊娠前行胚胎植入前遗传学诊断（preimplantation genetic diagnosis，PGD）或在自然妊娠后尽早行产前诊断。

中间型地贫可根据基因型和既往先证者病情推测子代的预后，如为临床表现较轻的中间型地贫，应做好充分知情告知；如临床表现为中、重度贫血的中间型地贫，在征求夫妻双方意愿的基础上可考虑行产前诊断[10, 14]。

问题6：对地贫高风险胎儿应进行哪些产前筛查和产前诊断？

【推荐及共识】

6-1 应对夫妻双方均为同型地贫基因携带者的子代进行重型地贫风险的筛查。（推荐等级：C）

6-2 胎儿颈项透明层厚度、胎儿心胸比、胎盘厚度可作为Hb Bart's水肿胎的筛查指标，无创产前检测可用于识别Hb Bart's水肿胎。（推荐等级：C）

6-3 产前诊断是确诊胎儿有无地贫及其分型的金标准。（推荐等级：C）

如夫妻双方均为同型地贫基因携带者，妊娠后应尽早给予遗传咨询，评估风险，并提供产前诊断的建议。重型α-地贫的胎儿于妊娠中晚期在宫内可出现全身水肿、肝脾肿大等，因此超声软指标在筛查Hb Bart's水肿胎方面有一定的临床价值。研究发现，妊娠早、中期超声测量胎儿颈项透明层厚度、胎儿心胸比、胎盘厚度和大脑中动脉峰值流速可以早期预测Hb Bart's水肿胎[15-17]。新近研究表明，无创产前检测可用于识别Hb Bart's水肿胎[18]，该研究收集了母体血浆中的胎儿游离DNA，采用基于杂交捕获的富集技术和半导体测序平台检测致病基因，通过贝叶斯算法进行胎儿基因分型，从而识别Hb Bart's水肿胎；结果显示此方法检测Hb Bart's水肿胎的灵敏度为100%，特异度为99.31%。无创产前检测联合妊娠早、中期超声软指标有望减少有创操作以及相关母体并发症的发生，为后续的产前诊断策略提供依据。

产前诊断仍是确诊胎儿地贫及其分型的金标准。目前可通过绒毛活检取样术、羊膜腔穿刺术、脐带血穿刺术等有创操作获取胎儿标本，进行产前基因诊断。

三、地贫患者的孕前和孕期管理

问题 7：如何对地贫患者进行孕前保健？

【推荐及共识】

7-1 中间型或重型地贫患者在计划妊娠前应筛查有无终末器官损伤并处理并发症。建议筛查糖尿病、甲状腺疾病，完善超声心动图、心电图及肝胆胰脾超声检查。（推荐等级：C）

7-2 中间型或重型地贫患者铁负荷情况可通过血清铁蛋白、MRI 肝脏铁浓度和心脏铁浓度测定进行评估。（推荐等级：C）

轻型地贫患者临床上多无贫血症状或症状轻微，非孕期一般不需特殊处理。中间型、重型地贫患者因胰岛素抵抗、遗传因素和自身免疫及铁诱导的胰岛细胞功能不全[19]，可能会合并糖代谢异常。由于糖化血红蛋白可被输血稀释而降低，因此建议将血清果糖胺作为中间型或重型地贫患者监测血糖的首选。合并糖尿病者孕前需将血糖控制在良好范围。此外，中间型、重型地贫患者如孕前已知甲状腺功能减退，应进行相应治疗[20]。

中间型、重型地贫患者在计划妊娠前应进行超声心动图和心电图检查，了解心脏结构与功能及有无与铁相关的心肌病和心律失常。同时行超声检查评估肝脏、胆囊以及脾脏情况，排查有无肝硬化和胆石症。血清铁蛋白、MRI 肝脏铁浓度和心脏铁浓度测定可评估该类患者铁负荷情况，如果肝脏铁浓度超过目标范围，则孕前需要祛铁治疗减轻肝脏铁负荷，否则心脏铁负荷、妊娠期输血铁负荷和铁过载相关并发症的风险将会增加。

问题 8：地贫患者孕前和孕期可选择哪些药物？

【推荐及共识】

8-1 中间型或重型地贫患者应在计划妊娠前 3 个月停用铁螯合剂地拉罗司和去铁酮。去铁胺可在妊娠 20 周后使用。（推荐等级：C）

8-2 建议所有类型的地贫患者在计划妊娠前 3 个月开始补充叶酸 5 mg/d。（推荐等级：A）

8-3 地贫合并缺铁性贫血者，建议同时补充铁剂。（推荐

等级：C）

中间型或重型地贫患者在孕前行祛铁治疗可以降低体内铁负荷并减少终末器官损伤。常用的铁螯合剂有去铁胺、地拉罗司和去铁酮，地拉罗司和去铁酮建议在计划妊娠前3个月停用。去铁胺的半衰期短，在诱导排卵治疗期间使用是安全的，但由于缺乏足够数据证实其在妊娠早期使用的安全性，建议在妊娠20周后低剂量使用[21]。

许多研究证实，从孕前3个月起每日补充0.4~0.8 mg叶酸可预防神经管缺陷，有高危因素者每日补充量可增至5 mg[22-24]。地贫患者对叶酸的需求更高，建议所有患有地贫的女性均需要在计划妊娠前3个月开始每日补充5 mg叶酸以预防神经管缺陷[3, 25-26]。

轻型地贫通常不需要治疗，然而与造血有关的微量元素，如维生素 B_{12}、叶酸或铁缺乏，可能会使患者合并缺铁或其他营养不良性贫血。通过检查铁蛋白水平确诊为缺铁性贫血者，及时补充铁剂，防止发生与缺铁性贫血相关的母儿合并症。

问题9：如何对地贫患者进行孕期管理？

【推荐及共识】

9-1 轻型地贫孕妇遵从孕期保健指南定期复查血常规。（推荐等级：C）

9-2 重型地贫患者孕期要评估糖代谢、甲状腺和心脏功能。（推荐等级：C）

9-3 中间型和重型地贫患者孕期并发严重贫血时可予输血治疗。（推荐等级：C）

9-4 中间型和重型地贫患者孕期要做好深静脉血栓的风险评估和预防。（推荐等级：C）

轻型地贫患者多无临床症状，妊娠后可按照孕期保健指南定期复查血常规，补充相关微量元素。重型地贫患者的肠道铁吸收增加，且输血等因素导致铁超负荷，因此母体心肌病以及胎儿生长受限的风险增加。由于孕期暂停或减少祛铁治疗，重型地贫孕妇可能会出现新的内分泌疾病，如糖尿病、甲状腺功能减退和甲状旁腺功能减退症[27-28]。因此，患有地贫合并糖尿病的孕妇有条件者可每月评估血清果糖胺浓度，所有重型地贫孕妇都应在妊娠 28 周行心脏功能的评估，并适时复查。甲状腺功能减退症患者妊娠期间应给予相应治疗并监测甲状腺功能。

重型地贫患者孕期 Hb 多低于 60 g/L，需要少量多次输血治疗，以使 Hb>80 g/L。中间型地贫患者孕期 Hb 多在 60～80 g/L，应结合贫血程度和患者症状综合考虑是否需输血治疗，治疗目标与重型地贫相同。

脾切除术后的中间型或重型地贫患者因体内存在异常的红细胞碎片，血液处于高凝状态，当合并血小板计数升高时，静脉血栓发生风险增加，要加强健康宣教和鼓励采用物理预防措施。若血小板计数超过 $600×10^9$/L 可同时给予低分子量肝素或低剂量阿司匹林预防血栓形成[29]。

问题 10：如何对地贫患者进行产时和产后管理？

【推荐及共识】

10-1 地贫不是剖宫产的指征。（推荐等级：C）

10-2 地贫患者的分娩时机依据贫血程度和产科指征决定。（推荐等级：C）

10-3 积极处理第三产程以预防产后出血。（推荐等级：A）

10-4 新生儿出生时予常规护理，不须即刻监测血常规。（推荐等级：C）

10-5 产后常规检测 Hb 水平，加强贫血管理。（推荐等级：C）

地贫患者可阴道试产，单纯地贫不是剖宫产指征。

关于分娩时机，2014 年 RCOG 指南建议根据地贫患者的产科情况决定终止妊娠时机[3,25]。没有产科合并症/并发症的轻型地贫孕妇可期待至自然临产，若孕周≥41 周可考虑催引产；有产科合并症/并发症的轻型地贫孕妇依据相应的高危因素来决定分娩时机。中间型和重型地贫孕妇因伴有中至重度的贫血，应根据贫血程度和有无其他产科高危因素综合判断终止妊娠的时机。

临产后，除了常规产程管理外，还需尽早交叉配血，同时了解 Hb 水平，中、重度贫血者应考虑输血治疗；产时应予持续电子胎心监护。中间型和重型地贫孕妇往往会伴有不同程度的肝脾肿大，因此在胎儿娩出过程中严禁腹部加压，避免造成肝脾破裂[30]。贫血孕妇对失血的耐受性降低，因此胎儿娩出后，应积极处理第三产程，以预防产后出血[31]。处理措施包括控制性脐带牵拉、预防性使用宫缩剂等；阴道出血多时，如胎盘仍未剥离，应尽早手剥胎盘；尽快缝合软产道伤口；及时输血。

地贫患者的新生儿出生时按常规护理即可，不须即刻留取血标本检测血常规。因为除了重型 α- 地贫即 Hb Bart's 水肿胎在宫内呈现重度贫血的表现外，其余类型的地贫患儿在宫内均不会有贫血的表现。出生后 HbF 逐渐被 HbA（$\alpha_2\beta_2$）替代，不同地贫基因携带者的患儿依据其基因型才会逐渐呈现出不同程度的慢性溶血性贫血，即使是临床表型最严重的重度 β- 地贫儿，也是在出生 6 个月后才开始呈现出贫血的症状。因此仅建议对于夫妇双方均怀疑或明确为 β- 地贫基因携带者且孕期未行产前诊断者，可在新生儿出生时留取血样进行血常规和相关基因检测，以尽早明确诊断。

中间型、重型地贫患者发生深静脉血栓的风险增加[32]，产后应进行血栓风险评估，必要时采取相应预防措施。产后常规复查 Hb 水平，加强贫血管理。鼓励母乳喂养，停止母乳喂养后可考虑恢复祛铁治疗。

执笔专家：王子莲（中山大学附属第一医院），钟梅（南方医科大学南方医院），漆洪波（重庆医科大学附属第一医院），刘兴会（四川大学华西第二医院），杨慧霞（北京大学第一医院）

参与本共识制定与讨论的专家（按姓氏拼音排序）：陈叙（天津市中心妇产科医院）、陈敦金（广州医科大学附属第三医院）、程蔚蔚（上海交通大学医学院附属国际和平妇幼保健院）、崔世红（郑州大学第三附属医院）、丁依玲（中南大学湘雅第二医院）、段涛（同济大学附属上海第一妇婴保健院）、范玲（北京新世纪妇儿医院）、樊尚荣（北京大学深圳医院）、冯玲（华中科技大学附属同济医院）、高劲松（中国医学科学院北京协和医院）、古航（海军军医大学长海医院）、贺晶（浙江大学医学院附属妇产科医院）、胡娅莉（南京大学医学院附属鼓楼医院）、黄引平（温州医科大学附属第一医院）、李力（第三军医大学大坪医院）、李笑天（复旦大学附属妇产科医院）、李雪兰（西安交通大学第一附属医院）、梁梅英（北京大学人民医院）、林建华（上海交通大学医学院附属仁济医院）、蔺莉（北京大学国际医院）、刘淮（江西省妇幼保健院）、刘喆（北京大学第一医院）、刘彩霞（中国医科大学附属盛京医院）、刘俊涛（中国医学科学院北京协和医院）、刘兴会（四川大学华西第二医院）、马玉燕（山东大学齐鲁医院）、漆洪波（重庆医科大学附属第一医院）、时春艳（北京大学第一医院）、孙瑜（北京大学第一医院）、孙敬霞（哈尔滨医科大学附属第一医院）、孙丽洲（江苏省人民医院）、孙路明（同济大学附属上海第一妇婴保健院）、王谢桐（山东大学附属省立医院、山东省妇产医院）、王子莲（中山大学附属第一医院）、王志坚（南方医科大学南方医院）、肖梅（湖北省妇幼保健院）、辛虹（河北医科大学第二医院）、徐先明（上海市第一人民医院）、颜建英（福建省妇幼保健院）、杨慧霞（北京大学第一医院）、张卫社（中南大学湘雅医院）、赵先兰（郑州大学第一附属医院）、赵扬玉（北京大学第三医院）、钟梅（南方医科大学南方医院）、邹丽（华中科技大学同济医学院附属协和医院）

附录 1 地中海贫血筛查与产前诊断流程

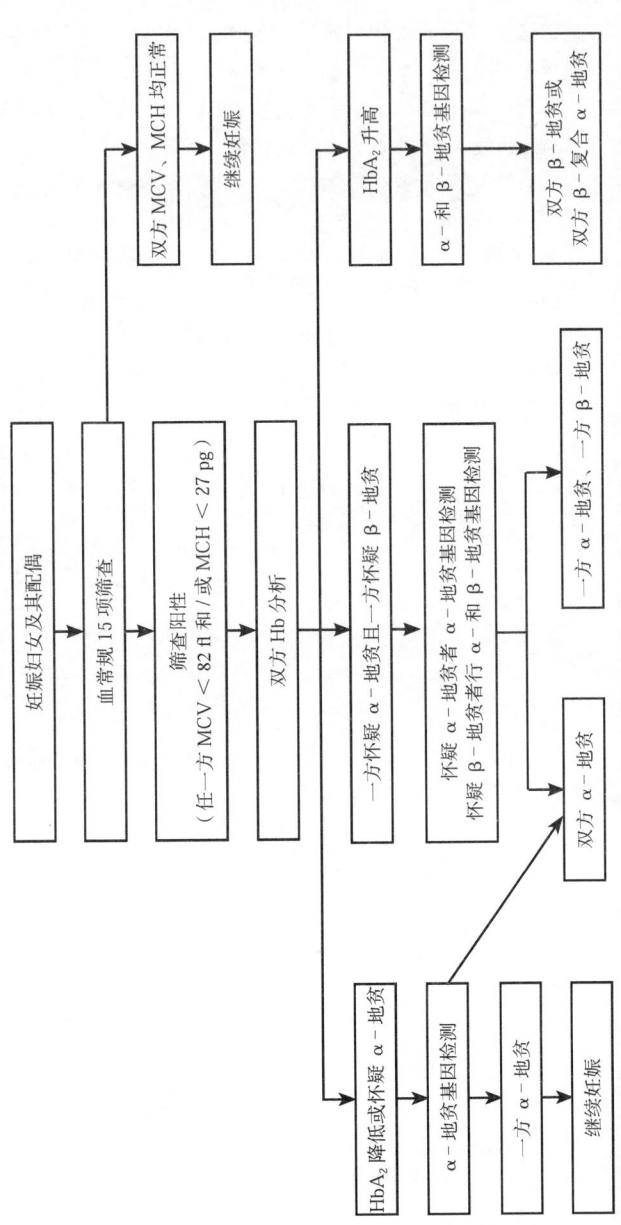

7 地中海贫血妊娠期管理专家共识

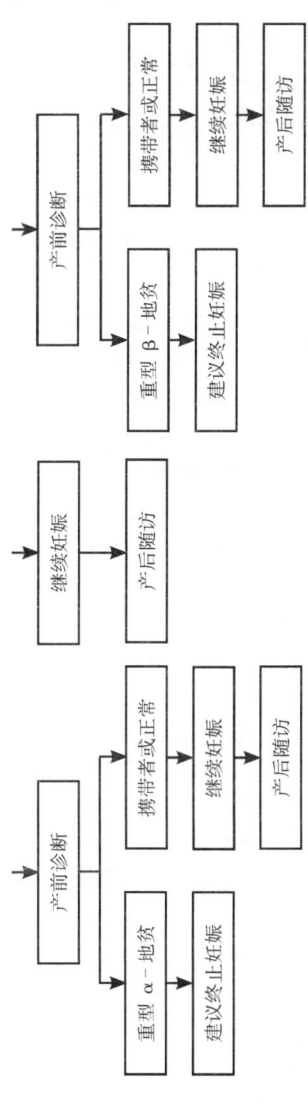

注：MCV：平均红细胞体积（mean corpuscular volume）；MCH：平均红细胞血红蛋白含量（mean corpuscular hemoglobin）；Hb：血红蛋白（hemoglobin）；HbA：成人血红蛋白（adult hemoglobin）

附录 2　推荐总结

推荐等级		推荐内容
A	8-2	建议所有类型的地贫患者在计划妊娠前 3 个月开始补充叶酸 5 mg/d
	10-3	积极处理第三产程以预防产后出血
C	3-1	地贫的基因型与临床表现具有一定相关性,不同基因型会呈现不同的临床表现
	3-2	根据临床表现 α- 地贫可分为静止型、轻型、中间型、重型;β- 地贫可分为轻型、中间型、重型
	4-1	地贫的筛查应该在妊娠前或在妊娠早期进行
	4-2	地贫筛查项目包括血常规和血红蛋白成分分析,初步判断是否为地贫基因携带者以及携带的类型
	4-3	地贫的诊断、分型需要通过基因检测确定
	5-1	夫妻双方均为已知的同型地贫基因携带者,应在妊娠前或妊娠早期转诊至有产前诊断资质的医院进行遗传咨询
	6-1	应对夫妻双方均为同型地贫基因携带者的子代进行重型地贫风险的筛查
	6-2	胎儿颈项透明层厚度、胎儿心胸比、胎盘厚度可作为 Hb Bart's 水肿胎的筛查指标,无创产前检测可用于识别 Hb Bart's 水肿胎
	6-3	产前诊断是确诊胎儿有无地贫及其分型的金标准
C	7-1	中间型或重型地贫患者在计划妊娠前应筛查有无终末器官损伤并处理并发症。建议筛查糖尿病、甲状腺疾病,完善超声心动图、心电图及肝胆胰脾超声检查
	7-2	中间型或重型地贫患者铁负荷情况可通过血清铁蛋白、MRI 肝脏铁浓度和心脏铁浓度测定进行评估
	8-1	中间型或重型地贫患者应在计划妊娠前 3 个月停用铁螯合剂地拉罗司和去铁酮。去铁胺可在妊娠 20 周后使用
	8-3	地贫合并缺铁性贫血者,建议同时补充铁剂
	9-1	轻型地贫孕妇遵从孕期保健指南定期复查血常规
	9-2	重型地贫患者孕期要评估糖代谢、甲状腺和心脏功能

续 表

推荐等级	推荐内容
9-3	中间型和重型地贫患者孕期并发严重贫血时可予输血治疗
9-4	中间型和重型地贫患者孕期要做好深静脉血栓的风险评估和预防
10-1	地贫不是剖宫产的指征
10-2	地贫患者的分娩时机依据贫血程度和产科指征决定
10-4	新生儿出生时予常规护理,不须即刻监测血常规
10-5	产后常规检测血红蛋白水平,加强贫血管理

参考文献从略

(通信作者:王子莲　钟　梅)

(本文刊载于《中华国产医学杂志》2020年第23卷第9期第577-584页)

妊娠并发症和合并症终止妊娠时机的专家共识

中华医学会围产医学分会
中华医学会妇产科学分会产科学组

妊娠并发症和合并症的终止妊娠时机是产科医务人员非常关注的问题,对母儿安全管理极为重要。终止妊娠时机的争议大,困惑多。过早终止妊娠可能导致不必要的早产,而过晚终止妊娠又可能增加母胎风险,甚至发生孕妇和胎儿死亡[1]。我国很多地区的新生儿ICU技术水平与发达国家尚有差距,完全引用发达国家的指南和共识可能与中国国情不符。目前,我国对妊娠并发症和合并症终止妊娠的时机尚无全面统一的认识。因此,中华医学会围产医学分会和中华医学会妇产科学分会产科学组组织全国专家讨论并制定了适合国情的专家共识。规范终止妊娠时机有助于改善妊娠结局,提高产科质量,减少医疗纠纷。

产科情况极其复杂,专家共识无论如何详尽,也不可能概括所有的临床情况。本共识只是提供方向性的建议,个体孕妇何时终止妊娠应根据临床情况和孕妇意愿决定。当孕妇和胎儿面临生命危险时,例如羊水栓塞、妊娠期急性脂肪肝或重度胎盘早剥,终止妊娠多是毋庸置疑的。有些临床情况已被明确认为不是过早分娩的指征,例如脐带绕颈、单脐动脉及甲状腺疾病等,本共识未包括这些内容。

把终止妊娠时机这个重要问题归纳起来,有利于临床工作。在制定本共识的过程中,专家们充分考虑了既往发布的指南和共识。如果终止妊娠时机已经在相关指南或共识中明确指

引用文本:中华医学会围产医学分会,中华医学会妇产科学分会产科学组. 妊娠并发症和合并症终止妊娠时机的专家共识[J]. 中华妇产科杂志,2020,55(10):649-658. DOI:10.3760/cma.j.cn112141-20200609-00489.

8 妊娠并发症和合并症终止妊娠时机的专家共识

出,本共识即沿用相关标准,保证本共识与现行指南和共识无冲突。国外同样把终止妊娠时机作为专题制订专家共识。早在2011年,美国国立卫生研究院(NIH)即召集专家讨论并推出相关的共识,现在已发布第2版[1-2]。

本共识的制定参考了美国妇产科医师协会(ACOG)、美国母胎医学会(SMFM)、英国皇家妇产科医师协会(RCOG)、加拿大妇产科医师协会(SOGC)等的指南及最新的循证医学证据,证据等级和推荐等级见表1。

表1 证据等级和推荐等级

证据等级	说明	推荐等级	说明
Ⅰa	来自随机对照研究的荟萃分析	A	有良好和一致的科学证据支持(有随机对照研究支持,如Ⅰ级证据)
Ⅰb	至少来自1个随机对照研究		
Ⅱa	至少来自1个设计严谨的非随机对照研究	B	有限的或不一致的文献的支持(缺乏随机性的研究,如Ⅱ级或Ⅲ级证据)
Ⅱb	至少来自1个设计严谨的队列研究或病例对照研究		
Ⅲ	至少来自1个设计良好的、非试验性描述研究,如相关性分析研究、比较性分析研究或病例报告		
Ⅳ	来自专家委员会的报告或权威专家的经验	C	主要根据专家共识(如Ⅳ级证据)

在终止妊娠时机方面很难进行随机对照试验(RCT),因此Ⅰ级临床证据不多。国外的指南和共识也多是基于Ⅱ级或Ⅲ级证据,进行B级或C级推荐。如果国内外指南有Ⅰ级或Ⅱ级证据并给予A级或B级推荐的处理措施,本共识直接引用,不再进行问卷调查。例如,对妊娠期高血压孕妇[不包括血压≥160/110 mmHg(1 mmHg=0.133 kPa)或合并其他严重表现],应在37周后尽快终止妊娠,这一建议已有明确的Ⅰ级证据[3]。无医学指征的引产和择期剖宫产术的最早时限应定为妊娠39周,在妊娠39周之前不应进行无指征的引产和择期剖宫产,

这一建议有多个Ⅱ级证据支持[4]。

对于临床循证证据等级不高（Ⅲ级及以下）的建议，国外指南给予C级及以下推荐的处理措施，我们采用德尔菲法（Delphi法），通过3轮专家意见征询，形成适合我国国情的专家共识。

Delphi法，又称专家意见法，是一种综合多位专家经验及判断的方法，本质上是一种反馈匿名函询法。其是依据系统的程序，通过书面形式，采用专家匿名发表意见的方式（即专家之间不得互相讨论，不发生横向联系），通过多轮次调查专家对问卷所提问题的看法，经过反复征询、归纳和修改，最后汇总成专家对某一问题的基本一致的看法或观点。这种方法可以克服专家会议法的缺点，通过匿名的方式，使每位专家独立自由地做出自己的判断，而不受权威意见的影响，从而保证重要的观点不被忽视。Delphi法产生的观点和意见具有广泛代表性，结果较为可靠，经常用于制订专家共识。

第1轮 通过查阅文献，以及与部分专家面谈或电话、网络咨询，初步制定妊娠并发症和合并症终止妊娠时机的共识调查问卷一。随后组织全国专家小组提出修改意见，汇总确定调查问卷的内容，形成专家调查问卷二，并制作网络版。

第2轮 筛选在本领域有经验（从事本领域工作10年以上）的专家20~30位，请他们回答专家调查问卷二的问题，填写或提出相关意见。收集并汇总第2轮专家意见，通过归纳整理，对未形成共识的问题，设计问卷做更细致的调研，形成专家调查问卷三。

第3轮 将专家调查问卷三推送给20~30位专家（其中有一半专家与第2轮重复），进行第3轮问卷调查，收集问卷调查结果并汇总。

一、确定孕周和预产期

推荐1 在决定终止妊娠之前，必须再次核实预产期和孕周（推荐等级：C级）。

产科所有的检查和诊疗都建立在准确无误的孕周之上，孕周计算错误会导致诊疗的严重失误。一旦确定孕周，不要轻易变动，需变动者要记录变动理由并与孕妇沟通。为了清晰无误地表明终止妊娠时机，避免发生孕周重叠，本共识采用"孕周$^{+天}$"

的方式表示,例如:32周$^{+4}$;妊娠32周指32周$^{+0}$至32周$^{+6}$这个区间(下文,若无特殊说明,妊娠32周是指妊娠32周$^{+0}$)。

内格勒规则(Naegele rule)是全世界通用的预产期(estimated date of delivery)计算方法,由末次月经(LMP)的第1天推算,天数加7,月数减3或加9。使用农历的孕妇需要将LMP的第1天转为公历再计算预产期。因月经周期长短和排卵时间不同,且月经不规律和LMP不确定的孕妇很多,故对于月经不准确者使用超声检查,以确定孕周和预产期[5]。

在妊娠早期(11周~13周$^{+6}$),用头臀径(CRL)计算预产期最为精确。14周后需用双顶径、头围、腹围和股骨长度综合判断孕周。22周前超声确定的孕周较可靠。随着孕周增大,超声判断孕周和预产期的准确度逐渐下降。判断孕周和预产期通常以首次超声检查为准,因此,早期超声检查的标准化测量十分重要。孕期可有多次超声检查,但后期超声检查的结果不能改变已确定的孕周和预产期。超声检查确定的孕周有时与LMP的孕周不完全相符。如果差别不大,习惯上使用基于LMP的预产期;如果两者差别较大,应采用超声检查确定的孕周。何时需要采用超声测量的预产期,可以参考ACOG的专家共识[5]。

二、无医学指征的引产和择期剖宫产术

推荐2 为确保母儿安全,避免发生早期足月产的并发症,无医学指征的引产和择期剖宫产术应在孕39周后实施。在39周之前不应进行无医学指征的引产和择期剖宫产(推荐等级:B级)。

早期足月指妊娠37周~38周$^{+6}$。在此期间分娩的新生儿仍可能出现较多的并发症,包括呼吸窘迫综合征、入住新生儿ICU、使用呼吸机、肺炎、呼吸衰竭、新生儿低血糖及新生儿死亡[6]。呼吸系统的远期并发症也可发生。早期足月儿的神经系统发育较慢,儿童的认知能力和在学校的表现也受影响[7]。因此,在39周之前终止妊娠应慎重。如果无医学指征,则不应在39周前进行引产和择期剖宫产[4]。

三、胎肺成熟度检测

推荐3 因妊娠并发症和合并症而终止妊娠时,不必进行

羊水穿刺来确定胎肺成熟度（推荐等级：B级）。

当出现妊娠并发症、合并症以及胎儿或胎盘出现异常时，继续妊娠会给孕妇和胎儿带来不必要的风险，此时应当考虑适时终止妊娠。因为医学指征而终止妊娠时，不应考虑胎肺成熟度检测。胎肺成熟度的检测有局限性，不能完全预测新生儿呼吸系统并发症是否发生[8]。孕周确定不理想时，例如在妊娠22周前未进行超声检查，也不必常规进行羊水穿刺来确定胎肺成熟度[9]。

四、妊娠并发症和合并症终止妊娠的时机

除了评估母亲和胎儿的风险获益，提前终止妊娠时还要与孕妇充分沟通，个体化决定终止妊娠时机。本共识中选择的孕周范围较宽，下限或上限并不一定是最佳选择。

1. 母亲因素：

（1）妊娠期糖尿病（GDM）：

推荐4 妊娠期糖尿病（A1 GDM）经饮食和运动管理后，血糖控制良好，推荐在40~41周终止妊娠（推荐等级：C级）。

推荐5 妊娠期糖尿病（A2 GDM）需要胰岛素治疗，治疗过程中血糖控制良好，推荐在39~40周终止妊娠（推荐等级：C级）。

GDM可导致不良母儿结局，包括死胎、肩难产、产道损伤和新生儿并发症[10-11]。如果血糖控制良好，GDM引起的不良母儿结局显著减少。在38~39周之间分娩是否能降低剖宫产率存在争议[12]。根据我国《妊娠合并糖尿病诊治指南（2014）》[11]，在预产期之前应严密监测，到预产期仍未临产者可引产终止妊娠。需要胰岛素治疗的GDM患者即使血糖控制良好，母胎风险仍然升高，在39~40周终止妊娠为合理选择[10]。

对血糖控制不良的GDM，何时终止妊娠争议较大。虽然血糖控制不良可导致母胎并发症已成共识，但血糖控制不良达到何种程度需要分娩，或控制不良的GDM患者应在哪个孕周分娩，都无很强的循证医学证据[10]。对于血糖控制不佳的GDM，应根据个体情况决定终止妊娠的时机。

（2）孕前糖尿病：

推荐6 孕前糖尿病血糖控制满意，且无其他母儿合并

症，推荐在39周～39周$^{+6}$终止妊娠（推荐等级：C级）。

推荐7 孕前糖尿病伴血管病变、血糖控制不佳或有不良产史者，终止妊娠时机应个体化（推荐等级：C级）。

妊娠会加重孕前糖尿病的病情，血糖控制不佳的孕前糖尿病会导致不良母儿结局，甚至危及生命。孕前糖尿病表现复杂，并发症不一。关于何时终止妊娠，国内外并无十分明确的建议[13]。根据我国《妊娠合并糖尿病诊治指南（2014）》[11]结合本次专家意见调查，对血糖控制满意且无合并症的孕前糖尿病，可在39周～39周$^{+6}$终止妊娠。如果孕前糖尿病患者伴有血管病变、血糖控制不佳或有不良产史，提前终止妊娠的孕周应个体化。ACOG建议对血糖控制不佳、有血管并发症或死胎史的孕妇，可在36周～38周$^{+6}$终止妊娠[2,13]。

（3）妊娠期高血压疾病：

推荐8 对于妊娠期高血压和无严重表现的子痫前期孕妇，在37周或之后应及时终止妊娠（推荐等级：A级）。

推荐9 子痫前期（包括慢性高血压并发子痫前期）伴有严重表现，母胎状况平稳，在34周或之后应及时终止妊娠（推荐等级：B级）。

推荐10 子痫前期伴有严重表现（包括HELLP综合征），母胎情况不稳定，应多学科合作选择最佳终止妊娠时机，一般在稳定母亲病情的同时尽早终止妊娠（推荐等级：C级）。

对妊娠期高血压和子痫前期进行期待治疗时，孕妇可能发生严重高血压、子痫前期严重表现、HELLP综合征、子痫及胎盘早剥等，胎儿可能出现生长受限和死亡[14]。在37周之前，对妊娠期高血压和子痫前期不伴有严重表现者采取期待治疗，胎儿获益较大[14]。在37周之后，继续延长妊娠会给孕妇和胎儿带来较大的风险，尽快终止妊娠可显著减少母胎并发症[3]。国内外指南均推荐对所有妊娠期高血压和子痫前期不伴有严重表现孕妇，应在37周或之后尽早终止妊娠[14-15]。

严重高血压和子痫前期（包括慢性高血压并发子痫前期）伴有严重表现可引起多器官功能障碍，威胁母胎生命，并可导致远期并发症。妊娠期高血压疾病不可能因期待治疗而好转。≥34周的孕妇应考虑尽快终止妊娠。在34周之前，期待治疗可能改善新生儿结局，如果母胎情况稳定，在34周之前可考虑期待治疗。期待治疗需结合医院的救治条件，充分考虑孕妇及早产儿的救治能力。在妊娠28周～34周之间，如病情不稳定或经积极治疗病情仍加重，应及时终止妊娠[15]。

如果重度子痫前期孕妇生命体征不稳定，继续妊娠会给母胎带来极大风险。HELLP综合征是严重子痫前期的一种表现，病情可迅速恶化，导致母胎死亡。对于HELLP综合征无需考虑孕周，应在稳定母亲病情的同时尽早终止妊娠[14-15]。

（4）妊娠合并慢性高血压：

推荐11 无并发症的慢性高血压孕妇无需服用降压药物，且血压控制良好，可在38～39周终止妊娠（推荐等级：B级）。

推荐12 无并发症的慢性高血压孕妇经降压药物治疗，血压控制良好，可在37～39周终止妊娠（推荐等级：B级）。

推荐13 慢性高血压孕妇如果出现血压急剧升高，常规降压药物难以控制血压或者并发子痫前期的严重表现，在34周或之后应尽快终止妊娠。如果发生在34周之前，同时医院条件许可，可以考虑期待治疗，但期待治疗不宜超过34周（推荐等级：B级）。

目前尚无大型RCT研究对妊娠合并慢性高血压的分娩时机进行研究。队列研究显示，在妊娠39周之前终止妊娠，可以降低重度子痫前期和子痫的发生率，同时并不增加剖宫产率。基于队列研究数据和其他学会的指南[16-17]，本共识推荐慢性高血压孕妇在37～39周之间终止妊娠。如果患者不需使用降压药物，血压保持在正常范围，可在38～39周终止妊娠。

如果慢性高血压患者出现血压急剧升高或出现子痫前期的严重表现，在34周或之后应尽快终止妊娠；在34周之前，可以考虑延长妊娠，但应极其慎重[17]。

推荐14 慢性高血压并发子痫前期，但无子痫前期的严重表现，可在37周后尽快终止妊娠（推荐等级：C级）。

慢性高血压并发子痫前期时，终止妊娠的时机应根据子痫前期决定[15, 17]。即使无子痫前期的严重表现，也应考虑在37周终止妊娠，以减少严重母胎并发症的发生。在妊娠晚期，良好地控制血压有时比较困难，可能需要频繁地增加药物剂量、更换药物或使用多种降压药物。如果采用多种措施仍不能良好地控制血压,但患者又不符合慢性高血压并发子痫前期的诊断标准,可以个体化考虑终止妊娠时机。

(5)妊娠期肝内胆汁淤积症(ICP):

推荐15 妊娠期肝内胆汁淤积症(ICP)应根据疾病严重程度、孕周及既往孕产史决定终止妊娠时机,轻度ICP可在38~39周终止妊娠,重度ICP可在34周~37周$^{+6}$之间终止妊娠(推荐等级:C级)。

根据我国《妊娠期肝内胆汁淤积症诊疗指南(2015)》[18],ICP分为轻度和重度。轻度ICP定义为:血清总胆汁酸≥10~40 μmol/L,临床症状以皮肤瘙痒为主。重度ICP包括下列情况:(1)血清总胆汁酸≥40 μmol/L;(2)临床症状为瘙痒严重;(3)伴有其他情况,如多胎妊娠、妊娠期高血压疾病、复发性ICP、曾因ICP致围产儿死亡者;(4)早发型ICP。ICP终止妊娠的时机应根据疾病严重程度决定,轻度ICP可在38~39周终止妊娠,重度ICP可在34周~37周$^{+6}$之间终止妊娠。如果在产前监测时发现胎儿窘迫或有临产征象,应及时终止妊娠。

关于ICP的诊断和治疗争议很大。我国在ICP高发地区常规筛查胆汁酸,西方国家不常规筛查ICP,只在妊娠晚期孕妇出现皮肤瘙痒时才检测胆汁酸[19]。尽管ICP与死胎相关,但何时终止妊娠以预防死胎发生却有争议。新的研究显示,只有胆汁酸≥100 μmol/L才与死胎相关,胆汁酸≥100 μmol/L的孕妇需及时终止妊娠,对其他孕妇可以动态观察血清总胆汁酸水平来决定分娩时机[20]。

2.产科因素:

(1)死胎史:

推荐16 对于既往有原因不明死胎史的孕妇,不常规推荐在39周前终止妊娠,可以个体化处理(推荐等级:C级)。

死胎原因复杂,无论检查如何详尽,也很难明确所有死胎的原因[21-22]。死胎再发的概率与母胎疾病是否再发相关,例如:有胎儿生长受限(FGR)病史的孕妇发生死胎的概率高达2.18%。仅有原因不明死胎史者,20周后再发死胎的概率为0.78%~1.05%,死胎多发生于37周之前,≥37周的死胎发生率仅为0.18%[23]。

有原因不明死胎史的孕妇常很焦虑,担心死胎再次发生。

详细的解释工作非常重要,过早终止妊娠会导致不必要的早产并发症。对有原因不明死胎史的孕妇应个体化处理,一般在39周终止妊娠,不常规推荐在39周前终止妊娠[2, 22]。如果孕妇过于焦虑,也可考虑在37周~38周$^{+6}$终止妊娠[22]。

(2)未足月胎膜早破:

推荐17 胎膜早破发生在37周及以上者,建议尽快终止妊娠(推荐等级:A级)。

推荐18 未足月胎膜早破发生在34周~34周$^{+6}$者,可根据当地医疗水平和孕妇情况,决定是否尽快终止妊娠(推荐等级:B级)。

胎膜破裂后,宫内感染发生率升高。对于足月(≥37周)胎膜早破,应尽快终止妊娠[24-25]。对于34周之前发生的胎膜早破,首先考虑期待治疗。介于34周~36周$^{+6}$之间的胎膜早破的处理争议较大。我国指南[24]建议,未足月胎膜早破(PPROM)发生在34周~34周$^{+6}$者可根据当地医疗水平和孕妇情况,决定是否尽快终止妊娠。

传统上建议PPROM孕妇应在34周后尽快终止妊娠,以减少宫内感染及新生儿并发症。最近的RCT研究并未证实在34周立即终止妊娠可以显著减少新生儿败血症,但可以降低绒毛膜羊膜炎的发生率[26]。立即分娩的新生儿需要机械通气的较多,期待治疗中孕妇出现发热和产后出血较多[27]。基于新的临床研究结果,ACOG认为介于34周~36周$^{+6}$之间的胎膜早破既可以立即终止妊娠,也可以考虑期待治疗,两者都是合理的选择。如果孕妇不愿意在34周立即终止妊娠,应告知其继续妊娠的风险。期待治疗应在医院内严密监护的情况下进行[24]。

(3)延期妊娠:

推荐19 对于晚期足月妊娠,建议在41周~41周$^{+6}$终止妊娠(推荐等级:A级)。

过期妊娠(≥42周)与死胎和新生儿死亡相关,其他相关风险还有羊水过少、胎粪吸入、胎儿窘迫、FGR、巨大胎儿及剖宫产。根据多个RCT研究[28]及我国《妊娠晚期促子宫颈成熟与引产指南(2014)》[29],建议在41周~41周$^{+6}$终止妊娠。如果已是过期妊娠,应及时终止。

3. 子宫、胎盘及脐带因素：

（1）瘢痕子宫：

推荐 20 有既往子宫破裂史的孕妇，可在 36~37 周终止妊娠（推荐等级：C 级）。

有既往子宫破裂史的孕妇不多，如何决定终止妊娠时机并无很强的循证医学证据。对这类孕妇应个体化处理，一般，可在 36~37 周终止妊娠。子宫破裂的原因复杂，如果既往子宫体部破裂者合并其他并发症，且孕晚期有可能再次发生子宫破裂，终止妊娠的孕周可考虑提前到 34 周[2,30]。

推荐 21 有古典式剖宫产术史的孕妇，可在 36~37 周终止妊娠（推荐等级：C 级）。

古典式剖宫产术切口穿过子宫体部甚至子宫底部，与子宫下段剖宫产术的切口性质不同。分娩时子宫下段以被动性扩张为主，下段切口破裂的发生率较低。而子宫体部和底部是肌肉强烈收缩部位，如果完整性遭到破坏，分娩时子宫破裂的概率较高且后果严重[31]。有古典式剖宫产术史的孕妇最好在规律宫缩出现之前行择期剖宫产术[31]，推荐在 36~37 周终止妊娠。

推荐 22 有子宫肌瘤剔除术史的孕妇如果需要剖宫产，可考虑在 36~39 周终止妊娠。可以根据手术情况，例如剔除肌瘤的数量、深度和部位，进行个体化处理（推荐等级：C 级）。

有子宫肌瘤剔除术史的孕妇如何处理颇有争议。一般，如果子宫肌层完整性未受破坏，孕妇可以考虑阴道分娩，例如：经宫腔镜子宫肌瘤切除术或浅肌层子宫肌瘤切除术的孕妇[1]。分娩期间仍应严密监测，高度警惕子宫破裂。

如果子宫肌瘤剔除术破坏了子宫肌层完整性，分娩时发生子宫破裂的概率较高。ACOG 建议[1]，有以下两种情况时可在 37 周~38 周$^{+6}$ 行剖宫产术：①子宫肌瘤剔除术切口穿透宫腔；②肌瘤剔除范围较大。子宫完整性破坏严重者可在 36 周行剖宫产术，与有古典式剖宫产术史者相同。需要注意的是，腹腔镜下行子宫肌瘤剔除术与开腹手术不同，肌层缝合的恢复程度通常不如开腹手术，很多子宫破裂发生在 36 周之前[32]。

有子宫肌瘤剔除术史者终止妊娠的时机争议较大。经过充分的专家意见调查，本共识建议有子宫肌瘤剔除术史者如果需要剖宫产，可在 36~39 周实施。具体时间的选择应根据手术情况,例如剔除肌瘤的数量、深度和部位,个体化决定。本共识对此终止妊娠时机给出的范围较宽,是为了结合临床情况处理。

(2)前置胎盘:

推荐 23 如果前置胎盘不合并其他并发症,建议在 36 周~38 周$^{+6}$终止妊娠(推荐等级:C 级)。

前置胎盘的终止妊娠时机受多种因素影响。我国《前置胎盘的诊断与处理指南(2020)》[33]选择的孕周较宽,对于不合并任何并发症的前置胎盘可延至 38 周,以涵盖各种临床情况。对于情况稳定的前置胎盘,ACOG 和 SMFM 建议在 36 周~37 周$^{+6}$终止妊娠[2,34]。根据我国指南[33]的建议,应根据产前情况个体化确定分娩时间,不仅要考虑孕周,还要考虑母胎状况、阴道流血情况、是否合并胎盘植入及宫缩等诸多因素。对于有反复阴道流血史的前置胎盘孕妇,可考虑在妊娠 34~37 周终止妊娠。

关于低置胎盘的分类和处理,我国指南与 ACOG 指南基本一致,不建议使用"边缘性前置胎盘(marginal previa)"一词,而统一采用"低置胎盘(low-lying placenta)"来描述胎盘下缘距子宫颈内口 1~20 mm 的情况[33-34]。如果在妊娠 35 周后经阴道超声检查发现胎盘边缘距子宫颈内口为 11~20 mm,仍可考虑阴道分娩[33]。低置胎盘孕妇发生产时出血的可能性较高[35],阴道试产前应与孕妇充分沟通,共同决定分娩方式。

推荐 24 对于无症状的胎盘植入性疾病孕妇,建议在 34~37 周终止妊娠(推荐等级:C 级)。

有关胎盘植入的研究数据多来自队列研究或回顾性病例分析,目前尚无关于终止妊娠时机的 RCT 研究。我国《前置胎盘的诊断与处理指南(2020)》[33]建议合并胎盘植入的前置胎盘孕妇考虑在妊娠 34~37 周终止妊娠。胎盘植入性疾病(PAS)表现多样,终止妊娠时机需个体化决定。对于无症状的非穿透性 PAS,最迟延至 37 周符合我国国情。如有反复出血、PPROM 和宫缩,可能需要及早终止妊娠。

各个学术组织对胎盘植入终止妊娠时机的建议稍有不同:①国际妇产科联盟(FIGO)建议如果出血风险很低(无出血、无宫缩、无胎膜早破等),可在 36~37 周终止妊娠[36]。

② ACOG 建议在 34 周～35 周[+6] 终止妊娠[37]。③ SMFM 建议在 34～37 周终止妊娠[38]。④ 国际胎盘植入协会（International Society for Abnormally Invasive Placenta）建议在 36 周及以上终止妊娠[39]。

（3）前置血管：

推荐 25 如果超声检查证实前置血管持续存在，建议在 34～37 周终止妊娠（推荐等级：C 级）。

随着超声检查的广泛应用，前置血管可在产前得以诊断。若在妊娠中期发现前置血管，20% 可能自行消失，这可能与超声检查的准确性或子宫下段变化有关，超声检查中应仔细鉴别脐带先露和子宫颈血管，不要误诊为前置血管[40]。前置血管的发生率仅为 1/2500，何时终止妊娠并无很强的循证医学证据。为预防胎膜破裂后发生前置血管破裂和胎儿死亡，必须在临产前行剖宫产术终止妊娠。有学者甚至建议在 33～34 周终止妊娠，以防止严重并发症的发生[40]。根据我国国情，本共识推荐在 34～37 周行剖宫产术终止妊娠，与 ACOG 和 SMFM 的观点一致[2, 40]。

4. 胎儿因素：

（1）FGR：

推荐 26 对于孕 24 周～27 周[+6] 或估测胎儿体重（estimated fetal weight）500～1000 g 的胎儿，在出现明确的多普勒脐动脉血流异常（舒张末期血流缺失或反向）时，应充分告知不良预后。如果孕妇和家属要求积极救治，则建议在具备一定的极低出生体重儿救治能力的医疗中心进行产前监护和分娩。在病情稳定的情况下，基层医院可以与转诊中心协调沟通，争取宫内转运的机会（推荐等级：C 级）。

推荐 27 对于孕 28 周～31 周[+6] 的 FGR，如脐动脉血流出现异常（舒张末期血流缺失或反向）同时合并静脉导管 a 波异常（缺失或反向），建议尽快完成糖皮质激素促胎肺成熟后积极终止妊娠。如果是单纯脐动脉血流舒张末期反向，而无其他胎儿窘迫的证据（如异常电子胎心监护图形、静脉导管 a 波异常等），可期待治疗，但不超过妊娠 32 周（推荐等级：C 级）。

推荐 28 对于孕 32 周～33 周[+6] 的 FGR，如存在单纯的脐动脉舒张末期血流缺失,而无其他胎儿窘迫的证据(如异常电子胎心监护图形、生物物理评分<4分、静脉导管a波异常等),可期待治疗,但不超过妊娠34周(推荐等级:C级)。

推荐29 对于孕34周~36周$^{+6}$的FGR,单次多普勒脐动脉血流升高不应作为立即分娩的指征。应考虑完善对胎儿健康情况的系统评估,密切随访病情的变化。如胎儿监护情况良好,可期待至妊娠37周以后分娩。>34周的FGR胎儿如果出现停滞生长>2周、羊水过少(最大羊水池垂直深度≤2 cm)、生物物理评分<6分、无应激试验频发异常图形或明确的多普勒血流异常,可考虑积极终止妊娠(推荐等级:C级)。

推荐30 对于≥37周的FGR,可以考虑积极终止妊娠。如果继续期待观察,需要与家属沟通期待观察及积极分娩的利弊(推荐等级:C级)。

FGR患者终止妊娠的时机并无很强的循证医学证据。中华医学会围产医学分会和中华医学会妇产科学分会于2019年发布了《胎儿生长受限专家共识(2019)》[41],以上5项涉及终止妊娠时机的建议均来自该专家共识的推荐条款。终止妊娠时,应综合考虑孕周、FGR病因、严重程度、监测指标和当地新生儿ICU技术水平等情况。期待治疗过程中可能发生死胎,建议对患者进行密切监测,例如:每3天进行1次多普勒血流监测和羊水量评估。

(2)巨大胎儿:

推荐31 对于可疑巨大胎儿,可以在39周~39周$^{+6}$终止妊娠。如果无阴道分娩禁忌证,可进行引产(推荐等级:C级)。

欧洲的2015年RCT研究显示,对可疑巨大胎儿进行引产可以减少肩难产,且不增加剖宫产率和其他并发症[42];欧洲的这项RCT研究在37周~38周$^{+6}$进行引产,入组胎儿估测体重需超过第95%百分位数,即36周≥3500 g、37周≥3700 g、38周≥3900 g。在此之前的欧洲RCT研究也支持对巨大胎儿在39周引产。ACOG一直反对在39周之前引产,除非孕妇并有其他需要提前终止妊娠的指征[43]。对于可疑巨大胎儿,在39周~39周$^{+6}$终止妊娠符合我国国情。当然,是否在39周终止妊娠应根据孕妇需求和医院的具体情况而定。巨大胎儿不是剖宫产术的绝对指征。即使妊娠合并糖尿病的患者,如果估测胎儿体重≤4250 g,孕妇可以考虑阴道试产[11]。

(3)多胎妊娠:

推荐 32 无并发症的双绒毛膜双羊膜囊双胎(DCDA)可在 38 周~38 周$^{+6}$终止妊娠(推荐等级:C 级)。

推荐 33 无特殊并发症的单绒毛膜双羊膜囊双胎(MCDA)可在 37 周~37 周$^{+6}$终止妊娠(推荐等级:C 级)。

推荐 34 单绒毛膜单羊膜囊双胎(MCMA)可在 32~34 周终止妊娠(推荐等级:C 级)。

推荐 35 三胎及以上多胎的处理需根据孕妇和胎儿的个体情况决定(推荐等级:C 级)。

推荐 36 DCDA 合并其他母体疾病或妊娠并发症时,应遵循个体化原则选择终止妊娠时机(推荐等级:C 级)。

推荐 37 MCDA 合并其他母体疾病或妊娠并发症时,应遵循个体化原则选择终止妊娠时机(推荐等级:C 级)。

关于双胎妊娠的分娩时机目前尚无 RCT 研究。双胎妊娠的并发症在孕 38 周后显著增加[44]。因此,即使对于无并发症的 DCDA,也建议在 38 周~38 周$^{+6}$终止妊娠。最近的 ACOG 指南及我国的《双胎妊娠临床处理指南》的推荐大致相同[2,45-46]。

关于 MCDA 的分娩时机分歧较大,有学者甚至建议在 32 周终止妊娠。ACOG 建议的孕周较宽,可以在 34 周~37 周$^{+6}$之间终止妊娠[2]。根据我国国情,建议无并发症的 MCDA 在严密监测下至 37 周~37 周$^{+6}$分娩,对于有并发症的 MCDA 需根据病情个体化决定分娩时机。

(4)同种免疫:

推荐 38 如果胎儿贫血不严重,无需宫内输血,可在 37 周~38 周$^{+6}$终止妊娠(推荐等级:C 级)。

推荐 39 如果需要宫内输血,应根据个体情况选择终止妊娠时机(推荐等级:C 级)。

母儿血型不合引起的同种免疫性疾病并不常见,胎儿溶血性贫血是最为关注的并发症。目前,应用多普勒技术监测胎儿大脑中动脉收缩期峰值流速(MCA-PSV)是预测胎儿贫血程度的常用方法,与孕周相应的 MCA-PSV 及胎儿血红蛋白值不在本共识讨论。如果胎儿贫血不严重,无需宫内输血,可在

37周～38周$^{+6}$终止妊娠[2, 47]。需要宫内输血的孕妇应个体化决定终止妊娠时机[47]。

5. 羊水量异常：

（1）羊水过少：

推荐40 单纯性羊水过少（最大羊水池垂直深度≤2 cm）若不伴有其他合并症，可在36周～37周$^{+6}$终止妊娠。如果在38周后发现羊水过少，应尽快终止妊娠（推荐等级：C级）。

建议采用最大羊水池垂直深度≤2 cm诊断羊水过少，使用羊水指数（AFI）可能过多诊断羊水过少，增加不必要的产科干预[48]。

妊娠晚期单纯性羊水过少与不良母儿结局相关，其中包括胎盘功能不全、胎粪吸入和脐带受压等[49]。对于单纯持续性羊水过少，建议在36周～37周$^{+6}$之间分娩。在未分娩之前，孕妇可以在门诊或病房进行胎儿监测。门诊孕妇一般每周行1～2次胎心监护和羊水量评估，并定期评估胎儿生长情况。

（2）羊水过多：

推荐41 轻度羊水过多（AFI为25.0～29.9 cm或最大羊水池垂直深度8～11 cm）若不伴有其他合并症，可在39周～39周$^{+6}$终止妊娠（推荐等级：C级）。

推荐42 对于中、重度羊水过多（AFI>30 cm或最大羊水池垂直深度>12 cm），应采取个体化处理。中、重度羊水过多合并胎儿畸形的概率较高，胎儿应在三级医疗机构分娩（推荐等级：C级）。

特发性羊水过多在妊娠晚期较为常见，很难查出确切病因。如果胎儿超声未见结构异常且孕妇的血糖水平正常，一般不需其他特殊处理[50]。目前不建议轻度羊水过多孕妇过早引产，可在39周～39周$^{+6}$终止妊娠。

中、重度羊水过多常合并胎儿畸形[50]，建议孕妇到产前诊断中心进一步评估。终止妊娠时机应个体化，并建议在三级医疗机构分娩。

执笔专家：郑勤田（广州市妇女儿童医疗中心）、漆洪波（重庆医科大学附属第一医院）、杨慧霞（北京大学第一医院）、刘兴会（四川大学华西第二医院）

参与本共识制定讨论的专家：杨慧霞（北京大学第一医

院)、刘兴会(四川大学华西第二医院)、段涛(上海市第一妇婴保健院)、王谢桐(山东省立医院)、胡娅莉(南京大学医学院附属鼓楼医院)、贺晶(浙江大学医学院附属妇产科医院)、漆洪波(重庆医科大学附属第一医院)、郑勤田(广州市妇女儿童医疗中心)、陈敦金(广州医科大学附属第三医院)、孙瑜(北京大学第一医院)、李力(陆军军医大学大坪医院)、刘彩霞(中国医科大学附属盛京医院)、时春艳(北京大学第一医院)、孙路明(上海市第一妇婴保健院)、刘喆(北京大学第一医院)、蔺莉(北京大学国际医院)、邹丽(华中科技大学同济医学院附属协和医院)、刘俊涛(中国医学科学院北京协和医院)、颜建英(福建省妇幼保健院)、古航(海军军医大学长海医院)、马润玫(昆明医科大学第一附属医院)、李笑天(复旦大学附属妇产科医院)、王子莲(中山大学附属第一医院)、张卫社(中南大学湘雅医院)、刘慧姝(广州市妇女儿童医疗中心)、王志坚(南方医科大学南方医院)、钟梅(南方医科大学南方医院)、辛虹(河北医科大学第二医院)、丁依玲(中南大学湘雅二医院)、赵扬玉(北京大学第三医院)、杨孜(北京大学第三医院)、樊尚荣(北京大学深圳医院)、肖梅(湖北省妇幼保健院)、崔世红(郑州大学第三附属医院)、徐先明(上海交通大学附属第一人民医院)、程蔚蔚(上海交通大学医学院附属国际和平妇幼保健院)、陈叙(天津市中心妇产科医院)、赵先兰(郑州大学第一附属医院)

参考文献从略

(通信作者：郑勤田　漆洪波　杨慧霞　刘兴会)
(本文刊载于《中华妇产科杂志》
2020年第55卷第10期第649-658页)

9 妊娠期及产褥期静脉血栓栓塞症预防和诊治专家共识

中华医学会妇产科学分会产科学组

静脉血栓栓塞症（venous thromboembolism，VTE）是深静脉血栓形成（deep vein thrombosis，DVT）和肺栓塞（pulmonary embolism，PE）的统称。DVT是指血液在深静脉内不正常凝结引起的静脉回流障碍性疾病，常发生于下肢，少数见于肠系膜静脉、上肢静脉、颈静脉或颅内静脉系统；若血栓脱落阻滞于肺动脉则会导致PE。孕产妇发生DVT、PE的风险以及因VTE导致的死亡率均明显高于正常人群[1]。近年来，随着人们生活方式的改变和我国生育政策的调整，高龄孕产妇、肥胖和妊娠并发症或合并症日趋增多，妊娠期及产褥期VTE的发病率明显增高，严重威胁孕产妇的生命安全。筛查VTE的高危因素并进行早期预防，可以有效降低其发病率。然而，我国不同地区、各级医疗机构对VTE的防治策略和认知水平参差不齐，因此，制定适合于我国国情的妊娠期及产褥期VTE的防治规范尤为必要。

中华医学会妇产科学分会产科学组在参考中华医学会外科学分会血管外科学组[2]、英国皇家妇产科学院（Royal College of Obstetricians and Gynaecologists，RCOG）[1, 3]、加拿大妇产科医师协会（Society of Obstetricians and Gynaecologists of Canada，SOGC）[4]、澳大利亚昆士兰卫生组织（Queensland Health，QLD）[5]、美国妇产科医师协会（American College of Obstetricians and Gynecologists，ACOG）[6]、美国胸科医师学会

引用文本：中华医学会妇产科学分会产科学组. 妊娠期及产褥期静脉血栓栓塞症预防和诊治专家共识[J]. 中华妇产科杂志, 2021, 56（04）: 236-243.DOI: 10.3760/cma.j.cn112141-20201110-00826.

(American College of Chest Physicians, ACCP)[7]等制定的VTE防治相关指南的基础上,结合高级别临床研究证据和我国实际情况,组织全国的产科专家多次讨论并编写我国首个《妊娠期及产褥期静脉血栓栓塞症预防和诊治专家共识》,旨在指导和规范妊娠期及产褥期VTE的筛查、诊断、治疗及预防。

一、妊娠期及产褥期VTE概述

(一)VTE的流行病学现状

与非妊娠妇女相比,妊娠期及产褥期VTE的发病率增加4~5倍[8]。国外数据显示,妊娠期及产褥期VTE的总发生率为0.6/1000~1.8/1000,其中分娩后第1周是发病风险最高的时期[9-10]。妊娠期及产褥期VTE中,DVT占75%~80%,发生率为1.0/1000~1.3/1000,PE的发生率为0.2/1000~0.4/1000[8]。中国香港玛丽医院的数据显示,DVT的发生率为0.4/1000,PE的发生率为0.07/1000[11]。

(二)妊娠期及产褥期VTE的发病机制及相关风险因素

问题1:妊娠期及产褥期VTE的发病机制如何?

【推荐及共识】

1-1 妊娠期及产褥期特殊的生理与解剖学变化致VTE发生风险增加。(证据等级:专家共识)

妊娠期及产褥期VTE的发生、发展与该时期特殊的生理和解剖学变化密切相关,这些变化会增加血栓栓塞的风险,包括雌、孕激素水平升高,凝血系统的改变(凝血因子Ⅶ、凝血因子Ⅷ、凝血因子Ⅹ和纤维蛋白原等促凝血因子增加,抗凝血因子蛋白S、蛋白C等减少),血小板功能活化,血液瘀滞,血管损伤,子宫增大压迫下腔静脉和盆腔静脉,妊娠期和产后活动能力下降等。以上改变使机体具备了VTE形成的"三要素"(高凝状态、血流速度缓慢、血管壁受损),从而增加了血栓栓塞性疾病发生和发展的风险。

问题2:妊娠期及产褥期VTE的危险因素有哪些?

【推荐及共识】

2-1 妊娠期及产褥期VTE的发生与合并相关危险因素的多少及程度密切相关,危险因素越多、危险程度越高,发生

VTE 的风险越大。(证据等级:专家共识)

VTE 的发生与许多危险因素相关,在妊娠期及产褥期生理性改变的基础上若再合并相关的危险因素,发生 VTE 的风险会明显增加。根据不同危险因素的特征,归纳为四大类:(1) VTE 或 VTE 史:包括既往有 VTE 病史、经过治疗后目前仍存在的 VTE 等;(2) 存在与 VTE 发病相关的合并症:活动性自身免疫性或炎症性疾病、肾病综合征、心力衰竭、1 型糖尿病肾病、镰状细胞病、恶性肿瘤等;(3) 暂时性危险因素:妊娠期间外科手术、妊娠剧吐、卵巢过度刺激综合征等;(4) 产科及其他危险因素:VTE 家族史、高龄、产次、肥胖、截瘫或长时间制动、全身性感染、多胎妊娠、子痫前期、剖宫产术、产程延长、死胎、严重产后出血或大量输血等。

二、妊娠期及产褥期 VTE 的诊断

问题 3:如何早期识别妊娠期及产褥期 VTE?

【推荐及共识】

3-1 出现下肢疼痛、肿胀需高度警惕 DVT 的发生。(证据等级:专家共识)

3-2 出现颈部胀痛、意识淡漠、头痛呕吐等症状,需警惕颈静脉和颅内静脉系统栓塞。(证据等级:专家共识)

3-3 出现呼吸困难、胸痛、紫绀等症状,需警惕 PE 的发生。(证据等级:专家共识)

约 90% 的妊娠期及产褥期 DVT 发生在左下肢,且以髂静脉和股静脉为主[12]。多数 DVT 患者早期无症状或临床表现缺乏特异性。最早和最常见的临床表现为患侧下肢疼痛、肿胀,伴或不伴皮温升高和红肿。髂静脉血栓形成除了下肢肿胀外,可伴或不伴腰腹部、臀部或背部疼痛。患侧的小腿围与对侧相差 >2 cm 时,应高度警惕 DVT 的发生[13]。少数患者出现颈部胀痛、头痛、意识淡漠等神经系统症状,要警惕颈静脉和颅内静脉系统的栓塞。DVT 的症状和体征缺乏特异性,但一旦出现下肢疼痛、肿胀等情况时应引起警惕,应与妊娠期及产褥期的生理性改变相鉴别,积极排查 DVT。

多数 PE 患者症状不典型,临床表现具有多样性但缺乏特异性。其中呼吸困难最常见,其次为胸痛、咳嗽、紫绀及下肢

疼痛、肿胀，少见休克、晕厥及心律失常，但一旦发生常提示严重 PE，导致孕产妇死亡的风险极高[14]。

问题 4：临床可疑 DVT、PE 时需要做哪些辅助检查？

【推荐及共识】

4-1 可疑 DVT 时首选血管加压超声检查。（证据等级：B 级）

4-2 可疑 PE 时，先行心电图、胸部 X 线检查。高度可疑 PE 时，应完善 V/Q 扫描或 CTPA 检查。（证据等级：B 级）

可疑 DVT 时首选血管加压超声检查（compression ultrasonography，CUS）[15]，CUS 可检查的静脉包括近端静脉（如颈静脉、股总静脉、股静脉和腘静脉）及远端静脉（如腓静脉、胫前静脉、胫后静脉和肌间静脉）。CUS 检查结果的判读：（1）阳性：静脉失去可压闭性；（2）阴性：所有静脉均可完全压闭；（3）可疑：不确定有无 DVT。对于首次超声检查结果为阴性或可疑，但临床又高度可疑 DVT 时，应在第 3 天和第 7 天复查[16]，或者选择其他影像学检查如磁共振静脉血管成像（magnetic resonancevenography，MRV）、静脉造影等。

可疑急性 PE 时，首选心电图、胸部 X 线检查。约 40% 急性 PE 孕产妇的心电图显示异常（最常见为 T 波倒置，其次为右束支传导阻滞）[17]。胸部 X 线检查对诊断 PE 缺乏敏感性和特异性，但可以显示肺部感染、气胸等，主要为临床排他性诊断提供支持。PE 的诊断性检查包括核素肺通气 / 灌注（ventilation perfusion，V/Q）扫描、CT 肺血管造影（computed tomographic pulmonary angiography，CTPA）[18]。

问题 5：D- 二聚体在筛查和诊断妊娠期及产褥期 VTE 中的价值如何？

【推荐及共识】

5-1 不推荐 D- 二聚体作为孕产妇 VTE 筛查、诊断、预防或治疗的参考指标。（证据等级：专家共识）

非孕期 D- 二聚体水平在正常范围对于排除 VTE 的诊断有帮助。但是，由于 D- 二聚体水平在妊娠期间普遍升高[19]，应用 D- 二聚体这一指标排除妊娠期及产褥期 VTE 的价值非常有限。我国的研究也发现，妊娠期及产褥早期血浆 D- 二聚体水平均高于正常人群，且产褥早期血浆 D- 二聚体水平较晚孕期显著升高,并随产后时间延长呈下降趋势,提示,目前用于筛查非孕人群 VTE 的推荐血浆 D- 二聚体参考值范围(≤0.5 mg/L)并不适用于孕产期妇女[20]。因此,不推荐 D- 二聚体作为孕产妇 VTE 的筛查或诊断指标;更不推荐以单纯 D- 二聚体水平升高作为 VTE 预防和治疗的依据。但在明确诊断的 VTE 患者的治疗过程中监测 D- 二聚体水平还是有必要的。

问题 6:妊娠期接受 VTE 相关影像学检查对母儿安全吗?

【推荐及共识】

6-1　可疑 PE 需行相关放射影像学检查时,应做好相应的知情告知。(证据等级:专家共识)

诊断 PE 的相关影像学检查中,胸部 X 线检查、V/Q 扫描以及 CTPA 都是放射性检查。低剂量辐射(<50 mSv)不会增加胎儿死亡率或致畸率[21]。胎儿的暴露剂量在胸部 X 线检查、V/Q 扫描和 CTPA 中分别为<0.01 mSv、0.1～0.5 mSv、0.01～0.66 mSv,女性乳房组织的暴露剂量三者依次为<1.0 mSv、0.5～2.5 mSv、0.5～3.0 mSv[22]。PE 漏诊的后果可能十分严重,因此,对于临床可疑 PE 的孕产妇,建议在详细告知母儿潜在风险的基础上,积极行相关的诊断性检查。

CT 检查所需造影剂中的碘可以通过胎盘进入胎儿循环和羊水中,但尚未有致畸风险的报道,也未观察到甲状腺吸收碘造影剂后对胎儿有不良影响,其在乳汁中的分泌<1%,新生儿胃肠道吸收率<1%[22-23]。因此,对有适应证的妊娠期和产褥期妇女合理使用碘造影剂是相对安全的。

三、妊娠期及产褥期 VTE 的预防

问题 7:妊娠期及产褥期 VTE 的预防措施有哪些?

【推荐及共识】

7-1　高危因素的动态评估是预防妊娠期及产褥期 VTE 发生的重要手段。(证据等级:专家共识)

7-2　健康宣教、物理方法是预防妊娠期及产褥期 VTE 的首选。(证据等级:专家共识)

7-3　妊娠期及产褥期有 VTE 高危因素的孕产妇应合理应用预防性抗凝药物。(证据等级:专家共识)

VTE 风险因素的评估是预防的关键,与非孕期相比,妊

娠期及产褥期 VTE 的危险因素更多、更复杂。尽管目前针对孕产妇的风险评估策略还未得到有效验证,但仍建议对每个孕产妇进行 VTE 高危因素的评估,根据评估结果采取不同的预防策略,以减少 DVT 和 PE 的发生,降低因 VTE 导致的孕产妇死亡和不良妊娠结局[6]。在此要特别强调,妊娠期及产褥期是一个相对长的时期,随着妊娠的进展以及分娩后进入产褥期,VTE 的风险也会随着孕产妇的生理改变和病理状况发生变化。因此,应对 VTE 的风险进行动态评估,推荐在以下几个节点进行评估:首次产前检查、出现新的妊娠合并症或并发症时、住院期间、分娩后[24]。

相关知识的健康宣教是预防 VTE 的有效措施之一,宣教内容包括告知孕产妇合理膳食、规律开展孕期运动、避免脱水、避免长时间卧床或制动、鼓励术后早期活动、识别 VTE 的风险因素和早期症状等。

以下几种物理方法可作为 VTE 的预防措施和辅助治疗手段[25]:(1)足背屈;(2)防血栓梯度加压弹力袜:适用于产前或产褥期可以自由活动的孕产妇,或接受药物抗凝的同时穿戴梯度加压弹力袜;(3)间歇充气加压装置或足底静脉泵:适用于长时间卧床制动的孕产妇,存在 VTE 高危因素尤其是剖宫产术的产妇,建议至少使用至产后第 2 天,对于不适宜穿梯度加压弹力袜的产妇可以考虑整夜使用。但若合并严重外周动脉疾病或溃疡、近期皮肤移植、外周动脉旁路移植术、充血性心力衰竭引起的重度腿部水肿或肺水肿、对已知材料或产品过敏、严重腿部局部疾病(如坏疽、皮炎、未治疗的感染切口、脆弱的"纸样"皮肤)等情况时,不适宜应用上述物理方法。

妊娠期及产褥期有 VTE 高危因素的孕产妇,合理应用抗凝药物可有效预防血栓栓塞性疾病的发生。预防 VTE 的药物有普通肝素(unfractionatedheparin,UFH)、低分子肝素(low-molecular-weightheparin,LMWH)、华法林、直接 Xa 因子抑制剂等。华法林是一种维生素 K 拮抗剂,一般仅限于心脏机械瓣膜置换术后孕产妇的抗凝治疗[26]。直接 Xa 因子抑制剂可以通过胎盘,孕期禁止使用[27]。UFH 和 LMWH 均不透过胎盘屏障,UFH 因半期期较短,出血风险较高,故一般不用于 VTE 的预防。LMWH 主要通过抗凝血活性因子 Xa(FXa)

的作用来抑制血栓形成,在达到有效抗凝作用的同时可以减少 UFH 所致的出血等不良反应,安全性更高,因此,推荐 LMWH 作为预防妊娠期及产褥期 VTE 的首选抗凝药物。

问题 8:如何实施妊娠期及产褥期 VTE 的预防措施?

【推荐及共识】

8-1 制定本单位的产科 VTE 高危因素筛查表,指导孕产妇 VTE 预防措施的实施。(证据等级:专家共识)

纳入各种危险因素、制定相应的评估表可以更全面、更客观地评价 VTE 的风险,也可为妊娠期及产褥期 VTE 的预防策略和分层管理提供指导[1]。但目前国内的相关研究数据零散,尚缺乏中国孕产妇使用抗凝药物预防 VTE 的高级别循证医学证据,因此,本共识谨在借鉴国内外相关指南的基础上,结合 VTE 的高危因素,制定出妊娠期及产褥期 VTE 预防措施的实施指引,供临床参考。见表 1。经评估后达不到预防用药指征者,建议非药物方法预防 VTE;经评估后达到预防用药指征者,建议非药物方法和抗凝药物联合应用预防 VTE;对同时存在出血和 VTE 高危因素的孕产妇,建议先使用非药物方法预防至出血风险降低后,再评估是否需要联合抗凝药物预防 VTE。

四、妊娠期及产褥期 VTE 的治疗

问题 9:妊娠期及产褥期 VTE 的治疗措施有哪些?

【推荐及共识】

9-1 妊娠期及产褥期 VTE 一经确诊,应尽快启动多学科会诊,采取以抗凝治疗为主的综合救治措施。(证据等级:专家共识)

临床上可疑或确诊妊娠期及产褥期 VTE 后,应请相关专科行多学科会诊,包括血管疾病专科、呼吸科、影像科、ICU、新生儿科等,颅内静脉系统的栓塞还需请神经内科会诊,共同评估病情、制定诊疗方案,确定继续妊娠还是终止妊娠、终止妊娠的时机以及后续的治疗方案,以保障母儿安全。主要措施包括:抗凝治疗、物理治疗、经皮下腔静脉滤器(inferior vena cava filter,IVCF)、溶栓治疗等[1, 28]。

1. **抗凝治疗**:由多学科医师根据血栓发生的时间以及高危因素共同制定抗凝药物及其剂量的选择,此时抗凝药物的

使用是为了治疗已发生的血栓,剂量会大于预防用药剂量,因此,要在多学科会诊意见的指导下用药,并要严密监测抗凝药物相关的副反应。

2. 物理治疗:包括足背屈、梯度加压弹力袜、间歇充气加压装置或足底静脉泵等。具体方法见问题 7。

3. IVCF:IVCF 置入在妊娠期中的应用有限,且相关研究较少,需权衡利弊后慎重决定。

4. 溶栓治疗:目前,对于妊娠期的溶栓治疗仅有个案报道,并且可能增加大出血、颅内出血等风险,因此,不推荐对 DVT、血流动力学稳定的急性 PE 患者使用,仅在血流动力学不稳定的急性 PE 患者中可考虑使用[28]。

问题 10:如何决定抗凝药物的启用和停药时机?

【推荐及共识】

10-1 根据妊娠期及产褥期 VTE 的高危因素和发生时间、分娩时机和方式、是否出现药物副反应等决定抗凝药物的启用和停用时机。(证据等级:专家共识)

妊娠期间抗凝药物的启用取决于危险因素的程度和发生时间。在使用过程中出现以下情况需要停用抗凝药物:(1)用药期间出现抗凝药物相关的副反应(不同部位的出血、血小板减少、肝功能异常、过敏反应等);(2)出现临产征兆;(3)计划分娩:在计划分娩前至少停用 LMWH 12~24 h[29]。

产褥期重新启用 LMWH 的时机取决于 VTE 危险因素的多少和种类,启用前需重新评估 VTE 风险,并排除出血风险[6]。产褥期 LMWH 的具体实施方法及产后停药时机参照表 1。

表 1 妊娠期及产褥期 VTE 的风险因素及其相应的预防措施

风险因素	妊娠期预防措施	产褥期预防措施
孕前 VTE 史		
与大手术无关	多学科会诊制定预防策略 妊娠期全程使用 LMWH 临产或择期分娩前 24 h 停用 LMWH	评估并排除出血风险后重启 LMWH 抗凝 重启时机: 阴道分娩后 4~6 h 剖宫产术后 6~12 h 至少持续用药至产后 6 周

续 表

风险因素	妊娠期预防措施	产褥期预防措施
与大手术有关	多学科会诊制定预防策略 妊娠28周开始使用LMWH 临产或择期分娩前24 h停用LMWH	评估并排除出血风险后,产后6~12 h启用LMWH 持续用药至产后6周
妊娠合并症		
存在以下任一情况: 活动性自身免疫性或炎症性疾病 肾病综合征 心力衰竭 1型糖尿病肾病 恶性肿瘤 镰状细胞病	多学科会诊制定预防策略 评估VTE发生风险后启用LMWH 用药前需排除出血风险 病情缓解、临产或择期分娩前24 h停用LMWH	评估并排除出血风险后,产后24 h启用LMWH 持续用药至产后6周
暂时性危险因素		
以下任一情况: 卵巢过度刺激综合征 妊娠期外科手术 妊娠剧吐	多学科会诊制定预防策略 评估VTE发生风险后启用LMWH 用药前需排除出血风险 仅限治疗期间使用	无
产科及其他危险因素		
VTE家族史 年龄≥35岁 评估时BMI>30 kg/m² 产次≥3次 截瘫或者长时间制动者 全身性感染 重度子痫前期	≥3个危险因素者,本共识既不推荐也不反对在孕28周后开始使用LMWH,但强调需要仔细评估,在排除出血风险和充分权衡利弊后,慎重启用LMWH,临产或择期分娩前24 h停用LMWH	评估并排除出血风险后,于产后24 h启用LMWH 2个危险因素者,住院期间使用 3个危险因素者,使用LMWH至产后7 d ≥4个危险因素者,使用LMWH至产后10 d

续 表

风险因素	妊娠期预防措施	产褥期预防措施
多胎妊娠		
剖宫产术		
严重产后出血或大量输血者		
总产程时长≥24 h		

附：
(1) 对所有孕产妇应进行健康宣教，对有高危因素者强化宣教并给予个体化的物理方法推荐
(2) 健康宣教内容：告知妊娠期及产褥期VTE的风险增加，建议合理活动和避免脱水，学会识别VTE的早期症状或体征
(3) 物理方法：包括足背屈、防血栓梯度加压弹力袜、间歇充气加压装置或足底静脉泵等，使用前评估患者的适应证和禁忌证
(4) 妊娠期新发VTE的处理：多学科会诊后行VTE的治疗策略

注：VTE表示静脉血栓栓塞症；BMI表示体质指数；LMWH表示低分子肝素

问题11：如何评估遗传性易栓症患者妊娠期及产褥期VTE的发生风险？

【推荐及共识】

11-1 遗传性易栓症患者妊娠期及产褥期VTE的发生与其风险因素的类型和是否存在VTE家族史有关。（证据等级：B级）

遗传性易栓症（hereditary thrombophilia）的发生与种族有关，我国此类患者并不多见。相关实验室检查指标主要包括抗凝血酶（antithrombin）、凝血因子V基因Leiden突变（factor V Leiden，FVL）、凝血酶原基因G20210A突变（prothrombin gene G20210A）、蛋白C或蛋白S等。根据上述指标可将遗传性易栓症分为高风险和低风险两种类型。高风险的遗传性易栓症主要包括抗凝血酶缺乏、FVL的纯合突变、凝血酶原G20210A的纯合突变、FVL的杂合突变+凝血酶原G20210A的杂合突变、蛋白C或蛋白S缺乏；而低风险的遗传性易栓症主要包括FVL的杂合突变、凝血酶原G20210A的杂合突变等[30-31]。遗传性易栓症的诊断和风险评估需由血液科进行，

单纯的蛋白 C、蛋白 S 偏低不能诊断为遗传性易栓症。

遗传性易栓症患者在妊娠期和产褥期罹患 VTE 的风险明显增加[32]，有 VTE 家族史者则风险更高。国外研究报道在高风险的遗传性易栓症患者中，无 VTE 家族史者，妊娠相关的 VTE 发生率为 0.1%~3.7%，而有 VTE 家族史者，其发生率可达 1.7%~18.0%；低风险的遗传性易栓症患者中，发生率也分别可达 0.2%~0.5% 和 0.4%~3.9%[33]。国内此类文献报道极少，本共识仅建议对于非孕期无明显诱因情况下发生 VTE 的患者，有条件时可行相应的遗传学检查，确诊遗传性易栓症者一旦妊娠，应行多学科会诊，可参照国外相关共识采取相应的 VTE 预防策略。

五、结 束 语

我国妊娠期及产褥期 VTE 的发生率逐渐增高，已成为孕产妇死亡的主要原因之一，应引起产科医师的高度关注。近几年国内外陆续发布的 VTE 指南和共识中，高级别的推荐不多，较多的建议为专家共识级别，而中国人的生活方式、饮食文化、遗传背景等与西方人群有较大差别，在现阶段缺乏国内产科 VTE 高级别临床研究数据的情况下，盲目照搬国外的指南不甚妥当。本共识的发布旨在普及 VTE 的预防理念、规范国内妊娠期及产褥期 VTE 的防治措施，也希望借此共识积累我国产科 VTE 防治的临床数据，为今后 VTE 共识的更新提供更多、更有价值的循证证据。

表 2 《妊娠期及产褥期 VTE 预防和诊治专家共识》推荐总结

推荐内容	证据等级
妊娠期及产褥期特殊的生理与解剖学变化致 VTE 发生风险增加	专家共识
妊娠期及产褥期 VTE 的发生与合并相关危险因素的多少及程度密切相关，危险因素越多、危险程度越高，发生 VTE 的风险越大	专家共识
出现下肢疼痛、肿胀需高度警惕 DVT 的发生	专家共识
出现颈部胀痛、意识淡漠、头痛呕吐等症状，需警惕颈静脉和颅内静脉系统栓塞	专家共识

续 表

推荐内容	证据等级
出现呼吸困难、胸痛、紫绀等症状,需警惕 PE 的发生	专家共识
可疑 DVT 时首选血管加压超声检查	B 级
可疑 PE 时,先行心电图、胸部 X 线检查。高度可疑 PE 时,应完善 V/Q 扫描或 CTPA 检查	B 级
不推荐 D- 二聚体作为孕产妇 VTE 筛查、诊断、预防或治疗的参考指标	专家共识
可疑 PE 需行相关放射影像学检查时,应做好相应的知情告知	专家共识
高危因素的动态评估是预防妊娠期及产褥期 VTE 发生的重要手段	专家共识
健康宣教、物理方法是预防妊娠期及产褥期 VTE 的首选	专家共识
妊娠期及产褥期有 VTE 高危因素的孕产妇应合理应用预防性抗凝药物	专家共识
制定本单位的产科 VTE 高危因素筛查表,指导孕产妇 VTE 预防措施的实施	专家共识
妊娠期及产褥期 VTE 一经确诊,应尽快启动多学科会诊,采取以抗凝治疗为主的综合救治措施	专家共识
根据妊娠期及产褥期 VTE 的高危因素和发生时间、分娩时机和方式、是否出现药物副反应等决定抗凝药物的启用和停用时机	专家共识
遗传性易栓症患者妊娠期及产褥期 VTE 的发生与其风险因素的类型和是否存在 VTE 家族史有关	专家共识

注:VTE 表示静脉血栓栓塞症;DVT 表示深静脉血栓形成;PE 表示肺栓塞;V/Q 表示核素肺通气 / 灌注;CTPA 表示 CT 肺血管造影

执笔专家:杨慧霞(北京大学第一医院)、王子莲(中山大学附属第一医院)、刘喆(北京大学第一医院)、蔺莉(北京大学国际医院)、张卫社(中南大学湘雅医院)

参与本共识制定与讨论的专家(按姓氏拼音排序):陈敦金(广州医科大学附属第三医院)、陈叙(天津市中心妇产科医院)、程蔚蔚(上海交通大学医学院附属国际和平妇幼保健院)、崔世红(郑州大学第三附属医院)、丁依玲(中南大学湘雅二医院）、范玲（首都医科大学附属北京妇产医院）、冯玲（华中科技大学同济医学院附属同济医院）、樊尚荣（北京大学深圳医院）、高劲松（中国医学科学院北京协和医院）、古航（海军军医大学长海医院）、贺晶（浙江大学医学院附属妇产科医院）、胡娅莉（南京大学医学院附属鼓楼医院）、黄引平（温州医科大学附属第一医院）、李力（陆军军医大学大坪医院）、李笑天（复旦大学附属妇产科医院）、梁梅英（北京大学人民医院）、林建华（上海交通大学医学院附属仁济医院）、蔺莉（北京大学国际医院）、刘彩霞（中国医科大学附属盛京医院）、刘淮（江西省妇幼保健院）、刘兴会（四川大学华西第二医院）、刘喆（北京大学第一医院）、马润玫（昆明医科大学第一附属医院）、马玉燕（山东大学齐鲁医院）、漆洪波（重庆医科大学附属第一医院）、时春艳（北京大学第一医院）、孙瑜（北京大学第一医院）、王谢桐（山东省立医院）、王子莲（中山大学附属第一医院）、肖梅（湖北省妇幼保健院）、辛虹（河北医科大学第二医院）、杨慧霞（北京大学第一医院）、杨孜（北京大学第三医院）、杨祖菁（上海交通大学医学院附属新华医院）、张卫社（中南大学湘雅医院）、赵先兰（郑州大学第一附属医院）、邹丽（华中科技大学同济医学院附属协和医院）

参考文献从略

（通信作者：杨慧霞　王子莲）
（本文刊载于《中华妇产科杂志》2021年第56卷第4期第236-243页）

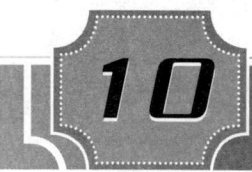

围产期抑郁症筛查与诊治专家共识

中华医学会妇产科学分会产科学组

围产期抑郁症包括妊娠期间或分娩后4周内出现的抑郁发作,是妊娠期和产褥期常见的精神障碍之一。由于围产期抑郁症可能导致孕产妇及其子代的不良结局,尤其是增加心理健康不良事件的发生,因此,应给予足够的关注和重视,尽早诊断并及时干预。中华医学会妇产科学分会产科学组邀请相关的精神卫生专家共同讨论并制定了本共识,以便妇产科医师对围产期抑郁症尽早筛查、合理评估及临床观察,并及时转诊至精神专科。

本共识的制定参考了2018年美国妇产科医师协会(American College of Obstetricians and Gynecologists,ACOG)、2019年美国预防服务工作组(US Preventive Services Task Force,USPSTF)等学术组织的围产期抑郁症指南,以及最新的基于临床研究的循证医学证据(证据等级及推荐等级见表1)。对具有较强循证证据等级(Ⅰ~Ⅲ级)、国外指南给予A或B级推荐的处理措施,本共识直接引用。对临床循证证据等级不高(Ⅳ级)、国外指南给予C级推荐的处理措施,采用德尔菲法,通过3轮专家意见征询,形成适合我国国情的专家共识,作为本共识的C级推荐意见。

一、围产期抑郁症的定义

推荐1 围产期抑郁症是妊娠期及产褥期常见的并发症之

引用文本:中华医学会妇产科学分会产科学组. 围产期抑郁症筛查与诊治专家共识[J]. 中华妇产科杂志,2021,56(08):521-527. DOI:10.3760/cma.j.cn112141-20210115-00022.

一,但不同文献对其定义有所不同(推荐等级:C级)。

围产期抑郁症又称孕产期抑郁症,是妊娠期及分娩后或流产后出现的抑郁症状,包括产前抑郁症(prenatal depression)和产后抑郁症(postpartum depression,PPD)。是妊娠期及产褥期常见的并发症之一[1-2]。

不同文献报道的围产期抑郁症的定义有所不同。美国精神障碍诊断与统计手册第5版(DSM-5)中,围产期抑郁症并非一个独立的诊断条目,而是将妊娠期或产后4周内出现的抑郁障碍统称为重度抑郁障碍(major depressive disorder,MDD)伴围产期发作;或不完全符合MDD的诊断标准,但最近的发作是重度抑郁发作[2-3]。国际疾病分类第10版(ICD-10)精神与行为障碍分类中,产后6周内的抑郁发作被归入"与产褥期有关的轻度精神和行为障碍,不可归类在他处者"。产后6周是重度抑郁发作的高峰期,而产后2~3个月和6个月则是轻度抑郁发作的高峰期[4]。2018年ACOG的共识中指出,妊娠期及产后1年的妇女发生的轻度至重度抑郁发作,可被诊断为围产期抑郁症[5]。本共识推荐采用DSM-5的定义。

表1 证据等级和推荐等级及其说明

证据等级	说明	推荐等级	说明
Ⅰa	来自随机对照研究的荟萃分析	A	有良好和一致的科学证据支持(有随机对照研究支持,如Ⅰ级证据)
Ⅰb	至少来自1个随机对照研究		
Ⅱa	至少来自1个设计严谨的非随机对照研究	B	有限的或不一致的文献的支持(缺乏随机性的研究,如Ⅱ级或Ⅲ级证据)
Ⅱb	至少来自1个设计严谨的队列研究或病例对照研究		
Ⅲ	至少来自1个设计良好的、非试验性描述研究,如相关性分析研究、比较性分析研究或病例报告		
Ⅳ	来自专家委员会的报告或权威专家的经验	C	主要根据专家共识(如Ⅳ级证据)

二、围产期抑郁症的危害

推荐 2 围产期抑郁症可能会对孕产妇及胎儿或新生儿造成不良影响,应予以足够重视(推荐等级:C 级)。

围产期抑郁症可能导致妊娠剧吐、子痫前期、流产或早产,严重时可引起自伤、自杀、伤婴或杀婴等恶性事件,还可能影响母乳喂养、母婴关系以及与配偶、家人的关系[6]。对胎儿或新生儿的可能不良影响包括胎儿生长受限或低出生体重儿、新生儿喂养困难以及胃肠道疾病风险和住院风险增加,儿童期更容易出现情绪、行为和心理问题[7]。

三、围产期抑郁症的高危因素

推荐 3 围产期抑郁症最大的危险因素是既往抑郁症病史(推荐等级:B 级)。

国内外关于围产期抑郁症的高危因素的研究有很多,然而不同文献报道的高危因素间既有交叉,又有不同。可能存在的病因学因素包括激素水平改变、神经内分泌变化和社会心理适应,这些因素之间可能相互作用。围产期抑郁症最大的危险因素是既往抑郁症病史,包括既往围产期抑郁症病史及非围产期抑郁症病史。其他危险因素包括妊娠期生活应激事件或产后压力性生活事件等[5, 8-11]。遗传因素也可能是围产期抑郁症的危险因素[12]。因此,对于有抑郁症病史的孕妇更应该注意围产期抑郁症的早期筛查及早期诊治。

四、围产期抑郁症的诊断

推荐 4 围产期抑郁症抑郁发作的诊断标准参照 ICD-10(推荐等级:C 级)。

由于缺乏特征性的躯体表现、实验室或影像学检查结果作为依据,围产期抑郁症抑郁发作的诊断主要通过询问病史、精神检查、体格检查、心理评估及其他辅助检查,其诊断主要建立在症状学、严重程度、病程和排除其他疾病的基础上。结合国内外的诊断标准[2, 13-14],本共识采用 ICD-10 抑郁发作的诊断标准[13]。见文后附表 1。

采集病史的过程中,应特别关注既往是否有抑郁症状(尤其是与妊娠相关的）和家族史。对养育新生儿极度缺乏自信、有自责自罪、无价值感、注意力或记忆力下降、失眠、食欲减退的孕产妇需要加强关注。抑郁症的核心症状包括情感低落、兴趣及愉快感缺乏、精力或体力下降，也可能表现为易激惹，严重者可以产生自杀意念及行为。

对于围产期抑郁症妇女，还应询问有关的社会支持、酒或药物滥用及伴侣暴力等问题；若怀疑围产期抑郁症妇女存在躯体疾病，需进一步行体格检查。产科应与精神科建立合作机制，当孕产妇存在伤害自己、婴儿或其他人的想法或行为，或出现幻觉、妄想等精神症状，或已不能照顾自己或婴儿时，应立即转诊精神专科接受评估，以保障母儿安全[15]。

典型的围产期抑郁症不难识别，诊断时应与产后情绪不良、双相情感障碍、产后精神病、躯体疾病所致的抑郁障碍、药物所致的抑郁障碍以及适应性障碍等进行鉴别[1]。

五、围产期抑郁症的筛查方法与筛查时机

推荐 5 建议对孕产妇进行至少 1 次筛查（推荐等级：B 级）。

围产期抑郁症是发生率较高、较严重但可以治疗的疾病，大众对该病的认识尚不充分[16]。USPSTF、ACOG 和英国国家卫生与保健优化研究院（National Institute for Health and Care Excellence，NICE）的指南均推荐，应通过标准化、有效的筛查工具，在孕期或产后对孕产妇进行至少 1 次筛查，完成抑郁和焦虑水平的评估[4, 17-18]。

推荐 6 对围产期抑郁症的合理筛查时机是早期妊娠（推荐等级：A 级）。

对围产期抑郁症的合理筛查时机是早期妊娠[19-22]。推荐对所有孕妇进行抑郁症筛查，但筛查的时机和频次并不明确[22]。有多种抑郁症危险因素（如抑郁症既往史、低收入和亲密伴侣暴力行为等）的孕妇可能需要多次筛查，如在妊娠早期和晚期各筛查 1 次。作为筛查的一部分，可告知孕妇其出现围产期抑郁症的风险，并指导其如何识别早期症状和寻求适当干预。

证据表明，仅筛查就能使孕产妇受益，包括提前发现围产

期抑郁症、降低母儿不良事件等[5]。

推荐7 推荐使用爱丁堡产后抑郁量表（Edinburgh postnatal depression scale，EPDS）或9个条目的患者健康问卷（patient healthquestionnaire-9，PHQ-9）进行抑郁症筛查（推荐等级：C级）。

EPDS[23]为最常用的围产期抑郁症筛查工具，易于评分，方便操作，目前已被翻译为50多种语言版本[24]。此量表共计10个条目，每个条目有0、1、2、3分四级评分，总分最大值为30分。见文后附表2。总分＞12分为筛查阳性，提示孕产妇罹患围产期抑郁症的可能性大，应转精神专科明确诊断，分值越大，症状越重。然而，许多研究使用的临界值为≥10分[25]。尽管该量表最初被用于筛查产后妇女，但临床中发现也适用于产前抑郁症的筛查。以EPDS总分9.5分为临界值时，其在筛查孕晚期妇女产前抑郁症的敏感度、特异度、准确率、受试者工作特征（ROC）曲线下面积方面分别为93.02%、95.15%、94.78%、0.912，具有高效、简洁的筛查能力[26]。而以EPDS总分9分为临界值（其中9~12分为轻度抑郁症，13~30分为中重度抑郁症）筛查时，早孕期妇女抑郁症的发生率为9.02%[27]。然而，针对妊娠期妇女的研究发现，其心理测量学特性的变异很大（敏感度为70%~100%，特异度为74%~97%，阳性预测值为22%~75%）[28]。

USPSTF、ACOG及美国儿科学会（AAP）建议也可采用PHQ-9进行抑郁症筛查。见文后附表3。PHQ-9是一个简便、有效的抑郁自评量表，在抑郁症严重程度的评估方面具有良好的敏感度和特异度，量表中＜5分为正常，5~9、10~14、15~19、＞19分，分别提示轻、中、中~重度和重度抑郁症[29-30]。该量表具有较好的信度和效度[31]。

六、围产期抑郁症的治疗原则

推荐8 目前主张以综合、全程、分级、多学科协作诊疗，保障孕产妇安全及胎儿安全为治疗原则。治疗方法有药物治疗、心理治疗、物理治疗和其他治疗（包括运动疗法、光疗等）（推荐等级：C级）。

推荐9 轻度和中度围产期抑郁症，推荐结构化心理治疗作为一线治疗方法。重度围产期抑郁症者，建议转至精神专科就诊，推荐初始治疗采用抗抑郁药物（推荐等级：B级）。

目前主张以综合、全程、分级、多学科协作诊疗，保障孕产妇安全及胎儿安全为治疗原则[32]。

1. 轻度和中度围产期抑郁症：推荐结构化心理治疗[包括认知行为治疗（cognitive-behavioral therapy，CBT）和人际心理治疗（interpersonal psychotherapy，IPT）]作为一线治疗方法[33-36]，其他治疗方法如物理疗法、运动疗法、光疗等非药物治疗也可用于围产期抑郁症的辅助治疗。

2. 重度围产期抑郁症者：建议转至精神专科就诊，推荐初始治疗采用抗抑郁药物[33, 35, 37-39]，使用抗抑郁药物治疗的益处超过潜在的风险，对于重度围产期抑郁症患者优先使用抗抑郁药物治疗符合多项实践指南[18, 36, 40-41]。

七、围产期抑郁症的药物治疗

推荐10 重度围产期抑郁症的一线药物是选择性5-羟色胺再摄取抑制剂（selective serotonin reuptake inhibitor，SSRI），包括舍曲林、西酞普兰和艾司西酞普兰（推荐等级：B级）。

常见的抗抑郁药物包括SSRI、5-羟色胺和去甲肾上腺素再摄取抑制剂（selective serotoninnorepinephrine reuptake inhibitors，SSNRI）、三环类抗抑郁药和其他抗抑郁药。见表2。

表2 常见抗抑郁药物的推荐等级

类别	推荐等级
选择性5-羟色胺再摄取抑制剂（SSRI），如舍曲林、西酞普兰、艾司西酞普兰	B级
5-羟色胺和去甲肾上腺素再摄取抑制剂（SSNRI），如度洛西汀、文拉法辛	C级
三环类抗抑郁药，如丙咪嗪、阿米替林	C级
其他抗抑郁药，如安非他酮、米氮平	C级

1. SSRI：关于SSRI是否会增加孕产妇及胎儿畸形的风险，目前的研究尚无明确结论。尚不明确SSRI是否会增加子

痫前期、早产、低出生体重儿或自然流产的风险[42]。妊娠早期暴露于SSRI的致畸风险很低或无风险，SSRI类药物都不是主要的致畸物[43]。系统评价发现，尚未在SSRI的各项研究中观察到一致的、单一类型的畸形[44]。长期随访显示，产前暴露于SSRI对新生儿的神经发育没有严重的不良影响，婴幼儿在语言和认知方面也无明显的落后表现[45]。但是，仍然建议哺乳期妇女慎用此类药物。SSRI类药物中，帕罗西汀可能增加胎儿心脏畸形的风险，尤其是房室隔缺损，因此，帕罗西汀不做首选推荐[46]。众多研究发现，哺乳期服用舍曲林对婴儿极少产生不良影响，安全性较高，但尚缺乏远期的临床研究结果。

2. SSNRI：妊娠16周前服该类药物的妇女较未服用者患子痫前期的风险增加3倍，妊娠16周前停止服用此类药物可降低子痫前期的发生风险[47]。未发现妊娠期服用SSNRI孕妇的胎儿先天性畸形的发生率增高，其他妊娠结局与SSRI类似[48]。关于产后使用SSNRI的报道非常有限，除文拉法辛属慎用外，尚缺乏其他药物的研究资料，故不建议哺乳期服用。

3. 三环类抗抑郁药：通常认为三环类抗抑郁药的致畸风险较低[37]。但三环类抗抑郁药与早产、低出生体重儿及子痫前期有关[47]。围产期暴露于三环类药物可能导致新生儿一过性戒断症状，以及低血糖、呼吸道疾病、中枢神经系统疾病和黄疸。已有研究报道子宫内三环类药物暴露对儿童的远期影响，这些儿童在3岁时的运动和行为发育正常，并且总体的智商、语言发展、气质、情绪、警觉能力、活动水平、注意力分散情况和行为问题与未暴露的儿童无显著差异[46]。

4. 其他抗抑郁药：一般认为安非他酮的致畸风险较低，但可能与自然流产有关[49]。在妊娠早期使用米氮平与使用非致畸性药物的孕妇相比，婴儿重要畸形的数量相同，然而使用米氮平的孕妇早产的发生率更高[50]。

随着经济的发展、社会压力的增加，应加强对围产期抑郁症的关注。建议采用EPDS或PHQ-9在早期妊娠时对所有孕妇进行普遍筛查，对于具有罹患围产期抑郁症危险因素的孕产妇应增加筛查次数，尤其是有抑郁症病史的孕产妇。对于轻～中度围产期抑郁症建议首选心理治疗。重度围产期抑郁症采用药物治疗，联合使用心理治疗，效果可能更佳。药物治疗首选SSRI类抗抑郁药物。产科医师和精神科医师应建立多学科诊疗团队，建立联合会诊及绿色转诊通道，共同致力于围产期抑郁症的早期识别及规范诊治，保障孕产妇的心理健康，避免孕产妇自杀等恶性事件的发生。

围产期抑郁症的筛查与诊治流程见图1。

参与本共识执笔的专家：范玲（首都医科大学附属北京妇产医院）、伍绍文（首都医科大学附属北京妇产医院）、程蔚蔚（上海交通大学医学院附属国际和平妇婴保健院）、陈叙（天津市中心妇产科医院）

参与本共识编写的专家：王丹昭（美国Emory University）、胡捷（美国Stars Behavioral Health Group）、何燕玲（上海市精神卫生中心）、王雪（首都医科大学附属北京安定医院）、庞宇（北京回龙观医院）、陈林（北京回龙观医院）

参与本共识讨论的专家：杨慧霞（北京大学第一医院）、贺晶（浙江大学医学院附属妇产科医院）、刘兴会（四川大学华西第二医院）、胡娅莉（南京大学医学院附属鼓楼医院）、刘喆（北京大学第一医院）、时春艳（北京大学第一医院）、杨孜（北京大学第三医院）、范玲（首都医科大学附属北京妇产医院）、高劲松（中国医学科学院北京协和医院）、陈叙（天津市中心妇产科医院）、程蔚蔚（上海交通大学医学院附属国际和平妇婴保健院）、李笑天（复旦大学附属妇产科医院）、杨祖菁（上海交通大学医学院附属新华医院）、王谢桐（山东省立医院）、马玉燕（山东大学齐鲁医院）、樊尚荣（北京大学深圳医院）、陈敦金（广州医科大学第三附属医院）、王子莲（中山大学附属第一医院）、肖梅（湖北省妇幼保健院）、邹丽（华中科技大学同济医学院附属协和医院）、马润玫（昆明医科大学附属第一医院）、丁依玲（中南大学湘雅二医院）、崔世红（郑州大学第三附属医院）、辛虹（河北医科大学第二医院）、刘淮（江西省妇幼保健院）、林建华（上海交通大学医学院附属仁济医院）、漆洪波（重庆医科大学附属第一医院）、李力（陆军特色医学中心）、刘彩霞（中国医科大学附属盛京医院）、张卫社（中南大学湘雅医院）、蔺莉（北京大学国际医院）、古航（海军军医大学附属长海医院）、赵先兰（郑州大学第一附属医院）

10 围产期抑郁症筛查与诊治专家共识

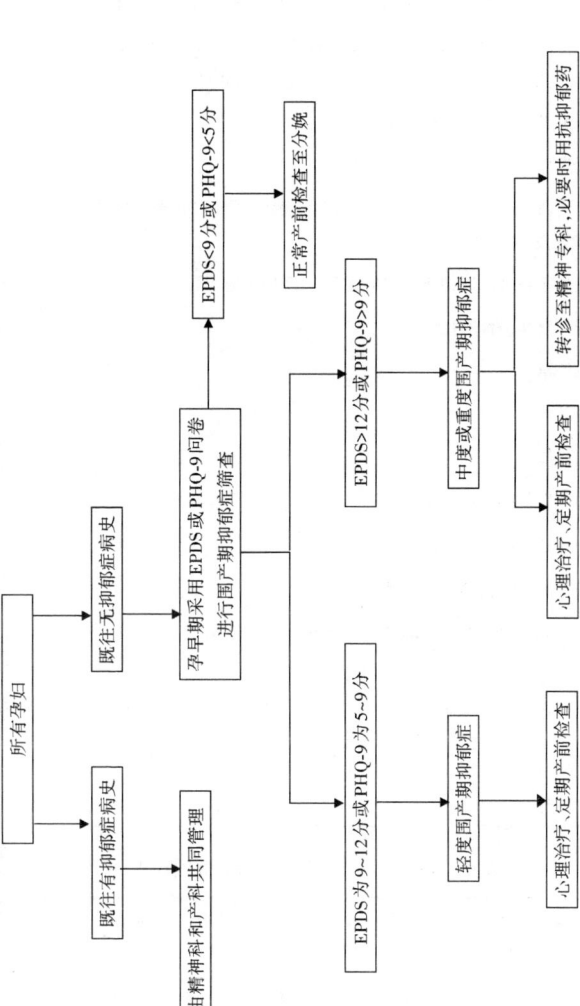

图 1 围产期抑郁症的筛查与诊治流程

注：EPDS 表示爱丁堡产后抑郁量表；PHQ-9 表示 9 个条目的患者健康问卷

附表1 国际疾病分类第10版（ICD-10）中抑郁发作的诊断标准

ICD-10 中，抑郁发作不包括发生于双相情感障碍中的抑郁状态。因此，抑郁发作只包括首次发作的抑郁症或复发性抑郁症。抑郁发作的症状分为两大类，可以粗略地分为核心症状和附加症状

一、抑郁发作的一般标准

1. 持续发作持续至少两周

2. 在患者既往生活中，不存在足以符合轻躁狂或躁狂诊断标准的轻躁狂或躁狂发作

3. 不是由于精神活性物质或器质性精神障碍所致

二、抑郁发作的核心症状

1. 情感低落

2. 兴趣及愉快感缺乏

3. 精力或体力下降

三、抑郁发作的附加症状

1. 集中注意和注意的能力降低

2. 自我评价和自信降低

3. 自罪观念和无价值感（即使在轻度发作中也有）

4. 认为前途暗淡悲观

5. 自伤或自杀的观念或行为

6. 睡眠障碍

7. 食欲下降

附表2 爱丁堡产后抑郁量表（EPDS）

请仔细阅读以下题目，每个题目4个答案，选出其中1个最能反映你过去7天感受的答案

1. 我开心，也能看到事物有趣的一面

（1）像以前一样——0分　　（2）不如以前——1分

（3）明显比以前少——2分　　（4）完全不能——3分

2. 我对未来保持乐观态度

（1）像以前一样——0分　　（2）不如以前——1分

续　表

(3) 明显比以前少——2分　　(4) 完全不能——3分

3. 当事情出错时，我无端地责备我自己

(1) 大多数时候这样——3分　　(2) 有时候这样——2分

(3) 很少这样——1分　　(4) 从不这样——0分

4. 我无缘无故感到焦虑和担心

(1) 从来没有——0分　　(2) 偶尔这样——1分

(3) 有时候这样——2分　　(4) 经常这样——3分

5. 我无缘无故感到惊慌和害怕

(1) 经常这样——3分　　(2) 有时候这样——2分

(3) 偶尔这样——1分　　(4) 从不这样——0分

6. 事情发展到我无法应付的地步

(1) 大多数时候这样——3分　　(2) 有时候这样——2分

(3) 很少这样——1分　　(4) 从不这样——0分

7. 我因心情不好而影响睡眠

(1) 大多数时候这样——3分　　(2) 有时候这样——2分

(3) 偶尔这样——1分　　(4) 从不这样——0分

8. 我感到难过和悲伤

(1) 大多数时候这样——3分　　(2) 有时候这样——2分

(3) 偶尔这样——1分　　(4) 从不这样——0分

9. 我因心情不好而哭泣

(1) 大多数时候这样——3分　　(2) 有时候这样——2分

(3) 偶尔这样——1分　　(4) 从不这样——0分

10. 我有伤害自己的想法

(1) 经常这样——3分　　(2) 有时候这样——2分

(3) 偶尔这样——1分　　(4) 从不这样——0分

附表3　9个条目的患者健康问卷（PHQ-9）

请仔细阅读以下题目，每个题目4个答案，选出其中1个最能反映你过去2周内感受的答案

1. 做事时提不起劲或没有兴趣

(1) 没有——0分　　(2) 有几天——1分

续　表

（3）一半以上时间——2分　　（4）几乎天天——3分

2. 感到心情低落、沮丧或绝望

（1）没有——0分　　（2）有几天——1分

（3）一半以上时间——2分　　（4）几乎天天——3分

3. 感觉疲倦或没有活力

（1）没有——0分　　（2）有几天——1分

（3）一半以上时间——2分　　（4）几乎天天——3分

4. 入睡困难、睡不安或睡得过多

（1）没有——0分　　（2）有几天——1分

（3）一半以上时间——2分　　（4）几乎天天——3分

5. 食欲不振或吃太多

（1）没有——0分　　（2）有几天——1分

（3）一半以上时间——2分　　（4）几乎天天——3分

6. 觉得自己很糟或觉得自己很失败，或让自己、家人失望

（1）没有——0分　　（2）有几天——1分

（3）一半以上时间——2分　　（4）几乎天天——3分

7. 对事物的专注有困难，例如看报纸或看电视时

（1）没有——0分　　（2）有几天——1分

（3）一半以上时间——2分　　（4）几乎天天——3分

8. 行动或说话速度缓慢到别人已经察觉？或刚好相反，变得比平日更烦躁或坐立不安，动来动去

（1）没有——0分　　（2）有几天——1分

（3）一半以上时间——2分　　（4）几乎天天——3分

9. 有不如死掉或用某种方式伤害自己的念头

（1）没有——0分　　（2）有几天——1分

（3）一半以上时间——2分　　（4）几乎天天——3分

参考文献从略

（通信作者：范　玲　杨慧霞）

（本文刊载于《中华妇产科杂志》2021年第56卷第8期第521-527页）

妊娠期血压管理中国专家共识（2021）

中华医学会妇产科学分会妊娠期高血压疾病学组

妊娠期血压管理是保障母胎安全与健康的关键措施，也是妊娠期高血压疾病防治的核心问题，涉及母体器官功能的保护和降低妊娠期间的高血压发生风险。中华医学会妇产科学分会妊娠期高血压疾病学组经过多次认真充分的讨论，在《妊娠期高血压疾病诊治指南（2020）》的基础上，组织编写了《妊娠期血压管理中国专家共识（2021）》，本共识确定了妊娠期血压管理的基本原则：动态评估、序贯诊断和全程管理；本共识的基本内容包括妊娠期血压的生理变化特征、血压的规范测量、妊娠期血压管理中涉及的相关诊断问题、正常血压孕妇的管理、子痫前期高危孕妇的血压管理、慢性高血压患者的血压管理、妊娠期低血压的管理、家庭血压监测与管理、产后血压监测与管理；本共识的目的在于转变产科医护人员的血压管理理念，规范血压管理行为，维持妊娠期的理想血压水平，预防或降低妊娠期高血压疾病的发生风险，及时发现血压异常，降低不良妊娠结局的发生风险，推动我国妊娠期血压管理相关的科学研究。

一、妊娠期血压的生理变化特征

血压在妊娠期有特殊的变化规律，了解和掌握这些变化规律对于判断妊娠期血压是否异常，以及管理血压至关重要。

以妊娠20周为分界点，正常孕妇妊娠期的血压呈现先降

引用文本：中华医学会妇产科学分会妊娠期高血压疾病学组. 妊娠期血压管理中国专家共识（2021）[J]. 中华妇产科杂志, 2021, 56（11）: 737-745. DOI: 10.3760/cma.j.cn112141-20210506-00251.

后升的"U形"变化：妊娠20周前，收缩压和舒张压轻微下降，20周后稍有升高趋势，妊娠37周左右收缩压和舒张压达峰值[1-2]。多胎妊娠孕妇的血压也呈现类似的变化趋势，但因缺乏大样本量研究，尚无法准确界定妊娠过程中的参考值。现有的证据提示，在妊娠早期、中期和晚期，多胎妊娠孕妇血压水平均高于单胎妊娠[3-4]。

妊娠期血压改变与外周血管阻力的动态变化有关，为适应胎盘和胎儿发育，妊娠期母体心输出量和外周阻力呈现显著改变，从而引起血压的动态变化。妊娠过程中，子宫血流量增加约20倍（从孕前的50 ml/min增加至孕晚期的1000 ml/min）。心输出量的增加始于孕早期，并在妊娠20周左右达到峰值，此后维持稳定直至分娩。为提高胎盘灌注压保证胎盘的血液供应，自妊娠早期开始，子宫动脉出现功能性和结构性重塑，主要表现为管壁增厚和管径扩大，子宫血流随之增加，并导致母体外周阻力下降[5]。妊娠20周前，上述改变的综合效应使血压（尤其是舒张压）随孕周的进展而逐渐降低，直至妊娠20周左右达到最低水平。妊娠20周后，胎儿的快速生长发育对胎盘血流灌注量的需求明显增加，而此时单纯依靠子宫动脉管腔增大来增加胎盘血流量已不足以维持胎儿的发育需求，因此，母体血压开始升高。妊娠20周后，母体血压的适度增加是一种更为有效的提高胎盘灌注压和血液供应的机制[6]。

二、血压的规范测量

妊娠期有效的血压管理有赖于客观记录孕前基础血压，以及整个妊娠期规范和准确地测量血压。妊娠期血压测量方法是否规范直接影响基础血压的评估、高血压的诊断以及血压管理的效能等诸多问题。

（一）测量血压的仪器

推荐使用经认证的上臂式医用电子血压计，血压计应定期校准。不建议使用传统的台式水银柱血压计，2017年8月16日《关于汞的水俣公约》明确规定"自2026年1月1日起，禁止生产含汞体温计和含汞血压计，含汞血压计将逐渐淘汰"[7]。此外，也不推荐使用腕式或手指式电子血压计[8]。电子血压计是利用电子技术与血压间接测量原理进行血压测量的设备。目前，国际主要专业学会指南[9-10]均推荐使用电子血压计测量血压。需要说明的是，普通电子血压计内置的血压判定计算法通常未考虑正常妊娠和子痫前期患者中出现的血管顺应性变化和血管外间隙水肿等问题，会导致计算值低于实测值[11]。在具备条件的围产保健机构，建议使用通过妊娠期及子痫前期特殊认证的品牌和型号（可参考 www.dableducational.org 和 https://bihsoc.org/bp-monitors 提供的血压计认证信息）。

随着多种通讯手段（蓝牙、GPRS、WiFi等）的普及，现今电子血压计已能够实现全自动智能测量，实现实时或自动定时测量并记录孕妇血压值，测量数据自动传输至健康管理平台，通过智慧化处理后上传到云端，并将生成的健康数据报告反馈给孕妇本人，可以及时对血压异常发出预警并进行连续动态监测。

（二）测量血压的体位

由于目前的血压标准均建立在标准坐姿基础上，故应尽量采取坐位测量：坐于背部有支撑的椅子上，身体放松，双脚着地，两腿不能交叉，测量手臂的位置与心脏水平保持一致，测量过程保持安静。测量时选择大小适中的袖口，血压测量前被测者应至少休息5 min，袖带应与心脏处于同一水平，只有上臂袖带式血压计可用于妊娠期血压测量，尤其是要注意袖带长度与上臂臂围的匹配。见表1。首次血压测量时应完成双侧上臂测量，使用读数较高的手臂进行后续的血压测量。

表1 成人血压测量时袖带的选取标准

上臂周径（cm）	袖带型号
22～26	成人小号袖带
27～34	成人中号袖带
35～44	成人大号袖带
45～52	成人加大号袖带

（三）诊室血压测量

诊室血压测量是目前妊娠期血压监测的主要手段。具体步骤[10]如下：（1）测量前准备：测量前至少休息5 min，应避免交谈、喝咖啡、吸烟等，排空膀胱；（2）测量血压时，应脱掉所有覆盖袖口位置的衣物；（3）合适的袖带尺寸需使充气气囊的80%环绕手臂,如果选用小号、大号、加大号袖带,需将该型号记录于产前检查手册;(4)间隔1~2 min重复测量,血压值取两次测量的平均值;(5)如果服用降压药,应同时记录测量前最近一次的服药时间;(6)重度血压升高[收缩压≥160 mmHg(1 mmHg=0.133 kPa)和(或)舒张压≥110 mmHg]需在15 min内重复测量,轻度血压升高[收缩压<160 mmHg和(或)舒张压<110 mmHg]应在4~6 h内重复测量。

(四)诊室外血压测量

诊室外血压测量包括家庭血压监测(homeblood pressure monitoring,HBPM)和动态血压监测(ambulatory blood pressure monitoring,ABPM)两种方法。HBPM方法为每日早、晚测量血压,每次测量应在坐位休息5 min后进行,间隔1 min测量2次,记录平均值。每周连续测量3~5 d。早晨血压测量应于起床后1 h内进行,晚间血压测量于晚饭后、上床睡觉前进行。为确保HBPM的质量,血压监测期间应记录起床时间、上床睡觉时间、三餐时间及服药时间[12]。在新型冠状病毒肺炎(COVID-19)疫情全球大流行及后疫情时代,HBPM在妊娠期血压监测中的作用越来越受到重视,尤其是基于移动互联网血压管理App与HBPM的结合方式[13]。本共识建议,用于诊室外测量的血压计也应采用通过妊娠期和子痫前期特殊认证的品牌和型号。

ABPM通常以每15~30分钟间隔记录24 h内的血压变化。建议由受试者提供就寝和觉醒时间点的记录以定义具体的日间和夜间时段。夜间高血压在子痫前期高危孕妇和子痫前期孕妇中很常见,与母体靶器官损伤和胎盘低灌注密切相关[14-15],因此,ABPM可提供更多的临床决策信息。

ABPM的监测方法:选择大小合适的袖带,安放血压计,应手动测量血压2次,以测试血压计是否正常工作。监测结束后,在卸下血压计之前,应再次手动测量血压2次,确认血压计正常工作。应尽可能确保监测时间>24 h,而且每小时都有1个以上血压读数,通常日间每15分钟测量1次,晚间睡眠期间每30分钟测量1次;如果有效读数在设定读数的70%以上,计算日间血压的读数在20个以上,夜间睡眠血压的读数在7个以上,视为有效监测。如不满足上述条件,应重复监测。ABPM血压指标:主要包括日间、夜间、全天血压读数收缩压与舒张压的平均值。日间与夜间应以 ABPM 日记卡所记录的觉醒与就寝时间为准。动态血压在睡眠期间进行测量有不适感,会影响睡眠,应向被测者说明上述问题,并嘱其尽量不起床活动[16]。

掌握和了解诊室外血压诊断阈值与诊室血压诊断阈值的对应关系对妊娠期血压管理至关重要,诊室血压与诊室外血压诊断阈值的对应关系[10]见表2。

表2 诊室血压、家庭自测血压、日间血压、夜间血压及 24 h 动态血压的对应关系(mmHg)

诊室血压	家庭自测血压	日间动态血压	夜间动态血压	24 h 动态血压
120/80	120/80	120/80	110/65	115/75
130/80	130/80	130/80	110/65	125/75
140/90	135/85	135/85	120/70	130/80
160/100	145/90	145/90	145/85	145/90

注:1 mmHg=0.133 kPa

目前,在许多医院也开展了无人值守自动诊室血压测量。无人值守自动诊室血压测量可提供标准化的诊室血压评估,且无需医护人员,可以减少但不能消除白大衣高血压,也会漏诊隐匿性高血压。因此,通常需要再次进行诊室外血压评估来确认诊断。无人值守自动诊室血压测量值通常比诊室血压测量值要低,与日间的 ABPM 值相似[17]。

三、妊娠期血压管理中涉及的相关诊断问题

(一)妊娠期间的高血压

依照国内外现有指南,妊娠期间的高血压定义为诊室血压≥140/90 mmHg,其中收缩压 140~159 mmHg 和(或)舒张压 90~109 mmHg 为轻度高血压,收缩压≥160 mmHg 和(或)舒张压≥110 mmHg 为重度高血压[18-19]。

(二)妊娠期间正常高值血压

本共识将血压 130~139/80~89 mmHg 定义为妊娠期间正常高值血压。妊娠期正常高值血压在 2017 年美国心脏病学会(American College of Cardiology,ACC)和美国心脏协会

(American Heart Association, AHA)高血压指南[10]中称为"1级高血压"。近期国内外的研究显示,妊娠期血压水平处于正常高值时也能增加子痫前期、早产和小于胎龄儿的风险[20]。

(三)白大衣高血压

白大衣高血压是指在妊娠20周之前出现的诊室血压升高(≥140/90 mmHg),但家庭自测血压<135/85 mmHg和(或)24 h动态血压正常[9]。白大衣高血压可以增加妊娠期高血压和子痫前期的发生风险。

(四)隐匿性高血压

隐匿性高血压是指在妊娠20周之前出现的诊室血压正常(<140/90 mmHg),但家庭自测血压≥135/85 mmHg和(或)24 h动态血压升高[9]。妊娠20周前存在高血压靶器官功能异常(无法解释的慢性肾脏疾病、左心室肥厚以及视网膜病变等),但诊室血压处于正常水平时,应通过家庭自测血压和(或)24 h动态血压明确诊断。在高危孕妇中(既往妊娠时患有高血压、糖尿病和慢性肾脏疾病,本次妊娠出现妊娠期糖尿病和高血压),隐匿性高血压的发生率超过25%[14]。

(五)一过性高血压

一过性高血压是指在妊娠20周之后出现的诊室血压升高(≥140/90 mmHg),在未接受降压治疗的情况下,血压在后续测量中恢复正常[9]。一过性高血压与妊娠期高血压和子痫前期发生风险增高有关。

(六)慢性高血压

慢性高血压是指在妊娠20周前或在妊娠前出现的诊室血压升高(≥140/90 mmHg)。随着肥胖和高龄孕妇的增加,慢性高血压在全球范围内呈现逐年增高趋势[9, 21]。

(七)妊娠期低血压

本共识将妊娠期间(除外病理状态)诊室血压<90/50 mmHg定义为妊娠期低血压。目前尚无妊娠期低血压的统一定义。早期研究认为,低血压(尤其是舒张压<50 mmHg)可增加低出生体重儿和妊娠丢失的风险[22];然而调整混杂因素的影响后,舒张压<50 mmHg并不增加胎儿不良结局的风险[23],提示低血压与不良妊娠结局的关系可能是一种反向因果关系。此外,妊娠期血容量明显增加,使得孕妇心血管系统对体位变化

引起的血压反应更为敏感。

四、正常血压孕妇的管理

正常血压孕妇是指妊娠早、中、晚期血压始终处于理想血压水平（即血压<120/80 mmHg），同时不存在其他高血压危险因素。

（一）监测与管理

正常血压孕妇的监测包括定期诊室血压监测和HBPM。定期诊室血压监测与常规产前检查时血压测量相结合，妊娠6～8周详细了解并记录基线血压；妊娠28周前，每4周测量血压；妊娠28～36周，每2周测量血压；妊娠36周及以后，每周测量血压；根据当地条件，正常血压孕妇在定期诊室血压监测的前提下，可以同时采用HBPM，这样可以更全面、更客观地实时了解和掌握血压的变化趋势。

（二）动态评估子痫前期风险

对所有孕妇均应进行子痫前期风险评估，包括首次产前检查（建册）时、妊娠11～13周、妊娠19～24周以及妊娠30～34周的动态评估，甄别高危孕妇，加强监护与积极干预，及早发现子痫前期并降低不良妊娠结局的发生风险。

1. 妊娠11～13周子痫前期高危孕妇的筛查：2019年，国际妇产科联盟（International Federationof Gynecology and Obstetrics，FIGO）建议，在医疗资源有限的地区，应结合孕妇危险因素和平均动脉压进行子痫前期筛查；在医疗资源充足的地区，还可结合胎盘生长因子（placenta growth factor，PlGF）和子宫动脉搏动指数（pulsatility index，PI）进行筛查[24]。可以采用基于贝叶斯原理的早产子痫前期风险计算器（http://fetalmedicine.org/research/assess/preeclampsia）进行在线评价，当风险值≥1/100时评为高风险，建议使用小剂量阿司匹林预防，并参照本共识第五部分内容，进入高危孕妇血压管理路径。

2. 妊娠中、晚期子痫前期高危孕妇的筛查：在妊娠早期进行子痫前期筛查的基础上，还应在妊娠中、晚期[25-26]进行基于危险因素和平均动脉压的筛查，必要时可增加PlGF水平和PI的测定。仍然可以采用上文提到的早产子痫前期风险计算器进行评估,当风险值≥1/100时视为高危人群,并进入高危孕妇血压管理路径。

五、子痫前期高危孕妇的血压管理

(一)子痫前期高危孕妇的定义

当孕妇具有以下三种情况之一时,应视为高危:(1)具有子痫前期危险因素,包括子痫前期病史、慢性高血压病史、孕前糖尿病史、慢性肾炎病史、超重或肥胖、高龄、抗磷脂抗体综合征、系统性红斑狼疮、易栓症、辅助生殖技术受孕和阻塞性睡眠呼吸暂停综合征;(2)在妊娠期动态评估由正常变为高危;(3)妊娠期间出现正常高值血压、白大衣高血压、隐匿性高血压、一过性高血压。

(二)具有子痫前期危险因素孕妇的血压管理

建议对于此类具有发展为子痫前期倾向的高危孕妇,应详细了解和掌握孕前基础血压,在妊娠早、中、晚期各进行一次ABPM,尽早(妊娠16周前)开始服用小剂量阿司匹林(50~150 mg/d)直至分娩前[27];鼓励此类孕妇进行HBPM、增加产前检查次数、了解和掌握血压的变化轨迹。

(三)妊娠20周前血压异常孕妇的管理

在妊娠20周之前,对于诊室血压升高和诊室血压正常但存在靶器官损伤证据的孕妇,应进行ABPM,以明确是否为妊娠期间的白大衣高血压和隐匿性高血压[9]。目前,尚无证据显示白大衣高血压和隐匿性高血压孕妇能够从降压治疗中获益,但应加强妊娠期HBPM,尤其应监测妊娠20周后血压的变化趋势[9]。

(四)正常高值血压和一过性高血压孕妇的管理

此类孕妇妊娠期间的异常血压均为不良妊娠结局和子痫前期发生的危险因素,本共识建议其管理方案应与具有子痫前期危险因素的孕妇相同。

六、慢性高血压患者的血压管理

(一)慢性高血压患者的孕前咨询

慢性高血压女性患者中,86%~89%为原发性高血压(未知原因),其余为继发性高血压(源于肾脏、内分泌及血管因素)[28]。慢性高血压患者的孕前咨询应包括：

1. 了解血压控制情况、高血压家族史、血糖情况、体重变化、运动情况、烟酒嗜好等。

2. 嘱患者主动改变不良生活方式（应戒烟戒酒、低盐饮食、减少咖啡因摄入），以期达到优化的备孕条件。

3. 接受降压治疗者，应避免使用血管紧张素转化酶抑制剂和血管紧张素受体拮抗剂。对于血压控制不良和（或）在30岁之前即确诊高血压的患者，应充分评估继发性高血压的潜在风险，必要时由心内科、肾病科和内分泌科共同排查继发性高血压。

（二）慢性高血压患者的妊娠期初次评估

慢性高血压患者的妊娠期初次评估应包括肝肾功能、血电解质、血常规、尿常规或24 h尿蛋白/肌酐比值、心室结构与功能（心电图或超声心动图）、眼底检查。初次评估的尿蛋白情况，有助于在孕中、晚期对慢性高血压合并子痫前期进行鉴别诊断。妊娠16周前开始服用小剂量阿司匹林（50~150 mg/d）预防子痫前期的发生。本共识建议，对慢性高血压患者进行24 h ABPM，以排除妊娠白大衣高血压。如患者未进行孕前咨询，且高血压发病特征提示继发性高血压可能时，应与内科医师共同制定妊娠期风险评估和降压治疗方案。

（三）慢性高血压患者妊娠期降压治疗的启动时机和降压目标

2015年《新英格兰杂志》发表的妊娠期血压控制（Control of Hypertension in Pregnancy Study，CHIPS）研究显示，纳入研究的患者74.6%为慢性高血压，与舒张压≤100 mmHg的传统降压目标相比，将舒张压严格控制在85 mmHg以下，能够降低孕妇重度高血压的发生风险，且不增加子代不良结局[29]。据此，国际妊娠高血压学会建议应将妊娠期高血压患者的血压控制在110~140/80~85 mmHg[9]；英国国家卫生与临床优化研究所（National Institute for Health and Clinical Excellence，NICE）指南[30]也建议将血压控制在135/85 mmHg以下。本共识建议当慢性高血压患者妊娠期的诊室血压≥140/90 mmHg，应启动降压治疗，降压目标值为诊室血压不低于110~130/80~85 mmHg。

(四)慢性高血压患者妊娠期降压治疗的药物选择和用法

慢性高血压患者的首选降压药物为拉贝洛尔和(或)硝苯地平控释片。拉贝洛尔口服的常用剂量为50～200 mg,每日2～3次;硝苯地平控释片从最低有效剂量开始给药,根据血压情况调整为30～60 mg,每日1次。在上述两种药物单用或联用且血压控制仍不理想,也可以选用甲基多巴250～500 mg,每日2～3次。应避免使用作用于肾素-血管紧张素系统的药物(血管紧张素转化酶抑制剂、血管紧张素受体拮抗剂)和阿替洛尔,前者有致畸和羊水减少的风险,后者有抑制胎儿宫内生长的风险[31]。如果血压控制仍然不理想,可以考虑静脉使用的药物,包括静脉注射拉贝洛尔、尼卡地平、尼莫地平、酚妥拉明、硝酸甘油等。

(五)慢性高血压孕妇的妊娠期血压监测

在常规产前检查的基础上,酌情增加产前检查次数,推荐进行HBPM,掌握血压变化和降压药物的治疗效果;必要时进行ABPM,不仅有助于白大衣高血压的鉴别诊断,还可评价药物治疗效果和调整剂量。

(六)慢性高血压孕妇的终止妊娠时机

慢性高血压孕妇在血压控制良好、不存在母体和胎儿并发症的情况下,不建议孕37周前终止妊娠。慢性高血压并发子痫前期出现以下情况者,无论任何胎龄,均应在母体状况稳定后立即终止妊娠:包括无法控制的严重高血压、子痫、肺水肿、DIC、肾功能不全、胎盘早剥和胎儿宫内窘迫[21]。

(七)慢性高血压产妇哺乳期降压治疗的注意事项

慢性高血压患者分娩后,如血压未得到有效控制,仍有发生产后子痫的风险。因此,产后7～10 d仍应进行血压监测,当诊室血压≥140/90 mmHg时,应继续降压治疗。因大多数降压药物在乳汁中的浓度很低,不会对新生儿产生不良影响,应鼓励继续母乳喂养,首选药物包括拉贝洛尔和普萘洛尔。

七、妊娠期低血压的管理

(一)妊娠期低血压的危险因素

妊娠期低血压的相关研究较少,目前尚缺乏统一的定义。

妊娠期低血压的孕妇约 50% 在孕前存在低血压状态,此外还与妊娠剧吐有关[32]。因此,本共识建议应对妊娠期低血压孕妇进行 HBPM,并进行营养和孕期增重的动态评估,同时寻找与体液丢失有关的因素(妊娠剧吐、脱水等),以排除引起低血压状态的可逆危险因素。

(二)妊娠期与体位相关的低血压状态

血容量的增加是维持正常妊娠的重要生理机制。在非孕期健康人群中,由于重力的影响,站立时回心血量减少,故血压会低于坐位和卧位。站立后 3 min 内或直立倾斜试验 3 min 内收缩压下降 20 mmHg 和(或)舒张压下降 10 mmHg 称为体位性低血压[33]。

孕期存在两种与体位改变相关的有效循环血量降低的情况值得重视:(1)体位性直立性心动过速综合征(postural orthostatic tachycardia syndrome,POTS),常见于育龄期妇女,由卧位变为直立位时可引起心率增加>30 次/min,通常心率超过 120 次/min,无直立性低血压,可出现心悸、头晕、晕厥前兆乃至晕厥等临床表现;目前认为主要与直立体位后出现的有效循环血量变化适应不良有关[34];POTS 的治疗主要为非药物方法,在妊娠期可以通过每日足量饮水和增加盐摄入、高枕(10~15 cm)卧位等方法改善;一般认为 POTS 患者妊娠结局良好[35];POTS 的诊断需要上述症状持续 6 个月以上,但孕妇出现类似临床表现时应考虑 POTS。(2)仰卧位低血压综合征(supine hypotensive syndrome),常见于孕晚期(34 周之后),表现为平卧位时出现平均动脉压下降>15 mmHg 或收缩压下降 15~30 mmHg,伴心率增加(>20 次/min)和头晕、恶心等症状,侧卧位能显著改善上述症状。绝大部分孕妇在孕晚期平卧位时均可出现下腔静脉压迫,但无明显低血压临床表现。仰卧位低血压综合征可能与下腔静脉系统的侧支循环建立不良有关[36]。

八、妊娠期的 HBPM 与管理

HBPM 是妊娠期血压管理的重要组成部分。妊娠期血压是连续动态变化的过程,掌握和了解妊娠期血压变化轨迹是血压管理的基石。正常情况下,临床通过门诊定期产前检查和住院分娩了解妊娠期血压变化,在妊娠的 280 d 中,门诊产前检查和住院分娩的时间一般是有限的,绝大部分时间并不在产科监测的范围之内。通过移动互联网技术和智能手机,可以实现280 d全过程、全天候实时血压监测,掌握妊娠期血压变化的连续动态轨迹。通过血压变化轨迹既可以准确识别血压升高的时间点,又可以掌握血压升高的趋势,在达到高血压临界点之前进行有效的干预和阻断。2017年,美国ACC和AHA及其他9个学术团体联合发布的成人高血压防治指南[10]中,倡导应用远程医疗技术辅助成人高血压干预,基于移动客户端的互联网医疗管理策略是促进高血压管理的新型创新工具。

HBPM可用于轻度血压升高孕妇的诊室外管理和经住院治疗后血压稳定者的诊室外血压监测。对于无住院治疗指征的妊娠期高血压疾病患者(仅血压≥140/90 mmHg),以及妊娠合并慢性高血压患者(家庭口服降压药,血压≤140/90 mmHg),可以采用居家健康管理。患者使用智能手机通过血压管理App,每日将自测血压上传至医生端,医师实时掌握患者的血压情况,根据血压变化情况远程指导患者用药或及时通知返院就诊。对于经住院治疗后病情稳定的所有妊娠期高血压疾病患者,在居家健康管理期间可以采用HBPM,通过移动互联网技术,建立患者与产科医师的血压管理平台。近期国外研究使用智能手机App监测子痫前期进展和(或)血压升高,结果发现,妊娠期高血压疾病的传统管理方法并不全面,基于移动互联网技术的家庭自测血压应纳入整体管理方案中[37]。

HBPM的适应证:HBPM的适应证包括目前患有妊娠期高血压疾病的孕妇、具有高血压风险的孕妇和血压正常孕妇[38]。

九、产后血压监测与管理

(一)产后血压监测

分娩后72 h是血压波动的高峰期,产后要密切监测血压,尤其是患有妊娠期高血压疾病的妇女,更需要持续监测。妊娠期血压正常者中8%~12%可发生产后高血压,而妊娠期高血压疾病患者中超过50%会在产褥期出现血压≥150/100 mmHg[39-40]。因此,产后72 h内,应密切监测血压,每天至少监测4~6次,产后6周回访时也应测量血压。

（二）产后血压管理

产后血压≥140/90 mmHg 者应继续降压治疗，根据血压恢复情况可逐渐减少药量直至停药。产褥期高血压是产后脑卒中最重要的危险因素，尤其是出血性脑卒中[41]。子痫前期、肥胖或超重产妇的血压在产后 7 d 并不能恢复正常，高血压往往持续至产后更长时间。患有妊娠期高血压疾病的产妇约 25% 在产后 2 年内都需要维持降压治疗[42]。产科医师不仅要关注妊娠期的血压管理问题，而且要主动参与产后的血压管理。如条件允许，患有妊娠期高血压疾病的产妇出院后至产后 3 周内应进行 ABPM。所有妊娠期高血压疾病产妇产后 3 个月应进行血压、尿常规及血脂和血糖检查，产后 12 个月内应恢复到孕前体重，并通过健康的生活方式进行体重管理。所有妊娠期高血压疾病产妇均应终生随访，每年 1 次健康体检[9]。

【共识与推荐】

1. 建议使用经校验的电子血压计进行坐位血压测量。

2. 正常高值血压虽未达到高血压诊断标准，但与不良妊娠结局相关，应结合靶器官损伤情况综合评估，并动态评估血压、胎盘功能及胎儿发育情况。

3. 妊娠 20 周之前，应对高危人群进行诊室外血压监测，以确诊或鉴别慢性高血压、白大衣高血压和隐匿性高血压。

4. 妊娠 20 周之后，应对高危人群进行诊室外血压监测，以确诊或鉴别妊娠期一过性高血压。

5. 妊娠期低血压定义为诊室血压<90/50 mmHg。

6. 血压正常孕妇的监测包括定期诊室血压监测和诊室外血压监测。

7. 建议在妊娠 11~13 周、19~24 周以及 30~34 周对所有孕妇进行 3 次子痫前期风险评估。

8. 子痫前期高危孕妇包括以下 3 类人群：具有子痫前期危险因素的孕妇；妊娠期动态评估由正常转为高危的孕妇；妊娠期间出现正常高值血压、白大衣高血压、隐匿性高血压、一过性高血压的孕妇。

9. 具有子痫前期危险因素的孕妇应尽早（妊娠 16 周前）开始使用小剂量阿司匹林（50~150 mg/d）直至分娩前，并加强妊娠期体重管理和诊室外血压监测。

10. 慢性高血压患者应孕前咨询并改变不良生活方式；如正在接受降压治疗，应避免使用血管紧张素转化酶抑制剂和血管紧张素受体拮抗剂；慢性高血压患者的首选降压药物为拉贝洛尔和（或）硝苯地平控释片。

11. 慢性高血压患者的孕期首次评估应包括肝肾功能、血电解质、血常规、尿常规或 24 h 尿蛋白/肌酐比值以及心脏结构与功能。

12. 当慢性高血压患者妊娠期诊室血压≥140/90 mmHg 时应启动降压治疗，且诊室血压不宜低于 110~130/80~85 mmHg；在常规产前检查的基础上，应鼓励慢性高血压患者进行诊室外血压监测。

13. 慢性高血压患者应在产后早期强化血压测量，当产后诊室血压≥140/90 mmHg，应继续降压治疗，首选拉贝洛尔和普萘洛尔，鼓励母乳喂养。

14. HBPM 是妊娠期血压管理的重要组成部分，适用于血压正常孕妇、高血压风险孕妇和妊娠期高血压疾病患者的血压监测与管理。

执笔专家：牛建民（中山大学附属第八医院）、张为远（首都医科大学附属北京妇产医院）、周欣（天津医科大学总医院）、吴琳琳（南方医科大学附属深圳妇幼保健院）、雷琼（中山大学附属第八医院）

参与本共识制定与讨论的专家（按姓氏笔画排序）：马玉燕（山东大学齐鲁医院）、马润玫（昆明医科大学第一附属医院）、王志坚（南方医科大学南方医院）、王春香（深圳市宝安区松岗人民医院）、王晨虹（南方医科大学附属深圳医院）、王谢桐（山东省妇幼保健院）、牛建民（中山大学附属第八医院）、古航（海军军医大学长海医院）、石芳鑫（大连医科大学第一附属医院）、卢彦平（解放军总医院）、冯玲（华中科技大学同济医学院附属同济医院）、朱元方（深圳市宝安区妇幼保健院）、朱启英（新疆医科大学第一临床医学院）、乔宠（中国医科大学附属盛京医院）、刘国莉（北京大学人民医院）、刘侃（河南省人民医院）、刘俊涛（中国医学科学院北京协和医院）、孙成娟（首都医科大学附属北京妇产医院）、孙丽洲（南京医科大学第一附属医院）、孙波（深圳市宝安区妇幼保健院）、李力（陆军军医大学大坪医院)、李春芳(西安交通大学附属第一医院)、李笑天(复旦大学附属妇产科医院)、杨孜(北京大学第三医院)、杨清(天津医科大学总医院)、杨慧霞(北京大学第一医院)、吴琳琳(南方医科大学附属深圳妇幼保健院)、邹丽(华中科技大学同济医学院附属协和医院)、应豪(上海市第一妇婴保健院)、张为远(首都医科大学附属北京妇产医院)、张建平(中山大学孙逸仙纪念医院)、张雪芹(厦门市妇幼保健院)、陈艺璇(南方医科大学第一临床医学院)、陈纪言(广东省人民医院)、陈叙(天津市中心妇产科医院)、陈悦(广西医科大学附属第一医院)、陈敦金(广州医科大学附属第三医院)、林建华(上海交通大学医学院附属仁济医院)、周欣(天津医科大学总医院)、周容(四川大学华西第二医院)、赵先兰(郑州大学第一附属医院)、赵艳晖(吉林大学第二医院)、胡娅莉(南京大学医学院附属鼓楼医院)、夏泳(福州市妇幼保健院)、高劲松(中国医学科学院北京协和医院)、温济英(广东省妇幼保健院)、雷琼(中山大学附属第八医院)、蔺莉(北京大学国际医院)、漆洪波(重庆医科大学附属第一医院)、颜建英(福建省妇幼保健院)

参考文献从略

(通信作者:牛建民 张为远)
(本文刊载于《中华妇产科杂志》2021年第56卷第11期第737-745页)

妊娠期高血糖诊治指南（2022）[第一部分]

中华医学会妇产科学分会产科学组
中华医学会围产医学分会
中国妇幼保健协会妊娠合并糖尿病专业委员会

中华医学会妇产科学分会产科学组与中华医学会围产医学分会妊娠合并糖尿病协作组于2007年发布了我国第一版《妊娠合并糖尿病临床诊断与治疗推荐指南（草案）》[1]，2014年修改发布了我国第二版《妊娠合并糖尿病诊治指南（2014）》[2]，对规范我国妊娠期高血糖（hyperglycemia in pregnancy）的诊治、促进该领域的临床与基础研究发挥了重要作用。随着我国糖尿病患病人数的快速增长以及生育政策调整后高龄产妇的增加，妊娠期高血糖已经成为妊娠期最常见的妊娠并发症，妊娠前及妊娠期的规范管理可以降低高血糖相关的母儿近远期并发症，并成为全生命周期理念下预防糖尿病的关键环节。中华医学会妇产科学分会产科学组联合中华医学会围产医学分会及中国妇幼保健协会妊娠合并糖尿病专业委员会在原有两版指南的基础上，结合最新发表的国内外相关文献、指南及专家共识，系统梳理了本领域若干临床问题，并采用推荐意见分级的评估、制订和评价（grading of recommendations assessment, development and evaluation，GRADE）方法进行证据质量和推荐强度分级，在2014版指南[2]的基础上进行更新，以期为更

本指南位列"2022年度中国指南/共识科学性、透明性和适用性评级"前300。
引用文本：中华医学会妇产科学分会产科学组，中华医学会围产医学分会，中国妇幼保健协会妊娠合并糖尿病专业委员会. 妊娠期高血糖诊治指南（2022）[第一部分][J]. 中华妇产科杂志，2022，57（01）：3-12. DOI：10.3760/cma.j.cn112141-20210917-00528.

好地规范和提升我国妊娠期高血糖的诊治水平提供指导。

推荐等级：本指南对于有良好和一致的科学证据支持（有随机对照研究支持）的证据推荐等级为 A 级，对于有限的或不一致的文献支持（缺乏随机对照研究支持）的证据推荐等级为 B 级，主要根据专家观点的证据推荐等级为 C 级。

一、妊娠期高血糖的分类及诊断标准

本指南将 2014 版指南[2]中妊娠合并糖尿病的概念更新为妊娠期高血糖，包括孕前糖尿病合并妊娠（pregestational diabetes mellitus，PGDM）、糖尿病前期和妊娠期糖尿病（gestational diabetes mellitus，GDM）。不同类型的妊娠期高血糖分类如下：

1. PGDM：根据其糖尿病类型分别诊断为 1 型糖尿病（type 1 diabetes mellitus，T1DM）合并妊娠或 2 型糖尿病（type 2 diabeets mellitus，T2DM）合并妊娠。

2. 糖尿病前期：包括空腹血糖受损（impaired fasting glucose，IFG）和糖耐量受损（impaired glucose tolerance，IGT）。

3. GDM：包括 A1 型和 A2 型，其中经过营养管理和运动指导可将血糖控制理想者定义为 A1 型 GDM；需要加用降糖药物才能将血糖控制理想者定义为 A2 型 GDM。

【推荐及共识】

1-1 推荐对所有首次产前检查的孕妇进行空腹血糖（fasting plasma glucose，FPG）筛查（推荐等级：B 级）。

建议所有孕妇在首次产前检查时进行 FPG 筛查以除外孕前漏诊的糖尿病，FPG≥5.6 mmol/L 可诊断为"妊娠合并 IFG"[3-6]，明确诊断后应进行饮食指导，妊娠期可不行口服葡萄糖耐量试验（oral glucose tolerance test，OGTT）检查。

1-2 有糖尿病高危因素的孕妇应加强健康宣教和生活方式的管理（推荐等级：B 级）。

首次产前检查需要排查糖尿病的高危因素，包括肥胖（尤其是重度肥胖）、一级亲属患有 T2DM、冠心病史、慢性高血压、高密度脂蛋白＜1 mmol/L 和（或）三酰甘油＞2.8 mmol/L、GDM 史或巨大儿分娩史、多囊卵巢综合征、早孕期空腹尿糖反复阳性、年龄＞45 岁[3-5]。

1-3 不推荐妊娠期常规用糖化血红蛋白（hemoglobin A1c，HbA1c）进行糖尿病筛查。妊娠早期 HbA1c 处于 5.7%~6.4% 时，进展为 GDM 的风险高（推荐等级：C 级）。

1-4 早孕期 FPG 在 5.1~5.6 mmol/L 范围内，不作为 GDM 的诊断依据，建议此类孕妇在妊娠 24~28 周直接行 OGTT 检查，也可以复查 FPG，FPG≥5.1 mmol/L 可诊断为 GDM；FPG<5.1 mmol/L 时则行 75 g OGTT 检查（推荐等级：B 级）。

早孕期及中孕早期 FPG 伴随孕周增加逐渐下降[7]，因而早孕期 FPG≥5.1 mmol/L 不作为 GDM 的诊断标准，但这些孕妇为 GDM 发生的高危人群，应予以关注，强化健康生活方式宣教。对于孕前体质指数（body mass index，BMI）≥24 kg/m² 的超重或肥胖孕妇，妊娠 19 周及以后若 FPG≥5.1 mmol/L 在妊娠 24 周后进行 OGTT 检查诊断为 GDM 者高达 80%[8]，因而，孕前超重或肥胖的孕妇伴 FPG≥5.1 mmol/L 者，建议尽早健康宣教并进行妊娠期体重管理。

1-5 推荐妊娠 24~28 周行 75 g OGTT 检查作为 GDM 的诊断方法[4, 9-11]：空腹、口服葡萄糖后 1 h、2 h 的血糖阈值分别为 5.1、10.0、8.5 mmol/L，任何一个时间点血糖值达到或超过上述标准即诊断为 GDM（推荐等级：A 级）。

GDM 指妊娠期发生的糖代谢异常[3, 12]，不包含孕前已经存在的 T1DM 或 T2DM。妊娠期产前检查发现血糖升高的程度已经达到非孕期糖尿病的标准，应诊断为 PGDM 而非 GDM。

OGTT 检查的方法如下：准备进行 OGTT 检查前禁食 8~10 h；检查前连续 3 d 正常饮食，即每日进食碳水化合物不少于 150 g。检查期间静坐、禁烟。检查时，5 min 内口服含 75 g 葡萄糖（无水葡萄糖粉）的液体 300 ml，分别抽取服糖前、服糖后 1 h、2 h 的静脉血（从开始饮用葡萄糖水计算时间），放入含有氟化钠的试管中，采用葡萄糖氧化酶法测定血浆葡萄糖水平。

OGTT 检查时，应于清晨 9 点前抽取空腹血，时间较晚可能影响检验结果。OGTT 检查前一晚应避免空腹时间过长而导致的清晨反应性高血糖，从而影响诊断。

1-6 若首次产前检查在妊娠 28 周以后，建议行 OGTT 检查（推荐等级：B 级）。

GDM 对于母儿结局近、远期均存在不良影响，因而建议及时尽早诊断，尽早进行生活方式干预，必要时加用胰岛素治疗。孕妇具有 GDM 高危因素，首次 OGTT 检查结果正常者，必要时可在孕晚期重复 OGTT 检查。

1-7 孕前未确诊、孕期发现血糖升高达到以下任何一项标准应诊断为 PGDM[3, 12]：（1）FPG≥7.0 mmol/L（空腹 8 h 以上但不适宜空腹过久）；（2）伴有典型的高血糖或高血糖危象症状，同时任意血糖≥11.1 mmol/L；（3）HbA1c≥6.5%〔采用美国国家糖化血红蛋白标准化项目（national glycohemoglobin standardization program，NGSP）/糖尿病控制与并发症试验（diabetes control and complication trial，DCCT）标化的方法〕（推荐等级：B 级）。

妊娠期发现的高血糖，达到以上诊断标准，建议诊断为 PGDM，其中，妊娠期 OGTT-2 h 血糖≥11.1 mmol/L，美国糖尿病学会诊治指南[3, 6]和我国妊娠合并糖尿病诊治指南[2]均建议诊断为 PGDM。然而，亚洲人群的糖代谢特点与欧美人群存在差异，产后随诊发现，单纯依据妊娠期 OGTT-2 h 血糖≥11.1 mmol/L 诊断的 PGDM，在产后 6 周～1 年进行 OGTT 检查时，仅 10.7% 达到糖尿病的诊断标准[13]，因而在我国，妊娠期 OGTT-2 h 血糖≥11.1 mmol/L 诊断为 PGDM 尚缺乏循证医学证据支持，建议该类孕妇妊娠期按照 GDM 管理，产后行 OGTT 检查以进一步明确诊断[7]。

二、孕前咨询、病情评估及孕前保健

【推荐及共识】

2-1 推荐确诊为糖尿病（T1DM 或 T2DM）、糖尿病前期（IFG 或 IGT）或有 GDM 史的妇女计划妊娠，并行孕前咨询和病情评估（推荐等级：A 级）。

2-2 评估内容包括：妊娠前血糖控制水平，有无糖尿病视网膜病变、糖尿病肾病、神经病变和心血管疾病等，有无甲状腺功能异常等（推荐等级：B 级）。

孕前咨询内容应包括以下几个方面[14-15]：

（1）糖尿病妇女非计划妊娠可增加胎儿畸形的风险；对暂时不适宜妊娠的人群应同时提供避孕咨询；询问家族遗传病史、疫苗接种史、药物使用情况等。

(2)计划妊娠前需完善妊娠前血糖水平、甲状腺功能、肝肾功能、心电图和超声心动图等相关检查,以评估糖尿病视网膜病变、糖尿病肾病、神经病变和心血管疾病等[16-17]。糖尿病妇女计划妊娠或明确妊娠时应进行一次眼科检查。增殖性糖尿病视网膜病变采取激光治疗可减少糖尿病视网膜病变加重的风险。妊娠可造成轻度糖尿病肾病妇女暂时性肾功能减退;较严重的肾功能不全妇女 [血清肌酐>265 μmol/L(或肌酐清除率<50 ml·min^{-1}·1.73 m^{-2})时],妊娠可对部分妇女的肾功能造成永久性损害。因此,不建议这部分妇女妊娠。肾功能正常者,如果妊娠期血糖控制理想,对肾功能影响较小。

2-3 对糖尿病、糖尿病前期的妇女提供个体化的医学营养治疗指导[18-22]、生活方式管理以及健康知识宣教(推荐等级:B级)。

应根据孕前饮食习惯、喜好进行个体化评估。推荐谷物、豆制品、坚果、水果、蔬菜、减少精加工食品的膳食方案。非孕期 150 min/周的中等强度运动(如快走)被证明可改善胰岛素敏感性[23]。

2-4 妊娠前及妊娠早期 HbA1c 升高与多种胎儿畸形相关,推荐糖尿病妇女妊娠前应尽量将 HbA1c 控制在 6.5% 以内,以降低胎儿先天性畸形的发生风险(推荐等级:B级)。

妊娠前或妊娠期的前 10 周,胎儿畸形的发生,尤其是无脑儿、小头畸形、先天性心脏病、肾脏发育畸形和尾骨退化综合征,与 HbA1c 的升高呈正相关。糖尿病妇女妊娠前应尽量控制血糖,研究证明,HbA1c 在 6.5% 以内者,胎儿先天性畸形的发生率明显降低[24-27]。

2-5 计划妊娠前调整相关降糖药物和降压药物的应用,推荐口服小剂量叶酸或含叶酸的多种维生素(推荐等级:C级)。

糖尿病妇女计划妊娠前可将口服降糖药物更换为胰岛素。应用二甲双胍的妇女如果仍愿意选择该药,可在医师指导下继续应用。

如果妊娠前或早孕期曾有血管紧张素转化酶抑制剂或血管紧张素Ⅱ受体阻滞剂药物的应用,并不建议因此终止妊娠[28-30],但一旦确定妊娠建议立即停用此类药物。

推荐计划妊娠前每日至少服用 400 μg 叶酸或含叶酸的多种维生素[31]。

妊娠合并 PGDM 增加子痫前期的发生风险,美国糖尿病学会推荐妊娠 12 周开始服用小剂量阿司匹林以降低子痫前期的发生风险。但预防子痫前期,阿司匹林有效剂量需大于 100 mg/d[32-34]。糖尿病孕妇服用阿司匹林的益处,尤其是阿司匹林对子代的影响尚缺乏充分的证据。

2-6 PGDM 合并视网膜、肾脏、心血管和周围神经病变者,计划妊娠前应行多学科会诊,评估妊娠风险及调整用药方案(推荐等级:B 级)。

PGDM 妇女妊娠期应在初次产前检查时行眼底检查,并评价可能加重或促使糖尿病视网膜病变进展的危险因素。妊娠期微血管并发症恶化的可能性与糖尿病高血糖持续时间及孕前血糖控制相关[35]。妊娠不是新发微血管并发症的独立危险因素,但妊娠可加重已经存在的微血管病变,且与病变类型有关[35-36]。

PGDM 伴发糖尿病肾病妇女妊娠期应密切监测肾功能,每次产前检查监测尿常规和(或)尿蛋白定量。5%～10% 的 PGDM 孕妇合并糖尿病肾病[37-39],妊娠可造成暂时性肾功能减退,但尚无研究阐明轻至中度妊娠合并糖尿病肾病与肾功能永久性衰退的关系,但有研究表明,出现血肌酐＞133 mmol/L 或大量蛋白尿(＞3.0 g/24 h)的孕妇可能进展为终末期肾病。妊娠合并糖尿病肾病的孕妇发生不良产科并发症的风险明显增高,包括高血压疾病、子宫胎盘功能不全和因肾功能恶化而导致的医源性早产。糖尿病肾病妇女肾功能正常者,如果妊娠期血糖控制理想,对肾功能的影响较小。

PGDM 孕妇应在妊娠期行心电图和超声心动图检查,并关注妊娠期末梢神经受累的症状。

三、妊娠期营养管理与指导

【推荐及共识】

3-1 妊娠期高血糖孕妇应控制每日总能量摄入,妊娠早期不低于 1600 kcal/d(1 kcal=4.184 kJ),妊娠中晚期 1800～2200 kcal/d 为宜;伴孕前肥胖者应适当减少能量摄入,但妊娠早期不低于 1600 kcal/d,妊娠中晚期适当增加(推荐等级：C级）。

根据孕前BMI和妊娠期体重增长速度指导每日摄入的总能量，制定个体化、合理的膳食方案[1]。控制能量摄入有助于维持血糖水平和妊娠期适宜的体重增长，同时有助于降低巨大儿的风险；但过分限制能量摄入（少于1500 kcal/d）会发生酮症，对孕妇和胎儿都会产生不利影响[12]。妊娠中晚期可根据不同情况增加能量摄入。

目前，有关妊娠期高血糖孕妇适宜能量摄入水平的研究仍然有限，对于妊娠期高血糖孕妇的膳食指导主要依据膳食参考摄入量[3, 12]。

国际糖尿病联盟和美国内分泌协会等[12, 40-42]推荐，不建议孕前超重和肥胖的妊娠合并糖尿病孕妇在整个妊娠期过度限制能量和减重，对于孕前肥胖的妇女，应减少30%的热量摄入，且摄入量不应低于1600～1800 kcal/d[43-44]。

3-2 各营养素的供能占比：推荐每日摄入的碳水化合物不低于175 g（主食量4两以上），摄入量占总热量的50%～60%为宜；蛋白质不应低于70 g；饱和脂肪酸不超过总能量摄入的7%（推荐等级：A级）；限制反式脂肪酸的摄入（推荐等级：B级）；推荐每日摄入25～30 g膳食纤维（推荐等级：B级）。

3-3 建议妊娠期高血糖孕妇每天的餐次安排为3次正餐和2～3次加餐，早、中、晚三餐的能量应分别控制在每日摄入总能量的10%～15%、30%、30%，每次加餐的能量可以占5%～10%（推荐等级：C级）。

3-4 保证维生素和矿物质的摄入，有计划地增加富含铁、叶酸、钙、维生素D、碘等的食物，如瘦肉、家禽、鱼、虾、奶制品、新鲜水果和蔬菜等（推荐等级：A级）。

医学营养管理在有条件的情况下应进行膳食称重。可以采用非糖尿病孕妇的膳食结构。建议营养师进行会诊。

碳水化合物是饮食中能量供应的最主要来源，碳水化合物摄入不足可能导致酮症的发生，因此，每日碳水化合物的摄入不应低于175 g，碳水化合物摄入量占总热量的50%～60%为宜[2, 12, 45-47]。碳水化合物的摄入主要分在3次正餐和2～3次加餐中[12, 47-48]。应优先选择多样化、血糖生成指数（glycemic index，GI）较低、对血糖影响较小的食物[46-47, 49-50]。GI超过

70 的食物被认为是高 GI 食物,而低于 55 的食物被认为是低 GI 食物。低 GI 的碳水化合物有助于降低妊娠期体重增长过度的风险,并能够改善葡萄糖耐量、减轻妊娠导致的胰岛素抵抗、减少 GDM 孕妇胰岛素的使用、降低 GDM 孕妇分娩巨大儿的风险,有助于改善 GDM 孕妇的结局[49-50]。肥胖孕妇可以适当减少碳水化合物的摄入量占总能量的比例。

充足的蛋白质摄入可以满足孕妇妊娠期生理调节及胎儿生长、发育所需,每日蛋白质摄入量不应低于 70 g[45]。

应适当限制高饱和脂肪酸含量食物的比例,如动物油脂、红肉类、椰奶、全脂奶制品等,减少油炸食品的摄入量,饱和脂肪酸摄入量不应超过总能量摄入的 7%;单不饱和脂肪酸,如橄榄油、山茶油等,应占脂肪供能的 1/3 以上;减少或限制反式脂肪酸的摄入量以降低低密度脂蛋白胆固醇、增加高密度脂蛋白胆固醇的水平[2, 46]。

膳食纤维是不产生能量的多糖,水果中的果胶,海带、紫菜中的藻胶,某些豆类中的胍胶和魔芋粉等具有控制餐后血糖上升程度、改善葡萄糖耐量和降低血胆固醇的作用[2]。膳食纤维还有助于降低妊娠期便秘、GDM 和子痫前期的发生风险[46],推荐膳食纤维每日摄入量 25~30 g[3, 12, 45-46]。

妊娠期铁、叶酸和维生素 D 的需要量增加了 1 倍,钙、磷、硫胺素、维生素 B_6 的需要量增加 33%~50%,锌、核黄素的需要量增加 20%~25%,维生素 A、B_{12}、C、硒、钾、生物素、烟酸的需要量增加 18%[2]。叶酸在胎儿的正常生长发育过程中具有重要作用,孕妇叶酸水平低会导致神经管畸形和低出生体重儿的风险增加。多项研究证明,补充叶酸、镁、维生素 D、锌的摄入有助于降低妊娠期的 FPG 水平、胰岛素和胰岛素抵抗水平,降低 GDM 的发生风险[51-54]。

不同食物种类中所含营养素成分有所不同,为便于操作,本指南根据每日热量推荐食物种类,各类食物的推荐摄入量见表 1。

3-5 妊娠期高血糖孕妇应根据孕前 BMI 制定妊娠期的增重目标,建议孕前正常体重孕妇妊娠期增重 8.0~14.0 kg,孕前超重和肥胖孕妇妊娠期增重应减少(推荐等级:C 级)。

我国不同孕前 BMI 孕妇的推荐妊娠期增重目标[55]见表 2。

表1 妊娠期高血糖孕妇每日各类食物的推荐摄入量 [kcal（每份）][43-44]

食物种类	推荐每日能量摄入总量及食物交换份			
	1600 kcal	1800 kcal	2000 kcal	2200 kcal
谷薯类	800（9）	900（10）	920（10）	1000（11）
蔬菜类	90（1）	90（1）	140（1.5）	200（2）
水果类	90（1）	90（1）	90（1）	100（1）
奶制品	180（2）	270（3）	270（3）	270（3）
肉蛋豆类	270（3）	270（3）	360（4）	360（4）
油、坚果类	170（2）	180（2）	220（2.5）	270（3）
合计	1600（18）	1800（20）	2000（22）	2200（24）

表2 我国不同孕前BMI孕妇的推荐妊娠期增重目标[55]

妊娠前BMI分类（kg/m²）	总增长范围（kg）	妊娠早期增长（kg）	妊娠中晚期周体重增长[kg，中位数（范围）]
低体重（<18.5）	11.0～16.0	≤2.0	0.46（0.37～0.56）
正常体重（18.5～<24.0）	8.0～14.0	≤2.0	0.37（0.26～0.48）
超重（24.0～<28.0）	7.0～11.0	≤2.0	0.30（0.22～0.37）
肥胖（≥28.0）	≤9.0	≤2.0	≤0.30

四、运动指导与管理

【推荐及共识】

4-1 妊娠前和妊娠期的规律运动可明显降低正常体重孕妇、尤其是超重和肥胖孕妇的GDM发生风险；规律运动可提高GDM的血糖达标率，减少母儿不良结局（推荐等级：A级）。

妊娠前和妊娠早期规律运动，可分别使妊娠期患GDM的风险下降51%和48%，且无论是在妊娠前还是妊娠早期，运动强度越大，对GDM的预防作用越显著[56]。妊娠早期开始每周规律自行车运动,可使超重和肥胖孕妇 GDM 的发生风险显著下降,下降幅度高达 46.8%,并可有效控制超重和肥胖孕妇妊娠期体重增长、减轻其妊娠期胰岛素抵抗程度[57-58]。另有荟萃分析指出,对于妊娠前 BMI 正常的孕妇,运动也可显著降低 GDM 的发生风险($RR=0.60$,$95\%CI$ 为 $0.36\sim0.98$)[59]。

GDM 孕妇接受规范的饮食指导后,规律运动的孕妇中需要胰岛素治疗者的数量明显降低[60],而对于 BMI>25.0 kg/m^2 的 GDM 孕妇,饮食联合运动治疗可以使需要胰岛素治疗的比例显著降低,胰岛素治疗的起始时间明显延迟以及胰岛素治疗的药物剂量显著减少[61]。同时,妊娠中晚期规律运动,可显著降低 GDM 孕妇巨大儿($OR=1.76$,$95\%CI$ 为 $0.04\sim78.90$)及剖宫产术($OR=1.30$,$95\%CI$ 为 $0.44\sim3.84$)的发生率[62]。

4-2 无运动禁忌证的孕妇,1 周中至少 5 d 每天进行 30 min 中等强度的运动(推荐等级:C 级)。

孕妇运动时心率达到 40%~59% 心率范围(计算方法为 220-年龄)提示运动达中等强度水平。妊娠前无规律运动的孕妇,妊娠期运动时应由低强度开始,循序渐进。

运动的禁忌证包括严重心脏或呼吸系统疾病、子宫颈机能不全、多胎妊娠(三胎及以上)、前置胎盘(妊娠 28 周后)、持续阴道流血、先兆早产、胎膜早破、妊娠期高血压疾病控制不理想(包括妊娠合并慢性高血压者血压水平控制不理想及重度子痫前期者病情控制不理想)、重度贫血、甲状腺疾病控制不理想、胎儿生长受限等[58-68]。此外,当孕妇妊娠期运动时出现以下情况时,应停止运动:阴道流血、规律并有痛觉的宫缩、阴道流液、呼吸困难、头晕、头痛、胸痛、肌肉无力影响平衡等。

4-3 有氧运动及抗阻力运动均是妊娠期可接受的运动形式(推荐等级:C 级)。

4-4 妊娠期使用胰岛素治疗者,运动时要做好低血糖的防范(推荐等级:C 级)。

有氧运动及抗阻力运动均是妊娠期可接受的运动形式。妊娠期进行有氧运动结合抗阻力运动的混合运动模式比单独进行有氧运动更能改善妊娠结局[64,69]。推荐的运动形式包括步行、快走、游泳、固定式自行车运动、瑜伽、慢跑和力量训练。妊娠期应避免引起静脉回流减少和低血压的体位,如仰卧位运动。

妊娠期应避免的运动形式还包括易引起摔倒、外伤或者碰撞的运动,如接触性运动(如冰球、拳击、足球和篮球等)和一些高风险运动(如滑雪、冲浪、越野自行车、骑马等)。妊娠期间,尤其是妊娠早期,还应避免引起母体体温过高的运动,如高温瑜伽或普拉提。潜水和跳伞等运动在妊娠期间也应当避免[63-68]。

需要注意的是,如果孕妇在平躺运动时感到头晕、恶心或不适,应调整运动体位,避免采用仰卧位。运动期间,孕妇应该有充足的水分供给,穿宽松的衣物,并避免在高温和高湿度环境中运动。当孕妇在运动过程中出现任何不适,都应停止运动并就医。此外,对于需要使用胰岛素治疗的孕妇,需警惕运动引起低血糖的发生,应注意避免低血糖反应和延迟性低血糖。避免清晨空腹未注射胰岛素之前进行运动。血糖水平 <3.3 mmol/L 或 >13.9 mmol/L 的孕妇,应停止运动并检测尿酮体。

五、降糖药物治疗

(一)胰岛素的应用指征

【推荐及共识】

5-1 建议 PGDM 孕妇孕前或早孕期改用胰岛素控制血糖,推荐采用基础胰岛素(长效或中效)联合餐前超短效或短效胰岛素的强化胰岛素治疗方案(推荐等级:C 级)。

5-2 GDM 孕妇饮食加运动管理血糖不达标,或调整饮食后出现饥饿性酮症、增加热量摄入血糖又超过妊娠期控制标准者,应及时加用胰岛素治疗(推荐等级:C 级)。

(二)妊娠期使用的胰岛素剂型及治疗方案

【推荐及共识】

5-3 妊娠期可以使用的胰岛素剂型包括超短效胰岛素、短效胰岛素、中效胰岛素和长效胰岛素(推荐等级:B 级)。

常用的胰岛素制剂及其特点如下:

(1)超短效人胰岛素类似物门冬胰岛素是已被我国国家食品药品监督管理总局批准可以用于妊娠期的人胰岛素类似物。其特点是起效迅速、药效维持时间短。具有最强或最佳的降低餐后高血糖的作用，用于控制餐后血糖水平，不易发生低血糖。

（2）短效胰岛素的特点是起效快，剂量易于调整，可以皮下、肌肉和静脉内注射使用。静脉注射短效胰岛素后能使血糖迅速下降，半衰期为5～6 min，故可用于抢救糖尿病酮症酸中毒。

（3）中性鱼精蛋白锌胰岛素（neutral protaminehagedorn，NPH）是含有鱼精蛋白、短效胰岛素和锌离子的混悬液，只能皮下注射而不能静脉使用。注射后在组织中蛋白酶的分解作用下，将胰岛素与鱼精蛋白分离，释放出胰岛素而发挥生物学效应。其特点是起效慢，降低血糖的强度弱于短效胰岛素。

（4）长效胰岛素类似物可用于控制夜间血糖、空腹血糖和餐前血糖，已被国家食品药品监督管理总局批准应用于妊娠期。

妊娠期高血糖孕妇经饮食治疗3～7 d后，应行24 h血糖轮廓试验（末梢血糖），包括夜间血糖、三餐前30 min血糖及三餐后2 h血糖及尿酮体。如果空腹或餐前血糖≥5.3 mmol/L，或餐后2 h血糖≥6.7 mmol/L，或调整饮食后出现饥饿性酮症，增加热量摄入后血糖又超过孕期标准者，应及时加用胰岛素治疗。

表3 妊娠期常用胰岛素的制剂和作用特点（h）

胰岛素制剂	起效时间	达峰值时间	有效作用时间	最大持续时间
超短效人胰岛素类似物	1/6～1/3	0.5～1.5	3～4	3～5
短效胰岛素	0.5～1	2～3	3～6	7～8
中效胰岛素	2～4	6～10	10～16	14～18
长效胰岛素	1～2	12～16	24	24

5-4 根据孕期血糖监测的结果制定胰岛素治疗方案（推荐等级：B级）。

基础胰岛素治疗方案适用于空腹血糖或餐前血糖高的孕妇，选择在睡前注射长效胰岛素，或者早餐前和睡前2次注射NPH。对于餐后血糖升高的孕妇，可选择餐前短效或超短效胰岛素治疗方案，即餐时或三餐前注射超短效或短效胰岛素。胰岛素联合治疗方案是"长效或中效胰岛素"与"超短效或短效胰岛素"联合应用的一种方法，即三餐前注射短效或超短效胰岛素，睡前注射长效胰岛素或 NPH，适用于空腹和餐后血糖均不达标的孕妇。由于妊娠期餐后血糖升高较为显著，一般不常规推荐应用预混胰岛素。妊娠合并 T1DM 或者少数合并 T2DM 血糖控制不理想的孕妇，可考虑使用胰岛素泵控制血糖。

5-5 胰岛素添加和调整的原则：根据血糖监测的结果，选择个体化的胰岛素治疗方案。依据血糖控制的靶目标，结合孕妇体重，按照每 2～4 U 胰岛素降低 1 mmol/L 血糖的原则进行调整。妊娠合并 T1DM 妇女添加胰岛素时应警惕低血糖的发生（推荐等级：C 级）。

（1）妊娠期胰岛素的添加必须在营养管理和运动指导的基础上进行。空腹或餐前血糖升高建议添加中效或长效胰岛素，餐后血糖异常建议添加短效或超短效胰岛素，胰岛素首次添加应警惕低血糖的发生。

（2）胰岛素治疗时清晨或空腹高血糖的处理：清晨高血糖产生的原因有三方面：夜间胰岛素作用不足、黎明现象和 Somogyi 现象。前两种情况必须在睡前增加中效胰岛素的用量，而 Somogyi 现象应减少睡前中效胰岛素的用量。

（3）妊娠过程中机体对胰岛素需求的变化：妊娠中、晚期胰岛素需要量有不同程度的增加；妊娠 32～36 周达到高峰，妊娠 36 周后用量可能会有下降，因此，妊娠期胰岛素的用量应根据血糖情况调整。

5-6 针对妊娠合并 T2DM 孕妇和 A2 型 GDM 孕妇的妊娠期胰岛素添加应考虑胰岛素抵抗等因素，增加胰岛素的剂量但降糖效果不明显的情况下，可以加用药物，如二甲双胍以减少胰岛素抵抗（推荐等级：C 级）。

孕前超重或肥胖的 GDM 或 PGDM 孕妇，可能出现胰岛素抵抗，导致增加胰岛素剂量时降糖效果不明显，此时不建议继续追加胰岛素用量，应及时加用改善胰岛素敏感性的药物。

（三）二甲双胍在妊娠期使用的安全性和有效性

【推荐及共识】

5-7 妊娠期应用二甲双胍的有效性和对母儿的近期安全性与胰岛素相似；若孕妇因主客观条件无法使用胰岛素（拒绝使用、无法安全注射胰岛素或难以负担胰岛素的费用）时，可使用二甲双胍控制血糖（推荐等级：A级）。

通过生活方式干预血糖仍不能达标的妊娠期高血糖妇女，应接受降糖药物治疗。除胰岛素外，近年来，越来越多的研究对妊娠期应用二甲双胍的有效性和近期安全性进行了比较。二甲双胍（单用或联用胰岛素）与单用胰岛素相比，不良妊娠结局无增加，证实了二甲双胍的有效性和近期安全性[69]。GDM孕妇使用二甲双胍（单用或联用胰岛素）后血糖控制情况和母儿结局与单用胰岛素相似[70-76]，同时，二甲双胍还可减少GDM孕妇妊娠期增重和新生儿低血糖的发生率，较胰岛素更具优势[73,77]。

5-8 二甲双胍可以通过胎盘进入胎儿体内，但目前尚未发现二甲双胍对子代有明确的不良作用（推荐等级：B级）。

妊娠期应用二甲双胍子代2岁时上臂中部周径、肩胛下皮褶、肱二头肌皮褶厚度较应用胰岛素的子代明显增加，但子代的体脂率、腹围、总脂肪量等无显著差异，可能应用二甲双胍的子代内脏脂肪量较低，二甲双胍可能改善了子代的脂肪分布，对代谢有潜在益处[78]。对子代7~9岁时的随访发现，仅有部分应用二甲双胍的子代体重、上臂脂肪量和腰围身高比显著增加，皮下脂肪和内脏脂肪虽稍多，但与应用胰岛素的子代无显著差异；子代的FPG、三酰甘油、胰岛素、胰岛素抵抗、HbA1c、糖化白蛋白、胆固醇、肝酶等均相似[79]。妊娠期使用二甲双胍的GDM孕妇子代体重较大，但身高也较高，子代的BMI与应用胰岛素的子代无显著差异；子代18月龄时的运动发育情况、社交、情感、语言发育情况、理解能力等均无显著差异[80]。应用二甲双胍与胰岛素的男性子代33~85月龄时的睾丸体积、腰臀比、BMI、身高和体重等无显著差异[81]。

5-9 二甲双胍禁用于妊娠合并T1DM、肝肾功能不全、心力衰竭、糖尿病酮症酸中毒和急性感染的孕妇等（推荐等级：B级）。

二甲双胍起效的最小推荐剂量为500 mg/d，最佳有效剂量为2000 mg/d，成人剂型片可用的最大剂量为2500 mg/d，缓释剂型推荐最大用量为2000 mg/d。在500~2000 mg/d剂量范围，二甲双胍的疗效呈剂量依赖效应。不同剂型的二甲双胍主要区别在于给药后溶出释放方式不同，普通片剂在胃内崩解释放；肠溶片或胶囊在肠道崩解释放；缓释片或胶囊在胃肠道内缓慢溶出、释放。相对于普通片剂而言，缓释制剂一天一次可能具有更好的胃肠道耐受性，可提高孕妇的用药依从性[82]。

适应证：（1）GDM 或妊娠合并 T2DM 妇女。GDM 孕妇在医学营养治疗和运动干预 1~2 周后，餐前血糖≥5.3 mmol/L，餐后 2 h 血糖≥6.7 mmol/L，HbA1c≥5.5%；妊娠合并 T2DM 妇女在医学营养治疗和运动干预 1~2 周后，餐前血糖≥5.6 mmol/L，餐后 2 h 血糖≥7.1 mmol/L，HbA1c≥6.0%。（2）无使用二甲双胍的禁忌证。

禁忌证：（1）胰岛素依赖性糖尿病（T1DM）妇女；（2）肝肾功能不全者；（3）心力衰竭、糖尿病酮症酸中毒和急性感染者。

执笔专家：杨慧霞（北京大学第一医院），王子莲（中山大学第一附属医院），魏玉梅（北京大学第一医院），刘斌（中山大学第一附属医院），闫婕（北京大学第一医院），隽娟（北京大学第一医院），冯烨（北京大学第一医院），苏日娜（北京大学第一医院），王晨（北京大学第一医院）

参与本指南制定讨论的专家：杨慧霞（北京大学第一医院），王子莲（中山大学第一附属医院），汪之顼（南京医科大学公共卫生学院），徐先明（上海市第一人民医院），马玉燕（山东大学齐鲁医院），颜建英（福建省妇幼保健院），米阳（西北妇女儿童医院），张眉花（太原市妇幼保健院），陈丹青（浙江大学医学院附属妇产科医院），单瑞芹（济南市妇幼保健院），唐雅兵（湖南省妇幼保健院），魏玉梅（北京大学第一医院），刘斌（中山大学第一附属医院），杨秋红（济南市妇幼保健院），宋耕（北京大学第一医院），闫婕（北京大学第一医院），隽娟（北京大学第一医院），冯烨（北京大学第一医院），苏日娜（北京大学第一医院），王晨（北京大学第一医院）

参考文献从略

（通信作者：杨慧霞）
（本文刊载于《中华妇产科杂志》2022 年第 57 卷第 1 期第 3-12 页）

妊娠期高血糖诊治指南（2022）[第二部分]

中华医学会妇产科学分会产科学组
中华医学会围产医学分会
中国妇幼保健协会妊娠合并糖尿病专业委员会

六、孕妇糖脂代谢等指标的监测

（一）妊娠期血糖监测的方法

【推荐及共识】

6-1 建议妊娠期高血糖孕妇使用微量血糖仪进行自我血糖监测空腹和餐后血糖水平；孕前糖尿病合并妊娠（pregestational diabetes mellitus，PGDM）、使用胰岛素泵或基础胰岛素注射的孕妇还应监测餐前血糖水平（推荐等级：B级）。

6-2 持续动态血糖监测有助于糖化血红蛋白（hemoglobin A1c，HbA1c）水平达标，降低1型糖尿病（type 1 diabetes mellitus，T1DM）孕妇巨大儿和新生儿低血糖的发生风险（推荐等级：B级），但持续动态血糖监测不能代替自我血糖监测以实现最佳的餐前和餐后血糖控制目标（推荐等级：C级）。

6-3 鼓励并逐渐规范微创、无创、远程等血糖监测新技术在妊娠期的应用（推荐等级：C级）。

血糖监测方法及技术的使用应根据疾病的不同程度和不同阶段合理选择。微量血糖仪使用方便，是应用时间最长、最基础的自我血糖监测方法，但其准确性取决于仪器的正确使用，

本指南位列"2022年度中国指南/共识科学性、透明性和适用性评级"前300。
引用文本：中华医学会妇产科学分会产科学组，中华医学会围产医学分会，中国妇幼保健协会妊娠合并糖尿病专业委员会. 妊娠期高血糖诊治指南（2022）[第二部分][J]. 中华妇产科杂志, 2022, 57（02）: 81-90.
DOI: 10.3760/cma.j.cn112141-20210917-00529.

定期对孕妇自我血糖监测的数据进行分析、解读,可以提高自我血糖监测的有效性和及时性[1-2, 83]。

临床上最常用的监测糖尿病患者血糖水平的途径是通过检测空腹和餐后的末梢血糖水平。空腹血糖(fasting plasma glucose,FPG)可以了解患者糖代谢的基础状态,并可指导基础胰岛素的使用,且FPG与糖尿病孕妇的子代体脂含量、子代肥胖和糖尿病发病相关[48]。因此,FPG是糖尿病孕妇管理中必不可少的重要监测指标。

餐后血糖水平有助于了解患者的胰岛功能以及胰岛素抵抗的程度,同时也可指导餐前胰岛素的使用,除此之外糖尿病孕妇餐后血糖的监测有助于达到更好的血糖控制目标[84-86]。监测餐后1 h血糖水平可协助血糖控制,且降低因大于胎龄儿和头盆不称导致的剖宫产率[87]。目前尚缺乏证据明确自我血糖监测的频率和区分餐后1 h或是2 h血糖监测的优劣,通常推荐每天监测4次,即空腹及三餐后血糖,同时根据血糖的监测情况调整用药。由于餐后血糖峰值在餐后90 min左右,因此,餐后血糖的监测时间为餐后1 h或2 h均可,当血糖控制稳定后,监测频率可根据孕周及妊娠情况再行调整。

应用持续动态血糖监测后,T1DM孕妇的HbA1c水平轻度改善且未增加低血糖的发生,同时,新生儿结局得到明显改善,大于胎龄儿和新生儿低血糖的发生风险降低,住院时间缩短,证实了持续动态血糖监测在T1DM孕妇中的应用价值[88]。

目前,使用微创血糖测量设备在T1DM患者减少低血糖发生方面的价值已被肯定[89];其血糖监测结果低于末梢血糖[90],据此对治疗方案进行调整的准确率可能受到影响;但仍有一些小样本量研究肯定了其在T1DM孕妇中血糖监测的准确率及其对HbA1c水平达标的积极作用[91-92]。

(二)妊娠期血糖监测的频率

【推荐及共识】

6-4 推荐妊娠期糖尿病(gestational diabetesmellitus,GDM)孕妇在诊断后行自我血糖监测并记录空腹及餐后血糖,如血糖控制良好,可以适当调整监测频率;A1型GDM至少每周监测1 d空腹和三餐后血糖,A2型GDM至少每2~3天监测三餐前后血糖(推荐等级:C级)。

6-5 推荐 PGDM［包括 T1DM 合并妊娠和 2 型糖尿病（type 2 diabetes mellitus，T2DM）合并妊娠］孕妇血糖控制不达标者每日行自我血糖监测并记录空腹、餐前及餐后血糖，如血糖控制良好，可以适当调整监测频率（推荐等级：C 级）。

6-6 推荐睡前胰岛素应用初期、夜间低血糖发作、增加睡前胰岛素剂量但 FPG 仍控制不佳的情况下加测夜间血糖（推荐等级：C 级）。

目前，尚缺乏充分的循证医学证据明确最佳的妊娠期血糖监测频率，既往的队列研究发现，GDM 孕妇每日监测四段血糖（空腹及三餐后）与每周 1 次的实验室血糖监测相比，巨大儿和大于胎龄儿的发生风险明显下降[93]；而近期的多中心随机对照试验（randomized controlled trial，RCT）研究[94]提示，对于血糖控制良好的 GDM 孕妇，隔日 1 次或每日 1 次四段血糖监测对新生儿出生体重的影响并无明显差异，因此认为，在血糖控制良好的情况下，GDM 孕妇的血糖监测频率可以适当调整，但该研究仅评估了新生儿出生体重这一项结局指标，对其他的妊娠、分娩和新生儿结局未进行有效的评估。另一方面，单中心的 RCT 研究[95]提示，GDM 孕妇应用实时的持续动态血糖监测和间断性的自我血糖监测进行血糖监测，其血糖的控制和母儿结局并无显著差异；但也有观察性研究[96]发现对新诊断的 GDM，持续动态血糖监测与自我血糖监测比较，能够提供更全面的对夜间高血糖的评估并对 GDM 进行更有针对性地干预。

（三）妊娠期血糖控制的目标

【推荐及共识】

6-7 推荐 GDM 或 PGDM 孕妇的妊娠期血糖控制目标为餐前及 FPG<5.3 mmol/L、餐后 1 h 血糖<7.8 mmol/L 或餐后 2 h 血糖<6.7 mmol/L，避免夜间血糖<3.3 mmol/L（推荐等级：B 级）。

目前，还缺乏高质量的 RCT 研究比较 GDM 和 PGDM 孕妇不同的空腹和餐后血糖控制目标，本指南推荐的血糖控制目标与 2021 年美国糖尿病协会（American Diabetes Association，ADA）以及 2018 年美国妇产科医师协会（American College of Obstetricians and Gynecologists，ACOG）的推荐[3,48]一致。在临床实践中，对于 T1DM 患者，要达到该血糖控制目标同时又不发生低血糖具有一定的挑战性,尤其是对于反复出现低血糖或无症状低血糖者。如果无法在没有明显低血糖的情况下达到血糖控制目标时,建议根据临床经验和孕妇的个体情况,适当放宽血糖控制目标[97]。总之,妊娠期需规律监测血糖水平,如血糖水平未能达到上述控制目标,尤其是监测血糖结果中超过 1/3 的血糖值未能达标,则必须增加监测频率。

(四)监测 HbA1c 水平在妊娠期血糖管理中的作用

6-8 推荐 PGDM 孕妇在妊娠早、中、晚期至少监测 1 次 HbA1c 水平(推荐等级:C 级)。

6-9 推荐 HbA1c 用于 GDM 的首次评估,A2 型 GDM 孕妇每 2~3 个月监测 1 次(推荐等级:C 级)。

6-10 妊娠期无低血糖风险者 HbA1c 水平控制在 6% 以内为最佳,若有低血糖倾向,HbA1c 的控制目标可适当放宽至 7% 以内(推荐等级:B 级)。

HbA1c 水平反映了近 2~3 个月的血糖平均水平,但并不能反映每天血糖的动态变化或低血糖的发生频率[98-99]。

HbA1c 的监测频率取决于糖尿病的类型和(或)治疗方法,妊娠期 HbA1c 的最佳监测频率目前尚无定论。当糖尿病患者合并妊娠时可能需要增加监测频率,推荐从初次产前检查开始,应在每个妊娠阶段至少检测 1 次 HbA1c 水平[48],考虑到妊娠期红细胞动力学及血糖的生理性变化,HbA1c 的监测频率可调整至每 1~2 个月 1 次[3]。对于 GDM 孕妇,目前尚不清楚 HbA1c 适宜的监测频率,但对于需要胰岛素治疗的 GDM 孕妇,推荐至少每 2 个月检测 1 次。

孕妇 HbA1c 水平升高会增加不良妊娠结局的发生率,例如先天性畸形、子痫前期、早产、巨大儿、大于胎龄儿、肩难产等[100-102];妊娠中期 HbA1c 水平即使轻度升高也可能增加不良妊娠结局的发生率,但其预测效能不如血糖监测[103]。对于 PGDM 孕妇,在妊娠早期,HbA1c 水平控制在 6.0%~6.5% 之间,胎儿不良事件(自然流产、先天性畸形等)的发生率最低;在妊娠中、晚期,HbA1c 水平控制在 6.0% 以内,妊娠不良事件如子痫前期、早产、大于胎龄儿的发生率最低。结合妊娠早期 HbA1c 的控制目标综合考虑,无低血糖风险者,HbA1c 水平控制在 6.0% 以内为最佳,若有低血糖倾向,HbA1c 水平控制目标可适当放宽至 7% 以内[97]。

（五）妊娠期血糖管理中血脂的监测

【推荐及共识】

6-11 妊娠期高血糖孕妇应监测血脂，妊娠期血脂水平较非妊娠期升高，是母亲优先向胎儿供给营养的适应性改变；但血脂异常升高与不良妊娠结局相关（推荐等级：C 级）。

妊娠期除了会发生胰岛素抵抗外，血脂代谢也会出现相应的变化。荟萃分析结果显示，与非 GDM 孕妇相比，GDM 孕妇的整个妊娠期三酰甘油水平均显著升高，妊娠中、晚期高密度脂蛋白胆固醇水平显著降低[104]。大样本量前瞻性队列研究结果显示，胰岛素抵抗严重的 GDM 孕妇出现血脂紊乱更严重，与正常糖耐量孕妇和胰岛素敏感孕妇相比，高胰岛素抵抗孕妇妊娠期空腹三酰甘油、低密度脂蛋白胆固醇及总胆固醇水平更高，正常糖耐量孕妇与胰岛素敏感孕妇的空腹血脂水平相同[105]。血脂异常与不良妊娠结局相关。基于中国人群的研究显示，孕妇高水平三酰甘油会增加 GDM、子痫前期、妊娠期肝内胆汁淤积症、大于胎龄儿及巨大儿的风险，相对低水平的高密度脂蛋白胆固醇会增加 GDM 及巨大儿的风险[106]。

（六）妊娠期血糖管理中甲状腺功能的监测

【推荐及共识】

6-12 妊娠期高血糖孕妇应加强甲状腺功能的监测，监测频率目前暂无统一标准，有条件者可在妊娠的早、中期各检测 1 次（推荐等级：C 级）。

甲状腺功能的改变可能影响妊娠期高血糖孕妇的糖耐量，从而出现糖代谢紊乱，甲状腺激素水平升高会增加高血糖的发生风险，而甲状腺功能减退也可能会对糖尿病患者的血糖控制产生不利影响。

与甲状腺功能正常的糖尿病患者相比，甲状腺功能亢进的糖尿病患者发生严重高血糖的风险增加，甚至可并发糖尿病酮症酸中毒（diabetic ketoacidosis，DKA）。甲状腺功能亢进时，胰岛素降解速率增加，胰岛素半衰期降低，无活性的胰岛素前体增多，肝脏葡萄糖生成和肠内葡萄糖吸收增加，从而导致血糖异常升高。甲状腺功能亢进可使糖尿病患者的糖代谢严重恶化，是导致 DKA 的促发因素。临床或亚临床甲状腺功能减退都是以胰岛素抵抗为特征的疾病。甲状腺功能减退时,肝脏葡萄糖生成减少[107],机体对胰岛素的需要量下降。由于内源性葡萄糖生成减少,甲状腺功能减退的发展可能潜在增加低血糖的风险。另外,糖尿病患者合并甲状腺功能减退时更易并发糖尿病肾病和糖尿病视网膜病变。

糖尿病孕妇妊娠期甲状腺功能障碍的发生率是非糖尿病孕妇的3倍,尤其是妊娠前3个月和产后1年内[108]。高达25%的T1DM孕妇可能会出现产后甲状腺功能障碍,这是由于未确诊的桥本甲状腺炎孕妇产后自身免疫过程的反弹效应。与非糖尿病孕妇比较,T1DM孕妇在妊娠期更易出现甲状腺自身抗体(TPOAb)阳性[109]。妊娠早期发现的与自身免疫甲状腺疾病相关的血清促甲状腺素水平升高也与 GDM 风险增加有关[110]。

(七)妊娠期血糖管理中酮体的监测

【推荐及共识】

6-13 妊娠期高血糖治疗期间要及时监测尿酮体(推荐等级:C级)。

6-14 妊娠期高血糖孕妇出现不明原因的恶心、呕吐、乏力等症状并伴高血糖时要高度警惕 DKA 的发生,需及时监测血、尿酮体水平(推荐等级:C级)。

当孕妇的糖代谢发生严重障碍时,脂肪分解增加,酮体生成增多,当体内血酮体浓度超过肾阈值(70 g/L)时,就会产生酮尿。孕妇妊娠期的基础酮体水平较妊娠前增高,妊娠期尿酮体阳性率较非妊娠期升高[111]。妊娠期尿酮体升高与能量摄入不足如饥饿、妊娠剧吐或高血糖所致的 DKA 等有关,因此当出现上述症状或者 GDM 饮食管理后体重不增时应及时检测尿酮体。

七、母儿并发症

(一)妊娠期 DKA

【推荐及共识】

7-1 妊娠期高血糖孕妇出现不明原因的恶心、呕吐、乏力、头痛甚至昏迷者,要高度警惕 DKA(推荐等级:B级)。

7-2 随机血糖水平>11.1 mmol/L 时应及时监测尿酮体和血酮体,出现酮症时建议行血气分析明确诊断(推荐等级:C级)。

7-3 DKA 一经确诊，应启动多学科会诊，静脉补液和小剂量胰岛素持续静脉泵入治疗 DKA（推荐等级：B 级）。

DKA 是妊娠合并糖尿病的严重并发症，发病诱因包括：妊娠期间漏诊、未及时诊断或治疗的糖尿病、胰岛素治疗不规范、饮食控制不合理、产程中和手术前后应激状态、合并感染、应用糖皮质激素等[112-113]。防治 DKA 的关键在于及早识别，DKA 的临床表现包括：恶心、呕吐、乏力、口渴、多饮、多尿，少数伴有腹痛、胎心率异常、不明原因的死胎、皮肤黏膜干燥、眼球凹陷、呼气有酮臭味，病情严重者出现意识障碍或昏迷；实验室检查可发现：随机血糖＞13.9 mmol/L、尿酮体阳性、血 pH 值＜7.35、二氧化碳结合力＜13.8 mmol/L、血酮体＞5 mmol/L、电解质紊乱等[48]。T1DM 和 T2DM 合并妊娠的患者在孕产期更容易并发 DKA，应加强预防和识别 DKA 的宣教，配备尿酮体检测或血酮体检测试纸。

孕产期 DKA 的处理原则同非妊娠期，初始治疗的关键在于快速静脉补充生理盐水和胰岛素，尽管目前产科医师掌握了一些胰岛素使用的技巧，但内分泌科医师处理 DKA 的经验更为丰富，因此，在 DKA 的救治过程中要尽快启动包括内分泌科在内的多学科会诊。

（二）妊娠期低血糖

【推荐及共识】

7-4 妊娠期要警惕低血糖的发生，常见于 T1DM 合并妊娠和 T2DM 合并妊娠妇女（推荐等级：B 级）。

7-5 妊娠期高血糖孕妇监控随机血糖不得低于 3.3 mmol/L（推荐等级：C 级）。

低血糖症状包括头晕、心悸、冷汗等。目前尚缺乏充分的循证医学证据来制定妊娠期低血糖的定义和分类，但一般情况下随机血糖不得低于 3.3 mmol/L[34]。由于妊娠期血糖波动范围大，可能因为膳食、药物或者应激状态等因素出现低血糖，PGDM 妇女在孕早期和夜间出现低血糖的风险明显增加，同时妊娠导致的反调节机制的改变可能会降低低血糖的感知能力。必须告知妊娠期高血糖孕妇如何识别低血糖症状，并学会紧急缓解低血糖的有效措施[114]，并在妊娠前、妊娠期和产后为患者及其家庭成员提供关于预防、识别和治疗低血糖的教育。

(三)妊娠期高血糖相关的感染性疾病

【推荐及共识】

7-6 推荐加强妊娠期高血糖孕妇相关感染的监测(推荐等级:C级)。

PGDM 和 GDM 孕妇都可能存在胰岛素抵抗,胰岛素抵抗与机体的炎症反应有一定的相关性[70],PGDM、肥胖或血糖控制不理想的妊娠期高血糖孕妇产前检查过程中应加强感染监测,妊娠期定期检查尿常规,必要时进行尿培养,常规筛查阴道分泌物,注意询问孕妇有无白带增多、外阴瘙痒、尿频、尿急、尿痛等表现。

(四)妊娠期高血糖孕妇的胎儿生长发育监测

【推荐及共识】

7-7 妊娠前或妊娠早期血糖控制不理想的 PGDM 孕妇,在妊娠早、中期应用超声检查对胎儿进行产前筛查,应注意胎儿中枢神经系统和心脏的发育,有条件者推荐行胎儿超声心动图检查(推荐等级:C级)。

血糖控制不理想的妊娠期高血糖孕妇妊娠早期流产及胎儿畸形的发生风险明显增加,研究显示,在妊娠的前 10 周中,糖尿病胚胎的畸形发生风险增加,特别是无脑畸形、小头畸形、先天性心脏病、肾畸形和尾部退化综合征,其发生率直接与 HbA1c 水平呈正相关[115]。因此,对血糖控制不理想或具有高危因素的妊娠期高血糖孕妇在妊娠早、中期应用超声检查对胎儿进行产前筛查。应注意胎儿中枢神经系统和心脏的发育,有条件者推荐行胎儿超声心动图检查,必要时进一步行产前诊断。

7-8 推荐妊娠 20 周后通过动态监测评估胎儿生长状况;对于血糖控制不佳和使用胰岛素治疗的孕妇妊娠晚期应每 2~4 周进行 B 超检查以便早期识别胎儿生长发育异常(推荐等级:C级)。

7-9 妊娠期高血糖孕妇有促胎肺成熟指征时应给予地塞米松促胎肺成熟,并加强血糖监测;不推荐常规进行有创的胎肺成熟度检测(推荐等级:C级)。

7-10 妊娠期高血糖孕妇应动态超声监测羊水量,发现羊水过多时应除外胎儿发育异常并增加血糖的监测频率(推荐等级:C级)。

与 GDM 相关的胎儿生长过度始于妊娠 20 周，至妊娠 28 周时逐渐显著[116]。妊娠期对胎儿宫内生长的监测从孕 20 周开始，主要通过 B 超检查显示的特征参数如头围、双顶径、腹围、股骨长、估计胎儿体重等进行评估。GDM 诊断试验在妊娠 24～28 周进行，而胎儿宫内生长的加速发生在 20～28 周之间[117]，因此，在 GDM 诊断之前胎儿生长可能就已经受到母体血糖水平的影响，提示，在诊断为 GDM 后再对孕妇血糖、体重进行控制可能对于控制胎儿出生体重效果不明显[116]。有研究认为，国际糖尿病和妊娠研究组协会制订的口服葡萄糖耐量试验（oral glucose tolerance test，OGTT）-2 h 血糖诊断值（8.5 mmol/L）对于识别可能出现的胎儿过度生长有效率较低[118]，提示，使用此诊断值诊断的 GDM 孕妇需要 B 超监测胎儿宫内生长状况。

多数情况下并不需要进行胎肺成熟度检测[119]，因为：（1）胎肺不成熟而延迟分娩会使母亲或胎儿面临较大的风险。（2）即使确定胎肺已经成熟，胎儿也可能因为延迟分娩而受益，而这对母亲并无严重危害。（3）准确胎龄≥39 周时胎肺已经成熟，此时的胎肺成熟度检测结果对胎儿呼吸系统结局的预测并不优于仅采用胎龄这个指标。（4）不可为了证明需要在妊娠 37 或 38 周而非 39 周及之后行择期剖宫产术或引产（如再次剖宫产术、非医学指征引产）而进行胎肺成熟度检测；即使胎肺成熟度检测结果提示出现呼吸问题的风险低，妊娠 37 或 38 周分娩的新生儿发生不良结局的风险仍高于未行胎肺成熟度检测的 39～40 周分娩者；如果没有适当的临床指征，胎肺成熟度检测结果提示胎肺成熟不能作为提前分娩的指征。

妊娠晚期出现不明原因的羊水过多可能与 GDM 相关，羊水过多可导致胎膜早破、早产、胎盘早剥、胎儿窘迫、产后出血等并发症的发生风险增加[120]。应注意孕妇的宫高曲线及子宫张力，如宫高增长过快或子宫张力增大，及时行 B 超检查，了解羊水量[121]。

（五）GDM 胎儿宫内安全性的评估与监测

【推荐及共识】

7-11 A1 型 GDM 孕妇，胎心监护应从妊娠 36 周开始（推荐等级：C 级）。

7-12 A2 型 GDM 或 PGDM 孕妇，胎儿监护应从妊娠 32

周开始,如合并其他高危因素,监护孕周可进一步提前(推荐等级:C级)。

对于无需用药且血糖控制良好的GDM孕妇,何时进行胎儿监护尚未达成共识,建议GDM孕妇根据具体情况,适时采用电子胎心监护、生物物理评分、胎动计数等手段监测胎儿状况,无应激试验(non-stress test,NST)异常者进一步进行超声检查。由于血糖控制欠佳与不良妊娠结局和新生儿不良结局相关,对于需用药物控制血糖的GDM或PGDM孕妇,可在妊娠32周开始,每周1次NST,妊娠36周开始每周2次NST。

八、围产期处理

(一)妊娠期高血糖孕妇的分娩时机
【推荐及共识】

8-1 A1型GDM孕妇经饮食和运动管理后,血糖控制良好者,推荐在妊娠40~41周终止妊娠(推荐等级:C级)。

8-2 A2型GDM需要胰岛素治疗且血糖控制良好者,推荐在妊娠39~39周$^{+6}$终止妊娠(推荐等级:C级)。

8-3 PGDM血糖控制满意且无其他母儿合并症者,推荐在妊娠39~39周$^{+6}$终止妊娠(推荐等级:C级)。

8-4 PGDM伴血管病变、血糖控制不佳或有不良产史者,终止妊娠时机应个体化处理(推荐等级:C级)。

(二)妊娠期高血糖孕妇的分娩方式
【推荐及共识】

8-5 糖尿病本身不是行剖宫产术分娩的指征,分娩方式的选择应根据母儿状况决定(推荐等级:B级)。

8-6 糖尿病伴严重微血管病变或其他产科手术指征时可行择期剖宫产术分娩(推荐等级:C级)。

8-7 妊娠期血糖控制不好且超声检查估计胎儿体重≥4000 g者或既往有死胎、死产史者,可适当放宽剖宫产术指征(推荐等级:B级)。

(三)分娩期和围手术期胰岛素的使用
【推荐及共识】

8-8 手术前后、产程中、产后非正常饮食期间停用皮下注射胰岛素,改用胰岛素静脉滴注,避免出现高血糖或低血糖

(推荐等级：B级)。

8-9 手术前、产程中或手术中每1~2小时必须测定血糖水平，根据血糖水平维持小剂量胰岛素静脉滴注（推荐等级：C级）。

1. 分娩期及围手术期胰岛素的使用原则：手术前后、产程中、产后非正常饮食期间停用所有皮下注射胰岛素，改用胰岛素静脉滴注，避免出现高血糖或低血糖。供给足够葡萄糖，以满足基础代谢需要和应激状态下的能量消耗。供给胰岛素以防止DKA的发生，控制高血糖，并有利于葡萄糖的利用。保持适当血容量和电解质代谢平衡。

2. 产程中或手术前的检查：必须测定血糖、尿酮体。选择性手术还需行电解质、血气分析、肝肾功能检查。

3. 胰岛素的使用方法：每1~2小时监测血糖，根据血糖水平维持小剂量胰岛素静脉滴注。妊娠期应用胰岛素控制血糖者计划分娩时，临产前胰岛素正常应用，产程中血糖水平的调整见表4。如果出现DKA，建议使用输液泵进行治疗。

表4 产程中不同血糖水平孕妇的小剂量胰岛素的应用

血糖（mmol/L）	胰岛素（U/h）	点滴液体（125 ml/h）	配伍
<5.6	0.0	5%GNS或乳酸林格液	500 ml液体
5.6~7.8	1.0	5%GNS或乳酸林格液	4U胰岛素+500 ml液体
>7.8~10.0	1.5	0.9%NS	6U胰岛素+500 ml液体
>10.0~12.2	2.0	0.9%NS	8U胰岛素+500 ml液体
>12.2	2.5	0.9%NS	10U胰岛素+500 ml液体

注：GNS表示葡萄糖氯化钠注射液；NS表示氯化钠注射液

4. 择期手术者前1天睡前正常使用中效胰岛素；手术日停用早餐前的胰岛素；给予静脉内滴注生理盐水。

（四）产后胰岛素的使用原则

【推荐及共识】

8-10 妊娠期应用胰岛素的产妇剖宫产术后禁食或未能恢复正常饮食期间，予静脉输液，胰岛素与葡萄糖比例为

1∶6～1∶4，同时监测血糖水平及尿酮体，根据检测结果决定是否应用或调整胰岛素的用量（推荐等级：C级）。

8-11 妊娠期应用胰岛素者，一旦恢复正常饮食，及时行血糖监测。血糖明显异常者，应用胰岛素皮下注射，产后根据血糖水平调整并减少胰岛素剂量（推荐等级：C级）。

（五）新生儿的处理

【推荐及共识】

8-12 糖尿病母亲的新生儿是发生低血糖的高危儿，分娩后应立即提供常规新生儿护理，并注意低血糖症状（推荐等级：A级）。

母亲患妊娠期高血糖是新生儿低血糖的高危因素之一，存在PGDM、妊娠期血糖控制不理想、巨大儿等情况时，低血糖风险进一步增加。新生儿应按高危儿处理，出生后需提供常规新生儿护理措施，并注意低血糖症状。

常规护理措施主要包括：评估其他危险因素（早产、小于胎龄儿、大于胎龄儿、低出生体重儿、巨大儿、窒息、感染、母亲使用β受体阻滞剂等），保暖（出生后即刻擦干，早期皮肤接触，保持体温36.5～37.5℃），出生后30～60 min初次喂养，至少2～3 h喂养1次，尽量保证母儿同室，密切关注新生儿的一般情况[122]。

新生儿低血糖的临床表现缺乏特异性，可能出现的症状包括：震颤、面色苍白、呼吸困难、呼吸急促、窒息、惊厥、肌张力减退、异常哭闹、低体温、大汗、喂养困难等，一旦出现异常情况需要及时监测血糖并请儿科医师会诊。

8-13 定期监测新生儿血糖，监测时间为初次喂养后（出生后1.5 h内）以及出生后24 h内每3～6小时检测1次喂养前血糖（推荐等级：B级）。

对于无低血糖症状的新生儿，监测血糖时间为初次喂养后（出生后1.5 h内）以及出生后24 h内每3～6小时检测1次喂养前血糖。有低血糖症状的新生儿需随时监测血糖[47]。

8-14 新生儿血糖监测目标值：出生后4 h内血糖水平≥2.2 mmol/L，24 h内血糖水平≥2.6 mmol/L（推荐等级：B级）。

如存在低血糖症状同时血糖水平低于目标值，及时转诊儿科治疗。

如无低血糖症状，血糖水平低于目标值，立即给予高浓度葡萄糖并喂食母乳或配方奶，30 min后复测血糖。复测达到目标值，此后按正常流程监测。如仍低于目标值，重复上一过程，30 min复测血糖仍低于目标值，及时转诊儿科治疗[123]。

九、产后管理与随访

【推荐及共识】

9-1 推荐产后进行母乳喂养（推荐等级：B级）。

母乳喂养对于母亲和新生儿均有明显的益处，因此，推荐妊娠期高血糖孕妇在产后进行母乳喂养。增加母乳喂养的次数以及延长母乳喂养的时间，均有助于预防GDM产妇未来T2DM的发生[124]。哺乳期间可以应用二甲双胍控制血糖。

9-2 GDM是T2DM的高危因素，应当对所有GDM产妇进行随访（推荐等级：B级）。

GDM产妇未来发生T2DM的风险是健康妇女的7~10倍[125-126]。随访10年的研究发现，GDM产妇发生T2DM者占7.9%，发生糖尿病前期者占39.4%[127]。2018年，ACOG的GDM指南[48]以及2021年ADA妊娠合并糖尿病指南[5]均推荐对所有GDM孕妇进行产后随访。

9-3 GDM产妇的初次随访于产后4~12周进行，行75 g OGTT。结果正常者，推荐此后每1~3年进行血糖检测，诊断标准参照ADA非妊娠期诊断标准（推荐等级：B级）。

建议所有GDM妇女产后行75 g OGTT，测定空腹及服糖后2 h血糖水平，并按照2020年ADA的标准[5]明确有无糖代谢异常及其种类。见表5。OGTT比单纯的FPG测定更能够检出糖耐量受损（impaired glucose tolerance，IGT）的妇女。HbA1c水平有可能会由于产时失血、孕晚期严格控制血糖而导致结果不够准确，因此，产后推荐行75 g OGTT优于FPG和HbA1c检测。

由于GDM与产后终生的糖尿病发生风险增加有关，因此，即使初次随访血糖正常，仍建议此后每1~3年进行1次血糖检测，及时发现糖尿病及糖尿病前期。可以使用任意一种血糖评估方法，例如每年监测FPG和HbA1c水平，每3年监测75 g OGTT。

表5 非妊娠期血糖异常的分类及诊断标准[52]

类别	空腹血糖（mmol/L）	服糖后2h血糖（mmol/L）	HbA1c（%）
正常	<5.6	<7.8	<5.7
糖尿病前期			
糖耐量受损	<5.6	7.8~11.0	5.7~6.4
空腹血糖受损	5.6~6.9	<7.8	5.7~6.4
糖尿病	≥7.0	或≥11.1	≥6.5

注：需同时满足空腹及服糖后2h血糖水平；HbA1c表示糖化血红蛋白

9-4 产后随访时发现有糖尿病前期的妇女，应进行生活方式干预和（或）使用二甲双胍，以预防糖尿病的发生（推荐等级：A级）。

遵循健康饮食模式的妇女在GDM病史后发生糖尿病的风险明显较低[128]。针对糖耐量受损患者的强化生活方式及二甲双胍干预研究发现[129]，随访4年时强化生活方式和二甲双胍干预分别可使糖尿病的发生率降低53%和50%，随访至10年时两种干预措施分别使糖尿病的发生率降低35%和40%[128]。

十、GDM的预防

【推荐及共识】

10-1 GDM的高危因素包括种族和母体因素，如高龄、妊娠前超重或肥胖、妊娠期体重过度增长、多囊卵巢综合征、糖尿病家族史、GDM病史、巨大儿分娩史、多次妊娠史、妊娠期高血压疾病等（推荐等级：C级）。

GDM的发生风险与孕妇的妊娠年龄呈显著正相关性，孕妇妊娠年龄每增加1岁，孕妇GDM的发生风险增加7.9%[130]。孕前体质指数（body mass index，BMI）≥25 kg/m^2（OR=3.27，95%CI为2.81~3.80）、多囊卵巢综合征（OR=2.33，95%CI为1.72~3.17）、糖尿病家族史（OR=2.77，95%CI为2.22~3.470）、GDM病史（OR=8.42，95%CI为5.35~13.23）、巨大儿分娩史（OR=4.41，95%CI为3.09~6.31）、妊娠次数≥2次（OR=1.37，95%CI为1.24~1.52）、妊娠期高血压疾病（OR=3.20，95%CI为2.19~4.68）均是GDM的危险因素[131]。此外，妊娠期体重过度增长，可使GDM的发生风险

增加20%～30%[132]。

10-2 GDM的预防包括饮食、运动，肌醇、维生素D补充等可能在GDM的预防中发挥一定的作用（推荐等级：B级）。

妊娠前和妊娠期的饮食和生活方式都与GDM的发生风险相关。然而，饮食和运动干预在GDM预防中作用的研究结论存在一定的差异。2020年一项涉及71项研究23 154例孕妇的荟萃分析显示，单纯进行饮食或运动管理对预防GDM没有明确的益处或危害，而联合饮食和运动管理可能对GDM的预防存在一定的益处；肌醇或维生素D的补充对GDM预防可能有一定的益处；二甲双胍对于肥胖孕妇具有一定的预防GDM发生的作用[133]。另一项包括87项观察性研究和25项RCT研究分别涉及55 859和2445例孕妇的荟萃分析显示，妊娠期低维生素D水平显著增加GDM的发生风险（$OR=1.850$，95%CI 为1.471～2.328）[134]。此外，GDM相关的不健康饮食模式包括大量食用含糖饮料、油炸食品、动物脂肪、精制谷物、糖果、薯条和比萨等；相反，健康饮食模式包括绿叶蔬菜、家禽、鱼类、地中海饮食以及坚果和膳食纤维[135]。

对于运动管理，我国学者通过开展运动预防超重及肥胖孕妇GDM的RCT研究证明，妊娠早期开始规律的中等强度蹬车运动是安全的，且可显著降低超重和肥胖孕妇GDM的发生风险，降低幅度近50%（由40.6%降至22.0%）[58]。前瞻性队列研究指出，不吸烟、健康饮食以及每周≥150 min的中等至高强度运动，可以使GDM的发生降低41%[136]。因此，建议孕妇妊娠前和妊娠期采用正确健康的生活方式，最大程度地预防GDM的发生。

执笔专家：杨慧霞（北京大学第一医院），王子莲（中山大学第一附属医院），魏玉梅（北京大学第一医院），刘斌（中山大学第一附属医院），宋耕（北京大学第一医院），隽娟（北京大学第一医院）

参与本指南制定讨论的专家：杨慧霞（北京大学第一医院），王子莲（中山大学第一附属医院），汪之顼（南京医科大学公共卫生学院），徐先明（上海市第一人民医院），马玉燕（山东大学齐鲁医院），颜建英（福建省妇幼保健院），米阳（西北妇女儿童医院），张眉花（太原市妇幼保健院），陈丹青（浙江大学医学院附属妇产科医院),单瑞芹(济南市妇幼保健院),唐雅兵(湖南省妇幼保健院),魏玉梅(北京大学第一医院),刘斌(中山大学第一附属医院),杨秋红(济南市妇幼保健院),宋耕(北京大学第一医院),闫婕(北京大学第一医院),隽娟(北京大学第一医院),冯烨(北京大学第一医院),苏日娜(北京大学第一医院),王晨(北京大学第一医院)

参考文献从略

(通信作者:杨慧霞)

(本文刊载于《中华妇产科杂志》2022年第57卷第2期第81-90页)

推荐扫码阅读:妊娠合并糖尿病临床诊断与治疗推荐指南(草案)

推荐扫码阅读:妊娠合并糖尿病诊治指南(2014)

推荐扫码阅读:A Summary of Chinese Guidelines on Diagnosis and Management of Hyperglycemia in Pregnancy (2022)

14 妊娠期急性脂肪肝临床管理指南（2022）

中华医学会妇产科学分会产科学组

妊娠期急性脂肪肝（acute fatty liver of pregnancy，AFLP）是一种罕见但病情危急的产科特有疾病[1]。其一般发生于妊娠30~38周，以妊娠35周左右的初产妇居多[2-3]，发病率介于1/20 000~1/7 000[4-5]，母儿病死率曾一度达到75%~85%[6]。虽然目前对于AFLP的早期确诊率已明显提高，但不同医院对于AFLP的临床管理方法往往不一致，其疗效差异也较大。因此，规范和标准化AFLP的临床管理是有效改善母儿结局的重要举措。鉴于此，中华医学会妇产科学分会产科学组按照循证临床实践指南制订的方法和步骤，基于最新的研究证据，结合我国临床实际，制订了本指南。

指南的制定程序

1. 指南发起机构与专家组成员：本指南由中华医学会妇产科学分会产科学组发起，由推荐意见分级的评估、制订和评价（grading of recommendations assessment, development and evaluation，GRADE）中国中心提供技术支持与指导。

2. 指南工作组：本指南成立了多学科工作组，主要涵盖

本指南位列"2022年度中国指南/共识科学性、透明性和适用性评级"前300。
引用文本：
英文版：Li P, Chen Y, Zhang W, et.al.CSOG MFM Committee Guideline: Clinical Management Guidelines for Acute Fatty Liver of Pregnancy in China (2021). Maternal Fetal Med 2021; 3 (4): 238-245.doi: 10.1097/FM9.0000000000000121.
中文版：中华医学会妇产科学分会产科学组．妊娠期急性脂肪肝临床管理指南（2022）[J]．中华妇产科杂志，2022，57（01）：13-24. DOI：10.3760/cma.j.cn112141-20210907-00499.

产科、消化内科、感染科、肝胆外科、麻醉科、重症医学科及循证医学等学科的专家。证据的检索和评价由兰州大学基础医学院循证医学中心完成。

3. 指南注册与计划书撰写：本指南已在国际实践指南注册平台（International Practice Guidelines Registry Platform, http://www.guidelines-registry.org）进行了注册（注册号：IPGRP-2019CN061）。本指南的设计与制订遵循2014年发布的《世界卫生组织指南制定手册》[7]，及2016年发布的"制订/修订《临床诊疗指南》的基本方法及程序"[8]，并参考了指南评价工具AGREE Ⅱ（Appraisal of Guidelines for Research and Evaluation Ⅱ）和报告规范RIGHT（Reporting Items for Practice Guidelines in Healthcare）。

4. 指南使用者与应用的目标人群：指南的使用者为临床医师。指南推荐意见的应用目标人群为可疑或确诊的AFLP孕妇。

5. 临床问题的遴选和确定：通过系统查阅AFLP领域已发表的文献，工作组初步拟定了45个临床问题，以在线问卷（https://www.wjx.cn/）的形式对临床问题的重要性进行打分（1~5分，1分为不重要，5分为很重要）。第一轮调研回收了国内各级医院809位产科、感染科、麻醉科、重症医学科、肝胆外科、消化内科医师及多位AFLP痊愈孕妇的答卷。基于对第一轮临床问题的反馈结果，工作组进一步整理出22个临床问题，并对13位产科、麻醉科、重症医学科、消化内科及感染科专家开展了第二轮调研，最终遴选出本指南拟解决的9个临床问题。

6. 证据的检索：工作组针对最终纳入的临床问题与结局指标，按照人群、干预、对照和结局（population, intervention, comparison and outcome, PICO）原则对其进行解构，并根据解构的问题检索：（1）MEDLINE、Cochrane Library、Epistemonikos、CBM、万方和中国知网（CNKI）数据库，主要纳入系统评价、荟萃分析（Meta分析）和网状Meta分析，检索时间为建库至2020年6月；（2）UpToDate、DynaMed、MEDLINE、CBM、万方和CNKI数据库，主要纳入随机对照试验（randomized controlled trial, RCT）、队列研究、病例对照研究、病例系列、流行病学调查等原始研究，检索时间截止至2020年6月；（3）英国国家卫生与临床优化研究所（National Institute for Health and Care

Excellence, NICE)、苏格兰校际指南网络（Scottish Intercollegiate Guidelines Network, SIGN）等官方网站，以及 MEDLINE 和 CNKI 数据库，主要检索 AFLP 领域的相关指南；（4）补充检索 Google 学术等其他网站。按照系统评价、RCT 研究、队列研究和病例对照研究的顺序选择证据。

7. 证据的评价与分级：证据小组应用系统评价偏倚风险评价工具（a measurement tool to assess systematic reviews, AMSTAR）对纳入的系统评价、Meta 分析和网状 Meta 分析进行偏倚风险评价。使用 Cochrane 偏倚风险评价工具（risk of bias tool, ROB；针对 RCT 研究）、诊断准确性研究质量评价工具（quality assessment of diagnostic accuracy studies, QUADAS-2；针对诊断准确性试验研究）、纽卡斯尔-渥太华量表（Newcastle Ottawa scale, NOS；针对观察性研究）等对相应类型的原始研究进行方法学质量评价。评价过程由两人独立完成，若存在分歧，则共同讨论或咨询第三方解决。使用 GRADE 方法对证据和推荐意见进行分级。基于非直接证据或专家意见、经验形成的推荐定义为良好实践声明（good practice statement, GPS）。见表 1。

表 1 证据质量与推荐强度的 GRADE 分级表

类别	分级	具体描述
证据质量分级	高（A）	非常有把握观察值接近真实值
证据质量分级	中（B）	对观察值有中等把握：观察值有可能接近真实值，但也有可能差别很大
	低（C）	对观察值的把握有限：观察值可能与真实值有很大差别
	极低（D）	对观察值几乎没有把握：观察值与真实值可能有极大差别
推荐强度分级	强（1）	明确显示干预措施利大于弊或弊大于利
	弱（2）	利弊不确定或无论质量高低的证据均显示利弊相当
	GPS	基于非直接证据或专家意见、经验形成的推荐

注：GRADE 表示推荐意见的分级评估、制订和评价；GPS 表示良好实践声明

8. 推荐意见的形成：专家组基于证据小组提供的国内外证据汇总表，同时考虑了中国妇女的偏好与价值观、干预措施的成本和利弊平衡后，提出24条推荐意见，于2020年5月22日进行了线上讨论和共识，并分别于2021年2月4日和19日进行两轮德尔菲法推荐意见调查，前后共收集到78条反馈建议，定稿时间为2021年3月27日。

9. 指南的更新：本指南计划在3～5年内对推荐意见进行更新。更新方法将按照国际指南更新流程进行。

10. 未来的研究方向：因本指南更多侧重产科管理，未来对本指南的更新过程中，将会从产儿科一体化的角度进行更新，增加对AFLP孕妇新生儿管理的推荐意见。

AFLP临床热点问题及管理策略

问题1：如何确定AFLP孕妇门诊筛查的时机及指标？

【推荐意见】

1-1 建议将妊娠35～37周作为高危孕妇门诊筛查的时机（GRADE分级：1C）。

1-2 推荐将血常规、肝功能和凝血功能检查作为门诊筛查的一线指标（GRADE分级：1C）。

1-3 对门诊首次筛查可疑的孕妇宜尽快再次进行上述指标的复查，尽早识别AFLP（GRADE分级：GPS）。

【证据概述】

来自全球多个团队的研究结果（n均>50）[4, 9-11]显示，AFLP的平均发病孕周为35～37周（范围：21～42周）。根据既往10年来自不同国家和地区的回顾性研究报道结果分析[12-14]，AFLP孕妇常见的临床症状为恶心呕吐（52.4%～60.0%）、腹部不适（21.4%～70.6%）、黄疸（35.5%），常见的实验室异常指标有血清总胆红素（total bilirubin，TBIL）升高（100.0%）、转氨酶升高（95.8%～100.0%）、白细胞计数增多（83.3%～94.0%）、凝血功能异常（83.3%～100.0%）、肾功能异常（53.0%～77.7%）、血糖降低（33.3%～71.0%）。25.0%～80.0%的孕妇肝脏超声检查提示腹水或明亮肝。见表2。

【推荐说明】

虽然本指南中推荐妊娠35～37周作为门诊筛查时机，但是

表 2 文献中 AFLP 孕妇的临床特征、实验室及超声检查的异常率

类别	朱怿选等[9] (中国湖南, n=78)	Gao 等[10] (中国多中心, n=133)	Nelson 等[4] (美国, n=51)	Knight 等[11] (美国, n=57)
孕周 [$\bar{x}$ 或 $\bar{x}\pm s$ (范围)]	35.6 (29.0~42.0)	36.1±2.7 (21.0~41.0)	37.0±2.6 (31.7~40.9)	36.0 (22.0~40.0)
临床表现 (%)				
恶心呕吐	64.1	42.9	57.0	60.0
上腹不适	24.4	30.8	53.0	56.0
黄疸	79.5	47.4	33.0	-
肝性脑病	26.9	28.6	16.0	9.0
烦渴或多尿	21.8	-	-	12.0
实验室检查 (%)				
白细胞计数升高	88.5	77.4	98.0	98.0
血小板计数减少	-	42.1	69.0	65.0
转氨酶升高	93.6	91.7	100.0	100.0

续 表

类别	朱梓选等[9] (中国湖南, $n=78$)	Gao 等[10] (中国多中心, $n=133$)	Nelson 等[4] (美国, $n=51$)	Knight 等[11] (英国, $n=57$)
高胆红素血症	98.7	93.2	100.0	100.0
PT 延长或凝血功能障碍	87.0	69.2	48.0	87.0
血氨升高	43.3	-	-	50.0
血肌酐升高	80.8	60.9	96.0	58.0
血糖异常	34.7 (低血糖)	57.1 (低血糖), 9.8 (高血糖)	18.0 (低血糖)	78.0 (低血糖或高血糖)
超声检查 (%)				
明亮肝或腹水	83.1	57.1	27.0	27.0

注：- 无此项；AFLP 表示妊娠期急性脂肪肝；PT 表示凝血酶原时间

由于AFLP的发病时间存在较大的个体差异，部分孕妇的发病时间可能早于本指南的推荐筛查时间，因此，对于妊娠期任何孕周出现明显的乏力、恶心、呕吐等不适症状者应立即进行门诊筛查。

AFLP孕妇的临床特征、实验室及超声检查异常率＞85%的临床指标有：白细胞计数升高、肝功能异常、凝血功能异常。因此，建议将血常规、肝功能及凝血功能检查作为门诊一线筛查指标。上消化道表现、肾功能、肝脏超声检查、低血糖等可作为评估病情的指标。

对于门诊首次筛查可疑的孕妇，其复查的间隔时间目前暂无明确的研究和报道，本指南工作组组织了多次专家论证会，形成了"尽快再次进行上述指标的复查"的GPS。

问题2：如何对AFLP进行诊断？

【推荐意见】

2-1 推荐临床医师使用Swansea标准进行诊断（GRADE分级：1C）。见表3。

表3 AFLP的Swansea诊断标准[13]

类别	诊断标准
临床症状	呕吐
	腹痛
	烦渴或多尿
	肝性脑病
生化指标	胆红素＞14 μmol/L（0.8 mg/dl）
	血糖＜4 mmol/L（72 mg/dl）
	尿酸＞340 μmol/L（5.7 mg/dl）
	白细胞计数＞11×10^9/L
	转氨酶＞42 U/L
	血氨＞47 μmol/L（27.5 mg/dl）
	血清肌酐＞150 μmol/L（1.7 mg/dl）
	PT＞14 s或APTT＞34 s
超声检查	腹水或明亮肝
肝组织活检	微泡性脂肪变性

注：表中所有指标的异常以检测实验室所定标准进行界定，符合6个及以上的条目诊断为AFLP；AFLP表示妊娠期急性脂肪肝；PT表示凝血酶原时间；APTT表示部分凝血活酶时间

2-2 对不能满足 Swansea 诊断标准的疑似 AFLP 孕妇，推荐尽快复查肝功能及凝血功能（GRADE 分级：1C）。

2-3 AFLP 的诊断以临床诊断为主，肝组织活检不作为必须的诊断依据（GRADE 分级：2D）。

【证据概述】

Swansea 诊断标准于 2002 年正式推出，该标准包括 4 个方面，14 个条目，符合 6 个及以上的条目诊断为 AFLP[15]。英国的一篇队列研究（$n=1\,132\,964$）[4]显示，在确诊的 AFLP 孕妇中，临床评估与使用 Swansea 诊断标准的符合率为 97%，$\kappa=0.78$，基本一致。2019 年，我国的诊断准确性研究（$n=404$）[16]显示，Swansea 诊断标准与国内诊断标准在 74 例 AFLP 孕妇中的一致率为 91.89%；在 330 例非 AFLP 孕妇中的一致率为 96.06%；两个标准的 $\kappa=0.848$，受试者工作特征（ROC）曲线下面积为 0.940（95%CI 为 0.902～0.978）。

2015 年，美国胃肠病学会关于妊娠期肝脏疾病的指南[17]中指出，Swansea 标准更适用于晚期 AFLP 的诊断。我国的一篇回顾性研究（$n=18$）[18]指出，早期疑似 AFLP 孕妇无临床特异性，诊断时应仔细评估肝功能和凝血功能。2016 年一篇回顾性研究（$n=56$）[19]显示，AFLP 孕妇中凝血功能障碍者占 54%；多因素 logistic 回归分析示凝血酶原时间（prothrombin time, PT）延长是 AFLP 的危险因素之一（$OR=1.558$，95%CI 为 1.248～1.946）。2020 年一篇回顾性研究（$n=133$）[20]显示，直接胆红素（$OR=1.012$，95%CI 为 1.002～1.022）和血清肌酐（$OR=1.022$，95%CI 为 1.007～1.036）升高是 AFLP 产妇死亡的独立危险因素。

一篇回顾性研究（$n=24$）[12]显示，无肝组织活检的 Swansea 标准诊断肝微泡性脂肪变性的敏感度为 100%（95%CI 为 77%～100%），特异度为 57%（95%CI 为 20%～88%），阳性预测值为 85%，阴性预测值为 100%。2017 年我国的一篇回顾性研究（$n=52$）[21]显示，无肝组织活检的 Swansea 标准是诊断 AFLP 的良好筛选工具，其诊断准确率为 94%。

【推荐说明】

Swansea 诊断标准与国内诊断标准诊断 AFLP 的一致性较好，但 Swansea 诊断标准的条目化清晰，被世界各国接受，因此，此标准可在临床中推广应用。但临床使用该诊断标准中，要注意 Swansea 诊断标准中生化指标给出的数值均为异常界值判断的标准，国内使用时需根据检测单位确定的异常界值而定。

因为疑似 AFLP 孕妇早期无临床特异性，所以对于疑似 AFLP 孕妇，推荐间隔 24 h 复查凝血功能和肝功能。

肝组织活检是诊断 AFLP 的"金标准"，但由于穿刺的有创性，在临床实践中很少使用。且现有研究表明，无肝组织活检的 Swansea 标准诊断 AFLP 的敏感度可达 100%。因此，临床管理中不推荐肝组织活检作为 AFLP 诊断的必要条件。

问题 3：如何评估 AFLP 孕妇的术前风险？

【推荐意见】

3-1 建议将血清 TBIL、凝血酶原活动度（PTA）或国际标准化比值（international normalized ratio, INR）、纤维蛋白原、血小板计数、血清乳酸、血清肌酐水平及病程长短作为术前风险评估的指标（GRADE 分级：2C）。

3-2 建议将产前 PTA<40%（或 INR>1.5）、血清 TBIL>171 μmol/L、血小板计数≤50×10^9/L、血清肌酐≥133 μmol/L、血清乳酸≥5 mmol/L 和病程超过 1 周，作为评估术前是否纳入极高危风险管理人群的指标（GRADE 分级：2C）。

【证据概述】

2015 年一篇回顾性病例对照研究（$n=23$）[22]显示，血清 TBIL>171 μmol/L 的 AFLP 孕妇肾功能不全、肺部感染及低蛋白血症的发生率高于胆红素≤171 μmol/L 的 AFLP 孕妇，差异有统计学意义。2016 年一篇回顾性病例对照研究（$n=93$）[23]显示，TBIL（$OR=2.515$，95%CI 为 1.127～6.608）、INR（$OR=2.359$，95%CI 为 1.117～4.982）、血清肌酐（$OR=1.618$，95%CI 为 1.021～2.567）增加及血小板计数减少（$OR=1.367$，95%CI 为 1.066～1.754）是 AFLP 孕妇死亡的独立危险因素。2016 年另一篇回顾性病例对照研究（$n=36$）[24]显示，PTA<40% 的 AFLP 孕妇发生低蛋白血症、凝血功能障碍、急性肾功能衰竭、DIC、多器官功能障碍综合征（multiple organ dysfunction syndrome, MODS）等并发症高于 40%<PTA<75% 孕妇，差异有统计学意义。2016 和 2019 年国内两篇病例对照研究（$n=44$ 和 $n=43$）[25-26]显示，产前血小板计数（r 分别为

0.435 和 0.434，P 值分别为 0.004 和 0.008）、TBIL（r 分别为 0.639 和 0.484，P 值分别为 0.001 和 0.003）与产后恢复时间相关，可能是产后恢复的潜在预测因子。2018 年一篇多中心回顾性队列研究（$n=133$）[10]显示，TBIL（$OR=1.009$，95%CI 为 1.003~1.014）和血清肌酐水平（$OR=1.010$，95%CI 为 1.003~1.017）升高是 AFLP 孕妇死亡的独立危险因素。2019 年的一篇回顾性病例对照研究（$n=63$）[27]显示，INR>1.5 的 AFLP 孕妇合并低蛋白血症、急性肾功能损伤的概率明显高于 INR≤1.5 的孕妇。2020 年一篇病例对照研究（$n=55$）[28]显示，血清 TBIL 升高及 PTA 降低与 AFLP 孕妇的不良妊娠结局相关。

2019 年一项跨国队列研究（$n=816$）[29]显示，肝衰竭患者入院时乳酸水平与器官衰竭数量和 28 d 死亡率直接相关（ROC 曲线下面积为 0.72；$P<0.001$）；入院时乳酸≥5 mmol/L 和 12 h 乳酸清除率分别被确定为 1 年死亡率的重要预测因子。

1994 年智利的一篇回顾性队列研究（$n=11$）[30]显示，如果 AFLP 孕妇从出现症状到终止妊娠间隔时间少于 1 周，则其存活率可达 100%；而发病 2 周以上死亡率达 30%。2013 年国外的一篇回顾性病例系列报告（$n=51$）[4]显示，延迟终止妊娠会导致 AFLP 孕妇病情急剧恶化。2017 年国内的一篇病例对照研究[31]显示，就诊到终止妊娠超过 24 h（$OR=42.986$，95%CI 为 4.954~372.983）、发病到终止妊娠时间超过 14 d（$OR=42.382$，95%CI 为 6.033~297.734）是 AFLP 孕妇预后不良的危险因素。

【推荐说明】

AFLP 作为一种产科危急重症，对全身多个系统存在严重的损害，多指标的联合观察是有效评估 AFLP 孕妇预后的重要手段。TBIL 升高、凝血功能严重异常、血清肌酐升高、血小板计数降低及发病时长与 AFLP 孕妇的预后密切相关。血乳酸的升高是严重肝衰竭孕妇死亡率的重要预测因子。推荐血清 TBIL、PTA 或 INR、纤维蛋白原、血小板计数、血清乳酸、血清肌酐水平及病程长短作为术前风险评估的指标，并对指标严重异常的孕妇作为极高危患者进行管理。

问题 4：如何确定 AFLP 孕妇终止妊娠的方式和时机？

【推荐意见】

4-1 对短期内不能阴道分娩者或子宫颈条件不佳者推荐优先选择剖宫产术终止妊娠（GRADE 分级：1B）。

4-2 如果阴道分娩不可避免，建议在积极改善凝血功能、预防产后出血的条件下尽快结束阴道分娩过程（GRADE 分级：2D）。

4-3 推荐 AFLP 孕妇尽早终止妊娠（GRADE 分级：1C）。

【证据概述】

2016 年的一篇系统评价（$n=80$）[6]显示，相较于阴道分娩，AFLP 孕妇选择剖宫产术的方式终止妊娠，可以降低产妇的死亡率（$RR=0.56$，95%CI 为 0.41～0.76），降低围产儿的死亡风险（$RR=0.52$，95%CI 为 0.38～0.71），改善妊娠结局。

2014 年的一篇病例报告（$n=7$）[32]显示，子宫颈条件成熟、胎儿不大、已临产、估计短期内能阴道分娩的 AFLP 孕妇，可选择阴道分娩。考虑到 AFLP 孕妇大多存在严重凝血功能障碍，因此，阴道分娩只适用于短时间内阴道分娩不可避免的情况。2019 年的一篇综述指出[33]，AFLP 孕妇阴道分娩时，需持续胎心监护以动态评估胎儿在子宫内的情况；同时，分娩前应积极补充新鲜冰冻血浆、冷沉淀、纤维蛋白原等以纠正异常的凝血功能，在动态监测凝血功能的情况下，限制性行会阴切开术，胎儿娩出后立即采取预防产后出血的各项措施。若产妇出现产后出血，其处理原则同凝血功能异常孕妇的处理，在积极输注凝血物质纠正凝血功能的情况下，阶梯式进行止血治疗[34]：首先积极给予强效全子宫收缩剂和下压子宫底部等处理加强宫缩止血；若仍有持续性阴道流血，则快速行子宫腔填塞，必要时行子宫动脉栓塞术；若经上述处理依然无效，则行开腹止血。多学科配合对症处理、营养支持、预防感染等综合治疗是孕妇尽早度过危险期、尽快恢复肝、肾等重要器官功能的有效措施。

2017 年的一篇病例对照研究（$n=62$）[31]显示，AFLP 孕妇就诊到终止妊娠的时间应选择在就诊后的 24 h 内，且越快越好，AFLP 从发病到终止妊娠时间在 14 d 内的孕妇预后较好。一篇非随机对照研究（$n=58$）[35]显示，尽早诊断并在确诊为 AFLP 的 48 h 内终止妊娠，有助于降低产妇感染率以及新生儿轻度窒息率。

【推荐说明】

AFLP作为一种妊娠特有的疾病，尽快终止妊娠是改善母儿结局的唯一手段。因此，一旦确诊AFLP，应采取最快的分娩方式终止妊娠。剖宫产术分娩可获得更好的母儿结局，是AFLP孕妇的主要分娩方式。但是对于子宫颈条件成熟、胎儿不大、已临产、估计短期内能阴道分娩的AFLP孕妇，也可在积极纠正凝血的情况下选择阴道分娩。

问题5：如何选择AFLP孕妇的手术麻醉方式？

【推荐意见】

5-1 推荐将肝功能、凝血功能、分娩紧急性及全身情况作为麻醉选择的主要考虑因素（GRADE分级：GPS）。

5-2 推荐术前建立快速反应多学科团队（MDT），包括产科、感染科、麻醉科、ICU、新生儿科、输血科，共同评估和制订AFLP孕妇的手术麻醉方案（GRADE分级：GPS）。

5-3 建议凝血功能的评估作为麻醉方式选择的主要依据：INR≤1.2的孕妇可行椎管内麻醉，1.2<INR<1.5的孕妇可行单次蛛网膜下腔阻滞麻醉及局部神经阻滞，INR≥1.5或循环功能不稳定的孕妇行全身麻醉（GRADE分级：1D）。

【证据概述】

一篇回顾性研究（$n=57$）[11]显示，42例剖宫产术分娩的AFLP孕妇中，23例行全身麻醉；19例行椎管内麻醉，其中包括5例凝血功能障碍的孕妇，观察显示，椎管内麻醉的孕妇均未发生麻醉并发症。2016年一篇回顾性研究（$n=33$）[36]显示，在行全身麻醉的孕妇术前均存在凝血功能障碍、行蛛网膜下腔阻滞麻醉的孕妇术前凝血功能基本正常的情况下，除了行全身麻醉的孕妇DIC发生率显著高于行蛛网膜下腔阻滞麻醉者外，其他围产期并发症的发生率无显著差异。因此，INR≤1.2的孕妇可选择椎管内麻醉。

2003年，美国区域麻醉学会神经阻滞和抗凝药物专题会议[37]中提出，当凝血因子的活性维持在正常值的40%以上时即可维持正常的凝血功能，当Ⅶa因子的活性为正常值的40%时，其INR<1.5，机体可以维持正常或接近正常的凝血功能，在麻醉方式的选择上可考虑单次蛛网膜下腔阻滞麻醉。因此，

1.2＜INR＜1.5 的孕妇可行单次蛛网膜下腔阻滞麻醉及局部神经阻滞。

2017 年一篇回顾性研究[38]显示，纳入的 42 例孕妇中，19 例行剖宫产术，其中采取全身麻醉的 13 例孕妇中合并肝衰竭者 7 例，手术时 PTA 均小于 40%，INR 的均值波动于 1.61±0.38；采取硬膜外阻滞者 6 例，其 INR 的均值波动于 1.07±0.15；两组孕妇均无麻醉并发症出现。因此，INR≥1.5 或循环功能不稳定的孕妇可考虑全身麻醉。

【推荐说明】

目前，AFLP 孕妇麻醉方式的选择尚无 RCT 研究的文献报道。因此，本指南工作组组织了多次专家论证会，结合目前临床经验，形成了"将肝功能、凝血功能、分娩紧急性及全身情况作为麻醉选择的主要考虑因素"的 GPS。

随着诊疗模式的改变，快速反应 MDT 是临床危重患者救治的不可或缺的一环。AFLP 作为一种严重致命性的产科急症，其往往累及全身多个系统器官，因此，尽快建立快速反应 MDT 可以更好地对 AFLP 孕妇进行全程管理，改善母儿结局。

由于 AFLP 往往会累及多个器官，导致严重的内环境紊乱，从而危及母儿安全。因此，麻醉方式的选择往往不能仅参考凝血指标，而需要充分考虑母儿本身情况及处置的紧急性。结合对各种麻醉方式起效所需的时间、操作熟练程度等情况进行权衡。因此，推荐将 AFLP 孕妇的凝血功能、终止妊娠的紧急性及循环状态作为麻醉方式选择的主要依据。

问题 6：AFLP 孕妇围产期的并发症有哪些？

【推荐意见】

6-1 建议应警惕 AFLP 孕妇围产期并发症的发生，常见并发症包括急性肾功能不全、DIC 及 MODS（GRADE 分级：2D）。

6-2 建议将产前 PTA＜40% 或 INR≥1.5，TBIL＞171 μmol/L 的孕妇作为上述并发症发生的极高危人群进行管理（GRADE 分级：2D）。

【证据概述】

2016 年，我国的一篇回顾性病例分析（$n=56$）[19]显示，AFLP 孕妇的并发症发生率依次为急性肾功能损伤（39%），DIC（32%），高血压（20%）。2019 年我国另一篇回顾性病例系列研究（$n=44$）[25]显示，AFLP最常见的并发症依次为急性肾功能不全（79.5%）、DIC（47.7%）及MODS（38.6%），少数孕妇也可出现高血压（27.3%）、胰腺炎（13.6%）等。2020年我国的病例对照研究（$n=55$）[28]显示，AFLP孕妇的并发症包括凝血功能障碍（83.6%），急性肝衰竭（47.3%），急性肾功能不全（85.5%）。美国的一篇综述[39]中指出，约14%的AFLP孕妇可出现急性肺水肿，此外，AFLP的并发症还包括DIC、代谢性酸中毒、胰腺炎等，这些并发症的出现都与母儿预后密切相关[4]。

2015年一篇回顾性病例对照研究（$n=23$）[22]显示，与血清TBIL≤171 μmol/L的AFLP孕妇比较，血清TBIL>171 μmol/L的AFLP孕妇肾脏功能不全、肺部感染及低蛋白血症的发生率更高。2016年一篇回顾性病例对照研究（$n=36$）[24]显示，PTA<40%的AFLP孕妇发生低蛋白血症、凝血功能障碍、急性肾功能衰竭、DIC、MODS等并发症的概率高于40%<PTA<75%者。2019年一篇回顾性病例对照研究（$n=63$）[27]显示，INR>1.5的AFLP孕妇发生低蛋白血症、急性肾损伤、子痫的概率明显增高。

【推荐说明】

AFLP作为一种多器官受累的疾病，往往容易并发一系列严重的并发症，对最常见、最严重的并发症进行管理和预防是有效提高AFLP孕妇预后的重要环节。AFLP最常见的严重并发症有急性肾功能不全、DIC及MODS。同时，PTA、INR或TBIL的严重异常可能增加AFLP并发症的发生率。因此，建议动态监测PTA、INR或TBIL的变化，需警惕严重异常者其容易并发急性肾功能不全、DIC及MODS等严重并发症。

问题7：如何选择AFLP孕妇人工肝治疗的适应人群？

【推荐意见】

7-1 推荐快速反应MDT共同评估孕妇的病情程度及人工肝治疗时机（GRADE分级：GPS）。

7-2 轻症AFLP孕妇，不推荐人工肝治疗，但推荐产后动态评估病情变化（GRADE分级：2D）。

7-3 重症AFLP孕妇，推荐人工肝治疗（GRADE分级：1C）。

【证据概述】

2002年国内一项病例系列研究（$n=6$）[40]和2008年美国一项回顾性非同期病例对照研究（$n=6$）[41]发现，AFLP孕妇的病情是动态演变的，对轻症AFLP孕妇应动态监测，以免轻型转为重症，同时指出，剖宫产术等终止妊娠操作后往往是AFLP孕妇临床症状和各项生化指标迅速恶化的高发期。2018年国内另一篇回顾性自身对照研究（$n=68$）[42]提示，确诊AFLP后立即以剖宫产术终止妊娠，在抗感染、补液、纠正多器官功能障碍的基础上应用血液净化治疗[43]，70例新生儿的存活率达85.71%，死亡率仅为14.29%。

2018年我国的一篇回顾性非同期病例对照研究（$n=41$）[44]显示，重症AFLP孕妇中，内科综合治疗联合血浆置换可提高孕妇的血清白蛋白、凝血功能及血糖水平，同时也可以降低白细胞计数。其中联合治疗组孕妇的死亡率为14.29%，而单用内科综合治疗组死亡率为60.00%；血浆置换对孕妇生存影响的OR值为5.047。其他学者的研究进一步证实，包括血浆置换、血液灌流在内的人工肝治疗手段对重症AFLP孕妇的疗效确切[45-48]。但是，由于AFLP发病率较低，受样本量和孕妇个体差异性诊疗方案的限制，目前尚缺乏高质量的RCT研究。

重症AFLP孕妇人工肝治疗的应用指征：（1）中枢神经系统障碍加重，如出现感知异常或者昏迷；（2）持续的凝血功能障碍，需要持续输注大量的血浆、红细胞或者冷沉淀；（3）严重的肾功能障碍导致水电解质紊乱；（4）心肺功能进行性下降；（5）持续的体液紊乱，包括大量腹水、水肿、少尿或无尿和（或）体液超负荷。达到以上一项情况时，即应立即开始人工肝治疗[48-49]。

【推荐说明】

AFLP是一种妊娠期特有的肝衰竭，因此其治疗过程不仅需要产科医师的关注，同时也需要感染科、消化内科、重症医学科等科室共同参与，临床上对其救治往往需要多个学科参与，共同制定诊疗方案。因此，一旦诊断为AFLP，需尽快建立快速反应MDT共同评估病情严重程度，并把握人工肝治疗的指征。

AFLP孕妇的病情是动态变化的，对于轻症AFLP孕妇应动态监测,以免轻型转为重症。分娩后应特别关注产妇的各项指标,发现病情加重趋势应尽早启用人工肝治疗。

对于重症 AFLP,其多合并严重的肝衰竭,肝脏的替代治疗是缓解肝衰竭疾病进展的常用且必要的手段之一。人工肝治疗对重症 AFLP 孕妇具有明确的治疗效果。因此,对于重症 AFLP 孕妇,及时合理地使用包括血浆置换、血液灌流在内的人工肝治疗手段,是有效改善临床结局的重要措施。

问题 8:如何评估 AFLP 孕妇的预后?

【推荐意见】

8-1 建议将术后 PTA、血清 TBIL、血小板计数、血清肌酐作为 AFLP 孕妇预后的评估指标(GRADE 分级:2D)。

8-2 推荐将术后上述指标持续异常或终止妊娠 1 周后仍无恢复趋势的 AFLP 孕妇纳入预后不良的重点人群进行 MDT 共同评估,条件适合者可进行肝移植治疗(GRADE 分级:1D)。

【证据概述】

2016 年国内的一项针对 AFLP 孕妇预后的回顾性研究($n=93$)[23] 显示,TBIL、INR、血清肌酐增加、血小板计数减少及出现严重肝性脑病是 AFLP 孕妇死亡的高危因素。2017 年一项国内的回顾性研究($n=36$)[24] 显示,重度 PTA 降低(PTA<40%)孕妇发生低蛋白血症、凝血障碍、急性肾衰竭、DIC、MODS 等并发症的比例高于 PTA 轻度降低者(40%<PTA<75%),死亡者均为 PTA 重度降低孕妇。

一项队列研究($n=51$)[4] 显示,AFLP 孕妇终止妊娠后,临床症状一般在 3~4 d 内恢复,肝肾功能异常大多在 7 d 左右恢复正常。2016 年一项临床研究($n=43$)[26] 显示,所有 AFLP 孕妇产前血清转氨酶和 TBIL 均存在不同程度的升高,白蛋白降低者占 88%,血浆纤维蛋白原水平<1.75 g/L 者占 93%,PT 延长者占 91%;终止妊娠后 5~20 d 各血清学指标恢复正常,其中仅 TBIL($r=0.639$,$P=0.001$)、PT($R=0.459$,$P=0.002$)、纤维蛋白原($r=0.427$,$P=0.004$)和血小板计数($r=0.435$,$P=0.004$)是产后恢复的预测指标。

【推荐说明】

虽然 AFLP 是一种产后自限性疾病,大部分 AFLP 孕妇的临床症状及血常规、肝肾功能和凝血功能等实验室指标产后可逐渐恢复正常。但是，部分 AFLP 孕妇终止妊娠后病情进一步加重，导致不良临床结局的出现。因此，对 AFLP 孕妇疾病进展及转归的提前预测是实现 AFLP 孕妇个体化针对性管理的必备环节。TBIL、PTA 或 INR、血清肌酐及血小板计数异常是与 AFLP 预后密切相关的高危因素。建议将术后肝肾功能、凝血功能恢复时间延迟、恶化或持久不恢复的 AFLP 孕妇作为预后不良者加强管理。

此外，对于预后不良的孕妇应积极转诊至更高级别的医院进行处理和救治，并尽快建立 MDT，并由 MDT 制定周密的治疗计划，必要时可考虑肝移植治疗。

问题 9：如何对 AFLP 孕妇治疗期间进行监测？

【推荐意见】

9-1 建议治疗期间常规监测血常规、肝功能、肾功能、凝血功能（GRADE 分级：2D）。

9-2 轻症者建议分娩后 3～4 d 复查上述指标（GRADE 分级：2D）；产后病情仍在进展或出现严重并发症的产妇建议按重症进行监测（GRADE 分级：2D）。

9-3 重症者建议至多间隔 12～24 h 监测上述指标，若出现病情变化则随时调整监测频次（GRADE 分级：2D）。

【证据概述】

一篇回顾性病例分析（$n=51$）[4]显示，AFLP 孕妇产前实验室检查结果异常主要包括：转氨酶升高（100%）、血清肌酐升高（96%）、血小板计数降低（69%）、白细胞计数升高（98%）、TBIL 升高（100%）、胆固醇降低（100%）、INR 升高（60%）、PT 延长（48%）、纤维蛋白原降低（49%）、血糖降低（18%）。2016 年一篇回顾性病例分析（$n=43$）[26]显示，AFLP 孕妇产前短期内实验室检查结果异常包括：丙氨酸转氨酶升高（88%）、天门冬氨酸转氨酶升高（98%）、TBIL 升高（100%）、白蛋白降低（88%）、血糖降低（56%）、纤维蛋白原降低（93%）、血小板计数降低（26%）、PT 延长（91%）、白细胞计数升高（79%）、血清肌酐升高（72%）、尿酸升高（93%）。2018 年一篇多中心回顾性病例研究（$n=133$）[10]显示，AFLP 孕妇产前实验室检查结果异常主要包括：TBIL 升高（93.2%）、天门冬氨酸转氨酶升高（91.7%）、总蛋白降低（89.5%）、白蛋白降低（80.5%）、丙氨酸转氨酶升高（78.9%）、活化部分凝血酶原时间延长（78.2%）、白细胞计数升高（77.4%）、PT延长（69.2%）、血糖降低（57.1%）、血清肌酐升高（60.9%）、血尿素氮升高（48.9%）、血小板计数降低（42.1%）。此外，AFLP孕妇可能并发肝性脑病（28.6%）和胰腺炎（6.8%）。

一篇回顾性病例分析（$n=51$）[4]显示，大多数AFLP孕妇于分娩后3~4 d内临床症状康复，但实验室检查结果转为正常往往滞后。天门冬氨酸转氨酶水平通常在分娩时或分娩前后达到峰值，分娩后2 d或3 d迅速下降至100 U/L；血胆固醇水平通常于分娩后3~4 d内持续下降到最低点，然后上升，与此同时，血清TBIL水平不变或升高。血清肌酐值分娩后迅速下降，7~10 d后降至88 μmol/L，部分孕妇的血清肌酐值较正常孕妇仍有升高。血小板计数于分娩后1~2 d达到最低点，分娩后4~6 d恢复正常，INR于分娩后1周左右下降至正常。2019年一篇回顾性病例对照研究（$n=54$）[50]显示，终止妊娠后肝功能及凝血指标多在分娩后1周内恢复正常；天门冬氨酸转氨酶于分娩后1~2 d迅速下降并持续降低；两组孕妇的胆固醇均于分娩后3~4 d下降至最低后开始回升；TBIL分娩后基本保持不变；入院时血小板计数≥$150×10^9$/L的孕妇于分娩后2 d恢复至约$100×10^9$/L，而入院时血小板计数<$150×10^9$/L的孕妇于分娩后6 d才缓慢上升至约$100×10^9$/L；入院时纤维蛋白原>1.5 g/L的孕妇于分娩后的2 d内轻度下降后逐渐恢复并稳定，而纤维蛋白原<1.5 g/L的孕妇于分娩后2 d即开始缓慢上升；PT和活化部分凝血活酶时间于分娩后5 d基本恢复至正常参考值范围；及时终止妊娠后约1周，AFLP孕妇的各项指标基本恢复正常。

【推荐说明】

血常规、肝肾功能及凝血功能是AFLP孕妇产前、产后病情变化的重要预测指标，因此，动态监测上述指标的变化是评估AFLP孕妇预后及疗效管理的主要依据。根据AFLP孕妇病情的轻重，可将其分为轻症者和重症者。多数轻症AFLP孕妇于分娩后3~4 d内可获得临床康复，大部分实验室指标于分娩后7~10 d内恢复正常。因此，对于轻症者建议分娩后3~4 d

复查上述监测指标,并动态监测指标的变化;对于病情进行性发展或合并严重并发症者应作为重症患者进行治疗。但是,目前无明确的证据提示对重症患者应该采取何种监测频率。因此,对重症患者的监测目前只能根据孕妇情况进行个体化调整。由于 AFLP 孕妇的病情往往变化迅速,对重症患者务必在 12~24 h 内复查上述指标。

AFLP 临床管理推荐建议总结

1. 建议将妊娠 35~37 周作为高危孕妇门诊筛查的时机(GRADE 分级:1C)。推荐将血常规、肝功能和凝血功能检查作为门诊筛查的一线指标(GRADE 分级:1C)。对门诊首次筛查可疑的孕妇宜尽快再次进行上述指标的复查,尽早识别 AFLP(GRADE 分级:GPS)。

2. 推荐临床医师使用 Swansea 标准进行诊断(GRADE 分级:1C)。对不能满足 Swansea 诊断标准的疑似 AFLP 孕妇,推荐尽快复查肝功能及凝血功能(GRADE 分级:1C)。AFLP 的诊断以临床诊断为主,肝组织活检不作为必须的诊断依据(GRADE 分级:2D)。

3. 建议将血清 TBIL、PTA 或 INR、纤维蛋白原、血小板计数、血清乳酸、血清肌酐水平及病程长短作为术前风险评估的指标(GRADE 分级:2C)。建议将产前 PTA<40%(或 INR>1.5)、血清 TBIL>171 μmol/L、血小板计数≤50×10^9/L、血清肌酐≥133 μmol/L、血清乳酸≥5 mmol/L 和病程超过 1 周,作为评估术前是否纳入极高危风险管理人群的指标(GRADE 分级:2C)。

4. 对短期内不能阴道分娩者或子宫颈条件不佳者推荐优先选择剖宫产术终止妊娠(GRADE 分级:1B)。如果阴道分娩不可避免,建议在积极改善凝血功能、预防产后出血的条件下尽快结束阴道分娩过程(GRADE 分级:2D)。推荐 AFLP 孕妇尽早终止妊娠(GRADE 分级:1C)。

5. 推荐将肝功能、凝血功能、分娩紧急性及全身情况作为麻醉选择的主要考虑因素(GRADE 分级:GPS)。推荐术前建立快速反应多学科团队(MDT),包括产科、感染科、麻醉科、ICU、新生儿科、输血科,共同评估和制订 AFLP 孕妇的手术麻醉方案（GRADE 分级：GPS）。建议凝血功能的评估作为麻醉方式选择的主要依据：INR≤1.2 的孕妇可行椎管内麻醉，1.2<INR<1.5 的孕妇可行单次蛛网膜下腔阻滞麻醉及局部神经阻滞，INR≥1.5 或循环功能不稳定的孕妇行全身麻醉（GRADE 分级：1D）。

6. 建议应警惕 AFLP 孕妇围产期并发症的发生，常见并发症包括急性肾功能不全、DIC 及 MODS（GRADE 分级：2D）。建议将产前 PTA<40% 或 INR≥1.5，TBIL>171 μmol/L 的孕妇作为上述并发症发生的极高危人群进行管理（GRADE 分级：2D）。

7. 推荐快速反应 MDT 共同评估孕妇的病情程度及人工肝治疗时机（GRADE 分级：GPS）。轻症 AFLP 孕妇，不推荐人工肝治疗，但推荐产后动态评估病情变化（GRADE 分级：2D）。重症 AFLP 孕妇，推荐人工肝治疗（GRADE 分级：1C）。

8. 建议将术后 PTA、血清 TBIL、血小板计数、血清肌酐作为孕妇预后的评估指标（GRADE 分级：2D）。推荐将术后上述指标持续异常或终止妊娠1周后仍无恢复趋势的孕妇纳入预后不良的重点人群进行 MDT 共同评估，条件适合者可进行肝移植治疗（GRADE 分级：1D）

9. 建议治疗期间常规监测血常规、肝功能、肾功能、凝血功能（GRADE 分级：2D）。轻症者建议分娩后 3~4 d 复查上述指标（GRADE 分级：2D）；产后病情仍在进展或出现严重并发症的产妇建议按重症进行监测（GRADE 分级：2D）。重症者建议至多间隔 12~24 h 监测上述指标，若出现病情变化则随时调整监测频次（GRADE 分级：2D）。

AFLP 孕妇的临床管理流程见图1。

首席专家：张卫社（中南大学湘雅医院），杨慧霞（北京大学第一医院）

首席方法学家：陈耀龙（兰州大学基础医学院循证医学中心）

执笔专家：李平（中南大学湘雅医院），周奇（兰州大学基础医学院循证医学中心），张卫社（中南大学湘雅医院），杨慧霞（北京大学第一医院），陈耀龙（兰州大学基础医学院循证医学中心）

参与本指南讨论的专家：陈敦金（广州医科大学第三附属

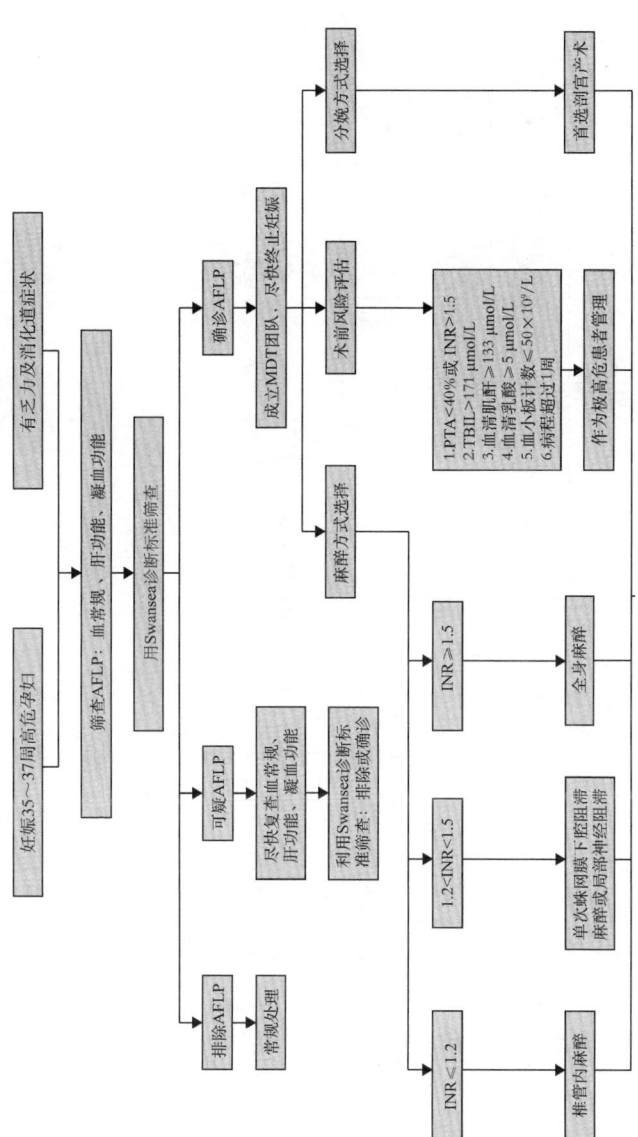

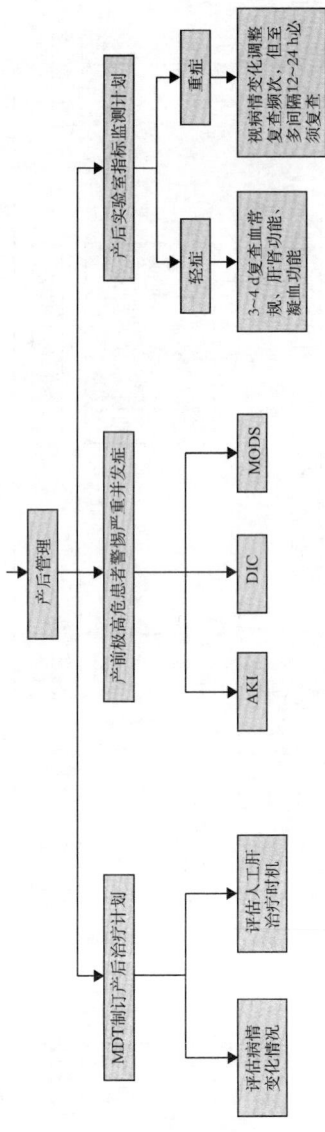

图 1 AFLP 孕妇的临床管理流程

注：AFLP 表示妊娠期急性脂肪肝；MDT 表示多学科团队；INR 表示国际标准化值；PTA 表示凝血酶原活动度；TBIL 表示总胆红素；AKI 表示急性肾功能损伤；DIC 表示弥漫性血管内凝血；MODS 表示多器官功能障碍综合征

医院),刘兴会(四川大学华西第二医院),漆洪波(重庆医科大学第一附属医院),王谢桐(山东省妇幼保健院),赵扬玉(北京大学第三医院),王子莲(中山大学附属第一医院),林建华(上海交通大学医学院附属仁济医院),李笑天(复旦大学附属妇产科医院),邹丽(华中科技大学同济医学院附属协和医院),冯玲(华中科技大学同济医学院附属同济医院),陈叙(天津市中心妇产科医院),范建霞(上海交通大学医学院附属国际和平妇幼保健院),赵先兰(郑州大学第一附属医院),王志坚(南方医科大学南方医院),孙丽洲(南京医科大学第一附属医院),马润玫(昆明医科大学第一附属医院),李雪兰(西安交通大学第一附属医院),刘彩霞(中国医科大学附属盛京医院),朱启英(新疆医科大学第一附属医院),孙国强(华中科技大学同济医学院附属湖北省妇幼保健院),彭仕芳(中南大学湘雅医院),黄耿文(中南大学湘雅医院),王锷(中南大学湘雅医院),刘小伟(中南大学湘雅医院),傅蕾(中南大学湘雅医院),全俊(中南大学湘雅医院),赵双平(中南大学湘雅医院),赵延华(中南大学湘雅医院),樊杨(宁夏回族自治区人民医院),辛虹(河北医科大学第二医院),颜建英(福建省妇幼保健院),蒲杰(四川大学华西第二医院),曹引丽(西北妇女儿童医院),张国华(石家庄市妇产科医院),董旭东(云南省第一人民医院)

参考文献从略

(通信作者:张卫社　杨慧霞)
(本文刊载于《中华妇产科杂志》
2022年第57卷第1期第13-24页)

推荐扫码阅读:CSOG MFM Committee Guideline Clinical Management Guidelines for Acute Fatty Liver of Pregnancy in China (2021)

15 产后出血预防与处理指南（2023）

中华医学会妇产科学分会产科学组
中华医学会围产医学分会

产后出血目前仍是我国孕产妇死亡的首要原因。绝大多数产后出血所导致的孕产妇死亡是可避免的[1]，其关键在于早期诊断和正确处理。中华医学会妇产科学分会产科学组于2009年制定了《产后出血预防与处理指南（草案）》[2]，并在5年后对其进行更新后发布了《产后出血预防与处理指南（2014）》[3]。近年来，产后出血的防治又有不少新的研究进展，因此，有必要对该指南进行再次修订。本指南在前述指南的基础上进行修订，主要参考世界卫生组织（WHO）、国际妇产科联盟（FIGO）、美国、英国和加拿大等关于产后出血的诊断与治疗指南以及最新的循证医学证据，并结合国内外有关的临床经验，旨在规范和指导妇产科医师对产后出血的预防和处理。

本指南已在国际实践指南注册与透明化平台（Practice guidelines REgistration for transPAREcy）注册（注册号：PREPARE-2022CN683），并成立了指南制定工作组，由指导专家组、制定专家组、方法学专家组等组成，包括全国的多学科专家（产科、助产、麻醉、护理、方法学专家）。指南中重要的临床问题推荐意见的形成过程：指南制定专家组根据PICOS原则［P即研究对象（population），I即干预措施（intervention），C即对照措施（comparison），O即结局（outcome），S即研究类型

引用文本：中华医学会妇产科学分会产科学组，中华医学会围产医学分会. 产后出血预防与处理指南（2023）[J]. 中华妇产科杂志，2023，58（06）：401-409. DOI：10.3760/cma.j.cn112141-20230223-00084.

(study design)]提出临床问题,方法学专家组进行证据的检索、合成和质量分级,基于推荐意见分级评估、制定和评价(Grading of Recommendations Assessment, Development and Evaluation, GRADE)方法形成推荐级别("强推荐"和"弱推荐"),通过德尔菲专家共识问卷调查达成共识,形成最终的推荐意见。

产后出血的原因及高危因素

产后出血的四大原因是子宫收缩乏力、产道损伤、胎盘因素和凝血功能障碍;四大原因可以合并存在,也可以互为因果;每种原因又包括各种病因和高危因素,见表1。所有产妇都有发生产后出血的可能,但有一种或多种高危因素者更易发生[4]。值得注意的是,有些产妇即使未达到产后出血的诊断标准,也会出现严重的病理生理改变,如妊娠期高血压疾病、妊娠合并贫血和低体重指数的产妇等。

表1 产后出血的原因和高危因素

四大原因	病因	高危因素
子宫收缩乏力	全身因素	产妇体质虚弱、合并慢性全身性疾病或精神紧张等
	药物	过多使用麻醉剂、镇静剂或宫缩抑制剂等
	产程因素	急产、产程延长或滞产、试产失败等
	产科并发症	子痫前期等
	宫内感染	胎膜破裂时间长、发热等
	子宫过度膨胀	羊水过多、多胎妊娠、巨大儿等
	子宫肌壁损伤	产次多、剖宫产术史、子宫肌瘤剔除术后等
	子宫发育异常	双子宫、双角子宫、残角子宫等
产道损伤	子宫颈、阴道或会阴裂伤	急产、手术产、软产道弹性差、水肿或瘢痕等
	剖宫产术子宫切口延伸或裂伤	胎位不正、胎头位置过低、子宫切口选取不当
	子宫破裂	子宫手术史、梗阻性难产
	子宫内翻	产次多、宫底部胎盘、第三产程处理不当

续 表

四大原因	病因	高危因素
胎盘因素	胎盘异常	多次人工流产或分娩、子宫手术史、前置胎盘、胎盘早剥、胎盘植入
	胎盘胎膜残留	产次多、既往有胎盘粘连史
凝血功能障碍	血液系统疾病	遗传性凝血功能疾病,如凝血因子缺乏、先天性纤维蛋白原缺乏等,血小板减少症
	肝脏疾病	重症肝炎、妊娠期急性脂肪肝,其他原因导致的肝损害
	产科 DIC	羊水栓塞、严重胎盘早剥、死胎滞留时间长、重度子痫前期及休克晚期

注:DIC 表示弥漫性血管内凝血

产后出血的定义与诊断

产后出血是指胎儿娩出后 24 h 内,阴道分娩产妇出血量≥500 ml、剖宫产术分娩产妇出血量≥1000 ml,或者失血后伴有低血容量的症状或体征。

目前,全球很多国家及研究均将产后 24 h 内出血量≥1000 ml 视为严重产后出血,以引起临床重视;此外,临床上常将经宫缩剂、持续性子宫按摩或按压等保守措施无法止血,需要外科手术、介入治疗甚至切除子宫的严重产后出血称为难治性产后出血[5]。

诊断产后出血的关键在于对出血量的准确测量和估计,低估可能丧失抢救时机。突然大量的产后出血易受到重视和早期诊断,而缓慢、持续的少量出血和血肿易被忽视。出血量的绝对值对不同体重者意义不同,因此,最好能计算出血量占总血容量的百分比,非妊娠女性的血容量为 65~70 ml/kg,妊娠末期血容量将增加至 100 ml/kg[6]。

常用的估计出血量的方法有:

1. 称重法或容积法:这是理论上最准确估计产后出血量的方法,应作为首选方法。需注意的是,由于往往无法完全收集产后出血而导致估计不准确,尤其是低估可能导致严重后果。有条件者可在阴道分娩时使用一次性收集袋。

2. 休克指数法:休克指数(shock index,SI)=心率/收缩压(mmHg,1 mmHg=0.133 kPa),SI对应的估计出血量见表2。SI法强调重点关注产妇的生命体征,尤其是在称重法或容积法不能准确估计出血量的情况下,SI法显得尤为重要,能够作为判断出血严重程度的重要指标。产妇SI的正常范围为0.7~0.9,SI>0.9时输血率及死亡率将增加[7]。

表2 休克指数与估计出血量的对应关系

休克指数	估计出血量(ml)	占血容量的比例(%)
<0.9	<500	<20
1.0	1000	20
1.5	1500	30
2.0	≥2500	≥50

3. 血红蛋白水平的测定:在产后出血早期,血红蛋白水平常不能准确反映实际出血量[8]。出血及循环稳定后,血红蛋白水平每下降10 g/L,估计出血量约为400 ml。

4. 生命体征:出血程度与对应的生命体征及临床表现的变化[9]参考表3。

需要强调的是,任何单一方法估计出血量都存在一定的缺陷,容易低估出血量,可以采用多种方法综合评估失血情况。另外,出血速度也是反映病情轻重的重要指标。重症产后出血情况包括:出血速度>150 ml/min,3 h内出血量超过总血容量的50%,24 h内出血量超过总血容量[10]。

产后出血的预防

一、加强产前保健

产前积极治疗基础疾病,充分认识产后出血的高危因素,高危孕妇尤其是前置胎盘、胎盘植入性疾病、凝血功能异常(如再生障碍性贫血、严重血小板减少症、白血病等)者应

表 3　出血程度分级及临床表现[9]

出血级别	出血量(%)	脉搏(次/min)	呼吸(次/min)	收缩压	毛细血管充盈速度	尿量	中枢神经系统症状
Ⅰ级	<15	轻微升高或正常	正常	正常	正常	正常	正常
Ⅱ级	15~30	100~120	正常	正常或稍下降	减慢	基本正常	烦躁
Ⅲ级	30~40	>120	加快	下降	减慢	少尿	烦躁或昏睡
Ⅳ级	>40	>120	显著加快	显著下降(<90 mmHg)	减慢或消失	少尿甚至无尿	昏睡甚至昏迷

注：1 mmHg=0.133 kPa；出血量为占血容量的百分比

于分娩前转诊到有输血和抢救条件的医院分娩。

二、积极处理第三产程

积极处理第三产程能够有效减少产后出血量和降低发生产后出血的风险,为常规推荐[11]。

1. 预防性使用宫缩剂:是预防产后出血最重要的常规推荐措施,常用的预防产后出血的宫缩剂见表4。

(1)缩宫素:是预防产后出血的首选药物。应用方法:头位胎儿前肩娩出后、胎位异常胎儿全身娩出后、多胎妊娠最后1个胎儿娩出后予缩宫素10 U稀释后静脉滴注或肌内注射[12]。

(2)卡贝缩宫素:其半衰期(40~50 min)较缩宫素长,起效快(2 min),给药简便,100 μg单剂静脉推注(1 min内)或肌内注射,可减少治疗性宫缩剂的使用,安全性与缩宫素相似。

(3)麦角新碱:可单用麦角新碱,或与缩宫素联用,200 μg肌内注射。麦角新碱和缩宫素联合使用预防产后出血的效果优于单独使用缩宫素,尤其是高危人群,但应注意药物使用的禁忌证和不良反应的处理,高血压者禁用[13-14]。(4)米索前列醇:仅在缺乏缩宫素和其他宫缩剂的医疗资源匮乏地区作为预防产后出血的药物,推荐口服剂量为400 μg或600 μg。

【推荐一】预防产后出血首选缩宫素,高危者可考虑联合使用麦角新碱(强推荐,证据质量高)。

2. 延迟钳夹脐带和控制性牵拉脐带:最新的研究证据表明,胎儿娩出后1~3 min钳夹脐带对胎儿更有利,应常规推荐,仅在胎儿窒息需要及时娩出并抢救的情况下才考虑娩出后立即钳夹并切断脐带[11]。控制性牵拉脐带以协助胎盘娩出并非预防产后出血的必要手段,仅在助产者熟悉牵拉方法且认为确有必要时选择性使用[15]。

3. 预防性子宫按摩:预防性使用宫缩剂后,不推荐常规进行预防性子宫按摩来预防产后出血[16]。但是,助产者应在产后常规触摸子宫底,了解子宫收缩情况,以及时发现子宫收缩乏力。

产后2 h内(有高危因素者产后4 h内)是发生产后出血的高危时段,应密切观察子宫收缩情况和出血量的变化,产妇应及时排空膀胱。

表 4 预防产后出血使用的宫缩剂及用法

类别	缩宫素	卡贝缩宫素	麦角新碱	米索前列醇
用法与用量	10 U，静脉滴注或肌内注射	100 μg，静脉推注或肌内注射	200 μg，肌内注射	400 μg 或 600 μg，口服
给药频率	单剂	单剂	单剂	单剂
禁忌证	罕见，如过敏	严重心血管疾病、过敏	高血压、心血管疾病、过敏	哮喘、青光眼、过敏
不良反应	过量使用可导致恶心、呕吐、低钠血症	面红、腹痛、恶心、呕吐、低血压等	恶心、呕吐、头痛、头晕、高血压等	恶心、呕吐、腹泻、寒颤、发热、头痛等

产后出血的处理

一、处理原则

(一)尽早呼救及团队抢救

一旦发生产后出血,应该尽早呼救,包括向有经验的助产士、上级产科医师等求助,启动产后出血抢救流程;发生严重产后出血时,及时组建多学科抢救团队,包括经验丰富的产科医师、助产士及护士、麻醉科医师、妇科医师、血液科医师、重症医学科医师、放射介入科医师等。

【推荐二】 发生严重产后出血时,应进行多学科团队抢救(强推荐,证据质量低)。

(二)尽早综合评估及动态监测

产后出血抢救过程中要尽早进行全面的动态监测和评估,除了准确估计出血量之外,强调生命体征的严密监测,注意保暖,重视SI的变化,一旦SI>0.9,要高度警惕。另外,进行基础的实验室检查(血常规、凝血功能、肝肾功能、血气分析等)并动态监测,必要时留置导尿管、记录尿量等。

(三)尽早针对病因止血

快速寻找并确定产后出血的原因,进行针对性的止血治疗,是控制产后出血的关键。宫缩乏力者积极促宫缩治疗,必要时手术止血;产道损伤者,尽快确定损伤部位,及时修补止血;胎盘因素导致出血者,根据胎盘具体问题精准处理;凝血功能障碍者,针对性补充凝血因子。

(四)尽早容量复苏及成分输血

产后出血导致循环血容量减少的同时,也丢失了红细胞及凝血因子等血液成分,因此,及时合理的容量复苏及成分输血(必要时采用加温输注)是维持和恢复循环血容量、携氧能力及凝血功能的重要措施,控制输入过多晶体液,避免进一步发生稀释性凝血障碍、产科弥漫性血管内凝血(disseminated intravascular coagulation,DIC)及多器官功能障碍。

二、针对产后出血原因的处理

病因治疗是最根本的治疗,检查宫缩情况、胎盘、产道及凝血功能,针对出血原因进行积极处理。

(一)子宫收缩乏力的处理

1. 子宫按摩或压迫法:可采用经腹按摩或经腹、经阴道联合按压,按摩时间以子宫恢复正常收缩并能保持收缩状态为止,应配合应用宫缩剂。

2. 宫缩剂:(1)缩宫素:为治疗产后出血的一线药物,推荐稀释后持续静脉滴注(1.2~2.4 U/h),也可以10 U肌内注射或子宫肌层或子宫颈注射,24 h总量不超过60 U。(2)麦角新碱:直接作用于子宫平滑肌,促宫缩作用强而持久,肌内注射2~3 min起效,可持续约3 h。若缩宫素治疗效果不佳,应考虑尽早使用以促进子宫收缩。用法为200 μg肌内注射,必要时可2~4 h重复使用,最多不超过5次[7]。(3)前列腺素(PG)类制剂:包括卡前列素氨丁三醇、米索前列醇、卡前列甲酯等。卡前列素氨丁三醇为PGF2α衍生物(即15-甲基PGF2α),能引起全子宫协调强有力的收缩[17],用法为250 μg深部肌内注射或子宫肌层注射,3 min起作用,30 min达作用高峰,可维持2 h;必要时重复使用,间隔时间至少15 min,总量不超过2000 μg。(4)米索前列醇:在医疗资源匮乏的地区,缺乏缩宫素及其他宫缩剂时,米索前列醇可作为治疗子宫收缩乏力性产后出血的一线药物。但如果已经预防性使用米索前列醇,一般不再重复使用。用法为米索前列醇600~800 μg顿服、舌下给药或直肠内给药[18]。(5)卡前列甲酯栓:卡前列甲酯具有增强子宫收缩的作用,在我国一些医院用于治疗子宫收缩乏力引起的产后出血,尚缺乏高质量的循证医学证据,常用方法为1 mg阴道给药。见表5。

【推荐三】 缩宫素是治疗宫缩乏力性产后出血的一线用药,若缩宫素效果不佳,应尽早使用其他宫缩剂(强推荐,证据质量低)。

3. 氨甲环酸:适用于各种病因的产后出血患者。氨甲环酸具有抗纤维蛋白溶解的作用,可减少产后出血,具有潜在的降低产后出血导致的孕产妇死亡率的作用,一旦发生产后出

表 5 治疗产后出血使用的宫缩剂及用法

类别	缩宫素	麦角新碱	卡前列素氨丁三醇	米索前列醇	卡前列甲酯
用法与用量	稀释后持续静脉滴注（1.2~2.4 U/h），或 10 U 肌内注射	200 μg 肌内注射	250 μg 深部肌内注射或子宫肌层注射	600~800 μg 顿服、舌下给药或直肠内给药	1 mg 阴道给药
给药频率	静脉持续给药，肌内注射单次给药	2~4 h 重复，不超过 5 次	同隔 15~90 min，不超过 8 次	单剂	单剂
禁忌证	罕见，如过敏	高血压、心血管疾病、过敏	哮喘、活动性心肺肝肾疾病、过敏	哮喘、青光眼、过敏	哮喘、心脏病、青光眼、过敏
不良反应	过量使用可导致恶心、呕吐、低钠血症	恶心、呕吐、头痛、头晕、高血压等	腹泻、恶心、呕吐等	恶心、呕吐、腹泻、寒颤、发热、头痛等	腹泻、恶心、呕吐等

血,应尽早使用氨甲环酸,强调在产后3 h内使用[19-20]。使用方法:1 g静脉滴注,滴注时间不少于10 min,如果30 min后出血仍未控制或24 h后再次出血,可重复使用1次[7]。

【推荐四】 一旦诊断产后出血(不论病因),应尽早使用氨甲环酸(强推荐,证据质量中)。

4. 宫腔填塞:是治疗宫缩乏力性产后出血有效的非手术方法,在宫缩剂治疗效果不佳时建议首先使用,但需排除宫腔妊娠组织残留和子宫破裂。胎盘因素导致的产后出血,在清除宫内残留胎盘组织后,若出血不能控制,也可以考虑宫腔填塞止血。宫腔填塞有水囊填塞和纱条填塞两种方法,阴道分娩可选择水囊填塞,剖宫产术中可选用水囊或纱条填塞[21]。宫腔填塞术后应密切观察出血量、子宫底高度、生命体征变化等,动态监测血红蛋白水平、凝血功能状况,以避免宫腔积血,水囊或纱条填塞24~48 h后取出,注意预防感染。

5. 手术治疗:在上述处理效果不佳时,可根据产妇情况和医师的熟练程度选用下列手术方法。

(1)子宫压迫缝合术:最常用的是B-Lynch缝合术,适用于子宫收缩乏力、胎盘因素和凝血功能异常性产后出血,子宫按摩和宫缩剂无效并有可能切除子宫的产妇[22]。先试用两手加压观察出血量是否减少以估计B-Lynch缝合术成功止血的可能性,应用可吸收线缝合[23]。B-Lynch缝合术后并发症较为罕见,但有感染和组织坏死的可能,应掌握手术适应证。除此之外,还有多种改良的子宫缝合技术如方块缝合等。

(2)盆腔血管结扎术:包括子宫动脉结扎和髂内动脉结扎,常用子宫血管结扎术,适用于难治性产后出血,尤其是剖宫产术中子宫收缩乏力或胎盘因素导致的出血,经宫缩剂和按摩子宫无效,或子宫切口撕裂而局部止血困难者。子宫血管结扎术包括3个步骤[10, 24]:即双侧子宫动脉上行支结扎,双侧子宫动脉下行支结扎,双侧卵巢子宫血管吻合支结扎,见图1。根据术中止血情况个体化实施,不一定需完成所有3个步骤,尤其是双侧卵巢子宫血管吻合支结扎用于产后出血止血有争议。髂内动脉结扎术手术操作困难,需要对盆底手术熟练的妇产科医师操作。适用于子宫颈或盆底渗血、子宫颈或阔韧带出血、腹膜后血肿、保守治疗无效的产后出血,结扎前后需

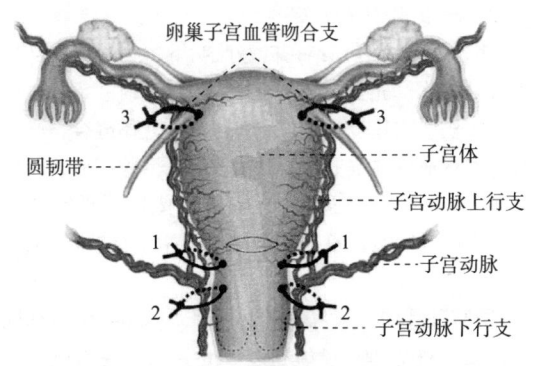

1：双侧子宫动脉上行支结扎　2：双侧子宫动脉下行支结扎　3：双侧卵巢子宫血管吻合支结扎

图1　子宫血管结扎术步骤示意图

准确辨认髂外动脉和股动脉，必须小心，勿损伤髂内静脉[25]，否则可导致严重的盆底出血。盆腔血管结扎术的主要目的在于缓解出血程度，方便对实际出血部位进行处理。

（3）经导管动脉栓塞术（transcatheter arterial embolization，TAE）：此方法适用于有条件的医院。适应证：经保守治疗无效的各种难治性产后出血（包括子宫收缩乏力、胎盘因素、产道损伤等）。禁忌证：生命体征不稳定或不宜搬动的产妇；合并其他器官出血的DIC；严重的心、肝、肾和凝血功能障碍；对造影剂过敏者[26]。可采用子宫动脉栓塞术或髂内动脉栓塞术。

（4）子宫切除术：适用于各种保守性治疗方法无效，子宫为主要出血器官者。一般行子宫次全切除术，若前置胎盘或部分胎盘植入子宫颈时行子宫全切除术。操作注意事项：由于子宫切除时仍有活动性出血，故需以最快的速度"钳夹、切断、下移"，直至钳夹至子宫动脉水平以下，然后缝合打结，注意避免损伤输尿管[27]。对子宫切除术后盆腔广泛渗血者，积极纠正凝血功能障碍的同时，可用大纱条填塞压迫止血。

【推荐五】　如果宫缩剂无法止血，应尽快寻求其他止血方法，包括宫腔填塞及其他手术止血方法（强推荐，证据质量低）。

(二)产道损伤的处理

1. 阴道及会阴裂伤:在良好照明下,查明损伤部位,注意有无多处损伤。充分暴露手术视野,缝合时注意恢复解剖结构,阴道裂伤应在超过裂伤顶端0.5 cm处开始缝合,必要时应用麻醉。发现血肿尽早处理,可采取切开清除积血、缝扎止血或纱条填塞血肿压迫止血(24~48 h后取出)。严重的阴道裂伤、Ⅲ~Ⅳ度会阴裂伤及困难血肿清除需由经验丰富的医师进行手术。

2. 子宫颈裂伤:子宫颈撕裂不超过1 cm且无活动性出血者,不需要特殊处理。撕裂超过1 cm伴活动性出血者,应立即缝合,通常用2-0可吸收线于撕裂顶端0.5 cm处"8"字缝合第1针,然后间断内翻缝合撕裂的子宫颈全层,直至子宫颈游离缘上0.5 cm。

3. 子宫体内翻:如发生子宫体内翻,产妇无严重休克或出血,子宫颈环尚未缩紧,可立即将内翻子宫体还纳,还纳困难者可在麻醉后还纳。还纳后静脉滴注缩宫素,直至宫缩良好后将手撤出。如经阴道还纳失败,可改为经腹子宫还纳术,如果产妇血压不稳定,在抗休克同时麻醉下进行还纳术[28]。

4. 子宫破裂:立即开腹行手术修补或行子宫切除术,同时进行抗休克治疗。

(三)胎盘因素的处理

胎儿娩出后,尽量等待胎盘自然娩出,必要时由经验丰富者控制性牵拉脐带协助胎盘娩出。

1. 胎盘滞留伴出血:对胎盘未娩出伴活动性出血者可立即排空膀胱,行人工剥离胎盘术,并加用强效宫缩剂。对于阴道分娩者术前可用镇静剂,手法要正确、轻柔,勿强行撕拉,以防胎盘残留、子宫损伤或子宫体内翻的发生。

2. 胎盘残留:对胎盘、胎膜残留者应用手或器械清理,动作要轻柔,避免子宫穿孔。

3. 胎盘植入性疾病:分为粘连型胎盘植入、植入型胎盘植入和穿透型胎盘植入[29]。前置胎盘、既往剖宫产史是胎盘植入性疾病最重要的危险因素。既往命名的凶险性前置胎盘,即附着于子宫下段剖宫产术瘢痕处的前置胎盘,因常常合并胎盘植入,出血多数凶猛,应高度重视,妊娠期应加强超声等影像学检查及诊断[30]，评估植入的严重程度，必要时合理转诊。

胎盘植入性疾病的手术方式应该是个体化的，保守手术方法包括盆腔血管结扎、子宫局部楔形切除、子宫压迫缝合、介入治疗等，胎盘原位保留因发生晚期产后出血、感染等风险较高，应充分知情同意后慎重选择[31]。如果评估保留子宫风险极大，或术中保守手术方法不能有效止血，应及时、果断地行子宫切除术。近年来，预防性血管球囊阻断术用于胎盘植入性疾病剖宫产术中止血的报道越来越多，主要包括髂内动脉球囊阻断术和腹主动脉球囊阻断术，在有条件的医院可考虑使用[32-33]。腹主动脉球囊阻断术止血效果优于髂内动脉球囊阻断术[33]，但应重视并发症的预防和处理，比如血栓栓塞性疾病[34]。

（四）凝血功能障碍的处理

一旦发生凝血功能障碍，尤其是DIC，应迅速补充相应的凝血因子。

1. 血小板：产后出血尚未控制时，若血小板计数低于（50～75）×10^9/L或血小板降低出现不可控制的渗血时，则需考虑输注血小板，治疗目标是维持血小板水平≥50×10^9/L。1个治疗量血小板预计可提升血小板（20～30）×10^9/L。建议输注1个治疗量后，根据后续的出血情况及检查结果再评估。

2. 新鲜冰冻血浆：全血采集后18 h以内（最好6～8 h内）分离制备，−20 ℃以下保存，几乎保存了血液中所有的凝血因子，含纤维蛋白原2～4 g/L。凝血酶原时间（prothrombin time，PT）、活化部分凝血活酶时间（activated partial thromboplastin time，APTT）≥1.5倍平均值且持续出血，输注红细胞6～8 U后仍继续出血，出血超过血容量的40%，或胎盘早剥、羊水栓塞、临床怀疑DIC的产妇应考虑尽早输注。建议输注剂量为10～20 ml/kg直至临床止血或获得凝血试验结果以助后续治疗。

3. 冷沉淀：新鲜冰冻血浆1～6 ℃融化后，提取的冷不溶解物质。主要含Ⅷ因子、ⅩⅢ因子、血管性血友病因子（von Willebrand Factor，vWF）、纤维蛋白原和纤维结合蛋白。输注冷沉淀主要为纠正纤维蛋白原的缺乏，如纤维蛋白原水平≥2 g/L，通常不必输注冷沉淀。冷沉淀常用剂量为成人每5～10 kg输注2 U，按实际公斤体重及预期增加的纤维蛋白原计算用量。

4. 纤维蛋白原：输注纤维蛋白原 1 g 可提升血液中纤维蛋白原 0.25 g/L，1 次可输注纤维蛋白原 4~6 g（也可根据产妇具体情况决定输注剂量）。

总之，补充凝血因子的主要目标是维持 PT 及 APTT 均<1.5 倍平均值，并维持纤维蛋白原水平在 2 g/L 以上[35]。

【推荐六】 产后出血输血目标是维持血红蛋白≥70 g/L、PT 及 APTT 均<1.5 倍平均值、血小板≥50×10^9/L、纤维蛋白原≥2 g/L（弱推荐，证据质量低）。

三、容量复苏及成分输血治疗

（一）容量复苏

产后出血者一旦发生休克，死亡风险将大幅度增加。容量复苏是维持休克产妇的循环血容量，保证重要器官灌注，避免孕产妇死亡的关键。

传统的容量复苏策略是早期积极地大量补液，补充有效循环血容量，从而迅速恢复并维持血压及组织灌注。但是，过早输入大量液体可能造成脑、心、肺的水肿及腹腔间隔室综合征等并发症，还可能导致血液中凝血因子及血小板的水平降低而发生"稀释性凝血功能障碍"，甚至发生 DIC 及难以控制的出血。在失血性休克早期，限制输入过多的液体（通常晶体液不超过 2000 ml，胶体液不超过 1500 ml）[21,36]，早期积极进行成分输血[37-38]，恢复或维持足够的组织氧合和凝血功能，避免发生 DIC。

（二）成分输血

成分输血在治疗产后出血尤其是严重产后出血中起着非常重要的作用。产后出血输血的目的在于增加携氧能力和补充丢失的凝血因子。应结合临床实际情况掌握好输血的指征，既要做到输血及时、合理，又要做到尽量减少不必要的输血及其带来的相关不良结局。

1. 红细胞：产后出血应该何时输注红细胞尚无统一的指征，往往是根据出血量的多少、临床表现如休克相关的生命体征变化、止血情况和继续出血的风险、血红蛋白水平等综合考虑来决定是否输注。

对于出血已经控制，且后续出血风险较小者，维持血红蛋白≥70 g/L[39]；对于出血已经控制，但有继续出血风险者，可维持血红蛋白≥80 g/L；对于出血尚未控制或有持续出血风险者，应根据出血情况及止血效果，维持更高的血红蛋白水平。

2. 凝血因子：补充凝血因子的指征和方法同前述，包括输注新鲜冰冻血浆、血小板、冷沉淀、纤维蛋白原等。

3. 产科自体血回输：对于预期出血量较大（可能超过自身血容量20%或≥1000 ml）、血型罕见、存在多种抗体、拒绝输注异体血的孕妇，有条件的医院可考虑自体血回输[40]。

4. 产科大量输血：产科大量输血在处理严重产后出血中的作用越来越受到重视，应用也越来越多，但目前并无统一的产科大量输血方案（massive transfusion protocol，MTP），常用的推荐方案为红细胞、血浆、血小板以1∶1∶1的比例（如10 U红细胞＋1000 ml新鲜冰冻血浆＋1 U机采血小板）输注[7,41]。随着实验室和床旁检测技术的发展和应用，也有学者推荐目标导向的输血方案（targeted transfusion protocol，TTP），即缺什么补什么，根据产妇临床情况和实验室检测结果来个体化补充相应成分血制品[42-43]，但仍需更多产科的相关研究证据。

产后出血的防治流程

产后出血的处理可分为预警期、处理期和危重期，分别启动一级、二级和三级急救方案，见图2。产后2 h出血量≥400 ml且出血尚未控制为预警线，应迅速启动一级急救处理，包括呼救和组建抢救团队、迅速建立至少两条可靠的静脉通道（如16 G或18 G输液针）用于容量复苏、监测生命体征、交叉配血，同时积极寻找出血原因并进行处理；如果继续出血，应启动相应的二、三级急救措施。在抢救产后出血的过程中，团队协作非常重要，容量复苏、对因止血、必要时成分输血和病情严重程度的综合评估及动态监测相辅相成，缺一不可。

如果缺乏严重产后出血的抢救条件，应尽早合理转诊。转诊条件包括：（1）产妇生命体征平稳，能够耐受转诊；（2）转诊前与接诊单位充分地沟通、协调；（3）接诊单位具有相关的抢救条件。但是，对于已经发生严重产后出血且不宜转诊者，应当就地抢救。

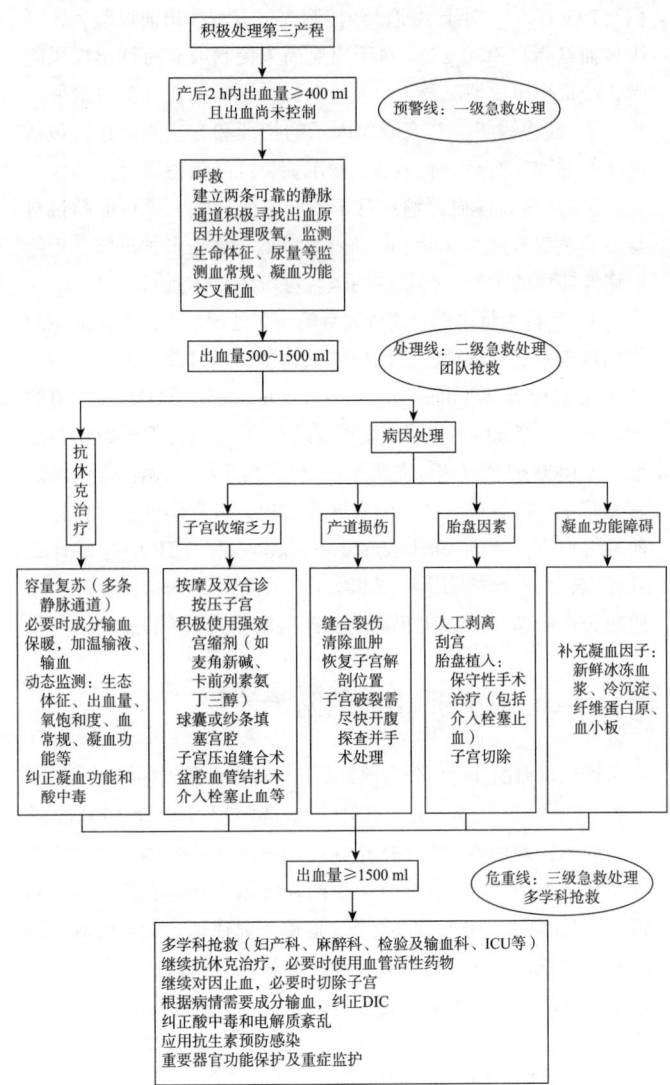

图 2　产后出血的防治流程图

注：ICU 表示重症监护病房；DIC 表示弥漫性血管内凝血

15 产后出血预防与处理指南（2023）

执笔专家：刘兴会（四川大学华西第二医院）、杨慧霞（北京大学第一医院）、段涛（上海市第一妇婴保健院）、漆洪波（重庆医科大学附属妇女儿童医院）、陈敦金（广州医科大学附属第三医院）、张力（四川大学华西第二医院）、陈锰（四川大学华西第二医院）

参与本指南制定与讨论的专家组成员（按姓氏笔画排序）：丁依玲（中南大学湘雅二医院）、王子莲（中山大学附属第一医院）、王志坚（南方医科大学南方医院）、尹保民（珠海市妇幼保健院）、王谢桐（山东大学附属省立医院）、王慧艳（江苏省常州市妇幼保健院）、冯玲（华中科技大学同济医学院附属同济医院）、古航（海军军医大学第一附属医院）、刘兴会（四川大学华西第二医院）、乔宠（中国医科大学附属盛京医院）、刘俊涛（中国医学科学院北京协和医院）、刘铭（上海市东方医院）、刘彩霞（中国医科大学附属盛京医院）、孙敬霞（哈尔滨医科大学附属第一医院）、孙瑜（北京大学第一医院）、孙鑫（四川大学华西医院中国循证医学中心）、张力（四川大学华西第二医院）、张卫社（中南大学湘雅医院）、张为远（首都医科大学附属北京妇产医院）、邹丽（华中科技大学同济医学院附属协和医院）、辛虹（河北医科大学第二医院）、时春艳（北京大学第一医院）、李笑天（复旦大学附属妇产科医院）、李雪兰（西安交通大学第一附属医院）、张雪芹（厦门大学附属妇女儿童医院）、陈敦金（广州医科大学附属第三医院）、陈锰（四川大学华西第二医院）、杨慧霞（北京大学第一医院）、罗东（四川大学华西第二医院）、林建华（上海交通大学医学院附属仁济医院）、郑勤田（石家庄市妇产医院）、赵扬玉（北京大学第三医院）、胡娅莉（南京大学医学院附属鼓楼医院）、段涛（上海市第一妇婴保健院）、姜梅（首都医科大学附属北京妇产医院）、贺晶（浙江大学医学院附属妇产科医院）、徐先明（上海市第一人民医院）、高劲松（中国医学科学院北京协和医院）、崔世红（郑州大学第三附属医院）、梅劼（四川省人民医院）、常青（陆军军医大学第一附属医院）、程蔚蔚（上海交通大学医学院附属国际和平妇幼保健院）、漆洪波（重庆医科大学附属妇女儿童医院）、蔺莉（北京大学国际医院）、谭婧（四川大学华西医院中国循证医学中心）、颜建英（福建省妇幼保健院）

参考文献从略

（通信作者：刘兴会　杨慧霞　段　涛）
（本文刊载于《中华妇产科杂志》
2023年第58卷第6期第401-409页）

推荐扫码阅读：产后出血预防与处理指南（2014）

妊娠期肝内胆汁淤积症临床诊治和管理指南（2024版）

中华医学会妇产科学分会产科学组
中华医学会围产医学分会

妊娠期肝内胆汁淤积症（intrahepatic cholestasis of pregnancy，ICP）是一种发生于妊娠中晚期的重要产科并发症。ICP的临床特征是皮肤瘙痒和血清总胆汁酸（total bile acid，TBA）水平升高，并多在分娩后迅速消退。ICP对母体风险很小，但血清胆汁酸可通过胎盘屏障并在胎儿体内及羊水中聚积，可导致死胎、羊水胎粪污染和早产等严重并发症[1-2]。中国已经在ICP的诊治中积累了一定的临床经验，中华医学会妇产科学分会产科学组分别在2011年和2015年制订了第1、2版《妊娠期肝内胆汁淤积症诊疗指南》（以下分别简称2011版中华医学会指南、2015版中华医学会指南）[3-4]，对我国ICP诊治的规范起到了重要的指导作用。近年来，在ICP诊治方面又有了新的进展和认识。为降低围产期相关母儿并发症的发生，指导临床诊断和治疗ICP，中华医学会妇产科学分会产科学组和中华医学会围产医学分会组织国内多位专家，基于国内外指南、共识和新近发表的循证医学证据，围绕ICP的高危因素、临床表现、围产结局、诊断、严重程度分度、母胎监测、治疗方法、终止妊娠时

引用文本：

英文版：Yu X, Yang H, Qi H. Clinical Management Guidelines for Intrahepatic Cholestasis of Pregnancy. Maternal Fetal Med 2024; 6 (1): 13–22. doi: 10.1097/FM9.0000000000000207.

中文版：中华医学会妇产科学分会产科学组，中华医学会围产医学分会．妊娠期肝内胆汁淤积症临床诊治和管理指南（2024版）[J]．中华妇产科杂志，2024，59（02）：97-107.DOI：10.3760/cma.j.cn112141-20230914-00099．

机和方式、产后随访等10个关键的临床问题，组织会议反复讨论并提出相应的推荐意见，以指导ICP的临床诊治和管理。

本指南由中华医学会妇产科学分会产科学组和中华医学会围产医学分会发起，立足于解决ICP诊疗过程中的相关问题。临床问题和推荐意见的构建遵循WHO关于专家共识和指南的定义以及中华医学会关于专家共识的规定[5]。

本指南通过专家咨询，并基于文献调研结果拟定临床问题，检索时间段为2018年1月至2023年7月，检索数据库主要为PubMed、中国知网、万方数据。英文检索词主要包括"intrahepatic cholestasis""pregnancy""stillbirth""preterm labor""bile acid""ursodeoxycholic acid"，中文检索词主要包括"妊娠期肝内胆汁淤积症""早产""死胎""胆汁酸""熊去氧胆酸"。文献的观察对象为ICP孕妇，年龄、种族和国籍不限。治疗措施为药物治疗和终止妊娠，结局指标主要为围产期结局，包括死胎、早产等不良并发症的发生率等。首选国内外公开发表的荟萃分析、系统评价和大样本量的随机对照试验（randomized controlled trial，RCT），若无则纳入队列研究或样本量较少的RCT。排除动物实验、细胞实验、发表语言非中文或英文、无法获取全文以及质量较低的文献。筛选文献时，主要通过阅读标题、目录和摘要排除无效文献，纳入文献按照重要性进行精读、泛读、寻读和略读。

本指南推荐意见的拟定主要基于高质量的循证证据，对于证据质量较低或缺少循证证据的临床问题，基于确认的推荐意见、循证证据和专家意见起草初稿。初稿形成后，组织相关同行专家进行评审，并根据评审意见对指南初稿进行修正，修正稿在经得所有专家确认后发布。本指南计划3~5年内根据临床证据的发表情况进行更新。

临床问题1：与ICP相关的高危因素有哪些？

ICP发病有明显的地域和种族差异，世界各地的ICP发病率有很大差异，从<1%到27.6%不等[6-7]。中国以四川、重庆等长江流域地区发病率最高，2000年，四川大学华西第二医院住院孕产妇中，ICP孕妇的占比达6.0%；2020年的研究显示，中国ICP的发病率为6.06%[8-9]。及时识别ICP的高危因素

有助于尽早实施恰当的产前干预。目前发表的临床研究中揭示的ICP高危因素并不完全一致。有队列研究对纳入的39 742例孕产妇分析显示，孕产妇年龄<25岁或>35岁、孕前体重指数（body mass index，BMI）过低和过高、乙肝表面抗原阳性、多胎妊娠、母亲教育程度低、妊娠期体重增加不达标、体外受精、剖宫产史及≥2次流产史与ICP的风险增加有关[10]。除了上述因素，另有纳入39 244例孕产妇的回顾性研究分析发现，患有妊娠期高血压、子痫前期、血小板减少症、高脂血症和妊娠期糖尿病（gestational diebetes mellitus，GDM）的孕妇患ICP的风险较高[11]。有研究聚焦于血清TBA>100 μmol/L的极重度ICP孕妇，结果发现，在ICP孕妇中，GDM、ICP病史、既往胆囊切除术和吸烟史的孕妇更有可能发展为极重度ICP[12]。此外，既往有肝胆疾病史的妇女更容易患ICP。芬兰的一项基于人群的RCT显示，患有丙型肝炎（$RR=3.5$，$95\%CI$为1.6~7.6）、非酒精性肝硬化（$RR=8.2$，$95\%CI$为1.9~35.5）、胆结石和胆囊炎（$RR=3.7$，$95\%CI$为3.2~4.2）和非酒精性胰腺炎（$RR=3.2$，$95\%CI$为1.7~5.7）的妇女发生ICP的概率较高[13]。建议临床医师排查ICP的高危因素，尤其是ICP高发地区；关注孕妇年龄、体重、生育史以及既往病史（包括ICP病史、乙型肝炎病史、肝胆疾病史）。此外，还应做好妊娠期宣教、妊娠期保健与评估，监测妊娠期血压、血糖、体重增长出现异常等情况，及时发现和控制高危因素。

【推荐意见1-1】 ICP的高危因素包括孕妇年龄（<25岁或>35岁）、孕前BMI（过低和过高）、多胎妊娠、体外受精、剖宫产史、≥2次流产史、乙型肝炎表面抗原阳性、妊娠期高血压疾病、血小板减少症、高脂血症、GDM以及既往有肝胆疾病史等。（强推荐，证据等级中）

【推荐意见1-2】 建议临床医师排查ICP的高危因素，尤其是在ICP高发地区；做好妊娠期宣教、妊娠期保健与评估，监测妊娠期血压、血糖、体重增长出现异常等情况，及时发现和控制高危因素。（强推荐，证据等级中）

临床问题2：ICP有何临床表现？

ICP最初的主要症状为发生在妊娠中晚期（通常在妊娠30周

以后)的皮肤瘙痒。常见部位是手掌和足底,但也可能出现在身体其他部位。皮肤瘙痒常于夜间加剧,可能导致失眠、易怒,甚至抑郁[14]。Glantz等[15]在1999—2002年纳入了45 000多例孕妇进行研究发现,皮肤瘙痒的发生率约为2.1%,而ICP的发生率约为1.5%。另有研究报道,皮肤瘙痒是妊娠期较为常见的症状,23%的孕妇出现皮肤瘙痒[14]。因此,需要排除其他相关疾病导致的皮肤瘙痒如获得性免疫缺陷综合征(AIDS)、肝脏疾病、慢性肾功能衰竭,以及与妊娠相关的疾病包括妊娠特发性皮疹、妊娠性多形疹、妊娠期类天疱疮等。ICP引起的皮肤瘙痒除了出现皮肤抓痕外,通常无皮疹,但严重的瘙痒可导致皮肤结节性痒疹,可能被误诊为皮疹[16]。2015版中华医学会指南指出,皮肤瘙痒是ICP主要的首发症状,同时可伴有皮肤抓痕[4]。

此外,皮肤瘙痒发生后的4周内,部分ICP孕妇可出现轻度黄疸[4, 17],但发生率报道不一,为10%~25%。美国母胎医学学会(Society for Maternal-Fetal Medicine,SMFM)指南(2020)认为,黄疸在ICP中并不常见,偶尔可能出现尿色加深、粪便颜色变浅等情况,但较为少见,此时可能合并其他胆脏疾病[18]。其他少见症状包括腹痛、恶心、呕吐、食欲不振、脂肪泻等。ICP的临床症状于分娩后1~3周内自行消退,这更是ICP的临床特点。

【推荐意见2】 如果孕妇于妊娠中晚期出现皮肤瘙痒,伴有抓痕、黄疸或消化道症状,推荐临床医师关注上述症状并对孕妇进行ICP筛查。(强推荐,证据等级高)

临床问题3:ICP对围产结局有何影响?

ICP可导致严重的围产儿并发症,包括胎儿窘迫、羊水胎粪污染、死胎、早产(包括治疗性和自发性)等。ICP孕妇死胎的发生率显著高于非ICP孕妇。美国报道的ICP孕妇37周及以上孕周死胎的发生率为0.1%~0.3%[19-20]。排除其他可能导致死胎的原因(如子痫前期、妊娠期糖尿病、胎儿生长受限、胎儿畸形等),妊娠37周后因ICP引起的死胎发生率约为1.2%[21]。一项研究发现,20例与ICP相关的死胎病例中,其中位死亡孕周为妊娠38周,仅有2例死胎发生于妊娠37周之前[22]。

ICP孕妇死胎的发生与孕妇血清TBA水平有关[23-24]。一项前瞻性队列研究评估了孕妇血清TBA水平对胎儿的影响,在校正了年龄、BMI、种族等因素后发现，ICP孕妇血清TBA≥40 μmol/L时死胎的发生率显著高于非ICP孕妇[25]。2019年的一项研究证实，与非ICP孕妇相比，血清TBA水平为10~39 μmol/L组与40~99 μmol/L组死胎的发生率并无显著差异，而≥100 μmol/L组死胎的发生率显著升高，达3.44%（$RR=30.50$，$95\%CI$为8.83~105.30）[26]；类似的研究结论在另一项系统评价中也得到了证实，孕妇血清TBA≥100 μmol/L时，死胎的发生率为5.9%，围产儿死亡率为6.8%[27]。因此，2022年英国皇家妇产科医师学院（Royal College of Obstetricians and Gynaecologists，RCOG）ICP指南[28]指出，ICP孕妇血清TBA<100 μmol/L时并不会导致死胎发生率升高，仅当血清TBA≥100 μmol/L时，死胎的发生率会显著升高。然而，上述研究数据和指南应该谨慎解读，因为在其引用的大多数研究中，孕妇已通过有效的ICP管理以预防死胎的发生，从而降低了ICP的死胎发生率。因此，SMFM指南[18]也指出，尽管ICP孕妇血清TBA水平较低时死胎的发生率较低，但是，当血清TBA<40 μmol/L时，死胎等围产儿不良结局的发生风险仍有增加，需要警惕和重视。

ICP可导致治疗性或自发性早产风险显著升高[29]。自发性早产孕妇瘙痒症状会更早出现，并且自发性早产的发生率随着孕妇血清TBA水平的升高而增高，TBA水平10~39 μmol/L和40~99 μmol/L时早产的发生率分别为5.4%和8.6%，而TBA≥100 μmol/L时早产的发生率显著升高达18.2%[27]。而另一项类似研究发现，血清TBA水平为10~39、40~99和≥100 μmol/L的孕妇，早产的发生率分别为16.5%（373/2264）、19.1%（261/1368）和30.5%（157/514）[26]。有限的证据表明，ICP孕妇子痫前期的发生风险增加。瑞典的大型队列研究发现，ICP孕妇子痫前期的校正后发生风险为2.62（$95\%CI$为2.32~2.78）[30]。另一项随机（非匹配）选择性对照研究发现，患有ICP的孕妇子痫前期的发生率增高约5倍，其中血清TBA≥40 μmol/L的孕妇风险最高。子痫前期通常发生于ICP诊断2~4周后，且所有病例中蛋白尿均先于血压升高出现[31]。

此外，当TBA≥40 μmol/L时其他围产儿不良结局的发生风险也会显著升高，包括胎儿窘迫（约19%）、新生儿窒息（5分钟Apgar评分<7分为2%，脐动脉pH值<7为1%）、羊水胎

粪污染（约15%）等[26, 32]。

【推荐意见3-1】 产前检查时应告知ICP孕妇相关围产结局，ICP主要不良结局包括死胎、早产（包括自发性和医源性）、羊水胎粪污染、新生儿呼吸窘迫综合征、子痫前期等。（强推荐，证据等级高）

【推荐意见3-2】 死胎和早产的发生风险与血清TBA水平有关，当孕妇血清TBA≥100 μmol/L时，死胎和早产的发生风险显著升高。（强推荐，证据等级中）

临床问题4：如何诊断ICP？

妊娠期间出现其他原因无法解释的皮肤瘙痒，应警惕ICP。妊娠期23%的孕妇会出现皮肤瘙痒，但只有1.6%由ICP所致[14]。皮肤瘙痒是ICP最常见的临床首发症状，先于实验室指标异常出现，通常发生于妊娠晚期[33]。ICP所致皮肤瘙痒无原发性皮损，偶有皮肤抓痕，主要影响手掌及足底，逐渐延及全身，夜间加重，分娩后快速消退。临床上应重视病史询问及身体检查，同时注意与皮肤瘙痒常见病因如妊娠特发性皮疹、妊娠性多形疹、妊娠期类天疱疮等进行鉴别，其中，最常见的妊娠瘙痒性疾病是妊娠特发性皮疹，其与面部、眼睑、颈部、肘前窝和腘窝、躯干、四肢的湿疹样皮疹有关[34]。当妊娠晚期出现皮肤瘙痒、偶有皮肤抓痕、昼轻夜重，应考虑ICP所致，需动态检测孕妇血清TBA水平及肝功能变化等实验室指标，避免漏诊及延迟诊断[18]。

国际上对于ICP的实验室诊断至今尚无统一标准。一项研究正常孕妇血清TBA参考值的结果显示，正常孕妇血清TBA水平波动于0.3～9.8 μmol/L，整个妊娠期无显著变化[35]。部分指南将孕妇血清TBA≥10 μmol/L作为诊断ICP的阈值比较合理，2015版中华医学会指南和2020年SMFM指南均提出，孕妇空腹血清TBA≥10 μmol/L可诊断ICP[4, 18]。但此阈值对于ICP诊断的准确率有待商榷。孕妇血清TBA水平可能受到进餐的影响，餐后血清TBA水平通常高于空腹[32]。一项RCT研究显示，餐后TBA水平的诊断准确率更高，非空腹TBA≥40 μmol/L可诊断重度ICP，且当餐后TBA＜19 μmol/L时自发性早产或死胎的发生率没有增高，故将餐后TBA≥19 μmol/L作为诊断阈值可提高ICP诊断的准确率[36]。基于此项研究结果，2022年RCOG指南[28]以及2023年澳大利亚和新西兰产科医学会（SOMANZ）专家共识[37]均将餐后TBA≥19 μmol/L作为ICP的诊断标准。基于已有证据，本共识推荐将空腹血清TBA≥10 μmol/L或餐后血清TBA≥19 μmol/L作为ICP的诊断标准。

虽然90%的ICP孕妇血清TBA水平升高是最早出现的血液生化检查异常指标，但血清氨基转移酶（转氨酶）也是临床诊断ICP时常用的生化参考指标。虽然敏感度没有TBA高，但2015版中华医学会指南[4]、2020年SMFM指南[18]、2022年RCOG年指南[28]以及2023年SOMANZ专家共识[37]均推荐有必要进行血清转氨酶检测。尤其是当孕妇出现体重降低、食欲差、黄疸、疲劳不适、上腹疼痛时，可以行血清转氨酶检测，但血清转氨酶不是诊断ICP的必要标准[38]。此外，确立ICP的诊断必须排除其他原因引起的皮肤瘙痒或血清TBA水平升高等实验室指标异常。所有的指南和专家共识均建议诊断ICP应排除肝炎病毒、EB病毒、巨细胞病毒感染等，同时建议常规行超声检查以排除孕妇的肝胆疾病。

【推荐意见4-1】 妊娠期间出现其他原因无法解释的皮肤瘙痒，应警惕ICP。（强推荐，证据等级高）

【推荐意见4-2】 孕妇空腹TBA≥10 μmol/L或餐后TBA≥19 μmol/L可诊断为ICP。（强推荐，证据等级高）

【推荐意见4-3】 血清转氨酶可作为ICP诊断的生化参考指标，但不是诊断ICP的必要标准。（弱推荐，证据等级低）

【推荐意见4-4】 确立ICP的诊断必须排除其他原因引起的皮肤瘙痒或者血清TBA水平升高等实验室指标异常。建议常规行超声检查以排除孕妇的肝胆疾病。（强推荐，证据等级高）

临床问题5：如何对ICP的严重程度进行分度？

ICP孕妇血清TBA水平与不良围产结局密切相关。多项研究表明，孕妇血清TBA≥40 μmol/L时，死胎、早产、新生儿窒息、新生儿呼吸窘迫综合征及胎儿心脏功能障碍等的发生风险更高[22, 25, 32, 39]，为此，孕妇血清TBA水平是ICP分度的主要指标。我国最早于2004年首次提出将ICP进行分度（分为轻度ICP和重度ICP），并发现对ICP进行分度有助于改善围产儿预后[40]。此后，2015版中华医学会指南[4]建议，根据孕妇血清TBA水平将ICP分为轻度及重度,将TBA水平10～39 μmol/L定义为轻度ICP;将TBA≥40 μmol/L、严重瘙痒、伴有其他情况(如多胎妊娠、妊娠期高血压疾病、复发性ICP、曾因ICP致围产儿死亡者等之一)、早发型ICP等视为重度ICP。在此指南基础上,结合目前最新研究结果[26-27, 36],本指南推荐将符合下列条件之一者定义为重度ICP:(1)孕妇血清TBA水平为40～99 μmol/L;(2)血清胆红素水平升高;(3)伴有其他情况,如多胎妊娠、子痫前期、复发性ICP、曾因ICP致围产儿死亡者等情况之一者;(4)早发型ICP。

如前所述,已有高质量研究表明孕妇血清TBA≥100 μmol/L时,死胎和早产的发生率显著升高[26-27]。为提醒临床重视和加强妊娠期管理,参考国际最新ICP指南和专家共识[18, 28, 37],本指南推荐将孕妇血清TBA≥100 μmol/L作为极重度ICP的诊断阈值。

早发型ICP围产儿结局更差,推荐归入重度ICP管理[41]。国内外多项涉及早发型ICP的研究均未使用统一的孕周[42-46],故国内外尚无统一的早发型ICP的诊断标准。有研究发现,ICP发病孕周<妊娠28周孕妇的TBA水平和不良妊娠结局(包括早产、羊水胎粪污染、胎儿窘迫和新生儿窒息)的发生率较晚发型(发病孕周≥28周)均显著升高;如果将发病孕周以妊娠32周为界进行比较,虽然两组孕妇的TBA水平存在显著差异,但不良妊娠结局发生率的差异均无统计学意义;因此认为妊娠28周前发病的ICP定义为早发型ICP更为合理[42]。另有研究者将早发型ICP定义为妊娠28周前发病的ICP,认为早发型ICP孕妇的病情更重,围产结局不良[47]。虽然目前对于早发型ICP诊断的最佳孕周节点尚缺乏更多高质量证据支持,但为了更为合理和严格地管理早发型ICP、避免过度诊断和处理,本指南推荐将妊娠28周设定为诊断早发型ICP的时间节点。

【推荐意见5-1】 轻度ICP诊断标准:(1)孕妇空腹血清TBA水平10～39 μmol/L 或餐后血清TBA水平19～39 μmol/L;(2)临床症状以皮肤瘙痒为主,无明显其他症状。(强推荐,证据等级高)

【推荐意见5-2】 重度ICP诊断标准:(1)孕妇血清TBA水平40～99 μmol/L;(2)血清胆红素水平高于正常值;(3)伴有其他情况,如多胎妊娠、子痫前期、复发性ICP、曾因ICP致围产儿

死亡者等情况之一者;(4)早发型ICP。(强推荐,证据等级中)

【**推荐意见5-3**】 极重度ICP诊断标准:孕妇血清TBA水平≥100 μmol/L。(强推荐,证据等级中)

临床问题6:如何进行ICP孕妇的妊娠期母胎监测?

鉴于孕妇血清TBA水平与不良围产结局的相关性,推荐将孕妇血清TBA水平检测作为ICP病情监测的最主要指标,有助于指导终止妊娠时机。值得注意的是,当孕妇血清TBA水平升高考虑诊断ICP时,应在1周左右复测TBA水平。研究报道,当初诊TBA≥100 μmol/L或40~99 μmol/L时,1周后复查TBA水平通常会有所降低[48]。基于此,RCOG指南推荐应1周后复查TBA后再决定对ICP孕妇进行何种方式的治疗[28],并建议轻度ICP在接近妊娠38周时,每周复查孕妇血清TBA水平;对于重度ICP孕妇,在接近妊娠35周时每周复查TBA水平直至分娩;对于极重度ICP孕妇不推荐进行复查,因为复查并不能改变终止妊娠的时机。而2023年SOMANZ专家共识建议,轻度ICP应在妊娠晚期每2周复查TBA水平,重度或极重度ICP应每周复查1次TBA水平[37],与2015版中华医学会指南[4]的推荐类似。故本指南推荐,轻度ICP每1~2周复查1次TBA水平直至分娩;重度和极重度ICP每周复查1次TBA水平直至分娩。

对于胎儿监测,由于ICP孕妇的胎儿宫内死亡的不可预测性及突发性,有文献报道,即使是轻度ICP也可能发生死胎[28]。然而,迄今为止尚无特异有效的胎儿监测手段,并且更密切的胎儿监测尚未被证明可有效预测死胎风险。有研究发现,ICP死胎发生于无应激试验反应型的数日后[49-50]。目前,RCOG指南、SMFM指南和SOMANZ专家共识均认为胎儿监测并不能减少死胎的发生,故并不推荐连续监测胎儿宫内情况,仅当孕妇出现胎动减少[28]、电子胎心监护出现异常可能终止妊娠[18]或存在其他妊娠并发症指征[3]时建议行胎儿监测,但何种监测频率合适尚无足够证据推荐[17-18]。结合中国国情和2015版中华医学会指南[4],本指南仍推荐采用胎动、电子胎心监护及超声检查监测胎儿宫内情况。

【**推荐意见6-1**】 轻度ICP每1~2周复查1次孕妇血清TBA水平直至分娩;重度和极重度ICP推荐每周复查1次TBA水平

直至分娩。(弱推荐,证据等级低)

【推荐意见6-2】 建议通过胎动、电子胎心监护及超声检查监测胎儿宫内情况,但胎儿监测并不能减少死胎的发生。(弱推荐,证据等级低)

临床问题7:ICP可否进行药物治疗?

ICP药物治疗的目的是改善围产结局、降低围产儿死亡率和并发症发生率,改善孕妇瘙痒症状。多年来,国际和中华医学会ICP相关指南均推荐熊去氧胆酸(ursodeoxycholic acid, UDCA)作为治疗ICP的首选药物。UDCA是一种天然亲水性胆汁酸,仅占人体生理胆汁酸的3%~5%;从病理生理学的角度,UDCA可改善胆汁淤积,包括通过抑制内源性疏水性胆汁酸的分泌以降低其水平;通过上调肝脏代谢酶和胆汁酸转运蛋白增加胆汁酸的排泄等[51],故UDCA原是用于治疗胆固醇性胆囊结石、胆汁郁积性肝病和其他肝胆疾病。产科医师期望使用UDCA治疗ICP以改善母体症状,降低不良围产儿结局,但目前仍缺乏高质量证据的支持。

2019年前的荟萃分析支持UDCA能有效减轻母体症状和改善不良围产结局[52-54],但纳入的研究均存在不同类型的局限性,包括所纳入研究对象较少,纳入人群、干预方法和评估结局的异质性,存在中至高度偏倚风险等,因此,Cochrane系统评价认为UDCA可能会改善孕妇瘙痒的症状[53],但尚无明确的围产结局改善的证据[55]。迄今最大型的、针对UDCA(500 mg, 2次/d,如果瘙痒症状和生化结果无明显改善可调整药物剂量,最大剂量为2000 mg/d)治疗ICP的随机安慰剂对照试验,纳入与既往荟萃分析数量相当的孕妇(605例),发现了UDCA对孕妇的一些益处,包括UDCA组孕妇的瘙痒评分和丙氨酸转氨酶(ALT)改善,血清TBA水平稍有升高,但其胎儿或新生儿结局并无改善[56]。2020年的一项荟萃分析也显示,UDCA治疗对于胎儿或新生儿关键结局(如死胎、入住新生儿重症监护病房等)无明显改善[57]。2021年,Ovadia等[58]再次对UDCA治疗ICP进行了全面的系统评价和荟萃分析,也得出了相似的结论,即UDCA对死胎的发生率无显著影响,但研究结论受到死胎发生率低的限制;当只分析这项研究中仅有的4项RCT时,UDCA

与死胎和早产的发生率降低有关，为UDCA的临床获益提供了证据。此外，有研究发现，ICP孕妇接受UDCA治疗后，胎儿心脏氨基末端脑钠肽前体（NT-proBNP）水平出现变化，这表明UDCA对某些ICP孕妇可能是一种有益的治疗方法[39]。我国的研究显示，UDCA单用或者联合使用仍可降低双胎妊娠ICP孕妇血清TBA水平[59]。鉴于UDCA在妊娠期应用安全，且在实际临床使用中观察到该药物确有降低TBA水平的效果，可缓解瘙痒症状，即使效果可能不甚理想，但目前尚无其他治疗ICP有效的替代药物，故本指南仍推荐UDCA为ICP治疗的一线药物，期待有更多高质量临床研究来证实。对于UDCA，尚无最佳剂量推荐。参考剂量为10～15 mg/（kg·d），可分为每日2次或3次给药[60]。若用药2周后症状或生化结果仍无改善，可调整药物剂量，最大剂量可达到21 mg/（kg·d）[61]。

其次，谷胱甘肽前体S-腺苷甲硫氨酸（S-adenosyl-methionine，SAMe）也可考虑作为ICP的治疗药物。SAMe通过影响肝细胞质膜的构成及流动性，可增强激素代谢产物的甲基化和胆汁排泄[62]。一项研究分析显示，相比800～1000 mg/d的SAMe，450～1000 mg/d的UDCA能更有效降低瘙痒评分及TBA、ALT水平[63]。2015版中华医学会指南[4]推荐SAMe作为ICP二线用药或联合治疗用药，剂量为静脉滴注1 g/d，疗程12～14 d；口服500 mg，2次/d。与UDCA类似，目前尚无证据表明SAMe治疗ICP有确切疗效并能改善妊娠结局。目前，口服SAMe（1600 mg/d）已用于治疗非妊娠患者的胆汁淤积[64]。对于已使用最大剂量UDCA治疗后仍然瘙痒难耐的孕妇，可考虑加用SAMe治疗。本指南沿用之前指南的推荐意见，建议SAMe作为二线治疗用药或联合治疗用药。

【推荐意见7】 推荐将UDCA作为ICP治疗的首选用药。SAMe可作为ICP治疗的二线用药或联合治疗用药。（弱推荐，证据等级低）

临床问题8：如何确定ICP孕妇的终止妊娠时机？

妊娠晚期ICP孕妇死胎的发生风险升高。ICP孕妇终止妊娠的时机应基于孕妇的风险分层，综合考虑孕妇血清TBA水平、孕周、生育史、既往ICP病史和死胎史、产前检查结果、发病孕周等。虽然计划性提前分娩可以避免死胎的风险，但决定终止妊娠时机应权衡与提前分娩相关的新生儿风险。一项研究分析了2005—2008年间美国超过160万例的孕妇，其中0.35%（5545/1 604 386）诊断为ICP；ICP孕妇妊娠36周时的胎儿、新生儿或婴儿的死亡率最低［4.7/10 000，95%CI为（0.0~10.5）/10 000］，明显低于妊娠36周后继续采取期待治疗者的死亡率［19.2/10 000，95%CI为（7.6~30.8）/10 000］；妊娠37周（分别为12.3/10 000、21.7/10 000）、38周（分别为13.7/10 000、23.1/10 000）和39周（分别为18.3/10 000、33.6/10 000）时，同样观察到适时分娩的死亡率低于继续期待治疗者[65]。2019年美国妇产科医师协会（ACOG）指南[66]推荐ICP孕妇应于妊娠36~37周分娩，若足月才诊断出ICP，则在诊断后尽快分娩，但也可根据临床情况提早分娩。但上述研究并未考虑TBA水平、转氨酶水平、发病孕周和治疗等因素，且死亡例数较少，存在一定的局限性。最近的一项回顾性队列研究发现，轻度ICP孕妇在妊娠38或40周时引产的围产结局相似[67]。再者，前文已述轻度ICP孕妇死胎的发生率仅为0.13%，与同条件普通孕妇并无显著差异[26]，因此，RCOG指南[28]推荐轻度ICP孕妇妊娠40周计划分娩。综上，本指南推荐轻度ICP在妊娠38~40周告知孕妇继续妊娠或终止妊娠的风险，如早期足月产、死胎发生等，在孕妇权衡利弊后尽可能选择妊娠39周后终止妊娠。重度ICP孕妇的死胎发生率仅为0.28%，但妊娠38~39周死胎的发生率有增高趋势[26]，因此，SMFM指南[18]和RCOG指南[28]均建议重度ICP孕妇妊娠39周前终止妊娠，同时需要考虑孕妇既往ICP病史、死胎史或是否合并其他妊娠并发症和合并症等，必要时可提前至妊娠36~38周终止妊娠。结合最新研究文献和国际指南，本指南推荐重度ICP孕妇于妊娠36~38周终止妊娠；妊娠37周前终止妊娠者，应给予促进胎肺成熟治疗。

当孕妇血清TBA≥100 μmol/L时，死胎的风险明显增加[26-27]，且妊娠36周后继续期待治疗者，死胎的发生率显著高于妊娠36周终止妊娠者，使用地塞米松促胎肺成熟后能平衡晚期早产所带来的新生儿风险[68]。本指南推荐，极重度ICP孕妇妊娠达到36周时应考虑终止妊娠，以降低死胎的发生风险。但值得注意的是，当孕妇血清TBA≥100 μmol/L且合并以下情况：（1）剧烈瘙痒且药物治疗无效；（2）肝功能持续恶化；（3）既往有ICP导致妊娠36周前死胎史，可考虑将终止妊娠时机提前至妊娠35~36周[18]。目前，对于ICP孕妇终止妊娠的时机还需要更多临床研究提供证据支持。

【推荐意见8-1】 ICP孕妇的终止妊娠时机应综合考虑孕妇TBA水平、孕周、生育史、既往ICP病史和死胎史、产前检查结果、发病孕周等因素。（强推荐，证据等级低）

【推荐意见8-2】 轻度ICP孕妇于妊娠38~40周告知孕妇继续妊娠或终止妊娠的风险，孕妇权衡利弊后尽可能于妊娠39周后终止妊娠。（强推荐，证据等级中）

【推荐意见8-3】 建议重度ICP孕妇于妊娠36~38周终止妊娠。（强推荐，证据等级低）

【推荐意见8-4】 建议极重度ICP孕妇于妊娠36周终止妊娠。当存在以下情况时，可考虑妊娠35~36周终止妊娠：（1）剧烈瘙痒且药物治疗无效；（2）肝功能持续恶化；（3）既往有ICP导致妊娠36周前死胎史。（强推荐，证据等级低）

【推荐意见8-5】 妊娠37周前终止妊娠者，应给予促进胎肺成熟治疗。（强推荐，证据等级高）

临床问题9：ICP孕妇如何选择终止妊娠方式？

目前的ICP研究中，终止妊娠方式与围产结局的相关研究较少，国际各个指南对于ICP孕妇的终止妊娠方式也未给出特殊建议。与非ICP孕妇相比，ICP孕妇阴道助产率和剖宫产率并未显著增加[69]。因此，ICP并非剖宫产术指征，剖宫产术并不能避免ICP所致的胎儿死亡。当孕周已达终止妊娠时机，应考虑催引产计划分娩，除非存在剖宫产术指征[66-67]。轻度ICP且无其他妊娠并发症或合并症的孕妇，死胎的发生率并未显著增高，故计划性引产和阴道分娩可遵循催引产和正常分娩指南[70]。重度ICP孕妇催引产或阴道分娩时应根据个体情况决定是否进行持续电子胎心监护。极重度ICP死胎的发生率显著增高，催引产和产程中建议行持续电子胎心监护，特殊情况如前次ICP死胎史、既往不良围产史等，可考虑放宽剖宫产术指征。目前，持续电子胎心监护是否能识别出有死亡风险的胎儿尚未得到证实,尚无高质量证据证明电子胎心监护在ICP孕妇分娩过程中的价值。考虑中国的国情和分娩安全,本指南建议重度和极重度ICP阴道分娩期间应密切胎儿监测,当有其他死胎危险因素时,如妊娠严重并发症或合并症、羊水胎粪污染、电子胎心监护可疑等情况时,可考虑持续电子胎心监护。当监护反复出现异常时,可放宽剖宫产术指征[71]。

已有的队列研究发现,ICP孕妇并未出现凝血酶原时间延长[72-73],目前没有研究表明ICP孕妇阴道分娩过程中需要不同的分娩镇痛方式。故ICP孕妇阴道分娩时分娩镇痛按相应指南进行操作。此外,病例对照研究(64例)[69]和队列研究(348例)[74]提示,ICP孕妇产后出血的发生率并未显著增高,故第三产程操作均按照正常分娩指南[70]规范执行。

【推荐意见9-1】 ICP不是剖宫产术指征,建议计划性催引产和阴道分娩终止妊娠。(弱推荐,证据等级低)

【推荐意见9-2】 重度和极重度ICP,阴道分娩时应密切胎儿监护,必要时持续电子胎心监护。当电子胎心监护反复出现异常时,可放宽剖宫产术指征。(弱推荐,证据等级低)

【推荐意见9-3】 ICP孕妇阴道分娩和分娩镇痛均按照相应指南执行。(强推荐,证据等级低)

临床问题10:ICP孕妇产后如何随访?

ICP孕妇通常在分娩后数日瘙痒症状消失,同时血清TBA水平和其他肝功能指标逐渐恢复正常。分娩后应检测产妇血清TBA水平和肝功能指标,如果产后6周未恢复正常,应转诊肝脏专科医师以评估是否存在潜在肝胆疾病[28]。研究表明,ICP可能与随后的胆石症、肝纤维化、胆管炎、肝胆癌、免疫性疾病和心血管疾病有关[13, 75-76]。一项研究纳入了11 000余例ICP产妇,并与113 000余例未患ICP的产妇相匹配,结果显示,ICP与随后发生的肝癌或胆管癌、糖尿病、甲状腺疾病、克罗恩病和心血管疾病相关[75]。心血管疾病的发生风险增加仅限于同时存在子痫前期的ICP孕妇[13, 75-76]。60%~70%的患者再次妊娠时ICP会复发,相比首次妊娠,复发性ICP的严重程度不一,如多胎妊娠发生ICP后复发的概率较低[6, 77]。鉴于雌激素与ICP的发病有关,ICP孕妇产后应谨慎使用雌孕激素复合的避孕药,以避免ICP的复发。美国疾病控制与预防中心认为,对于有雌孕激素避孕药相关ICP病史或胆汁淤积史的女性,可选择单纯孕激素避孕药,以降低胆汁淤积复发的风险[78]。

临床大数据回顾性研究证实,ICP孕妇再次妊娠时复发率高,尤其是早发型ICP及重度ICP的复发率更高;复发性ICP的发病孕周更早、病情更重、妊娠结局更差[79]。故本指南推荐,既往有ICP病史者再次妊娠需警惕ICP复发;妊娠早期应检测TBA、肝功能等指标。一旦确诊,应尽早进行妊娠期监测和管理。

【推荐意见10-1】 ICP孕妇分娩后应检测血清TBA水平和肝功能指标,确定瘙痒症状和实验室指标是否恢复正常。如产后6周未恢复正常,应转诊肝脏专科医师,以评估是否合并潜在肝胆疾病。(强推荐,证据等级中)

【推荐意见10-2】 既往有ICP病史者再次妊娠需警惕ICP复发,妊娠早期应检测TBA、肝功能等指标。一旦确诊,应尽早进行妊娠期监测和管理。(强推荐,证据等级中)

本指南的推荐意见汇总见表1。

表1 《妊娠期肝内胆汁淤积症临床诊治和管理指南(2024版)》推荐意见汇总

序号	推荐意见	推荐强度	证据等级
1-1	妊娠期肝内胆汁淤积症(ICP)的高危因素包括孕妇年龄(<25岁或>35岁)、孕前体重指数(过低和过高)、多胎妊娠、体外受精、剖宫产史、≥2次流产史、乙型肝炎表面抗原阳性、妊娠期高血压疾病、血小板减少症、高脂血症、妊娠期糖尿病以及既往有肝胆疾病史等	强	中
1-2	建议临床医师排查ICP的高危因素,尤其是在ICP高发地区;做好妊娠期宣教、妊娠期保健与评估,监测妊娠期血压、血糖、体重增长出现异常等情况,及时发现和控制高危因素	强	中
2	如果孕妇于妊娠中晚期出现皮肤瘙痒,伴有抓痕、黄疸或消化道症状,推荐临床医师关注上述症状并对孕妇进行ICP筛查	强	高

续表

序号	推荐意见	推荐强度	证据等级
3-1	产前检查时应告知ICP孕妇相关围产结局，ICP主要不良结局包括死胎、早产（包括自发性和医源性）、羊水胎粪污染、新生儿呼吸窘迫综合征、子痫前期等	强	高
3-2	死胎和早产的发生风险与血清总胆汁酸（TBA）水平有关，当孕妇血清TBA≥100 μmol/L时，死胎和早产的发生风险显著升高	强	中
4-1	妊娠期间出现其他原因无法解释的皮肤瘙痒，应警惕ICP	强	高
4-2	孕妇空腹TBA≥10 μmol/L或餐后TBA≥19 μmol/L可诊断为ICP	强	高
4-3	血清转氨酶可作为ICP诊断的生化参考指标，但不是诊断ICP的必要标准	弱	低
4-4	确立ICP的诊断必须排除其他原因引起的皮肤瘙痒或者血清TBA水平升高等实验室指标异常。建议常规行超声检查以排除孕妇的肝胆疾病	强	高
5-1	轻度ICP诊断标准：（1）孕妇空腹血清TBA水平10～39 μmol/L或餐后血清TBA水平19～39 μmol/L；（2）临床症状以皮肤瘙痒为主，无明显其他症状	强	高
5-2	重度ICP诊断标准：（1）孕妇血清TBA水平40～99 μmol/L；（2）血清胆红素水平高于正常值；（3）伴有其他情况，如多胎妊娠、子痫前期、复发性ICP、曾因ICP致围产儿死亡者等情况之一者；（4）早发型ICP	强	中
5-3	极重度ICP诊断标准：孕妇血清TBA水平≥100 μmol/L	强	中
6-1	轻度ICP每1～2周复查1次孕妇血清TBA水平直至分娩；重度和极重度ICP推荐每周复查1次TBA水平直至分娩	弱	低
6-2	建议通过胎动、电子胎心监护及超声检查监测胎儿宫内情况，但胎儿监测并不能减少死胎的发生	弱	低
7	推荐将熊去氧胆酸作为ICP治疗的首选用药。S-腺苷甲硫氨酸可作为ICP治疗的二线用药或联合治疗用药	弱	低

续 表

序号	推荐意见	推荐强度	证据等级
8-1	ICP 孕妇的终止妊娠时机应综合考虑孕妇 TBA 水平、孕周、生育史、既往 ICP 病史和死胎史、产前检查结果、发病孕周等因素	强	低
8-2	轻度 ICP 孕妇于妊娠 38~40 周告知孕妇继续妊娠或终止妊娠的风险，孕妇权衡利弊后尽可能于妊娠 39 周后终止妊娠	强	中
8-3	建议重度 ICP 孕妇于妊娠 36~38 周终止妊娠	强	低
8-4	建议极重度 ICP 孕妇于妊娠 36 周终止妊娠。当存在以下情况时，可考虑妊娠 35~36 周终止妊娠：（1）剧烈瘙痒且药物治疗无效；（2）肝功能持续恶化；（3）既往有 ICP 导致妊娠 36 周前死胎史	强	低
8-5	妊娠 37 周前终止妊娠者，应给予促进胎肺成熟治疗	强	高
9-1	ICP 不是剖宫产术指征，建议计划性催引产和阴道分娩终止妊娠	弱	低
9-2	重度和极重度 ICP，阴道分娩时应密切胎儿监护，必要时持续电子胎心监护。当电子胎心监护反复出现异常时，可放宽剖宫产术指征	弱	低
9-3	ICP 孕妇阴道分娩和分娩镇痛均按照相应指南执行	强	低
10-1	ICP 孕妇分娩后应检测血清 TBA 水平和肝功能指标，确定瘙痒症状和实验室指标是否恢复正常。如产后 6 周未恢复正常，应转诊肝脏专科医师，以评估是否合并潜在肝胆疾病	强	中
10-2	既往有 ICP 病史者再次妊娠需警惕 ICP 复发，妊娠早期应检测 TBA、肝功能等指标。一旦确诊，应尽早进行妊娠期监测和管理	强	中

执笔专家：漆洪波（重庆医科大学附属妇女儿童医院）、杨慧霞（北京大学第一医院）、刘兴会（四川大学华西第二医院）、贺晶（浙江大学附属妇产科医院）、余昕烨（重庆医科大学附属第一医院）

参与编写专家：漆洪波（重庆医科大学附属妇女儿童医院）、杨慧霞（北京大学第一医院）、刘兴会（四川大学华西第二医院）、贺晶（浙江大学附属妇产科医院）、陈耀龙（兰州大学健康数据科学研究院）、胡娅莉（南京大学医学院附属鼓楼医院）、李笑天（深圳市妇幼保健院）、魏玉梅（北京大学第一医院）、赵茵（华中科技大学同济医学院附属协和医院）、周玮（重庆医科大学附属妇女儿童医院）、胡雅毅（四川大学华西第二医院）、王晓东（四川大学华西第二医院）、高岩（四川省妇幼保健院）、赵扬玉（北京大学第三医院）、陈敦金（广州医科大学附属第三医院）、颜建英（福建省妇幼保健院）、冯玲（华中科技大学同济医学院附属同济医院）

参考文献从略

（通信作者：漆洪波　杨慧霞　刘兴会）

（本文刊载于《中华妇产科杂志》2024年第59卷第2期第97-107页）

推荐扫码阅读：妊娠期肝内胆汁淤积症诊疗指南（第1版）

推荐扫码阅读：妊娠期肝内胆汁淤积症诊疗指南（2015）

推荐扫码阅读：Clinical Management Guidelines for Intrahepatic Cholestasis of Pregnancy.

17 早产临床防治指南（2024版）

中华医学会妇产科学分会产科学组

早产是常见的妊娠并发症，是围产儿、5岁以下婴幼儿死亡和残疾的重要原因[1-3]，中华医学会妇产科学分会产科学组2007年制定了《早产的临床诊断与治疗推荐指南（草案）》[4]，并于2014年更新，正式发布了《早产临床诊断与治疗指南（2014）》[5]，对规范我国早产高危孕妇的识别、临床诊断、预防、治疗，提升我国早产防治临床工作的同质性，发挥了重要作用。2018年，在国际46个早产指南评价中我国2014版指南受到高度认可[6]。但是，随着我国传统生活方式的改变[7]以及生育政策调整后高龄孕妇的增加，妊娠间隔改变，妊娠合并内外科疾病的发生率增高等因素的影响，早产的发生率呈上升趋势[8-9]。为降低我国早产的发生率，提高早产儿存活率，降低早产相关严重并发症的发生率，产科学组决定基于当前早产防治的最佳证据，更新2014版的早产诊断与治疗指南。此次更新内容主要包括早产定义的讨论、识别早产高危人群的方法、预防策略新的循证证据及治疗方法。按照临床实践指南更新方法和步骤，引入推荐意见分级的评估、制订和评价（grading of recommendations assessment, development and evaluation, GRADE）方法，结合临床医师的经验，考虑我国孕妇的偏好及价值观，平衡干预措施的利与弊，形成了18条推荐意见，以期为临床实践提供参考。本指南适用范围：单胎

引用文本: 中华医学会妇产科学分会产科学组. 早产临床防治指南（2024版）[J]. 中华妇产科杂志, 2024, 59(04): 257-269. DOI: 10.3760/cma.j.cn112141-20231119-00208.

妊娠、胎膜完整的自发性早产的防治。

本次指南更新，首先系统梳理了早产相关的若干临床问题，结合最新发表的国内外相关研究证据、指南及专家共识，形成Delphi问卷，组织了两轮产科学组专家参与的Delphi问卷调查[10]、临床一线工作者的问卷调查[11]及会议讨论，并在国际实践指南注册与透明化平台注册（PREPARE 2022CN734）。本指南标出的证据质量和推荐强度采用GRADE分级。证据质量等级分为：高级（Ⅰ）：非常确信真实的效应值接近效应估计值；中级（Ⅱ）：对效应估计值有中等度信心，真实值有可能接近估计值，但仍存在两者大小不同的可能性；低级（Ⅲ）：对效应估计值的确信程度有限，真实值可能与估计值大小不同；极低级（Ⅳ）：对效应估计值几乎没有信心，真实值很可能与估计值大不相同[12]。推荐强度等级分为3级，强烈推荐（A）：明确显示干预措施利大于弊或弊大于利；弱推荐（B）：利弊不确定或无论质量高低的证据均显示利弊相当；良好实践声明（C）：基于非直接证据或专家意见、经验形成的推荐。

早产的定义及分类

早产定义的上限全球统一，即妊娠不满37周分娩；而下限设置各国不同，受社会经济状况、文化、教育、遗传、医疗保健水平及早产儿救治能力等多种因素影响。一些发达国家与地区采用妊娠满20周，也有一些采用妊娠满24周。近年，我国围产医学较快发展，早产儿救治能力提升，部分地区的调查显示，≥26周胎龄的超早产儿存活率已超过80%，明显高于≤25周胎龄的超早产儿，已接近国际发达国家水平[13-14]；但是我国不同地区的早产儿救治水平参差不齐，无残疾生存率有待改善[15]。根据中华医学会妇产科学分会产科学组的两次Delphi调查结果[10]，本指南早产下限仍然采用妊娠满28周或新生儿出生体重≥1000 g的标准；但是，提倡积极救治≥26周胎龄的超早产儿，有条件的地区在产妇及家属充分知情同意的前提下，不放弃对24~<26周有生机儿的救治。

根据发生的原因不同，早产可分为自发性早产和治疗性早产。前者包括早产和胎膜早破后早产；后者是因妊娠合并症或并发症,为母儿安全需要提前终止妊娠。预防治疗性早产的关键是控制基础疾病及妊娠并发症,包括几乎所有高危妊娠的防治[16],预防方法可参考不同高危妊娠的诊疗指南;本指南主要针对单胎妊娠、胎膜完整的自发性早产。

根据早产孕周可将早产分为:(1)晚期早产(late preterm),即妊娠34~<37周的分娩;(2)中期早产(moderate preterm),即妊娠32~<34周的分娩;(3)极早产(very preterm),即妊娠28~<32周的分娩;(4)超早产(extremely preterm),即妊娠<28周的分娩。不同孕周早产的构成比约为:晚期早产占70%,中期早产占13%,极早产占12%,超早产占:5%[17-18]。

早产高危人群

1. 有晚期流产和(或)早产史者:有晚期流产和(或)早产史者再次妊娠,早产的再发风险是无早产史孕妇的2.5~6.0倍[19],前次早产孕周越小,再次妊娠早产的风险越高。如果早产后有过足月分娩,再次单胎妊娠者不属于早产高危人群。对于前次双胎妊娠,孕30周前早产者,即使此次是单胎妊娠,也有较高的早产风险[20]。

2. 妊娠中期经阴道超声检查子宫颈长度缩短者:妊娠中期经阴道超声检查显示子宫颈长度(cervical length,CL)≤25 mm的孕妇是早产的高危人群。CL会随妊娠期改变,妊娠16~28周期间CL较为稳定,中位数在36 mm左右,若以CL≤25 mm为界值,短子宫颈者自发性早产的发生风险明显增高,可作为早产的预测指标[21-22]。强调CL测量需要标准化,目前全球均采用英国胎儿医学基金会提出的标准化测量方法:(1)排空膀胱后经阴道超声检查;(2)探头置于阴道前穹隆,避免过度用力;(3)获取标准矢状面,将图像放大到全屏的75%以上,测量子宫颈内口到外口的直线距离,连续测量3次后取其最短值[23-25]。

对于经阴道超声筛查CL的目标人群存在较大争议。为了提高短子宫颈的检出率,有研究显示了对所有中期妊娠妇女经阴道超声测量CL,及早发现短子宫颈,及时处理,对于预防早产的有效性[26]。但另一些研究显示,对低风险孕妇常规经阴道超声筛查CL,阳性预测值低[27-28]。鉴于我国国情以及尚不清楚对早产低风险人群常规经阴道超声筛查CL是否符合卫生经济学原则，本指南不推荐对早产低风险人群在妊娠中期常规经阴道超声筛查CL。

【推荐1】 对有早产或晚期流产史的孕妇，妊娠16～24周使用标准方法经阴道超声测量CL，CL≤25 mm可诊断为子宫颈缩短（证据质量和推荐强度：ⅠA级）。

妊娠中期子宫颈缩短是早产的独立危险因素。对于如何发现无早产史的孕妇妊娠中期的子宫颈缩短，2021年美国妇产科医师协会（American College of Obstetricians and Gynecologists，ACOG）早产防治指南中推荐：无早产史的孕妇，在妊娠18～22^{+6}周胎儿结构筛查时，可通过腹部超声观察子宫颈的形态及长度变化，如怀疑异常，再经阴道超声筛查CL[29]。

腹部超声测量的CL虽然并不等同于经阴道超声测量值，受探头和子宫颈之间的距离大、充盈膀胱或超声科医师施加于探头的压力以及胎儿或母亲结构遮挡等因素的影响，但妊娠中期腹部超声检查发现的CL缩短与早产存在关联[30]，前瞻性队列研究中也发现，如果以妊娠中期腹部测量CL＜36 mm为界值，可识别出96%的经阴道超声测量CL＜25 mm的孕妇和100%的CL＜20 mm的孕妇，特异度约为40%，妊娠中期腹部超声检查作为CL初步筛查，可减少40%的不必要经阴道超声检查[31]。我国《产前超声检查指南（2012）》[32]建议，在进行妊娠中期超声检查胎儿结构时，存留一张孕妇子宫颈管矢状切面超声图像以便观察子宫颈内口及胎盘位置。因此，我国临床实践中用妊娠中期腹部超声检查作为CL初筛有良好的工作基础，但需进一步确定合理的界值。

【推荐2】 对无早产高危因素者，妊娠中期行腹部超声检查胎儿结构时可初步观察子宫颈形态和长度，对可疑异常者进一步经阴道超声测量CL（证据质量和推荐强度：ⅢC级）。

3. 有子宫颈手术史者：子宫颈锥切术、环形电极切除术（LEEP）等治疗后，早产的发生风险增加。子宫颈息肉者早产风险增加[33]。子宫发育异常也会增加早产风险[34]。

4. 孕妇年龄过小或过大者：孕妇年龄＜17岁或＞35岁[19,35]，早产风险增加。

5. 妊娠间隔过短或过长者：妊娠间隔过短或过长均可能

增加早产风险[36]。2005年WHO推荐，分娩健康足月儿的妇女，妊娠间隔至少为24个月[37]；2016年ACOG推荐，最佳妊娠间隔为18个月～5年[38]。我国14个省市自治区21家单位参与的多中心回顾性调查显示，与妊娠间隔24～59个月妇女的妊娠结局相比，妊娠间隔≥60个月经产妇的早产风险增加42%（$OR=1.42$，$95\%CI$为1.07～1.88；$P=0.015$），胎膜早破风险增加46%（$OR=1.64$，$95\%CI$为1.13～2.38；$P=0.009$）[39]。妊娠间隔<6个月明显增加早产和围产儿死亡的风险[40]。

6. 过度消瘦或肥胖者：过度消瘦或肥胖的孕妇易发生早产，如体重指数（body mass index，BMI）$<19.0 \text{ kg/m}^2$，或孕前体重<50 kg；或者BMI$>30.0 \text{ kg/m}^2$者[19,41]。

7. 多胎妊娠者：多胎妊娠是早产的独立危险因素，双胎妊娠的早产率近50%，三胎妊娠的早产率高达90%[17]。

8. 辅助生殖技术妊娠者：采用辅助生殖技术妊娠者，早产风险增加[42]。

9. 胎儿及羊水量异常者：胎儿及羊水量异常者早产风险增加，如胎儿结构异常和（或）染色体异常、羊水过多或过少者。

10. 有妊娠并发症或合并症者：子痫前期、子痫、产前出血、妊娠期肝内胆汁淤积症、妊娠期糖尿病、甲状腺疾病、合并严重心肺疾病、自身免疫性疾病、急性传染病等，早产风险均增高。

11. 有不良嗜好者：如有烟酒嗜好或吸毒的孕妇，早产风险增加。

既往研究提示孕妇患牙周病、细菌性阴道病、尿路感染、生殖道感染者易发生早产，但近年的研究和荟萃分析显示，预防、治疗上述疾病不能预防早产的发生[43-46]。

早产的预防

一、一般预防

1. 孕前宣教：避免低龄（<17岁）或高龄（>35岁）妊娠；提倡合理的妊娠间隔，最好在18～24个月；减少不必要的子宫颈损伤，包括对子宫颈锥切应有严格指征、减少人工流产手术等；避免多胎妊娠；提倡平衡营养摄入，避免体重过低妊娠；戒烟、酒；控制好原发病如高血压、糖尿病、甲状腺功能亢进、自身免疫性疾病等，对有内外科合并症的妇女应通过相关学科评估后妊娠；计划妊娠前停止服用可能致畸的药物等。对计划妊娠妇女注意其早产的高危因素，对有高危因素者进行针对性处理。

2. 孕期注意事项：妊娠早期超声检查确定胎龄。早产是妊娠时限异常，胎龄是早产的诊断基础，因此准确估计胎龄非常重要。除辅助生殖妊娠者能明确了解排卵日或胚胎移植时间从而准确估计胎龄外，目前公认在妊娠早期标准化测量胎儿顶臀长（CRL）是估计胎龄最准确的方法。

【推荐3】 妊娠早期标准化测量顶臀长（CRL），依据CRL确定胎龄。同时，妊娠早期超声检查还应排除多胎妊娠，如果是双胎，应确定绒毛膜性，分类管理（见双胎指南）；提倡在妊娠$11\sim13^{+6}$周测量胎儿颈部透明层厚度，有助于了解胎儿非整倍体风险及部分严重畸形（证据质量和推荐强度：ⅠA级）。

【推荐4】 第1次产前检查时即应详细了解早产高危因素，以便尽可能针对性预防；宣教健康生活方式，避免吸烟饮酒；体重管理，使妊娠期体重增加合理（证据质量和推荐强度：ⅠA级）。

二、应用特定孕酮预防早产

既往研究显示，对于有早产或晚期流产史，此次单胎妊娠、无早产症状者，妊娠16周开始，给予17羟己酸孕酮250 mg肌内注射，每周1次至妊娠34～36周，能减少早产的复发[47]，2017年美国母胎医学会再次推荐使用17羟己酸孕酮预防早产复发[48]。但前瞻性队列研究和近期的国际多中心随机对照试验（randomized controlled trial，RCT）中，均未能证实17羟己酸孕酮可减少早产复发[49-50]。2020年，美国食品药品管理局顾问委员会不建议使用17羟己酸孕酮预防早产[51]。一项荟萃分析包含了3个RCT研究（680例），比较阴道用孕酮与注射17羟己酸孕酮预防早产复发的效果，结果显示，阴道用孕酮可减少<34周的早产（$RR=0.71$，$95\%CI$为0.53～0.95）；减少<32周的早产（$RR=0.62$，$95\%CI$为0.40～0.94）[52]。2019年一项比较阴道用孕酮、口服孕酮、注

射17羟己酸孕酮、子宫颈环扎术、子宫颈托预防早产高危孕妇发生早产的荟萃分析中，发现前次有早产史孕妇阴道用孕酮可以预防妊娠<34周早产（$OR=0.29$，$95\%CI$为$0.12\sim0.68$）、预防<37周早产（$OR=0.43$，$95\%CI$为$0.23\sim0.74$）[53]。国际早产评估工作组基于31个RCT的个体资料进行荟萃分析，评价孕酮预防早产的作用，该分析包含了11 644例孕妇、16 185例新生儿资料，其中单胎妊娠受试者主要包括有早产史或短子宫颈孕妇（9项试验，3769例），结果表明，对前次早产史或妊娠中期子宫颈缩短的孕妇，阴道用孕酮能明显减少<34周、<28周的早产，且新生儿呼吸窘迫综合征（neonatal respiratory distress syndrome，NRDS）发生率、新生儿需要呼吸支持和新生儿重症监护病房（neonatal intensive care unit，NICU）入住率均明显降低；极低出生体重新生儿减少；2岁时随访早产儿，未发现孕酮对子代的不良影响[54]；然而，该荟萃分析因原始资料中对有早产史者是否合并子宫颈缩短不明，对仅有早产史无子宫颈缩短者阴道用孕酮能否预防早产复发的证据不肯定。随后，2021年国际妇产科联盟（International Federation of Gynecology and Obstetrics，FIGO）在孕酮预防早产的临床实践推荐中，推荐对单胎妊娠有早产史合并或不合并妊娠中期子宫颈缩短者每天阴道用孕酮或17羟己酸孕酮[55]。但是，对于仅有早产或晚期流产史，无妊娠中期子宫颈缩短的孕妇，阴道用孕酮能否预防早产复发仍有争议，Romero团队对仅有早产史孕妇阴道用孕酮预防早产的荟萃分析（10项研究，2958例受试者）显示，虽然总体分析支持阴道用孕酮预防早产复发［减少<37周早产（$RR=0.64$，$95\%CI$为$0.50\sim0.81$）、<34周早产（$RR=0.62$，$95\%CI$为$0.42\sim0.92$）］；但亚组分析和敏感性分析均提示，阴道用孕酮不能显著降低<37周的早产（$RR=0.96$，$95\%CI$为$0.84\sim1.09$），也不能显著降低<34周早产（$RR=0.90$，$95\%CI$为$0.71\sim1.15$）[56]。由于阴道用孕酮预防早产相对安全[57]，且目前尚无预防早产复发更有效的措施，在关于早产防治的Delphi调查问卷中，中华医学会妇产科学分会产科学组专家同意对前次早产史再次妊娠的妇女，推荐妊娠中期开始阴道用孕酮（微粒化孕酮或阴道用孕酮凝胶）。

【推荐5】 对有早产或晚期流产史者，推荐妊娠16周开始阴道用微粒化孕酮200 mg/d，或阴道用孕酮凝胶90 mg/d，至妊娠36周（证据质量和推荐强度：ⅢC级）。

对仅有子宫颈缩短、无早产史的孕妇阴道用孕酮预防早产的证据探索已久，2007年英国胎儿医学基金会的首次报道对妊娠中期（孕22~25周）子宫颈缩短（CL≤15 mm）孕妇随机双盲安慰剂对照研究阴道用微粒化孕酮预防早产的结果，孕酮组（阴道用微粒化孕酮200 mg/d）妊娠24周开始用药至妊娠34周，主要结局指标是<34周的早产率，结果显示，孕酮组<34周的早产率为19.2%，明显低于对照组的34.4%（$RR=0.56$，95%CI为0.36~0.86），未发现与孕酮相关的严重不良反应[58]。此后多项RCT研究评估了阴道用孕酮预防子宫颈缩短孕妇早产的效果，其中，2016年 Lancet 发表的"阴道用孕酮预防早产（即OPPTIMUM研究）：多中心、随机对照、双盲试验"得出了相反的研究结论[59]。该研究发表后，Romero和Nicolaides两个团队基于5项高质量RCT的个体资料（包括OPPTIMUM研究）进行荟萃分析，共纳入974例CL≤25 mm的孕妇，其中498例阴道用孕酮，476例接受安慰剂，结果显示，阴道用孕酮孕妇的早产率较对照组降低了38%[60]。

最近一项荟萃分析比较了所有预防早产相关措施的有效性，包括卧床休息、子宫颈环扎术、服鱼油、补锌、预防性使用抗生素、注射17羟己酸孕酮、阴道用孕酮等多种干预方法，共61项临床试验，17 273例孕妇，结果显示，阴道用天然孕酮是最值得推荐的有效方法[61]。

【推荐6】 对于无早产史，但妊娠24周前经阴道超声检查发现子宫颈缩短（CL≤25 mm）者，推荐阴道用微粒化孕酮200 mg/d，或阴道用孕酮凝胶90 mg/d，至妊娠36周（证据质量和推荐强度：ⅠA级）。

三、子宫颈环扎术预防早产

关于子宫颈环扎术预防早产的手术指征一直存在争议。Alfirevic等2017年对有或无早产史的妊娠中期无症状子宫颈缩短孕妇，子宫颈环扎术能否预防早产的证据进行过更新，该荟萃分析纳入了15项临床试验（3490例受试者），其中9项研究（2415例受试者）的结果显示，子宫颈环扎组妊娠37周前分娩率降低（$RR=0.77$，$95\%CI$ 为 $0.66\sim0.89$；高质量证据），围产儿死亡率有降低趋势（$RR=0.82$，$95\%CI$ 为 $0.65\sim1.04$；中等质量证据），但新生儿严重并发症的发生率子宫颈环扎组与非环扎组无显著差异[62]。回顾性研究发现，连续晚期流产或早产史≥3次者，此次为单胎妊娠，在妊娠早期行预防性子宫颈环扎术可降低妊娠33周前的早产率（子宫颈环扎组与对照组分别为15%、32%）；而晚期流产或早产史<3次者，妊娠早期行预防性子宫颈环扎术，早产率无显著降低[63]。因此，2021年FIGO早产防治工作组建议，对晚期流产或早产史≥3次者，可以病史为依据，无论子宫颈是否缩短，在妊娠早期行预防性子宫颈环扎术[64]。

【推荐7】 对晚期流产或早产史≥3次者，妊娠早期（颈部透明层厚度检查后）可行预防性子宫颈环扎术（证据质量和推荐强度：ⅢB级）。

比较子宫颈环扎术与阴道用孕酮对于妊娠中期子宫颈缩短孕妇预防早产效果，尚无高质量研究证据。Berghella等[65]比较了子宫颈环扎术对妊娠中期子宫颈缩短孕妇妊娠35周前早产率的影响，以RCT的个体资料进行荟萃分析发现，对于经阴道超声检查CL<25 mm、无早产史的孕妇（5项RCT研究，419例），环扎组较未环扎组孕妇的早产率无显著降低（分别为21.9%、27.7%；$RR=0.88$，$95\%CI$ 为 $0.63\sim1.23$）；但二次分析发现，在经阴道超声检查CL<10 mm的亚组（5项RCT研究，126例），环扎组较未环扎组孕妇的早产率显著降低（分别为39.5%、58.0%；$RR=0.68$，$95\%CI$ 为 $0.47\sim0.98$）。多中心回顾性队列研究，包含90例无症状、妊娠16～23周CL≤10 mm的孕妇，接受子宫颈环扎术的52例中35例同时阴道用孕酮（环扎＋孕酮组），未环扎孕妇38例中21例阴道用孕酮（单用孕酮组），结果显示，环扎＋孕酮组延长孕周的效果显著优于单用孕酮组（分别延长17.0、15.0周，$P=0.02$）[66]。美国伊利诺伊大学的回顾性队列研究收集了310例单胎妊娠因妊娠中期CL<20 mm阴道用孕酮的孕妇，其中75例CL持续缩短<10 mm，36例（48%）接受了环扎，另39例（52%）仅用孕酮（非随机分组），结果显示，孕酮＋环扎组，不同孕周的早产率均低于仅用孕酮组（<孕37周分娩率：44.1%、84.2%；<孕35周：38.2%、81.6%；<孕28周：14.7%、63.2%）；孕酮＋

环扎组的妊娠时间比仅用孕酮组延长2倍,且NICU入住率显著降低[67]。

【推荐8】 妊娠中期经阴道超声检查发现子宫颈缩短的孕妇,阴道用孕酮后子宫颈仍然持续缩短者,或妊娠中期CL≤10 mm者,推荐行子宫颈环扎术(证据质量和推荐强度:ⅢB级)。

对于无痛性子宫颈扩张,羊膜囊暴露于子宫颈口、单胎妊娠者,行紧急子宫颈环扎术能否延长孕周尚存争议。2020年基于12项观察性研究1021例受试者的荟萃分析发现,与期待治疗相比,紧急环扎可显著降低孕妇的早产率($OR=0.25$,$95\%CI$为$0.16\sim0.39$;5项研究,392例)和围产儿死亡率($OR=0.26$,$95\%CI$为$0.12\sim0.56$;8项研究,455例)[68]。影响紧急子宫颈环扎术效果的最重要因素是合并绒毛膜羊膜炎,因为仅环扎不能解决炎症,感染对子宫颈的促成熟作用也不会因子宫颈环扎而减轻;而且,最令人担心的是绒毛膜羊膜炎孕妇分娩孕周的延长可能威胁母儿安全[69]。最近有小样本量研究观察了三联抗生素(头孢菌素、克林霉素、甲硝唑)使用后,行紧急子宫颈环扎术孕妇羊水各指标的改变,结果显示,22例紧急环扎孕妇中6例于环扎后1周内分娩,另16例分娩孕周均延长1周以上,12例行2次羊水穿刺的孕妇中,9例显示微生物清除或炎症消退,提示,孕妇应用抗生素不但能控制感染,还可能有抑制羊膜腔炎症的效果[70]。

【推荐9】 对于无痛性子宫颈扩张、羊膜囊暴露于子宫颈外口、妊娠<28周的孕妇,初步排除子宫颈环扎术禁忌证后,建议考虑行紧急子宫颈环扎术(证据质量和推荐强度:ⅢC级)。

【推荐10】 对于实施紧急子宫颈环扎术的孕妇,推荐联合使用抗生素(抗生素对革兰阳性和革兰阴性细菌及支原体均有效)防治病原微生物感染,密切观察感染临床表现(证据质量和推荐强度:ⅡA级);同时应用宫缩抑制剂、卧床休息(证据质量和推荐强度:ⅢC级)。

【推荐11】 实施子宫颈环扎术前需要排除手术禁忌证,包括绒毛膜羊膜炎、胎盘早剥、胎膜早破、胎儿窘迫、胎儿严重畸形或染色体异常、死胎等(证据质量和推荐强度:

ⅡA级)。

子宫颈环扎术有3种术式：经阴道的改良McDonald术和Shirodkar术，以及经腹的（开放性手术或腹腔镜手术）子宫颈环扎术。无论哪种术式，应力求环扎部位尽可能达到子宫颈内口水平。研究表明，3种术式的效果相当，但改良McDonald术侵入性最小，而经腹子宫颈环扎术仅应用于经阴道环扎失败者[71]。

四、小剂量阿司匹林预防早产

基于17项RCT研究，包含28 797例孕妇的荟萃分析探讨了阿司匹林加双嘧达莫用于预防子痫前期的作用，意外发现，与安慰剂或不服药者相比，服药者<37周和<34周自发性早产的风险显著降低[72]。另一项应用低剂量阿司匹林预防子痫前期孕妇早产的RCT研究显示，校正妊娠并发症、早产或晚期流产史后，妊娠13～25周开始口服阿司匹林60 mg/d可显著降低初产妇孕34周前的自发性早产率[73]。此后，美国国家儿童健康和人类发育研究所（National Institute of Child Health and Human Development，NICHD）资助了一项国际多中心随机双盲对照试验，以单胎妊娠、初产妇、血压正常、孕6～13^{+6}周（超声检查确定孕周）的孕妇为观察对象，共纳入11 976例，随机分配至阿司匹林组（孕6～13^{+6}周开始口服81 mg/d至孕36周）和安慰剂组（同孕周口服安慰剂），结果显示，阿司匹林组的早产率显著低于安慰剂组（分别为11.6%、13.1%；$RR=0.89$，95%CI为0.81～0.98；$P=0.012$），围产儿死亡率也呈降低趋势（分别为4.57%、5.36%；$RR=0.86$，95%CI为0.73～1.00；$P=0.048$），妊娠16周后死胎和出生后7 d内死亡率降低（$RR=0.86$，95%CI为0.74～1.00；$P=0.039$），合并妊娠期高血压疾病且孕34周前分娩的发生率显著降低（$RR=0.38$，95%CI为0.17～0.85；$P=0.015$）[74]。最近，瑞典学者使用瑞典国家出生登记数据库和国家处方数据库，分析了该国2006年至2019年有早产史的孕妇，再次妊娠时是否口服阿司匹林（75 mg/d）对早产复发率的影响，结果显示，口服阿司匹林组早产复发率显著低于不服用阿司匹林组[75]。

【推荐12】 在早产高发地区，妊娠12周后可给予小剂量阿司匹林口服，预防早产（证据质量和推荐强度：ⅡB级）。

五、尚无证据支持的早产预防方法

卧床休息、富含ω3脂肪酸或富含蛋白质的饮食、治疗牙周病、监测宫缩、筛查遗传性或获得性易栓症、筛查并治疗细菌性阴道病对于早产的预防效果尚无证据支持[61]。

早产的诊断

一、早产临产

妊娠满28周~<37周,出现规律宫缩(每20分钟内4次或每60分钟内8次),同时子宫颈进行性缩短(子宫颈缩短≥80%),伴有宫口扩张,则诊断为早产临产。

二、先兆早产

妊娠满28周~<37周,孕妇虽有上述规律宫缩,但子宫颈尚未扩张,而经阴道超声测量CL≤20 mm则诊断为先兆早产。

早产的治疗

一、宫缩抑制剂治疗早产

包含58项RCT研究(7176例孕妇)的荟萃分析显示,与安慰剂相比,使用宫缩抑制剂能使早产孕妇妊娠时间延长48 h,甚至7 d,但不能延长至妊娠37周及以后分娩[76]。此外,宫缩抑制剂也不能使围产儿直接获益,而是通过完成促胎肺成熟治疗、宫内转运等,使围产儿间接获益[77]。因此,宫缩抑制剂只应当用于延长孕周对母儿有益者,有死胎、胎儿严重畸形、重度子痫前期、子痫、绒毛膜羊膜炎、胎盘早剥等继续妊娠禁忌证者,不适合使用宫缩抑制剂。由于90%有规则宫缩的孕妇不会在7 d内分娩,其中75%的孕妇会足月分娩,因此,对有规律宫缩的孕妇应根据CL确定是否应用宫缩抑制剂,如果经阴道超声测量CL<20 mm,可使用宫缩抑制剂,否则可动态监测CL和宫缩的变化。宫缩抑制剂应用一般不超过48 h,因超过48 h的维持用药不能明显降低早产率,且可能增

加药物不良反应；也不推荐宫缩抑制剂的联合使用[77-78]。

【推荐13】 对于先兆早产或早产临产，需行促胎肺成熟治疗，需宫内转运至有早产儿救治条件的医疗机构分娩者，或需用硫酸镁保护胎儿中枢神经系统者，推荐应用宫缩抑制剂，但疗程不超过48 h（证据质量和推荐强度：ⅠA级）。

常用的宫缩抑制剂主要包括以下几种：

1. 钙通道阻断剂：用于抑制宫缩的钙通道阻断剂主要是硝苯地平，虽然药典未推荐其作为治疗早产的宫缩抑制剂，但全球几乎所有指南均推荐硝苯地平作为早产抑制宫缩的一线用药[5,77-78]。其作用机制是抑制钙离子通过平滑肌细胞膜上的钙通道重吸收，从而抑制子宫平滑肌兴奋性收缩。硝苯地平能降低7 d内、孕34周前的早产率，减少NRDS、坏死性小肠结肠炎、脑室周围出血的发生率。荟萃分析及RCT显示，硝苯地平抑制宫缩可能优于其他宫缩抑制剂，副反应轻[76]。用法：英国皇家妇产科医师协会（Royal College of Obstetricians and Gynaecologists，RCOG）指南推荐硝苯地平起始剂量为20 mg口服，然后每次10～20 mg，3～4次/d，根据宫缩情况调整剂量，可持续48 h[78]。服药中注意观察血压，防止血压过低。荷兰9所教学医院进行的RCT研究比较了硝苯地平与阿托西班治疗先兆早产的围产儿结局，主要指标是围产儿死亡、支气管肺发育不良、败血症、脑室内出血（intraventricular hemorrhage，IVH）、脑室周围白质软化、坏死性小肠结肠炎的发生率，硝苯地平组（254例）和阿托西班组（256例）上述围产儿并发症的发生率分别为14%、15%，围产儿死亡率分别为5%、2%，但差异均无统计学意义，且经专家细致分析，认为所有死亡均与药物无关[79]。

2. 缩宫素受体拮抗剂：用于抑制宫缩的缩宫素受体拮抗剂主要是阿托西班，其能选择性拮抗缩宫素受体，竞争性结合子宫平滑肌及蜕膜的缩宫素受体，削弱缩宫素兴奋子宫平滑肌的作用。用法：负荷剂量为6.75 mg静脉滴注，继之300 μg/min维持3 h，然后100 μg/h直到45 h，副作用轻微[80]。但早期研究提示，阿托西班对超早产儿的安全性有待证实[81]。2022年英国国家卫生与临床优化研究所（National Institute for Health and Care Excellence，NICE）更新版早产防治指南推荐，对有硝苯地平使用禁忌证的孕妇，使用阿托西班抑制宫缩[78]。我国既往因该药价格昂贵，应用受限。

3. 前列腺素抑制剂：用于抑制宫缩的前列腺素抑制剂主要是吲哚美辛，其为非选择性环氧合酶抑制剂，通过抑制环氧合酶，减少花生四烯酸转化为前列腺素，从而抑制子宫收缩。一项包含58项关于所有宫缩抑制剂临床试验的荟萃分析表明，在所有宫缩抑制剂中，吲哚美辛抑制48 h内的早产效力最强，建议作为孕32周前抑制早产宫缩的一线用药[76]。2012年同一位作者在BMJ发表宫缩抑制剂治疗早产研究的荟萃分析，纳入了95项RCT研究（3263例受试者），与安慰剂比较，抑制宫缩效力排名第一的宫缩抑制剂是吲哚美辛（$OR=5.39$，$95\%CI$ 为 $2.14\sim12.34$）[82]。2015年，Cochrane循证医学中心对吲哚美辛治疗早产的临床研究进行了小结，在20项包含1509例受试者的研究中，有15项研究使用了吲哚美辛抑制宫缩，总体证据质量为中～低，其中3项小样本量研究（102例）未发现吲哚美辛能延长孕周；1项小样本量研究（36例）中吲哚美辛减少了<37周的早产（$RR=0.21$，$95\%CI$ 为 $0.07\sim0.62$）；2项研究（66例）中，吲哚美辛平均延长孕周3.59周（$95\%CI$ 为 $0.65\sim6.52$）[83]。

用法：主要用于妊娠32周前的早产，起始剂量为50～100 mg口服，或阴道或直肠给药，然后每6小时给予25 mg，可维持48 h。副反应：母体方面主要有恶心、胃酸反流，可造成活动性溃疡出血等；胎儿方面可能会出现胎儿肾血流量减少，从而使羊水量减少、肠供血减少，妊娠32周后使用，有使胎儿动脉导管提前关闭的风险。因此，妊娠32周后用药，需要监测羊水量及胎儿动脉导管宽度，用药时间不超过48 h，如发现胎儿动脉导管狭窄时立即停药。禁忌证：孕妇血小板功能不全、出血性疾病、肝功能不全、活动性胃十二指肠溃疡、对阿司匹林过敏的哮喘病史者。

4. β_2肾上腺素能受体兴奋剂：用于抑制宫缩的β_2肾上腺素能受体兴奋剂主要是利托君，其能与子宫平滑肌细胞胞膜上的β_2肾上腺素能受体结合，使细胞内环磷酸腺苷（cAMP）水平升高，抑制肌球蛋白轻链激酶活化，从而抑制子宫平滑肌收缩。荟萃分析显示，利托君可使48 h内发生的早产减少37%、

7 d内发生的早产减少33%，但不一定能降低NRDS发生率和围产儿死亡率[84]。

用法：起始剂量50～100 μg/min静脉滴注，每10分钟可增加剂量50 μg/min，至宫缩停止，最大剂量不超过350 μg/min，共48 h。使用过程中观察心率和主诉，如心率超过120次/min，或诉心前区疼痛则停止使用。副反应：母体方面主要有恶心、头痛、鼻塞、低血钾、心动过速、胸痛、气短、高血糖、肺水肿，偶有心肌缺血等；胎儿及新生儿方面主要有心动过速、低血糖、低血钾、低血压、高胆红素血症，偶有脑室周围出血等。禁忌证：心脏病、糖尿病控制不满意、甲状腺功能亢进者。

二、硫酸镁保护胎儿脑神经

硫酸镁能降低早产儿的脑瘫风险，而且能减轻34周及以下胎龄早产儿的脑瘫严重程度[85-86]。奥克兰大学 Liggins研究所基于个体资料的荟萃分析纳入了5项RCT研究（5493例孕妇，6131例早产儿），结果显示，对即将早产的孕妇产前给予硫酸镁静脉滴注能减少围产儿死亡、降低脑瘫的发生率，且无论早产原因、早产孕周，这种受益均存在；平均每41例孕妇预防性用药，可减少1例围产儿死亡或脑瘫的发生，最低有效剂量为硫酸镁4 g静脉滴注[87]。我国2014版早产指南[5]和ACOG指南[77]推荐对于超早产至妊娠32周早产儿，孕妇应用硫酸镁保护胎儿中枢神经系统，用药不超过24 h；近期加拿大指南[88]、NICE指南[78]推荐对妊娠33^{+6}周前早产孕妇应用硫酸镁保护胎儿中枢神经系统，应用负荷剂量硫酸镁4.0 g缓慢静脉滴注（30～60 min滴完），以1.0 g/h维持12 h至分娩。2019年加拿大指南进一步明确了硫酸镁的启用时机：（1）宫口开大≥4 cm，且有宫缩抑制剂禁忌证或宫缩抑制剂无效；（2）宫口开大≥4 cm，产程持续进展；（3）未足月胎膜早破并进入活跃期；（4）因胎儿或母体因素需计划性早产且可短暂安全延迟分娩满足硫酸镁给药者[88]。硫酸镁对胎儿的脑保护同样对多胎妊娠和胎儿生长受限者有效。

【推荐14】 妊娠34周前早产临产或择期剖宫产术在即（最好在分娩前4 h内），推荐应用硫酸镁保护胎儿中枢神经系统（证据质量和推荐强度：ⅠA级）。使用方法：硫酸镁4 g静脉滴注（30～60 min 滴完），可以 1.0 g/h 的速度维持静脉滴注至分娩（不超过 12 h）或不维持给药（证据质量和推荐强度：ⅡB 级）。

三、糖皮质激素促胎肺成熟

糖皮质激素（地塞米松、倍他米松）促胎肺成熟是一个"划时代"的用药发现。地塞米松、倍他米松均能通过胎盘，且半衰期相对较长，两者效果相当。1995 年以来，几乎所有早产相关指南一致推荐，对妊娠 24～＜34 周，估计 1 周内早产或已早产临产者，给予 1 个疗程的糖皮质激素促胎肺成熟：倍他米松 12 mg 肌内注射，24 h 重复 1 次，共 2 次；或地塞米松 6 mg 肌内注射，12 h 重复 1 次，共 4 次。若早产临产，来不及完成完整疗程，也应给药。荟萃分析显示，早产孕妇产前应用地塞米松或倍他米松能明显降低新生儿死亡率、NRDS 发生率、脑室周围出血、坏死性小肠结肠炎的发生率，并能缩短新生儿入住 NICU 的时间[89-91]。围绕糖皮质激素的应用疗程、在经济欠发达地区能否获得和发达国家一样的疗效、获益孕周能否扩大（＜24 周，＞34 周）、糖皮质激素使用后的近远期并发症等，全球开展了大量高质量的循证研究[91-96]。

2020 年，Cochrane 数据库更新糖皮质激素促胎肺成熟的证据[97]。这一荟萃分析纳入了 27 项 RCT 研究（11 272 例孕妇，11 925 例新生儿），观察对象来自 20 个国家，其中 10 项 RCT 研究在低～中收入国家（4422 例孕妇）完成；结果显示，（1）有肯定证据支持的结果包括：糖皮质激素能①减少围产儿死亡（$RR=0.85$，95%CI 为 0.77～0.93），②减少新生儿死亡（$RR=0.71$，95%CI 为 0.60～0.89），③降低 NRDS 发生率（$RR=0.71$，95%CI 为 0.65～0.78），④对新生儿出生体重无明显不良影响（平均差异 -14.02 g，95%CI 为 -33.79～5.76）；（2）有中等度证据支持的结果包括：①减少 IVH 的发生（$RR=0.58$，95%CI 为 0.45～0.75），②减少早产儿儿童期的发育迟缓（$RR=0.51$，95%CI 为 0.27～0.97），③对孕产妇死亡无显著影响（$RR=1.19$，95%CI 为 0.36～3.89），④不增加反而轻度减少绒毛膜羊膜炎的发生率（$RR=0.86$，95%CI 为 0.69～1.08），⑤不增加子宫内膜炎的发生率（$RR=1.14$，95%CI 为 0.82～1.58）。

关于糖皮质激素促胎肺成熟的使用孕周，近期RCOG指南[98]推荐妊娠24～34^{+6}周早产使用，2021年FIGO指南[99]及2018年加拿大指南[100]与RCOG指南的推荐一致。但2023年发表的欧洲指南[101]仍然推荐妊娠24～33^{+6}周早产使用糖皮质激素。

关于晚期早产、早期足月儿择期剖宫产术（妊娠37～38^{+6}周）等应用糖皮质激素是否获益，存在争议。NICHD资助的一项大型多中心RCT研究纳入了2831例妊娠34～<37周晚期早产的孕妇，比较产前用或不用糖皮质激素的新生儿结局（antenatallate preterm steroid，ALPS试验），发现糖皮质激素组与对照组相比，新生儿主要呼吸系统并发症的发生率显著降低，但新生儿低血糖的发生率增加（分别为24%、15%，$RR=1.60$，95%CI为1.37～1.87）[91]。2017年ACOG更新的指南[102]推荐晚期早产使用糖皮质激素促胎肺成熟。然而，很多专家认为，晚期早产使用糖皮质激素的收益与风险比尚不明确，需要进一步研究[103]。对扩大孕周使用糖皮质激素的主要担忧是其可能损害新生儿神经系统的发育。最近一项荟萃分析纳入了30项研究，共125万余例单胎、宫内暴露单疗程糖皮质激素的胎儿，在≥1岁时神经发育及心理发育情况评估的结果显示，超早产儿宫内暴露单疗程糖皮质激素能显著改善出生后的神经、心理发育（$aHR=0.69$，95%CI为0.57～0.84；低信度）；对于晚期早产儿，出生前给予糖皮质激素，神经认知障碍的风险增加（25 668例；$aHR=1.12$，95%CI为1.05～1.20；低信度）；对于足月儿宫内暴露于糖皮质激素，神经行为发育异常（641 487例；$aHR=1.47$，95%CI为1.36～1.60；低信度）和神经认知障碍（529 205例；$aHR=1.16$，95%CI为1.10～1.21；低信度）的发生率也显著增加[104]。

【推荐15】对妊娠24～34^{+6}周，估计1周内早产或早产临产者，推荐使用1个疗程地塞米松或倍他米松。如果1周内未分娩，而再次出现早产表现，可给予第2个疗程，一般不使用第3个及更多疗程（证据质量和推荐强度：ⅠA级）。

四、抗 生 素

对于胎膜完整的早产孕妇，使用抗生素不能预防早产[61]；

除非分娩在即且下生殖道B族溶血性链球菌检测阳性者才需用抗生素。

【推荐16】 不推荐使用抗生素预防胎膜完整的自发性早产（证据质量和推荐强度：ⅠA级）。

五、产时处理及分娩方式

早产儿，尤其是胎龄<32周的早产儿出生后大部分需在医护人员的帮助下实现从胎儿向新生儿的过渡，包括体温管理、胎盘输血、呼吸管理、喂养等，早产儿的处理水平直接影响其存活率和各器官功能严重不良的发生率。胎儿宫内转运是最安全的转运方式，设备配置要求低，转运过程中维持胎儿生命体征稳定相对容易，好于出生后转诊[105]。

【推荐17】 对有转诊条件的早产孕妇，转诊到有早产儿救治能力的医疗机构分娩（证据质量和推荐强度：ⅠA级）。

产程中加强胎心监护有助于识别胎儿窘迫，尽早处理；分娩镇痛以硬脊膜外阻滞麻醉镇痛相对安全；不提倡常规会阴侧切，也不支持没有指征的产钳助产；对臀位特别是足先露者应根据当地早产儿治疗护理条件权衡剖宫产术的利弊，因地制宜选择分娩方式。胎儿出生前胎肺处于压缩状态，90%以上的心输出量进入体循环，而出生后肺循环血量明显增多，如果出生后立即断脐，可能导致约30%的胎儿和胎盘血残留在胎盘内，增加的肺血流量将全部来自体循环，这可能导致体循环血量不足，甚至出现低血压。因此，延迟结扎脐带有利于早产儿呼吸循环过渡。一项包含12项RCT研究共531例胎龄<32周的早产儿的系统评价显示，延迟断脐≥20 s或出生后脐带挤压，能显著降低新生儿输血需求，降低IVH的发生率[106-107]。另一项包含6项RCT研究共396例胎龄≤35周早产儿的研究显示，延迟结扎脐带能显著降低了早产儿坏死性小肠结肠炎的风险[107]。但对于延迟脐带结扎的合适时间，尚不确定。也有报道，如果早产儿出生后生命体征不稳定，不适宜延迟结扎脐带，可通过脐带挤压将脐带中的血向新生儿方向挤压2~4次[108]。但这不适用于妊娠<28周的早产，因为脐带挤压可能增加超早产儿IVH的风险[109]。最近，*Lancet*发表了一项包括47项临床试验6094例受试者的个体资料网络荟萃分析[110]，

将延迟结扎时间分为≥15 s~<45 s，≥45 s~<120 s，≥120 s和脐带挤压几个亚组，结果显示，结扎脐带延迟≥120 s可显著减少早产儿出院前的死亡；需要立即复苏的早产儿，能否在不断脐情况下复苏，需要更多的证据，尚不能确定向胎儿侧挤压脐带对早产儿有益。此外，延迟结扎脐带的同时，仍然需要及时擦干新生儿皮肤、适当刺激及保暖等基础护理。

【推荐18】 早产儿出生后延长断脐时间≥120 s，同时尽快擦干皮肤、保暖（证据质量和推荐强度：ⅠA级）。

执笔专家：胡娅莉（南京大学医学院附属鼓楼医院）

参与制定讨论的专家（按姓氏汉语拼音排序）：常青（陆军军医大学西南医院）、常颖（天津市中心妇产科医院）、陈敦金（广州医科大学附属第三医院）、陈叙（天津市中心妇产科医院）、程蔚蔚（上海交通大学医学院附属国际和平妇幼保健院）、崔世红（郑州大学第三附属医院）、戴毅敏（南京大学医学院附属鼓楼医院）、丁依玲（中南大学湘雅二医院）、段涛（上海市第一妇婴保健院）、樊尚荣（北京大学深圳医院）、范玲（首都医科大学附属北京妇产医院）、冯玲（华中科技大学同济医学院附属同济医院）、高劲松（中国医学科学院北京协和医院）、古航（海军军医大学长海医院）、贺晶（浙江大学医学院附属妇产科医院）、胡娅莉（南京大学医学院附属鼓楼医院）、黄引平（温州医科大学附属第一医院）、李洁（南京大学医学院附属鼓楼医院）、李力（陆军军医大学大坪医院）、李太顺（南京大学医学院附属鼓楼医院）、梁梅英（北京大学人民医院）、林建华（上海交通大学医学院附属仁济医院）、蔺莉（北京大学国际医院）、刘彩霞（中国医科大学附属盛京医院）、刘淮（江西省妇幼保健院）、刘兴会（四川大学华西第二医院）、刘喆（北京大学第一医院）、马润玫（昆明医科大学第一附属医院）、马玉燕（山东大学齐鲁医院）、漆洪波（重庆医科大学附属妇女儿童医院）、时春艳（北京大学第一医院）、孙丽洲（南京医科大学附属第一医院）、王谢桐（山东第一医科大学附属省立医院）、王子莲（中山大学附属第一医院）、肖梅（湖北省妇幼保健院）、辛虹（河北医科大学第二医院）、徐先明（上海交通大学医学院附属第一人民医院）、颜建英（福建省妇幼保健院）、杨慧霞（北京大学第一医院）、杨孜（北京大学第三医院）、杨祖菁（上海交通大学医学院附属新华医院）、张建平（中山大学孙逸仙纪念医院）、张卫社（中南大学湘雅医院）、张为远（首都医科大学附属北京妇产医院）、赵扬玉（北京大学第三医院）、邹丽（华中科技大学同济医学院附属协和医院）

参考文献从略

（通信作者：胡娅莉　杨慧霞）
（本文刊载于《中华妇产科杂志》2024年第59卷第4期第257-269页）

推荐扫码阅读：早产临床诊断与治疗指南（2014）

孕期保健与双胎篇

1 高龄妇女妊娠前、妊娠期及分娩期管理专家共识(2019)

中华医学会妇产科学分会妊娠期高血压疾病学组

国际妇产科联盟(International Federation of Gynecology and Obstetrics,FIGO)将分娩年龄≥35岁的妊娠定义为高龄妊娠,此时期的孕产妇称之为高龄孕产妇(advanced maternal age,AMA)。近年来,我国高龄孕产妇的比例增加,2011年的调查显示,高龄孕产妇的比例为10.1%,其中35～39岁孕产妇及≥40岁的孕产妇分别占8.3%及1.8%[1];2017年,国家卫生监管部门预测,2017至2020年高龄孕产妇每年将达到300万例以上,约为往年的1.3倍[2]。高龄妇女的受孕率下降,妊娠后流产、胎儿畸形及妊娠期并发症、合并症的发生风险均增加;死亡的孕产妇中,高龄者也占了很大比例[3]。为加强对我国高龄孕产妇的管理,完善高龄妇女的妊娠前评估、妊娠期及分娩期的规范管理,改善围产期母儿结局。中华医学会妇产科学分会妊娠期高血压疾病学组结合国内外的相关研究结果,制定了《高龄妇女妊娠前、妊娠期及分娩期管理专家共识(2019)》,规范对高龄妇女妊娠前、妊娠期及分娩期的管理,以保障高龄孕产妇的安全,改善其妊娠结局。

一、妊娠前的评估

高龄妇女患慢性疾病的概率增大,建议妊娠前进行健康状况评估,了解其是否患慢性疾病、传染病、遗传性疾病等;评估患慢性疾病者是否适宜妊娠;对所有计划妊娠的高龄妇女进

引用文本:中华医学会妇产科学分会妊娠期高血压疾病学组. 高龄妇女妊娠前、妊娠期及分娩期管理专家共识(2019)[J]. 中华妇产科杂志,2019,54(1):24-26.DOI:10.3760/cma.j.issn.0529-567x.2019.01.006.

行备孕指导。

(一)一般情况评估

1. 既往史、生育史、家族史:应了解高龄妇女是否患有慢性疾病,若有慢性疾病是否稳定,是否处于用药期;了解高龄妇女的既往生育史,既往是否有复发性流产、死胎、死产、新生儿死亡、出生缺陷等。既往有分娩史的高龄妇女,应了解其既往妊娠、分娩及新生儿的情况;若前次为行剖宫产术分娩,应了解其剖宫产术的指征、是否有术中、术后并发症等(建议调阅剖宫产术记录)。

2. 体格检查:包括呼吸、心率、血压等生命体征检查,并计算其妊娠前体质指数(BMI)。

3. 常规妇科检查:排除妇科疾病,必要时给予治疗。

4. 辅助检查:应行子宫颈细胞学检查(1 年内未查者);针对基础疾病的检查,如患高血压及心脏疾病的高龄妇女应进行心功能检查及评估,患免疫系统疾病的高龄妇女应行相关的免疫抗体检查等。

(二)遗传咨询

既往有遗传病家族史、畸形儿分娩史、夫妇之一有染色体异常的高龄妇女应进行妊娠前遗传咨询,以评估是否可以生育、停止生育或妊娠后结合产前诊断结果再决定是否继续妊娠等。评估妊娠后有无高危因素及适宜的产前检查方法。

(三)妊娠前健康教育

高龄妊娠易发生高血压和糖尿病等合并症;胎儿异常的概率增大;产后恢复慢,患抑郁症的风险增加。妊娠前的健康教育可帮助备孕的高龄妇女了解风险并选择适宜的防治措施。

除《孕前和孕期保健指南(2018)》[4]中提到的常规妊娠前健康教育内容外,高龄妇女还需注意:(1)尽量将妊娠前 BMI 控制在 18.5~23.9 kg/m^2。BMI≥25.0 kg/m^2 的妇女妊娠前应当减重,减重速度通常不应超过 1.5 kg/周[5]。(2)评估基础疾病的情况,是否适宜妊娠,掌握用药指征,更换可能有致畸作用的药物。

(四)高龄妇女是否适宜妊娠的咨询与评估

评估计划妊娠的高龄妇女夫妇双方的健康状况,是确保妊娠期母儿安全的基础。有基础疾病的高龄妇女妊娠前应进行是否适宜妊娠的评价,必要时应在相应专科进行评价。

1. 既往患慢性疾病(高血压、糖尿病等)、传染病等的高龄妇女,病情稳定或应用对胚胎及胎儿影响小的药物即可控制病情者可以妊娠。

2. 患心脏病的高龄妇女,要进行心脏功能分级。心功能为Ⅰ~Ⅱ级,无心力衰竭史,无其他并发症者谨慎妊娠;心功能为Ⅲ~Ⅳ级,有心力衰竭史及其他并发症者不宜妊娠。

3. 慢性肾功能不全的高龄妇女,如血压控制正常,24 h尿蛋白定量<1 g可考虑妊娠,否则不宜妊娠[6-8]。

4. 高龄妇女处于传染病活动期,或男方有感染但女方不具备免疫力时,建议暂缓妊娠,至专科处理。

5. 有剖宫产术史的高龄妇女,建议常规进行B超检查评估子宫切口的情况,告知瘢痕子宫妊娠相关知识及再次妊娠的风险。

6. 对患子宫肌瘤或卵巢良性肿瘤的高龄妇女,应进行肿瘤大小、是否影响受孕、病程时间等的综合评估。对患子宫颈上皮内瘤变(CIN)Ⅰ~Ⅱ、随访2年以上病情稳定者,可以受孕。目前没有证据表明HPV对胚胎的致畸作用。

二、妊娠期的管理

高龄孕妇应按照《孕前和孕期保健指南(2018)》[4]的规定,定期进行产前检查,必要时增加检查次数。此外,还应注意以下问题。

1. 妊娠早期的管理:

(1)高龄孕妇应在妊娠早期建立保健手册,对其高危因素进行详细登记,以便加强管理。

(2)妊娠早期核对孕周,尤其是对月经周期不规律的高龄孕妇,建议在妊娠6~8周行B超检查,明确是否宫内或宫外妊娠、胚胎数量(多胎妊娠应了解其绒毛膜性)、胎芽大小、胎心是否存在、剖宫产术后再次妊娠者应注意受精卵的着床位置等。

(3)高龄孕妇的早期流产率高,应重视高龄孕妇妊娠早期的症状,如阴道流血、腹痛等,及早发现异常并及时干预。

(4)高龄孕妇确定妊娠后应检测空腹血糖水平;注意高龄

孕妇的血压、肝肾功能情况等。

（5）计算BMI，根据BMI对饮食、运动及体重增长情况进行指导。

（6）开展妊娠早期教育。高龄妊娠可能出现的风险，如流产、染色体异常、妊娠期合并症和并发症的发生率增高等。应树立其妊娠的信心，合理饮食，保证睡眠，适宜运动，控制体重；监测其血压变化，注意头痛、头晕等自觉症状。

2. 妊娠中晚期的管理：妊娠中晚期是胎儿生长发育及各种异常现象显现的重要阶段，除《孕前和孕期保健指南（2018）》[4]规定的检查外，还应重视以下情况。

（1）胎儿畸形的筛查：妊娠中期是筛查胎儿染色体异常和结构畸形的重要时期，应严格地进行产前筛查及产前诊断。高龄孕妇首选侵入性产前诊断，应告知孕妇行侵入性产前诊断的必要性及存在0.5%～1.0%流产、感染、羊水渗漏等风险。拒绝行侵入性产前诊断或有禁忌证的孕妇，可考虑行无创产前基因检测（non-invasive prenatal testing，NIPT），应告知孕妇此方法的局限性。B超筛查建议在妊娠20～24周及28～30周进行，以除外胎儿结构异常及了解胎儿发育情况；必要时行MRI检查或胎儿染色体核型分析及基因检测。

（2）加强监测血压：有高血压家族史的高龄孕妇更应加强管理。随着孕妇的年龄增加，妊娠期并发症的发生风险增加，妊娠中期保健时应注意妊娠期并发症的监测，包括：注意孕妇的血压、自觉症状和尿蛋白情况；对有高血压危险因素的高龄孕妇，应提醒其关注自觉症状和监测血压变化，出现异常及时就诊[9]。

（3）对妊娠早期空腹血糖水平正常的孕妇，妊娠满24周后应尽早行口服糖耐量试验（oral glucose tolerance test，OGTT），对妊娠期糖尿病及早诊断与管理[10]。

（4）分娩方式的评估与时机：高龄不是剖宫产术的指征，尤其是40岁以下的孕妇，其阴道分娩的成功率及安全性与适龄初产妇无显著差异[11]；对有强烈剖宫产术分娩意愿的高龄孕妇可酌情放宽剖宫产术的指征。既往有剖宫产术史的高龄孕妇，有阴道试产意愿者经评估具备阴道试产条件时，充分告知风险并知情选择后，可阴道试产[12]。文献报道，高龄孕妇妊娠40周后发生胎死宫内的概率增高,建议年龄≥40岁的高龄孕妇在妊娠39～40周终止妊娠[13]。

(5) 妊娠期宣教:教会高龄孕妇对妊娠期常见并发症的自我监测。若出现头痛、头晕、肝区疼痛、恶心、呕吐等异常,应立即就诊。

三、分娩期的管理

分娩期对适龄和高龄产妇均是风险高发时期。文献报道,高龄孕产妇的死亡及胎死宫内的风险增高[14-15]。加强高龄产妇的管理,降低母儿分娩期并发症是保障母儿安全的重要环节。

1. 关注高龄产妇的精神状态,树立其阴道分娩的信心。
2. 注意产妇的生命体征,特别是血压变化。
3. 注意产妇的一般情况,产程中及时进行能量补充,建议少量、多次半流食。
4. 警惕宫缩乏力。
5. 推荐分娩镇痛。
6. 在分娩过程中,若高龄产妇强烈要求改变分娩方式,应放宽剖宫产术的指征。

四、产后管理

1. 警惕产后出血。
2. 指导母乳喂养和产后康复,树立良好心态,减少产后抑郁症的发生,必要时进行心理疏导。
3. 加强盆底功能康复锻炼,提高生命质量。

本共识执笔专家:邹丽颖(首都医科大学附属北京妇产医院)、张为远(首都医科大学附属北京妇产医院)

参与本共识讨论的专家:张为远(首都医科大学附属北京妇产医院)、边旭明(中国医学科学院北京协和医院)、苟文丽(西安交通大学第一附属医院)、杨孜(北京大学第三医院)、林建华(上海交通大学医学院附属仁济医院)、张建平(中山大学孙逸仙纪念医院)、李笑天(复旦大学附属妇产科医院)、胡娅莉(南京大学医学院附属鼓楼医院)、刘兴会(四川大学华西第二医院)、孙丽洲(南京医科大学第一附属医院)、牛建民(南方医科大学附属深圳市妇幼保健院)、夏泳(福州市妇幼保健院)、颜建英(福建省妇幼保健院)、刘俊涛(中国医学科学院北京协和医院)、赵扬玉(北京大学第三医院)、杨慧霞(北京大学第一医院)、马玉燕(山东大学齐鲁医院)、张雪芹(厦门市妇幼保健院)、蔺莉(北京大学国际医院)、石芳鑫(大连医科大学附属第一医院)、乔宠(中国医科大学附属盛京医院)、周蓉(四川大学华西第二医院)、邹丽颖(首都医科大学附属北京妇产医院)、赵艳晖(吉林大学第二医院)、王志坚(南方医科大学南方医院)、卢彦平(解放军总医院)、王少为(北京医院)、陈倩(北京大学第一医院)

参考文献从略

(通信作者:张为远)

(本文刊载于《中华妇产科杂志》2019年第54卷第1期第24-26页)

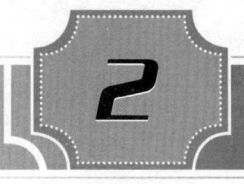

胎儿生长受限专家共识（2019版）

中华医学会围产医学分会胎儿医学学组
中华医学会妇产科学分会产科学组

胎儿生长受限（fetal growth restriction, FGR）是导致围产儿患病和死亡的重要原因，还可能带来远期的不良结局，包括儿童期的认知障碍及成人期疾病（如肥胖、2型糖尿病、心血管疾病、卒中等）的发生风险增加[1-3]。因此，科学地预防FGR，对FGR进行早期筛查、诊断和宫内监测，以及适时终止妊娠，尤为重要。中华医学会围产医学分会胎儿医学学组联合中华医学会妇产科学分会产科学组，组织全国专家共同讨论并制定我国FGR专家共识，旨在规范和指导我国FGR的临床诊治工作。

本共识的制定参考了美国妇产科医师协会（American College of Obstetricians and Gynecologists, ACOG）、英国皇家妇产科医师协会（Royal College of Obstetricians and Gynaecologists, RCOG）和加拿大妇产科医师协会（The Society of Obstetricians and Gynecologists of Canada, SOGC）等学术组织的FGR指南，以及最新的基于临床研究的循证医学证据（等级及推荐分类见表1）。对具有较强临床循证证据等级（Ⅲ级及以上），国外指南给予A或B类推荐的处理措施，本共识直接引用。对临床循证证据等级不高（Ⅲ级以下），国外指南给予C类及以下推荐的处理措施，我们采

引用文本：中华医学会围产医学分会胎儿医学学组，中华医学会妇产科学分会产科学组．胎儿生长受限专家共识（2019版）[J]．中华围产医学杂志，2019，22（6）：361-380.DOI：10.3760/cma.j.issn.1007-9408.2019.06.001.

用德尔菲法[注],通过3轮专家意见征询,形成适合我国国情的FGR专家共识,作为本共识的C类推荐意见。

表1 证据等级及推荐等级

证据等级	说明	推荐等级	说明
Ⅰa	来自随机对照的meta分析文献	A	有良好和连贯的科学证据支持(有随机对照研究支持,如Ⅰ级证据)
Ⅰb	至少来自1个随机对照研究	B	有限的或不连贯的文献的支持(缺乏随机性的研究,如Ⅱ或Ⅲ级证据)
Ⅱa	至少来自1个设计严谨的非随机对照研究		
Ⅱb	至少来自1个设计严谨的试验性研究		
Ⅲ	至少来自1个设计良好的、非试验性描述研究,如相关性分析研究、比较性分析研究或病例报告		
Ⅳ	来自专家委员会的报告或权威专家的经验	C(专家共识)	主要根据专家共识(如Ⅳ级证据)

第1轮 通过查阅文献,以及与部分专家面谈或电话/网络咨询,初步制定FGR专家共识调查问卷一。随后组织全国专家小组提出修改意见,汇总确定调查问卷内容,形成专家调查问卷二,并制作网络版。

第2轮 筛选在本领域有经验(从事本领域工作10年以上)的专家20~30名,请他们回答专家调查问卷二的问题,填写或提出相关意见。收集并汇总第2轮专家意见,通过归纳整理,对未形成共识的问题,设计问卷做更细致的调研,形成专家调查问卷三。

注:德尔菲法(Delphi technique)又称专家意见法,是一种综合多名专家经验与判断的方法,本质上是一种反馈匿名函询法。德尔菲法产生的观点/意见具有广泛的代表性,结果较为可靠,经常用于专家对某一类问题的共识形成。

第 3 轮 将专家调查问卷三推送给 20～30 名专家（其中有一半专家与第 2 轮重复），进行第 3 轮问卷调查，收集问卷调查结果并汇总。

综合围绕 FGR 相关临床问题的推荐（A 类及 B 类）及通过德尔菲法形成的中国专家共识的结果，撰写《胎儿生长受限专家共识》初稿。该稿先后经中华医学会围产学会胎儿医学学组专家面对面讨论，多学科专家（包括产前超声专家）网络会议讨论，以及中华医学会产科学组专家审阅修改后定稿。

一、FGR 的定义

问题 1 如何定义 FGR？

【推荐及共识】

1-1 小于胎龄（small for gestational age, SGA）胎儿的定义：指超声估测体重或腹围低于同胎龄应有体重或腹围第 10 百分位数以下的胎儿。并非所有 SGA 胎儿均为病理性的生长受限。SGA 胎儿还包含了部分健康小样儿。建立种族特异性生长标准，能够提高产前筛查 SGA 的敏感性（推荐等级：专家共识）。

1-2 FGR 是指受母体、胎儿、胎盘等病理因素影响，胎儿生长未达到其应有的遗传潜能，多表现为胎儿超声估测体重或腹围低于相应胎龄第 10 百分位（推荐等级：专家共识）。

国际上对于 FGR 的定义至今尚无统一的"金标准"。就相关概念的讨论及已形成的共识介绍如下。

1. SGA 胎儿：ACOG 推荐采用估测胎儿体重（estimated fetal weight, EFW）＜第 10 百分位，而 RCOG 及 SOGC 推荐采用 EFW＜第 10 百分位或胎儿腹围＜第 10 百分位定义 SGA。本共识采用后者，以检出更多的 SGA 胎儿[1-3]。无论采用 EFW 还是胎儿腹围，上述定义只是反映了基于人群的数据，提示胎儿生长在统计学上的偏小，并没有考虑到胎儿个性化的生长潜能。因此基于上述定义的 SGA 除包括病理性的 FGR 以外，还包括健康小样儿，即尽管"体格小"，但生长达到了其遗传潜能，无不良围产结局及远期并发症[2]。

鉴于已经认识到无论 EFW 或腹围测量值，均受胎儿性别及孕妇产次、父母种族、身高、体重、年龄等多种因素影响，目前建立并已发表的用于评估胎儿大小的生长曲线除非定制的生长曲线[如传统的Hadlock胎儿生长曲线[4-5]（附录）、INTERGROWTH-21st[6-9]（附录）、世界卫生组织胎儿生长曲线[10-12]等），还包括Mikolajczyk等（该文献通信作者为张军教授）[13]提出的基于中国人群校正的半定制胎儿生长曲线（附录）]，以及定制的生长曲线，如GROW生长曲线[14]、美国国家儿童健康与人类发展研究所（National Institute of Child Health and Human Development, NICHD）胎儿生长曲线[15]（亚裔，见附录）和中国南方人群胎儿生长曲线[16]（附录）等。以往文献及专家共识一致认为，有必要建立种族特异性的胎儿生长标准，但是否需要校正上述其他所有影响因素、定制个体化胎儿生长曲线以提高SGA产前筛查和不良结局预测的敏感性，有待进一步循证依据证实[17]。本共识建议，国内在现有条件下，应尽可能选择基于中国人群数据的胎儿生长曲线（相关表格见附录）。附图1~2比较了目前已有的含有中国人群的胎儿生长曲线，发现NICHD胎儿生长曲线（亚裔）、基于中国人群的半定制胎儿生长曲线和中国南方人群胎儿生长曲线在同胎龄估测体重的第10百分位基本吻合，但在第50及第90百分位，中国南方人群与前两条曲线存在差异。对中国人群采用NICHD胎儿生长曲线（亚裔，包括腹围及EFW）及基于中国人群的半定制曲线（仅包括EFW）与INTERGROWTH-21st及Hadlock曲线相比，可以提高中国人群产前筛查SGA的准确度。

2. FGR：ACOG 2019年发布的指南直接将超声EFW＜相应胎龄第10百分位的胎儿定义为FGR[3]，而RCOG和SOGC指南定义FGR为受病理因素影响（母体、胎儿、胎盘疾病等），胎儿生长未达到其遗传潜能，超声EFW或腹围低于相应胎龄应有体重或腹围第10百分位数以下[2,18]。本共识采用后者。FGR在产前多表现为SGA，但也可以表现为高于相应胎龄应有体重或腹围第10百分位，但其生长未达到其遗传潜能[2,19]，这部分FGR胎儿在产前可能被"漏诊"，导致不良妊娠结局发生。

为在产前检出真正与不良妊娠结局密切相关的FGR，减少过度诊断及干预，一项前瞻性队列研究纳入了1116例经超声评估可疑FGR的胎儿，分析了EFW或腹围过小、羊水量异常、血流异常，以及胎儿的生长速度等指标与围产儿不良结局的相关性，发现脐动脉血流异常（搏动指数＞第95百分位、舒张末期血流缺失/反向)和EFW<第3百分位与FGR胎儿的不良结局密切相关,从而认为,对于超声EFW或腹围低于相应胎龄第3百分位以下,或伴有血流异常的胎儿,可定义为严重FGR。严重FGR预示不良的妊娠结局,是孕期筛查、诊断及管理的重点[20]。

二、FGR的病因学调查

导致FGR的因素通常涉及母体、胎儿及胎盘脐带等方面。FGR的预后取决于病因,因此寻找FGR的病因至关重要。FGR的常见病因见表2。

表2 胎儿生长受限的常见病因

类型	主要病因
母体因素	营养不良
	妊娠合并症:孕前合并紫绀型心脏病、慢性肾病、慢性高血压、糖尿病、甲状腺疾病、自身免疫性疾病(如系统性红斑狼疮、抗磷脂抗体综合征)等
	妊娠并发症:子痫前期、妊娠期肝内胆汁淤积等多胎妊娠
胎儿因素	遗传学异常:染色体疾病、基因组疾病、单基因疾病等
	结构异常:先天性心脏病、腹壁裂等
胎盘、脐带因素	胎盘异常:轮廓胎盘、胎盘血管瘤、绒毛膜下血肿、小胎盘、副胎盘等
	脐带异常:单脐动脉、脐带过细、脐带扭转、脐带打结等
其他因素	宫内感染(风疹、巨细胞病毒、弓形虫、梅毒等)、环境致畸物、药物的使用和滥用(烟草、酒精、可卡因、麻醉剂等)等

问题2 对FGR应该筛查哪些母体相关疾病?

【推荐及共识】

2-1 建议对FGR进行母体因素的评估,包括各种妊娠合并症及并发症(推荐等级:B)。

2-2 当临床怀疑FGR的病理因素来自子宫胎盘灌注不良时,应考虑筛查自身抗体,以排除母体自身免疫系统疾病(推荐等级:专家共识)。

母体血管病变引起的子宫胎盘灌注不良占FGR病因的25%~30%[1]。任何增加母体血管病变或影响子宫胎盘灌注的妊娠合并症[如孕前紫绀型心脏病、慢性肾病、慢性高血压、糖尿病、甲状腺疾病、系统性红斑狼疮、抗磷脂抗体综合征（antiphospholipid syndrome, APS）等］或并发症（如子痫前期、妊娠期肝内胆汁淤积症）等，均有可能导致FGR的发生[3-4]。因此，对疑似FGR人群，应仔细评估母体病史。

APS和系统性红斑狼疮等自身免疫性疾病会增加FGR的发生风险。在APS孕妇中，FGR的发生率达10%～30%[21]，发生风险增加6.2倍[22]。在APS孕妇中，与单一抗体阳性组比较，多个抗体阳性组FGR的发生风险增加2.3倍[23]。故本共识认为，当临床怀疑FGR的病理因素来自子宫胎盘灌注不良时，要考虑自身抗体筛查，以排除母体自身免疫系统疾病。

问题3 对FGR应该筛查哪些胎儿疾病？

【推荐及共识】

3-1 对于FGR，建议行详细的胎儿结构超声筛查。FGR胎儿合并结构异常或中孕期超声软指标异常时，建议介入性产前诊断，进行染色体微阵列及核型分析（推荐等级：B）。

3-2 对于<孕24周或EFW<500 g的FGR孕妇，无论是否合并胎儿结构异常，均建议提供遗传咨询和产前诊断（推荐等级：B）。

文献报道，FGR胎儿合并结构异常或中孕期超声软指标异常（如肠回声增强等）的发生率可高达37%，但该研究未排除遗传学异常[24]；当不合并染色体核型异常时，FGR中超声异常的发生率约为25%，以股骨短、脐膨出及腹壁裂多见[25-26]。因此，建议对FGR胎儿的结构进行详细的超声筛查。

胎儿染色体异常占FGR病因的15%～20%，以三倍体和非整倍体多见。有学者分析了孕14～27周的238例FGR病例（FGR定义为腹围<第5百分位），发现其中染色体核型异常占15%[26]。关于染色体微阵列分析（chromosomal microarray analysis, CMA）技术应用于细胞核型正常的FGR的meta分析表明，当FGR合并结构异常时，CMA可额外检出10%的致病性拷贝数变异（copy number variation, CNV）；当FGR不合并结构异常时，CMA可额外检出4%的致病性CNV[27]。另一项小型研究发现，不论是否存在结构异常，孕24周之前出现的FGR发生非整倍体的概率显著高于孕24周以后[2-3,24]。因此，当FGR胎儿合并结构异常或超声遗传标记物异常时，建议行

介入性产前诊断,提供染色体微阵列及核型分析。对于<孕24周或EFW<500 g的FGR孕妇,无论是否伴有结构异常,均建议提供遗传咨询和产前诊断。

此外,FGR也与某些罕见单基因疾病(如Cornelia de Lange综合征等[28])及表观遗传学异常(如Russell-Silver综合征等[29])相关。建议根据产前胎儿表型提供个性化、专业化的遗传咨询及相关的遗传检测。

问题4 引起FGR的胎盘和脐带的病理因素有哪些?

胎盘及脐带异常是引起FGR的常见病因,包括胎盘局部梗死、胎盘形态异常(轮廓胎盘、副胎盘等)、胎盘染色体异常、胎盘肿瘤(如绒毛膜血管瘤)、单脐动脉、脐带帆状或边缘附着、脐带水肿和脐带过度螺旋等[30-32]。一项包含11 667例孕妇的大样本临床研究发现,在孕34周以前发生的FGR中,有60%存在子宫动脉搏动指数>第90百分位[33],提示FGR的病因与胎盘灌注不良引起的胎盘功能异常相关。

问题5 是否需要对FGR常规行TORCH筛查?

【推荐及共识】

5-1 对于FGR,建议常规行TORCH筛查,尤其是巨细胞病毒和弓形虫的产前筛查(推荐等级:专家共识)。

感染性因素占FGR病因的5%~10%[34],其中以巨细胞病毒、弓形虫和梅毒的感染多见[35-37]。有学者对392例母体弓形虫、风疹、巨细胞病毒和单纯疱疹病毒及其他(toxoplasmosis, other, rubella, cytomegalovirus, herpes virus, TORCH)血清学检测结果研究发现,3.4%的FGR与母体TORCH感染相关[38]。也有学者认为,从卫生经济学的角度考虑,不推荐对FGR常规行TORCH筛查;但对于TORCH感染的高危人群或超声发现多个指标异常时,建议TORCH筛查[39-40]。

三、FGR的筛查及预防

问题6 如何进行FGR的筛查?

【推荐及共识】

6-1 建议对孕妇详细采集病史,梳理罹患FGR的危险因素,进行风险评估(推荐等级:A)。

6-2 采用孕妇宫高估测胎儿体重的方法筛查FGR的敏感

性较低。在检查条件不完备的地区,常规描绘宫高曲线图有助于发现 SGA 胎儿。对临床怀疑 FGR 者,应进行超声评估(推荐等级:专家共识)。

6-3 采用非整倍体筛查的单个血清学标记物筛查 FGR 的价值有限(推荐等级:专家共识)。

6-4 早、中孕期采用多普勒检查子宫动脉血流预测 FGR 的敏感性低,不推荐常规筛查(推荐等级:B)。

目前认为,母体病史、体格检查、血清学筛查和子宫动脉多普勒检查可用于筛查 FGR。但因为各种临床研究设计不同,对筛查效果的评价存在较大的差异[20]。

1. 与 FGR 相关的母体危险因素:包括母体年龄≥40 岁、初产妇、体质量指数<20 kg/m^2 或>25 kg/m^2、2 次妊娠间隔过短、药物滥用、吸烟、子宫畸形、每天高强度运动等。不良妊娠史包括 FGR 妊娠史、子痫前期史、胎盘早剥史和死胎死产史等。妊娠合并症和并发症包括糖尿病合并血管病变、肾功能中重度受损(尤其是合并高血压时)、APS、慢性高血压、严重的慢性贫血、严重的早孕期出血史等。

2. 体格检查:宫高指耻骨联合上缘至宫底的距离。对于宫高异常的标准尚无定论。最常用的标准有 2 种。一种是宫高的数值(单位为 cm)比孕周的数值少 3[41];另一种是由 INTERGROWTH-21st 根据全球 8 个国家(包括我国)共 13 108 例健康孕妇的宫高测量结果制定的标准[42],宫高异常指宫高低于标准值的第 3 或第 10 百分位。由于腹部触诊测量宫高腹围受孕妇体质量指数、产次、种族、是否合并子宫肌瘤,以及羊水过多等因素影响,利用宫高筛查 FGR 的敏感性差异较大[40,42-44]。Pay 等[45]开展的一项队列研究纳入了 42 018 例孕妇的 282 713 次宫高测量结果,结果提示孕 24 周前的宫高对 FGR 的筛查价值有限,但随孕周增加,宫高对 FGR 的筛查价值增加(敏感性从孕 24 周的 3% 增至孕 40 周的 20%)。另有研究发现,对于基层检查条件不完备的地区,描记宫高曲线有助于检出 FGR 胎儿。对于宫高异常提示胎儿生长缓慢或停滞者,建议进一步超声评估排除 FGR[46]。

3. 母体血清学筛查:据研究,胎儿非整倍体筛查的血清学标记物对 FGR 也有一定的预测价值。Spencer 等[47]对 49 801

例早孕期（11~13周$^{+6}$）唐氏综合征筛查结果提示低危的孕妇的血清学指标进行再分析发现，妊娠相关血浆蛋白-A 为 0.415 中位数倍数时，对出生体重小于第 10、第 5 和第 3 百分位的 FGR 的检出率分别为 12.0%、14.0% 和 16.0%。另一项纳入了来自 32 项研究共 175 240 例孕妇的 meta 分析结果提示妊娠相关血浆蛋白-A<第 5 百分位时，预测 FGR 的敏感度为 13%，特异度为 94%[48]。Morris 等[49]对共纳入了 382 005 例孕妇的研究文献（包括 31 项前瞻性研究和 17 项回顾性研究）进行 meta 分析，发现其中 20 339 例（5.32%）发生了 FGR，结果提示中孕期甲胎蛋白>2.0 中位数倍数预测 FGR 的敏感度和特异度分别为 6% 和 98%。总体而言，采用非整倍体筛查的单个血清学标记物预测 FGR 的敏感性较低，价值有限[50-51]。

4. 子宫动脉血流筛查：为探讨早、中、晚孕期子宫动脉血流对 FGR 的预测价值，一项 meta 分析纳入了 61 项相关研究，共 41 131 例孕妇，其中 3723 例（9.05%）发生 FGR。结果提示，在子痫前期低危和高危人群中，中孕期子宫动脉搏动指数增高伴切迹预测 FGR 的敏感度分别为 12% 和 45%，特异度分别为 99% 和 90%；预测严重 FGR（指<第 3 或第 5 百分位的 FGR）的敏感度分别为 23% 和 42%，特异度分别为 98% 和 80%。因此，无论高危或低危人群，在中孕期用子宫动脉血流预测 FGR 尽管特异性较高，但敏感性均较低[52]。早孕期（孕 11~14 周）子宫动脉血流预测 FGR 的准确度低于中孕期。在子痫前期低危和高危人群中，早孕期子宫动脉搏动指数增高预测 FGR 的敏感度分别为 12% 和 34%，特异度分别为 96% 和 76%。因此不建议将子宫动脉血流用于早、中孕期 FGR 的常规筛查[53-54]。

问题 7　如何预防 FGR 的发生？

【推荐及共识】

7-1　孕妇戒烟可预防 FGR 发生（推荐等级：A）。

7-2　对于子痫前期高危孕妇，孕 16 周前预防性口服阿司匹林，除可预防子痫前期外，也可以预防 FGR（推荐等级：A）。

7-3　对于 FGR 高危人群，低分子量肝素不能有效预防 FGR 的发生（推荐等级：A）。

7-4 补充孕激素及钙剂等措施并不能预防 FGR 的发生（推荐等级：A）。

关于孕期营养（包括补充能量及蛋白质）对 FGR 的预防价值仍存在争议。平衡的能量/蛋白质补充可能改善胎儿生长，减少胎儿和新生儿死亡的风险，但目前尚缺乏高质量的研究[53]。Cochrane 系统评价数据库的共 13 615 例孕妇的 4 项研究提示，孕期补充钙剂（≥1 g/d）无法预防 FGR（$RR=1.05$，95% CI：0.86~1.29）[54]。对 1445 例孕妇的 4 项研究则提示，孕激素无法预防 FGR[55]。

对 2504 例初产妇开展的随机队列研究比较了 261 例孕 15 周前戒烟和 251 例孕期继续吸烟孕妇的妊娠结局，结果提示后者 FGR 的发生风险增加，而前者 FGR 发生率则与正常对照相似[56]。

Roberge 等[57]的 meta 分析纳入了共计 20 909 例子痫前期高危孕妇的 45 项随机对照研究。分析发现，孕 16 周前每天口服小剂量阿司匹林可以预防 FGR（$RR=0.56$，95% CI：0.44~0.70）。《柳叶刀》发表的一项 meta 分析系统回顾了 8 项随机对照试验，包括有胎盘灌注不良史的 963 例高危孕妇（包括子痫前期病史、胎盘早剥史、SGA 生育史、孕 16 周后妊娠丢失史，或 2 次孕 12 周后妊娠丢失史）的随机对照研究，提示低分子肝素不能有效预防 FGR[58]。

四、FGR 的诊断

问题 8　如何诊断 FGR？

【推荐及共识】

8-1 准确核实孕周是诊断 FGR 的重要前提（推荐等级：专家共识）。

FGR 的诊断流程应包括：

1. 准确核实孕周，评估胎龄：根据孕妇月经史、辅助生殖技术的相关信息，以及早、中孕期的超声检查结果，综合判断是否存在纠正预产期的指征[59]。准确核实孕周对于诊断 SGA 或 FGR 至关重要。

2. 超声评估胎儿生长：超声是产前诊断 SGA 或 FGR 的重要工具。早孕期采用超声测量胎儿头臀长是准确评估胎龄的重要手段。中孕期可以通过超声评估胎儿的各项生长指标（包括双顶径、头围、腹围及股骨长度等），基于不同孕周的生长状况，还可以估测胎儿体重，并通过动态的监测，了解胎儿的生长趋势。如产前超声发现胎儿 EFW 或腹围小于相应胎龄的第 10 百分位，要考虑 SGA。

3. 寻找引起 SGA 的病理因素：一旦产前超声提示 SGA，需详细询问病史，检查母体合并症或并发症，筛查胎儿遗传因素或结构异常及感染与胎盘病理因素等。如发现存在相关的病理因素，则可以考虑临床诊断 FGR。

五、FGR 胎儿的宫内监护

问题 9 FGR 胎儿的孕期监护方法包括哪些？

FGR 胎儿的孕期监护方法主要包括计数胎动、超声和电子胎心监护。超声是目前最理想的评估 FGR 的方法。评估内容包括胎儿生长趋势、多普勒血流、羊水量和生物物理评分等。

问题 10 孕妇计数胎动是否可以预防 FGR 胎儿发生胎死宫内？

【推荐及共识】

10-1 推荐单胎 FGR 孕妇每天计数胎动。但是计数胎动对预防 FGR 胎儿发生胎死宫内的有效性尚不确定（推荐等级：A）。

10-2 建议 FGR 孕妇如发现胎动减少，则需要及时就诊，进一步行胎儿评估（推荐等级：B）。

胎动减少与胎盘灌注降低和胎儿酸中毒相关[60]。一项包括 24 项研究的 meta 分析显示，在高危妊娠中，实施计划性计数胎动，发现胎动异常（2 h 内胎动<6 次）与不良妊娠结局密切相关[61]。其中，围产儿死亡率（$OR=44.0$，95% CI：22.3~86.8）、5 min Apgar 评分<7 分（$OR=10.2$，95% CI：5.99~17.3）和因胎儿窘迫行紧急剖宫产（$OR=9.40$，95% CI：5.04~17.5）的风险均显著增高。在低危妊娠中，实施计划性计数胎动后，胎儿死亡率有下降的趋势，但差异无统计学意义（$OR=0.74$，95% CI：0.51~1.07）。另一项样本量达 68 000 例低危妊娠的随机对照研究提示，按计划计数胎动并不能降低胎死宫内发生率[62]。但是该研究本身存在方法学上的局限性。因此，计数胎动预防 FGR 胎儿发生胎死宫内的有效性尚待进

一步循证医学证据支持。

问题 11 超声在 FGR 胎儿生长发育评估中的监测频率如何？

【推荐及共识】

11-1 当采用动态胎儿腹围或 EFW 估计生长速度时，应该至少间隔 2~3 周，以降低 FGR 筛查的假阳性率（推荐等级：专家共识）。

Mongelli 等[63]用数学模型评估了检查间隔时间对 FGR 筛查假阳性率的影响。初次扫描在孕 32 周进行，间隔 1、2、3 和 4 周的假阳性率分别为 30.8%、16.9%、8.1% 和 3.2%。选择在孕 36 周进行首次扫描的假阳性率更高（分别为 34.4%、22.1%、12.7% 和 6.9%）。因此，如果通过对比 2 次胎儿生长测量值以评估生长速度，至少应该间隔 2~3 周，以降低 FGR 筛查的假阳性率。

问题 12 如何利用超声多普勒血流检测对 FGR 进行评估？

超声多普勒血流检测对 FGR 的评估内容主要包括脐动脉血流、脐静脉血流、大脑中动脉（middle cerebral artery, MCA）血流、静脉导管血流等。

（一）脐动脉血流

【推荐及共识】

12-1 对怀疑 FGR 的胎儿，建议进行脐动脉血流监测，可以帮助制定产科处理决策，从而降低因 FGR 导致的围产儿病率及死亡率，是 FGR 最重要的监测方法（推荐等级：A）。

12-2 对于 FGR 胎儿，如果脐动脉搏动指数正常，建议每 2 周复查 1 次（推荐等级：B）。

12-3 发现 FGR 胎儿脐动脉舒张末期血流缺失或反向具有重要意义，提示可能需要干预和考虑分娩时机（推荐等级：A）。

12-4 如发现 FGR 胎儿脐动脉舒张末期血流缺失或反向，则建议转诊至有 FGR 监护和诊治经验的医疗中心进一步监测（推荐等级：专家共识）。

FGR 多普勒血流监测的目的是预测胎儿酸中毒，以期在发生不可逆的胎儿器官损伤和胎儿死亡前及时分娩。一项包括 5 项临床研究的 meta 分析并未发现常规脐动脉多普勒检查对孕妇或胎儿有益；但是对可疑 FGR 的胎儿，在产前评估中增加脐动脉多普勒测量，可使围产儿死亡率下降 29%[64]。因此推荐对 FGR 胎儿进行脐动脉多普勒的评估。

一项随机对照研究对疑似 FGR 且脐动脉血流正常的胎儿每周 2 次或每 2 周 1 次监测脐动脉血流，发现 2 种监测频率的围产儿病率和死亡率差异无统计学意义，但增加监测频率会导致更多的产科干预，如引产和更早分娩[65]。因此推荐，对脐动脉血流正常的 FGR 胎儿每 2 周监测 1 次。对于脐动脉血流异常的 FGR 胎儿，目前尚无循证证据提供最佳的多普勒监测频率。RCOG 推荐对于短期内需继续妊娠的、脐动脉搏动指数＞第 95 百分位的 FGR 胎儿，每周超声多普勒监测 2 次；对舒张末期血流缺失或反向者，每天监测 1 次。

结合我国现状，本共识建议，对于 FGR 胎儿，宫内监护中一旦发现脐动脉血流异常（包括脐动脉搏动指数＞第 95 百分位、脐动脉舒张末期血流缺失或反向），需转诊至有 FGR 监护和诊治经验的医疗中心进一步评估和适时终止妊娠。

（二）MCA 血流

【推荐及共识】

12-5　在＜孕 32 周的 FGR 中，MCA 血流预测新生儿酸中毒和不良结局的准确度有限。尤其当脐动脉舒张末期血流正向时，不可单独将 MCA 血流作为决定分娩时机的依据（推荐等级：B）。

12-6　在≥孕 32 周的 FGR 中，如果脐动脉舒张末期血流正向，MCA 搏动指数降低（＜第 5 百分位）对新生儿酸中毒有一定预测价值，可作为决定分娩时机的参考（推荐等级：B）。

胎儿慢性缺氧时，脑血管代偿性扩张，舒张期血流量增加，表现为 MCA 搏动指数降低。因此，MCA 搏动指数降低反映了 FGR 胎儿缺氧时的"脑保护效应"[66]。一项对于胎龄＜32 周的 FGR 新生儿（604 例）的研究显示，尽管 MCA 搏动指数＜$-2SD$ 与新生儿死亡（似然比=1.12，95% CI：1.04～1.21）及病率（似然比=1.12，95% CI：1.1～1.33）有微弱的相关性，但并不能有效预测新生儿酸中毒和不良结局[67]。多项研究显示，MCA 血流不能单独用于决定孕 32 周前 FGR 胎儿的分娩时机[68]。一项针对 210 例脐动脉舒张末期血流正向的晚孕期 FGR 胎儿的研究发现，MCA 搏动指数＜第 5 百分位可较好地预测新生儿代谢性酸中毒（OR＝9.0，95% CI：1.25～395）[69]。基于上述证据，本共识认为，MCA 多普勒异常（搏动指数＜第 5 百分位）对≥孕 32 周且脐动脉舒张末期血流正向的 FGR 胎儿分娩时机的选择有一定指导价值。而该指标预测＜孕 32 周 FGR 胎儿酸中度及不良结局的价值有限。

近年来有研究提出，与单独运用 MCA 或脐动脉血流相比，采用 MCA/脐动脉搏动指数比值（cerebroplacental ratio, CPR）和 MCA/脐动脉/子宫动脉搏动指数比值（cerebral-placental-uterine ratio, CPUR）可能提高预测 FGR 不良结局的敏感性。但 CPR 和 CPUR 的临床应用价值尚待循证医学研究[70-71]。

（三）以静脉导管为主的胎儿静脉血流评估

【推荐及共识】

12-7 静脉导管血流评估对新生儿酸中毒和不良结局有一定预测价值（推荐等级：A）。

12-8 在未足月 FGR 中，如果脐动脉血流异常，则建议评估静脉导管血流，有助于决定分娩时机（推荐等级：专家共识）。

胎儿的静脉导管是连接脐静脉和下腔静脉的小静脉，反映胎儿右心房的压力。在正常胎儿的整个心动周期中，静脉导管血流为持续的前向血流。静脉导管 a 波的减少、缺失甚至反向通常代表胎儿心肌损伤和右心室后负荷增加所引起的心室舒张末期压力增加，与新生儿死亡率增加有关。

对 18 项观察性研究（2267 例高危胎儿）的系统综述提示，静脉导管多普勒对预测胎盘功能不全的高危胎儿的围产期死亡率（阳性似然比为 4.21，阴性似然比为 0.43）及不良围产期结局（阳性似然比为 3.15，阴性似然比为 0.49）具有一定价值[72]。Turan 等[73] 报道，静脉导管搏动指数预测新生儿酸中毒的 OR 值为 5.68（95% CI：1.67～19.32），脐静脉搏动为 45.0（95% CI：5.0～406.5），而脐动脉舒张末期血流缺失或反向仅为 2.12（95% CI：0.66～6.83）；提示静脉多普勒（包括脐静脉和静脉导管）可作为胎儿代谢性酸中毒的独立预测指标[74]。

问题 13 羊水量监测在 FGR 胎儿监护中的作用如何？

【推荐及共识】

13-1 与羊水指数法相比，使用最大羊水池深度法诊断羊水过少，可减少假阳性及不必要的干预（推荐等级：A）。

羊水量是 FGR 孕期监测的重要指标之一。目前广泛应用于临床的超声评估羊水量方法包括最大羊水池深度法和羊水指数法。一项包含了 5 项随机对照研究、共 3226 例孕妇的 Cochrane 系统综述评估了这 2 种方法预防不良围产结局的效果，结果发现这 2 种方法的差异并无统计学意义。但由于在羊水过少的诊断中，羊水指数法（定义为羊水指数<5 cm）较最大羊水池深度法（定义为最大羊水池深度<2 cm）诊断的假阳性率更高，导致引产率或剖宫产率升高，且不能改善围产结局。因此，推荐将最大羊水池深度法用于胎儿监护中的羊水量评估[74]。

问题 14 电子胎心监护在 FGR 胎儿监护中的作用如何？

【推荐及共识】

14-1 对 FGR 胎儿，如有条件，建议行基于计算机分析的电子胎心监护。但电子胎心监护不应作为 FGR 唯一的监护方法（推荐等级：A）。

14-2 在电子胎心监护的各项参数中，胎心率的短变异是预测胎儿宫内安危的有效参数（推荐等级：A）。

14-3 如 FGR 孕妇自然临产，建议及早入院，进行持续电子胎心监护（推荐等级：专家共识）。

一项 Cochrane 系统综述回顾评价了产前电子胎心监护的随机对照试验结果。基于 4 项针对高危妊娠的研究数据（共 1627 例胎儿），没有明确证据显示传统的产前电子胎心监护可降低围产儿死亡率（$RR=2.05$，$95\% CI$：$0.95\sim4.42$），但纳入的研究全部采用人工分析的传统电子胎心监护[75]。与存在较高的内部和观察者间差异的传统电子胎心监护相比，基于计算机分析的电子胎心监护结果判读更为客观[76]。在 FGR 胎儿中，胎儿心率短变异是胎儿宫内健康最有效的预测指标之一。研究发现，分娩前 24 h 内短变异≤3 ms 与新生儿代谢性酸中毒和新生儿死亡密切相关，结合超声多普勒等其他检查手段可进一步降低单独应用电子胎心监护产生的假阳性率[73-77]。

FGR 胎儿在分娩时发生胎心减速的风险增加，紧急剖宫产风险也相应增加。有研究发现，脐动脉血流异常的 FGR 胎儿，在分娩过程中疑似胎儿窘迫所导致的紧急剖宫产率为 17%~32%，而脐动脉血流正常的 FGR 胎儿的紧急剖宫产率仅为 6%~9%[78]。因此建议自然临产的 FGR 孕妇及早入院，以便持续进行电子胎心监护[3]。

问题 15 生物物理评分（biophysical profile，BPP）在 FGR 胎儿监护中的作用如何？

【推荐及共识】

15-1 不建议对＜孕 32 周的 FGR 胎儿采用 BPP 评估其宫内安危（推荐等级：A）。

BPP 分值降低与新生儿脐静脉血 pH 值降低及围产儿死亡率增加有关[79]。但 BPP 存在检测耗时较长，以及实际操作中对 FGR 胎儿评定为不满意结果（如评为 6 分）的发生率较高（15%~20%）等局限性[80]，已较少在临床中应用。

系统回顾 BPP 作为高危妊娠监测工具的有效性（共 5 项研究、2974 例胎儿）发现，使用 BPP 与围产期死亡率降低（$RR=1.33$，95% CI：0.60~2.98）或 5 min Apgar 评分＜7 分（$RR=1.27$，95% CI：0.85~1.92）无明显相关性[81]。其中 2 项高质量研究的联合数据表明，BPP 组剖宫产率略增加（$RR=1.60$，95% CI：1.05~2.44），但围产儿结局没有改善[82]。

对＜孕 32 周 FGR 胎儿的研究表明，BPP 并不是胎儿酸中毒的准确预测指标，其假阴性率高达 11%。因此不推荐将 BPP 用于＜孕 32 周 FGR 胎儿的监测[73,82]。对＞32 周的 FGR，BPP 假阴性率较低，即如果 BPP 正常，1 周内胎死宫内的发生率较低。此时，BPP 与其他监护手段联合运用评估胎儿宫内状况仍有一定的价值[83]。

问题 16 FGR 的胎儿监护方案如何制定？

【推荐及共识】

16-1 一旦诊断 FGR，建议每 2 周行超声监测胎儿生长情况，同时进行羊水和脐动脉血流监测。如脐动脉血流阻力增高，甚至出现舒张末期血流缺失或反向，则建议转诊至有 FGR 监护和诊治经验的医疗中心（推荐等级：A）。

16-2 目前较为理想的 FGR 监测方案是综合评估，即联合多普勒超声、羊水量、BPP、电子胎心监护和胎儿生长趋势等多个指标,评估胎儿宫内安危(推荐等级:专家共识)。

FGR胎儿的监测方法和频率取决于胎龄和评估后的胎儿宫内状况。

首选的胎儿监测指标是脐动脉血流。对于脐动脉血流正常的FGR,建议每2周复查1次,至孕足月。对于晚孕期未分娩的FGR,建议联合胎儿MCA(孕32周以后)和基于计算机分析的电子胎心监护进行监测。当MCA搏动指数异常(<第5百分位)或胎心短变异异常(<3 ms)时,提示胎儿酸中毒风险增加,有助于决定分娩时机[3]。

对于脐动脉血流异常(阻力增高、舒张末期血流缺失或反向)的FGR,建议转诊至具有FGR监护和诊治经验的医疗中心,结合胎儿孕周、监测胎儿生长趋势、羊水量、静脉导管血流及电子胎心监护结果综合判断宫内监测终点。如果上述监测结果保持良好,对于脐动脉舒张末期血流反向者宫内监测不超过孕32周;对于有脐动脉舒张末期血流缺失的FGR胎儿宫内监测不超过孕34周;对于脐动脉舒张末期血流降低(即脐动脉搏动指数增加)者可宫内监测至孕37周[84]。

对于孕34周之前脐动脉舒张末期血流缺失,或孕32周前脐动脉舒张末期血流反向的FGR胎儿,持续宫内监护能否在尽可能延长孕周的同时不影响胎儿的近期和远期预后,下述2项研究给出了很好的证据。

生长受限干预研究(Growth Restriction Intervention Trial, GRIT)[85]是确认<孕34周FGR胎儿早产时机的随机对照研究。该研究将<孕34周的FGR胎儿随机分为分娩组(促胎肺成熟后48 h立即分娩)及期待治疗组(产前监测至胎儿状况进一步恶化时分娩)。这2组胎儿的倍他米松给药率、围产儿存活率,以及存活儿6~12岁的认知、语言、行为、控制能力差异均无统计学意义[86]。这提示在孕34周前的FGR如出现胎儿状况恶化并不直接影响分娩后新生儿的神经功能和发育。随后欧洲进行的TRUFFLE研究(TRial of Umbilical and Fetal Flow in Europe)随机按照电子胎心监护短变异减少、静脉导管搏动指数>第95百分位、静脉导管a波缺失或反向分组,决定孕26~32周FGR胎儿的分娩时机,结果表明,3组存活新生儿在神经损伤方面无明显差异,但在分娩后 2 年随访时,以静脉导管 a 波缺失或反向作为终止妊娠指征的新生儿中,神经损伤发生率(5%)明显低于电子胎心监护短变异异常组的新生儿(15%)[86]。不同于电子胎心监护短变异异常组,该研究的静脉导管 a 波异常组常规采用电子胎心监护作为安全评估指标之一,提示联合静脉导管血流和电子胎心监护这 2 种监测方法优于单一监测方法。因此,最佳的孕 32 周前宫内监护方案是结合静脉导管和基于短变异的电子胎心监护,并根据监测结果考虑监测终点[87]。

六、FGR 的干预

问题 17　如何对 FGR 孕妇进行孕期管理?

【推荐及共识】

17-1　目前尚无证据表明,对 FGR 孕妇采取营养补充、吸氧、住院保胎或改变体位等措施,可以改善胎儿的宫内生长状况(推荐等级:A)。

17-2　发生 FGR 的孕妇使用西地那非,并不能改善胎儿的生长和宫内健康状况(推荐等级:B)。

迄今已经开展了一些小样本随机试验评估 FGR 的产前干预方法,包括母亲营养补充、吸氧治疗、住院保胎以及改善胎盘血流的一些干预措施。1 项研究针对 107 例 FGR 孕妇评估住院卧床休息的疗效,结果并未发现胎儿的生长有任何改善[88]。另有 3 项关于 94 例 FGR 孕妇吸氧治疗的研究,其中有 2 项研究存在方法学问题(吸氧组的孕周大于对照组),因此即使研究结果提示吸氧与出生体重增加及围产儿死亡率降低存在正相关($RR=0.50$, $95\% CI$: $0.32\sim0.81$),但专家们仍一致认为,该证据尚不足以评估 FGR 孕妇氧疗的益处和风险[89]。总之,目前缺乏足够证据证明上述干预措施能够改善 FGR 胎儿的生长情况[90-91]。

目前已发布的 STRIDER-NZAus 研究[92]和 UK-STRIDER 研究[93]均表明,孕期服用西地那非(25 mg,3 次 /d)对改善胎儿生长没有显著效果。Dutch-STRIDER 研究[94]的中期分析显示,西地那非组新生儿发生持续性肺动脉高压的比例显著增加(因果关系尚待确定),且新生儿的病率和死亡率并未随治疗而降低，甚至出现了新生儿死亡增多的趋势（尽管差异无统计学意义）。同样，Canadian-STRIDER 研究[95-96]也因为无明显效果和安全问题而终止。

虽然有研究者认为是由于 STRIDER 研究选择的西地那非剂量过低，才未显现治疗效果[97]，但鉴于已经出现新生儿持续性肺动脉高压发生率增加的潜在危险信号，目前研究不应考虑增加剂量，而应着重于验证西地那非的安全问题。由此专家们一致认为，目前不应当采用西地那非治疗 FGR[94,97]。

问题 18　如何确定 FGR 胎儿的分娩时机？

【推荐及共识】

18-1　FGR 孕妇终止妊娠的时机必须综合考虑孕周、病因、类型、严重程度、监测指标和当地新生儿重症监护的技术水平等决定（推荐等级：专家共识）。

18-2　对于＜孕 24 周或 EFW＜500 g 的胎儿，如果存在明确生长受限的表现，应建议到当地的产前诊断中心接受专业咨询和评估，排除胎儿遗传疾病。如伴发胎儿多普勒血流异常，建议和孕妇仔细沟通胎儿的预后，明确孕妇对胎儿的态度（是否继续妊娠），帮助决定进一步诊疗计划（推荐等级：专家共识）。

18-3　对于孕 24～28 周或 EFW 500～1000 g 的胎儿，在出现明确的脐动脉多普勒血流异常（舒张末期血流缺失或反向）时，如果孕妇和家属要求积极救治，则建议在具备一定的极低出生体重儿救治能力的医疗中心进行产前监护和分娩。在病情稳定的情况下，基层医院可以和转诊中心协调沟通，争取宫内转运的机会（推荐等级：专家共识）。

目前 FGR 最有效的干预措施仍然是终止妊娠。因此，为了平衡早产和继续妊娠可能发生的胎儿器官损害或死亡的风险，确定合适的分娩时机至关重要。FGR 的最佳分娩时机取决于生长受限的潜在病因（如果已明确）、孕周以及胎儿的产前监测指标等[2]。对于因胎儿病理因素（如遗传疾病或先天性感染）所导致的 FGR，即使延长孕周也不会改善 FGR 的围产结局；对排除胎儿病理因素的 FGR，在继续妊娠的过程中，评估胎儿宫内死亡风险超过新生儿死亡风险时，应考虑终止妊娠。

FGR 胎儿的宫内死亡风险是同胎龄正常胎儿的 2 倍，而严重 FGR 的胎儿死亡风险更高。FGR 胎儿如果出现脐动脉舒张末期血流缺失或反向,其不良围产结局风险明显增加,同时新生儿病率和死亡率也显著增加[98]。因此认为,孕 24~28 周是早产相关并发症和新生儿死亡的高风险阶段。EFW 500~1000 g 的 FGR,在出现脐动脉舒张末期血流缺失或反向等异常时,如果孕妇和家属选择积极救治,应当充分考虑 FGR 的不良围产结局,最好在分娩前咨询母胎医学专家,转诊到具备新生儿重症监护病房的医疗中心分娩[2]。FGR 在孕 34 周之前终止妊娠的,均应在具备新生儿救治能力的医疗中心分娩[2]。

【推荐及共识】

18-4 对于孕 28~32 周的 FGR,如脐动脉血流出现异常(舒张末期血流缺失或反向)同时合并静脉导管 a 波异常(缺失或反向),建议尽快完成糖皮质激素促胎肺成熟后,积极终止妊娠。如果是单纯脐动脉血流舒张末期反向,而没有其他胎儿窘迫的证据(如异常电子胎心监护图形、静脉导管 a 波异常等),可期待妊娠至不超过孕 32 周(推荐等级:专家共识)。

18-5 对于孕 32~34 周的 FGR,如存在单纯的脐动脉舒张末期血流缺失,而没有其他胎儿窘迫的证据(如异常电子胎心监护图形、BPP<4 分、静脉导管 a 波异常等),可期待妊娠至不超过孕 34 周(推荐等级:专家共识)。

18-6 对于预计在孕 34 周之前分娩的 FGR,建议产前使用糖皮质激素;对于孕 34~37 周,预计 7 d 内有早产风险,且孕期未接受过糖皮质激素治疗的,也建议产前使用糖皮质激素(推荐等级:A)。

18-7 对于孕 32 周之前分娩的 FGR,应使用硫酸镁保护胎儿和新生儿的中枢神经系统(推荐等级:A)。

GRIT 研究中纳入的 588 例 FGR 孕妇经产科医生评估,均不能确定最佳的终止妊娠时机,因此被随机分为早期分娩组或期待观察组。结果发现 2 组倍他米松的给药率相同,围产儿存活率相似,新生儿出生后 2 年内的总死亡率(12% 与 11%)和严重残疾的比例相似($OR=1.1$,95% CI:0.7~1.8),并且在生后 6~12 年的随访中发现,2 组儿童在认知、语言、行为和运动能力等方面均没有明显差异[85]。这些结果表明，远离足月的 FGR 延迟分娩会导致一些死产，但立即分娩会发生几乎数量相等的新生儿死亡；2 种处理方式下，新生儿远期的神经发育没有明显差异。故结合目前研究及专家共识，ACOG、RCOG 和 SMFM 均推荐，如 FGR 出现脐动脉舒张末期血流反向，不应超过孕 32 周分娩；出现脐动脉舒张末期血流缺失，不应超过孕 34 周分娩[2-3,84]。

GRIT 试验中，FGR 出现脐动脉舒张末期血流缺失或反向时，胎儿围产期死亡率为 12%；当静脉导管搏动指数升高时，其中 41% 表现为静脉导管 a 波缺失或反向，FGR 的围产期死亡率可增至 39%[85]，同时观察性研究也发现静脉导管搏动指数升高（$OR=5.68$, 95% CI: 1.67~19.32）比脐动脉搏动指数（$OR=2.1$, 95% CI: 0.66~6.83）能更准确地预测胎儿酸中毒[67]。并且大样本研究已发现，在孕 29 周之后，仅通过静脉导管多普勒即可预测新生儿的存活情况[78]。由此 ACOG 建议，如果 FGR 出现静脉导管多普勒异常，估计胎儿可能存活（≥24 周且 EFW>500 g）并且已完成糖皮质激素促胎肺成熟，应考虑终止妊娠[2]。

基于已发表的高质量证据，ACOG 强烈推荐：（1）如果 FGR 预期在孕 32 周前分娩，应使用硫酸镁保护胎儿和新生儿神经系统。（2）如果 FGR 预期在孕 34 周前分娩，应使用糖皮质激素促进胎儿肺成熟。（3）如果 FGR 预期在孕 34~37 周之间分娩，预计 7 d 内有早产风险，且孕期未接受过糖皮质激素治疗，建议产前使用糖皮质激素[2]。

【推荐及共识】

18-8 对于孕 34~37 周的 FGR，单次脐动脉多普勒血流升高不应作为立即分娩的指征。应考虑完善对胎儿健康情况的系统评估，密切随访病情的变化。如胎儿监护情况良好，可期待至孕 37 周以后分娩。>34 周的 FGR 胎儿如果出现停滞生长>2 周、羊水过少（最大羊水池深度<2 cm）、BPP<6 分、无应激试验频发异常图形或明确的多普勒血流异常，可考虑积极终止妊娠（推荐等级：专家共识）。

18-9 对于>孕 37 周的 FGR，可以考虑积极分娩终止妊娠。如果继续期待观察，需要和家属沟通期待观察与积极分娩的利弊（推荐等级：专家共识）。

目前尚缺乏高质量的随机对照试验确定FGR在孕34～37周的最佳分娩时机。根据现有FGR分娩时机的研究数据认为，单纯FGR可以期待至孕37周。但如果＞孕34周的FGR出现发生不良围产结局的危险因素，如胎儿停止生长＞2周、羊水过少、BPP＜6分、无应激试验频发异常图形、多普勒血流异常、母亲存在危险因素或合并症时，需要积极终止妊娠。

有关近足月FGR分娩时机的研究并不多。在DIGITAT（Disproportionate Intrauterine Growth Intervention Trial At Term）研究中，650例≥孕36周疑似FGR的孕妇随机分为终止妊娠组或期待观察组（直至出现终止妊娠的指征）。结果2组新生儿的不良围产结局发生率无差异（终止妊娠组和期待观察组分别为6.1%和5.3%）[99]，且2组幼儿在2岁时的发育和行为情况相似。另外在TRUFFLE研究中也发现，FGR延迟分娩直至静脉导管出现显著异常（缺失或反向）并没有带来短期新生儿益处，仅在2岁时可能有神经发育方面的微小获益[87]。基于这些结果，RCOG认为，FGR孕妇在孕37周后可考虑终止妊娠[3]。但ACOG认为可以期待至孕38～40周分娩[2]。目前意见尚未统一，有待高质量研究加以验证。

问题19　如何评估FGR胎儿的分娩方式？

【推荐及共识】

19-1　FGR本身并不是剖宫产的绝对指征。但存在脐动脉血流异常（舒张末期血流缺失或反向）时，建议剖宫产终止妊娠（推荐等级：专家共识）。

目前尚无有关FGR胎儿分娩方式的随机对照研究。所有关于脐动脉舒张末期血流缺失或反向的存活FGR围产结局的研究中，分娩方式均为剖宫产。因此无法分析这类脐动脉血流异常的FGR引产或自然临产的不良结局。但根据现有研究及专家共识，RCOG认为，单纯FGR并不能作为剖宫产指征[2]，应当结合其他危险因素和监测指标确定分娩方式。如果FGR伴有脐动脉舒张末期血流缺失或反向，则推荐行剖宫产终止妊娠[3]。

本共识的全部推荐意见见表3。

表3 胎儿生长受限专家共识（2019版）的推荐条款

推荐内容	推荐等级
问题1 如何定义FGR	
1-1 SGA胎儿的定义：指超声估测体重或腹围低于同胎龄应有体重或腹围第10百分位数以下的胎儿。并非所有SGA胎儿均为病理性的生长受限。SGA胎儿还包含了部分健康小样儿。建立种族特异性生长标准，能够提高产前筛查SGA的敏感性	专家共识
1-2 FGR是指受母体、胎儿、胎盘等病理因素影响，胎儿生长未达到其应有的遗传潜能，多表现为胎儿超声估测体重或腹围低于相应胎龄第10百分位	专家共识
问题2 对FGR应该筛查哪些母体相关疾病？	
2-1 建议对FGR进行母体因素的评估，包括各种妊娠合并症及并发症	B
2-2 当临床怀疑FGR的病理因素来自子宫胎盘灌注不良时，应考虑筛查自身抗体，以排除母体自身免疫系统疾病	专家共识
问题3 对FGR应该筛查哪些胎儿疾病？	
3-1 对于FGR，建议行详细的胎儿结构超声筛查。FGR胎儿合并结构异常或中孕期超声软指标异常时，建议介入性产前诊断，进行染色体微阵列及核型分析	B
3-2 对于<孕24周或EFW<500 g的FGR孕妇，无论是否合并胎儿结构异常，均建议提供遗传咨询和产前诊断	B
问题4 引起FGR的胎盘和脐带的病理因素有哪些？（暂无推荐意见）	
问题5 是否需要对FGR常规行TORCH筛查？	
5-1 对于FGR，建议常规行TORCH筛查，尤其是巨细胞病毒和弓形虫的产前筛查	专家共识
问题6 如何进行FGR的筛查？	
6-1 建议对孕妇详细采集病史，梳理罹患FGR的危险因素，进行风险评估	A
6-2 采用孕期宫高估测胎儿体重的方法筛查FGR的敏感性较低。在检查条件不完备的地区，常规描绘宫高曲线图有助于发现SGA胎儿。对临床怀疑FGR者，应进行超声评估	专家共识

续 表

推荐内容	推荐等级
6-3 采用非整倍体筛查的单个血清学标记物筛查 FGR 的价值有限	专家共识
6-4 早、中孕期采用多普勒检查子宫动脉血流预测 FGR 的敏感性低,不推荐常规筛查	B
问题 7 如何预防 FGR 的发生?	
7-1 孕妇戒烟可预防 FGR 发生	A
7-2 对于子痫前期高危孕妇,孕 16 周前预防性口服阿司匹林,除可预防子痫前期外,也可以预防 FGR	A
7-3 对于 FGR 高危人群,低分子量肝素不能有效预防 FGR 的发生	A
7-4 补充孕激素及钙剂等措施并不能预防 FGR 的发生	A
问题 8 如何诊断 FGR?	
8-1 准确核实孕周是诊断 FGR 的重要前提	专家共识
问题 9 FGR 胎儿的孕期监护方法包括哪些?(暂无推荐意见)	
问题 10 孕妇计数胎动是否可以预防 FGR 胎儿发生胎死宫内?	
10-1 推荐单胎 FGR 孕妇每天计数胎动。但是计数胎动对预防 FGR 胎儿发生胎死宫内的有效性尚不确定	A
10-2 建议 FGR 孕妇如发现胎动减少,则需要及时就诊,进一步行胎儿评估	B
问题 11 超声在 FGR 胎儿生长发育评估中的监测频率如何?	
11-1 当采用动态胎儿腹围或 EFW 估计生长速度时,应该至少间隔 2~3 周,以降低 FGR 筛查的假阳性率	专家共识
问题 12 如何利用超声多普勒血流检测对 FGR 进行评估?	
12-1 对怀疑 FGR 的胎儿,建议进行脐动脉血流监测,可以帮助制定产科处理决策,从而降低因 FGR 导致的围产儿病率及死亡率,是 FGR 最重要的监测方法	A
12-2 对于 FGR 胎儿,如果脐动脉搏动指数正常,建议每 2 周复查 1 次	B
12-3 发现 FGR 胎儿脐动脉舒张末期血流缺失或反向具有重要意义,提示可能需要干预和考虑分娩时机	A

续 表

推荐内容	推荐等级
12-4 如发现 FGR 胎儿脐动脉舒张末期血流缺失或反向，则建议转诊至有 FGR 监护和诊治经验的医疗中心进一步监测	专家共识
12-5 在<孕 32 周的 FGR 中，MCA 血流预测新生儿酸中毒和不良结局的准确度有限。尤其当脐动脉舒张末期血流正向时，不可单独将 MCA 血流作为决定分娩时机的依据	B
12-6 在≥孕 32 周的 FGR 中，如果脐动脉舒张末期血流正向，MCA 搏动指数降低（<第 5 百分位）对新生儿酸中毒有一定预测价值，可作为决定分娩时机的参考	B
12-7 静脉导管血流评估对新生儿酸中毒和不良结局有一定预测价值	A
12-8 在未足月 FGR 中，如果脐动脉血流异常，则建议评估静脉导管血流，有助于决定分娩时机	专家共识
问题 13 羊水量监测在 FGR 胎儿监护中的作用如何？	
13-1 与羊水指数法相比，使用最大羊水池深度法诊断羊水过少，可减少假阳性及不必要的干预	A
问题 14 电子胎心监护在 FGR 胎儿监护中的作用如何？	
14-1 对 FGR 胎儿，如有条件，建议行基于计算机分析的电子胎心监护。但电子胎心监护不应作为 FGR 唯一的监护方法	A
14-2 在电子胎心监护的各项参数中，胎心率的短变异是预测胎儿宫内安危的有效参数	A
14-3 如 FGR 孕妇自然临产，建议及早入院，进行持续电子胎心监护	专家共识
问题 15 BPP 在 FGR 胎儿监护中的作用如何？	
15-1 不建议对<孕 32 周的 FGR 胎儿采用 BPP 评估其宫内安危	A
问题 16 FGR 的胎儿监护方案如何制定？	
16-1 一旦诊断 FGR，建议每 2 周行超声监测胎儿生长情况，同时进行羊水和脐动脉血流监测。如脐动脉血流阻力增高，甚至出现舒张末期血流缺失或反向，则建议转诊至有 FGR 监护和诊治经验的医疗中心	A

续 表

推荐内容	推荐等级
16-2 目前较为理想的FGR监测方案是综合评估,即联合多普勒超声、羊水量、BPP、电子胎心监护和胎儿生长趋势等多个指标,评估胎儿宫内安危	专家共识

问题17 如何对FGR孕妇进行孕期管理?

17-1 目前尚无证据表明,对FGR孕妇采取营养补充、吸氧、住院保胎或改变体位等措施,可以改善胎儿的宫内生长状况	A
17-2 发生FGR的孕妇使用西地那非,并不能改善胎儿的生长和宫内健康状况	B

问题18 如何确定FGR胎儿的分娩时机?

18-1 FGR孕妇终止妊娠的时机必须综合考虑孕周、病因、类型、严重程度、监测指标和当地新生儿重症监护的技术水平等决定	专家共识
18-2 对于<孕24周或EFW<500 g的胎儿,如果存在明确生长受限的表现,应建议到当地的产前诊断中心接受专业咨询和评估,排除胎儿遗传疾病。如伴发胎儿多普勒血流异常,建议和孕妇仔细沟通胎儿的预后,明确孕妇对胎儿的态度(是否继续妊娠),帮助决定进一步诊疗计划	专家共识
18-3 对于孕24~28周或EFW 500~1000 g的胎儿,在出现明确的脐动脉多普勒血流异常(舒张末期血流缺失或反向)时,如果孕妇和家属要求积极救治,则建议在具备一定的极低出生体重儿救治能力的医疗中心进行产前监护和分娩。在病情稳定的情况下,基层医院可以和转诊中心协调沟通,争取宫内转运的机会	专家共识
18-4 对于孕28~32周的FGR,如脐动脉血流出现异常(舒张末期血流缺失或反向)同时合并静脉导管a波异常(缺失或反向),建议尽快完成糖皮质激素促胎肺成熟后,积极终止妊娠。如果是单纯脐动脉血流舒张末期反向,而没有其他胎儿窘迫的证据(如异常电子胎心监护图形、静脉导管a波异常等),可期待妊娠至不超过孕32周	专家共识

续 表

推荐内容	推荐等级
18-5 对于孕32~34周的FGR，如存在单纯的脐动脉舒张末期血流缺失，而没有其他胎儿窘迫的证据（如异常电子胎心监护图形、BPP<4分、静脉导管a波异常等），可期待妊娠至不超过孕34周	专家共识
18-6 对于预计在孕34周之前分娩的FGR，建议产前使用糖皮质激素；对于孕34~37周，预计7 d内有早产风险，且孕期未接受过糖皮质激素治疗的，也建议产前使用糖皮质激素	A
18-7 对于孕32周之前分娩的FGR，应使用硫酸镁保护胎儿和新生儿的中枢神经系统	A
18-8 对于孕34~37周的FGR，单次脐动脉多普勒血流升高不应作为立即分娩的指征。应考虑完善对胎儿健康情况的系统评估，密切随访病情的变化。如胎儿监护情况良好，可期待至孕37周以后分娩。>34周的FGR胎儿如果出现停滞生长>2周、羊水过少（最大羊水池深度<2 cm）、BPP<6分、无应激试验频发异常图形或明确的多普勒血流异常，可考虑积极终止妊娠	专家共识
18-9 对于>孕37周的FGR，可以考虑积极分娩终止妊娠。如果继续期待观察，需要和家属沟通期待观察与积极分娩的利弊	专家共识
问题19 如何评估FGR胎儿的分娩方式？	
19-1 FGR本身并不是剖宫产的绝对指征。但存在脐动脉血流异常（舒张末期血流缺失或反向）时，建议剖宫产终止妊娠	专家共识

注：FGR：胎儿生长受限（fetal growth restriction）；SGA：小于胎龄（small for gestational age）；EFW：估计胎儿体重（estimated fetal weight）；TORCH：弓形虫、风疹、巨细胞病毒和单纯疱疹病毒及其他（toxoplasmosis, other, rubella, cytomegalovirus, herpes virus）；MCA：大脑中动脉（middle cerebral artery）；BPP：生物物理评分（biophysical profile）

参与本共识执笔的专家：段涛（同济大学附属上海第一妇婴保健院），杨慧霞（北京大学第一医院），胡娅莉（南京大学医学院附属鼓楼医院），漆洪波（重庆医科大学附属第一医院），孙路明（同济大学附属上海第一妇婴保健院），郑明明（南京

大学医学院附属鼓楼医院）

参与本共识德尔菲问卷设计及编写的专家：孙路明、邹刚、周奋翮、刘勇、孟梦、卫星、葛玉纯、陈建平（同济大学附属上海第一妇婴保健院），乔娟（重庆医科大学附属第一医院）

参与本共识德尔菲问卷修改的专家：段涛（同济大学附属上海第一妇婴保健院），杨慧霞（北京大学第一医院），刘兴会（四川大学华西第二医院），胡娅莉（南京大学医学院附属鼓楼医院），王谢桐（山东省立医院），漆洪波（重庆医科大学附属第一医院），赵扬玉（北京大学第三医院），张军（上海交通大学医学院附属新华医院）

参与本共识德尔菲问卷回答/填写的专家（按姓名拼音排序）：常颖（天津市中心妇产科医院），陈倩（北京大学第一医院），陈妍（上海交通大学医学院附属新华医院），陈兢思（广州医科大学附属第三医院），陈俊雅（北京大学第一医院），韩瑾（广州市妇女儿童医疗中心），黄帅（重庆医科大学附属第一医院），蒋宇林（北京协和医院），李红燕（山东省立医院），李俊男（重庆医科大学附属第一医院），罗艳敏（中山大学附属第一医院），漆洪波（重庆医科大学附属第一医院），宋文龄（吉林大学第二医院），孙瑜（北京大学第一医院），王红梅（山东省立医院），王谢桐（山东省立医院），魏瑷（北京大学第三医院），温弘（浙江大学医学院附属妇产科医院），杨芳（南方医科大学南方医院），尹少尉（中国医科大学附属盛京医院），余海燕（四川大学华西第二医院），张琳（上海交通大学医学院附属新华医院），赵扬玉（北京大学第三医院），郑明明（南京大学医学院附属鼓楼医院），周祎（中山大学附属第一医院）

参与本共识讨论的专家（按姓名拼音排序）：陈敏（广州医科大学附属第三医院），陈叙（天津市中心妇产科医院），陈敦金（广州医科大学附属第三医院），陈欣林（湖北省妇幼保健院），邓学东（苏州市立医院），段涛（同济大学附属上海第一妇婴保健院），范玲（首都医科大学附属北京妇产医院），高劲松（北京协和医院），古航（海军军医大学附属上海长海医院），顾圆圆（南京大学医学院附属鼓楼医院），李力（陆军军医大学大坪医院），李俊男（重庆医科大学附属第一医院），李胜利（南方医科大学附属深圳妇幼保健院），林建华（上海交通大学医学院附属仁济医院),刘喆(北京大学第一医院),刘彩霞(中国医科大学附属盛京医院),卢彦平(解放军总医院第一医学中心),马润玫(昆明医科大学第一附属医院),漆洪波(重庆医科大学附属第一医院),时春艳(北京大学第一医院),孙瑜(北京大学第一医院),孙路明(同济大学附属上海第一妇婴保健院),王欣(首都医科大学附属北京妇产医院),王子莲(中山大学附属第一医院),魏瑗(北京大学第三医院),温弘(浙江大学医学院附属妇产科医院),肖梅(湖北省妇幼保健院),谢红宁(中山大学附属第一医院),熊钰(复旦大学附属妇产科医院),杨慧霞(北京大学第一医院),尹少尉(中国医科大学附属盛京医院),余海燕(四川大学华西第二医院),赵扬玉(北京大学第三医院),郑明明(南京大学医学院附属鼓楼医院),周祎(中山大学附属第一医院),朱宝生(云南省第一人民医院),邹丽(华中科技大学同济医学院附属协和医院)

附录 几种非定制、半定制和定制胎儿生长曲线(附图1、附表1、附图2和附表2~6)

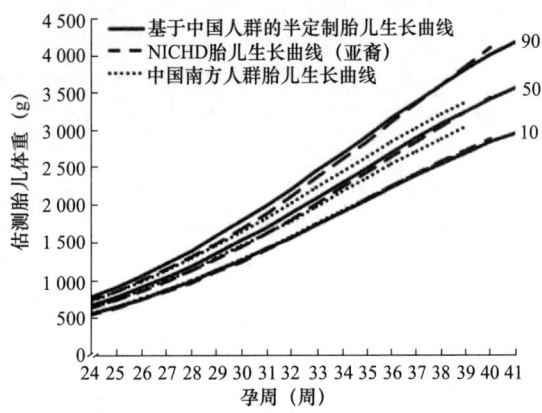

附图1 基于中国人群的半定制胎儿生长曲线[13]与NICHD(亚裔)[102]和中国南方人群胎儿生长曲线[101]比较

注:90、50、10分别指各曲线第90、50和10百分位;NICHD:美国国家儿童健康与人类发展研究所(National Institute of Child Health and Human Development)

附表 1　几种胎儿生长曲线简介 [a]

名称	分类	文献来源	样本量（例）	研究对象	研究方法及其他说明	不同孕周估测胎儿体重参考标准
Hadlock 胎儿生长曲线	非定制	Hadlock 等[4]	392	美国中产白人孕妇，不含中国及亚裔孕妇	测量胎儿双顶径、头围、腹围、股骨长；应用广泛，由于数据来源较为局限，当它用于其他种族时可能引起偏移；目前，多数超声仪器采用的胎儿体重参考值均源自该标准	附表 2
INTERGROWTH-21st 胎儿生长曲线	非定制	Stirnemann 等[100]	4321	8 个国家，其中 609 例来自中国北京	与区域性的生长曲线相比，在中低收入国家使用 INTERGROWTH-21st 后 SGA 的检出率显著增加；但也有文献报道发现，该方法在中国人中过度诊断了 SGA，而在法国、加拿大和澳大利亚人中易漏诊 SGA	附表 3

续 表

名称	分类	文献来源	样本量（例）	研究对象	研究方法及其他说明	不同孕周估测胎儿体重参考标准
基于中国人群的半定制胎儿生长曲线[b]	半定制	Mikolajczyk 和张军[13]	14 793	根据 Hadlock 的胎儿生长曲线，用各地健康孕妇孕 40 周出生的新生儿平均出生体重进行调整，得到针对不同种族的半定制胎儿生长曲线。	来自中国 25 省市分娩调查数据库，根据加权计算得出生体重校正的平均的半定制基于中国人群的半定制胎儿生长曲线	附表 4
中国南方人群胎儿生长曲线[c]	定制	Cheng 等[101]	970	我国香港一所大学附属医院的孕 11~13 周健康单胎华人孕妇	孕 20 周后进行一次标准的胎儿生长测量，并分别用 Hadlock 的 公 式 3 和 INTERGROWTH-21st 的胎儿体重公式计算胎儿估重，分别建立了胎儿生长曲线（本附件引用其 Hadlock 公式建立的曲线进行比较）	表略

续 表

名称	分类	文献来源	样本量（例）	研究对象	研究方法及其他说明	不同孕周估测胎儿体重参考标准
NICHD胎儿生长曲线（亚裔）[b]	定制	Buch Louis 等[102]	1737	美国12个医疗中心/点4个种族（非西班牙裔白人、非西班牙裔黑人、西班牙裔、亚裔）的健康单胎妊娠的低危孕妇，含亚裔342例（含华裔）	孕期进行6次测量，其中针对342例亚裔孕妇（包含华裔）也建立了相应的胎儿体重和腹围参考标准	附表5~6

注：a 表中所列仅为几种重要的或包含中国人群的胎儿生长曲线；b 推荐中国人群选用；c 推荐中国南方人群选用；SGA：小于胎龄（small for gestational age）；NICHD：美国国家儿童健康与人类发展研究所（National Institute of Child Health and Human Development）

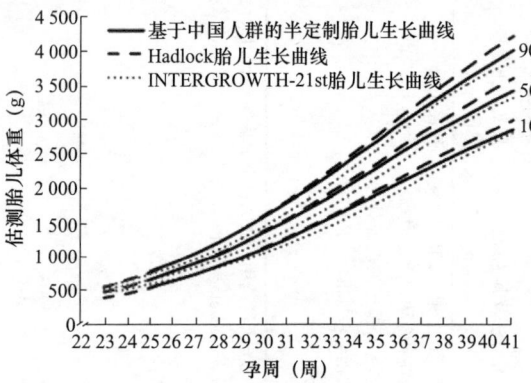

附图2 基于中国人群的半定制胎儿生长曲线[13]与Hadlock[4]胎儿生长曲线和INTERGROWTH-21st胎儿生长曲线[100]比较

注:90、50、10分别指各曲线第90、50和10百分位

附表2 Hadlock不同孕周胎儿估测体重参考标准(g)[4]

孕周（周）	主要百分位数				
	第3	第10	第50	第90	第97
14	70	77	93	109	116
15	88	97	117	137	146
16	110	121	146	171	183
17	136	150	181	212	226
18	167	185	223	261	279
19	205	227	273	319	341
20	248	275	331	387	414
21	299	331	399	467	499
22	359	398	478	559	598
23	426	471	568	665	710
24	503	556	670	784	838
25	589	652	785	918	981
26	685	758	913	1068	1141
27	791	876	1055	1234	1319
28	908	1004	1210	1416	1513

续　表

孕周（周）	主要百分位数				
	第 3	第 10	第 50	第 90	第 97
29	1034	1145	1379	1613	1724
30	1169	1294	1559	1824	1649
31	1313	1453	1751	2049	2189
32	1465	1621	1953	2285	2441
33	1622	1794	2162	2530	2703
34	1783	1973	2377	2781	2971
35	1946	2154	2595	3036	3244
36	2110	2335	2813	3291	3516
37	2271	2513	3028	3543	3785
38	2427	2686	3236	3786	4045
39	2576	2851	3435	4019	4294
40	2714	3004	3619	4234	4524

附表 3　INTERGROWTH-21st 胎儿生长曲线不同孕周胎儿估测体重参考标准（g）[100]

孕周（周）	主要百分位数				
	第 3	第 10	第 50	第 90	第 97
22	463	481	525	578	607
23	516	538	592	658	695
24	575	602	669	751	796
25	641	674	756	858	913
26	716	757	856	980	1048
27	800	849	969	1119	1202
28	892	951	1097	1276	1375
29	994	1065	1239	1452	1569
30	1106	1190	1396	1647	1783
31	1227	1326	1568	1860	2016
32	1357	1473	1755	2089	2266
33	1495	1630	1954	2332	2529
34	1641	1795	2162	2583	2800

续 表

孕周（周）	主要百分位数				
	第3	第10	第50	第90	第97
35	1792	1967	2378	2838	3071
36	1948	2144	2594	3089	3335
37	2106	2321	2806	3326	3582
38	2265	2495	3006	3541	3799
39	2422	2663	3186	3722	3976
40	2574	2818	3338	3858	4101

附表4　中国人群不同孕周的胎儿估测体重参考标准（g）

孕周（周）	主要百分位数						
	第3	第5	第10	第50	第90	第95	第97
24	505	526	558	673	788	821	842
25	589	614	652	786	920	958	983
26	683	712	756	911	1067	1111	1139
27	787	820	870	1049	1228	1279	1312
28	899	937	995	1199	1404	1462	1500
29	1021	1063	1129	1361	1593	1659	1702
30	1150	1198	1273	1534	1796	1870	1918
31	1287	1341	1424	1717	2010	2093	2147
32	1430	1490	1583	1908	2233	2326	2385
33	1578	1644	1746	2105	2464	2566	2632
34	1729	1802	1913	2306	2700	2811	2884
35	1881	1960	2081	2509	2937	3058	3137
36	2032	2117	2248	2710	3172	3303	3388
37	2179	2271	2411	2907	3402	3543	3634
38	2321	2418	2568	3096	3624	3773	3870
39	2454	2557	2715	3274	3832	3990	4093
40	2577	2685	2851	3437	4023	4190	4297
41	2687	2799	2973	3584	4195	4368	4481

注：参考文献［13］的Excel计算公式获得此表格数据

附表5 NICHD亚裔人群不同孕周胎儿估测体重参考标准（g）[102]

孕周（周）	主要百分位数						
	第3	第5	第10	第50	第90	第95	第97
14	66	68	71	83	97	101	104
15	86	88	92	108	125	131	135
16	110	113	118	138	160	167	172
17	139	143	149	173	202	211	216
18	172	177	185	215	250	261	269
19	211	217	227	264	307	321	330
20	257	264	275	320	373	389	400
21	308	317	331	385	447	467	480
22	367	378	394	458	532	556	571
23	434	446	466	541	628	656	674
24	509	524	546	634	737	769	790
25	594	611	637	740	859	896	921
26	690	709	740	859	997	1040	1069
27	796	818	853	990	1149	1199	1232
28	913	938	978	1136	1318	1375	1413
29	1039	1068	1114	1293	1501	1566	1609
30	1175	1208	1260	1463	1698	1772	1821
31	1318	1355	1414	1642	1908	1991	2047
32	1467	1508	1574	1830	2129	2222	2284
33	1620	1667	1740	2026	2360	2464	2534
34	1778	1829	1911	2229	2600	2717	2795
35	1938	1995	2085	2438	2851	2980	3067
36	2100	2162	2262	2653	3111	3255	3352
37	2259	2327	2437	2869	3376	3536	3644
38	2408	2483	2604	3077	3637	3814	3933
39	2539	2621	2752	3269	3884	4078	4210
40	2643	2731	2873	3434	4105	4318	4462

注：NICHD：美国国家儿童健康与人类发展研究所（National Institute of Child Health and Human Development）是美国国立卫生研究院（National Institute of Health, NIH）的一个研究所

附表6 NICHD 亚裔人群不同孕周胎儿腹围参考标准（mm）[102]

孕周（周）	主要百分位数						
	第3	第5	第10	第50	第90	第95	第97
14	68.8	70.0	71.8	78.4	85.7	87.9	89.4
15	79.7	81.0	83.0	90.4	98.5	100.9	102.5
16	90.8	92.2	94.3	102.5	111.3	113.9	115.6
17	101.8	103.3	105.7	114.5	123.9	126.8	128.6
18	112.9	114.5	117.0	126.3	136.4	139.4	141.4
19	123.8	125.5	128.1	138.0	148.7	151.8	153.9
20	134.6	136.4	139.2	149.6	160.8	164.1	166.3
21	145.3	147.2	150.2	161.1	172.8	176.3	178.6
22	155.9	157.9	161.0	172.4	184.6	188.2	190.6
23	166.2	168.3	171.5	183.4	196.2	200.0	202.5
24	176.3	178.4	181.8	194.3	207.6	211.5	214.1
25	186.1	188.4	191.9	204.9	218.8	222.9	225.6
26	195.7	198.1	201.8	215.4	229.9	234.2	237.0
27	205.2	207.6	211.5	225.8	241.0	245.5	248.4
28	214.5	217.1	221.2	236.1	252.1	256.8	259.9
29	223.9	226.7	230.9	246.7	263.4	268.4	271.7
30	233.4	236.3	240.8	257.3	275.0	280.3	283.7
31	242.8	245.8	250.5	268.0	286.7	292.3	295.9
32	252.0	255.2	260.2	278.7	298.5	304.3	308.2
33	260.9	264.3	269.6	289.1	310.1	316.3	320.4
34	269.5	273.1	278.7	299.3	321.4	328.0	332.3
35	277.6	281.4	287.3	309.0	332.4	339.3	343.9
36	285.2	289.2	295.4	318.3	342.9	350.3	355.1
37	292.4	296.6	303.1	327.2	353.2	360.9	366.0
38	299.4	303.7	310.6	335.9	363.2	371.4	376.8
39	306.2	310.7	317.9	344.5	373.4	382.0	387.7
40	312.9	317.7	325.2	353.3	383.8	392.9	398.9

注：NICHD：美国国家儿童健康与人类发展研究所（National Institute of Child Health and Human Development）

参考文献从略

(通信作者:孙路明　胡娅莉　漆洪波)

(本文刊载于《中华围产医学杂志》2019年第22卷第6期第361-380页)

推荐扫码阅读:A Summary of Chinese Expert Consensus on Fetal Growth Restriction (An Update on the 2019 Version)

3 双胎妊娠临床处理指南（2020年更新）

中华医学会围产医学分会胎儿医学学组
中华医学会妇产科学分会产科学组

前 言

2015年，中华医学会围产医学分会胎儿医学学组及中华医学会妇产科学分会产科学组围绕双胎妊娠领域的重要临床问题，参考国内外相关文献、指南及共识，结合我国临床实践，共同编制发布了我国的"双胎妊娠临床处理指南"（以下简称"2015双胎指南"）。2015双胎指南第1部分的主要内容为双胎妊娠孕期的产前检查规范、孕期监护、早产的预防，以及分娩方式的选择；第2部分的主要内容为双胎妊娠特殊问题的处理。这部建立在循证医学证据基础上的临床实践指南，在过去5年里，对建立我国双胎妊娠的规范诊治及转诊流程，开展复杂性多胎妊娠的管理及宫内干预，以及组织多中心双胎妊娠的临床流行病学研究等起到了重要的指导作用。

近年来，国内外关于双胎领域的临床及基础研究十分活跃，不断有新的循证医学证据涌现。为确保指南推荐的质量及时效性，中华医学会围产医学分会胎儿医学学组及中华医学会妇产科学分会产科学组决定基于近5年（尤其是近2～3年）发表的相关文献及专家共识，对原有指南进行更新。本指南更新中的推荐/证据等级的界定方法与原指南保持一致，采用

本指南位列"2021年度中国指南/共识科学性、透明性和适用性评级"前50。
引用文本：中华医学会围产医学分会胎儿医学学组，中华医学会妇产科学分会产科学组. 双胎妊娠临床处理指南（2020年更新）[J]. 中华围产医学杂志，2020, 23（08）：505-516.DOI：10.3760/cma.j.cn113903-20200812-00793.

GRADE 方法对系统评价的证据质量和推荐强度分级（表1）。如果发现临床研究证据的质量优于2015 双胎指南的相关证据，则对证据进行更新，并对相关推荐进行再评估，以决定原有推荐条款是否需要更新，或增加新的推荐。

表1 本指南的证据质量和推荐强度等级

证据质量等级	推荐强度等级
Ⅰa 来自对随机对照研究的 meta 分析文献	A 有良好和一致的科学证据支持（有随机对照研究支持，如Ⅰ级证据）
Ⅰb 至少来自1个随机对照研究	
Ⅱa 至少来自1个设计严谨的非随机对照研究	B 有限的或不一致的文献的支持（缺乏随机性的研究，如Ⅱ或Ⅲ级证据）
Ⅱb 至少来自1个设计严谨的试验性研究	
Ⅲ 至少来自1个设计良好的、非试验性描述研究，如相关性分析研究、比较性分析研究或病例报告	
Ⅳ 来自专家委员会的报告或权威专家的经验	C 主要根据专家共识（如Ⅳ级证据）
	E 经验性结论，为临床实践的经验推荐，缺乏科学文献支持

基于2015 双胎指南梳理的临床问题，本次指南更新包括如下3部分内容。第1部分是原有推荐需要更新，或需要增加新的推荐；第2部分是推荐无须更新，但形成推荐的证据需要更新；第3部分是双胎研究领域最新的临床热点问题。

一、原有推荐需要更新，或需要增加新的推荐

（一）双胎妊娠的产前筛查及产前诊断

问题1：无创产前检测（non-invasiveprenatal test，NIPT）是否适用于双胎妊娠常见非整倍体异常筛查？

【**专家观点或推荐**】早孕期应用母体血浆中胎儿游离 DNA（cell-free fetal DNA，cffDNA）筛查21-三体具有较高的敏感性和特异性，筛查效能与单胎妊娠近似，且优于早孕期联合筛查或中孕期母体生化筛查。（推荐等级 B）

2019 年，英国胎儿医学基金会（Fetal Medicine Foundation, FMF）采用母体血浆 cffDNA 对 997 例孕 10 周～14 周$^{+1}$的双胎妊娠进行 18-、21- 和 13- 三体的筛查，首次检测失败率为 10.5%。其中，双绒毛膜双胎检测失败率（11.3%）高于单绒毛膜双胎（4.9%）及单胎妊娠（3.4%）。该研究发现，孕妇年龄、体重、种族、双胎绒毛膜性、受孕方式、血清游离 β- 人绒毛膜促性腺激素和妊娠相关血浆蛋白 -A 浓度是检测失败的独立预测因素。双绒毛膜双胎检测失败率高于单胎的主要原因可能与参与此研究的双绒毛膜双胎多为辅助生育技术受孕，且多为初产妇有关[1]。首次检测失败的孕妇接受了重复检测，最终成功获得 NIPT 结果的人群中，21-、18- 和 13- 三体的检出率分别为 16/17、9/10 和 1/2，总筛查特异度为 99.4%（962/968）[2]。（证据等级Ⅱb）

将 FMF 的这项临床研究[2]与另外 7 项相关临床研究（均为前瞻性队列研究，共 3807 例双胎妊娠）做 meta 分析发现，21- 三体（8 项研究、3774 例双胎）和 18- 三体（5 项研究、3101 例双胎）的检出率（*OR* 值及其 95%*CI*）分别为 98.2%（83.2%～99.8%）和 88.9%（64.8%～97.2%），假阳性率分别为 0.05%（0.01%～0.26%）和 0.03%（0～0.33%）；而 13- 三体由于筛查阳性样本过少（3 项研究、2572 例双胎），检出率有待进一步评估[2]。

目前认为，采用母体血浆 cffDNA 在早孕期筛查双胎 21- 三体的敏感性和特异性较高，筛查效能与单胎近似，且优于早孕期联合筛查或中孕期母体生化筛查。但因总体研究样本量较少，难以评价筛查双胎 18- 三体与 13- 三体的效果[2]。国际上的其他研究也基本支持 FMF 的结论[3-6]。（证据等级Ⅱb）

（二）双胎妊娠早产的筛查、诊断、预防和治疗

问题 2：预测双胎妊娠早产的母体危险因素有哪些？

【专家观点或推荐】

1. 既往早产史或既往早期足月单胎分娩史与双胎妊娠早产密切相关。（推荐等级 B）

2. 孕妇年龄、种族、产次、孕前体重指数（body mass index，BMI）、吸烟史，以及妊娠合并糖尿病，双胎妊娠早产密切相关。（推荐等级 B）

Berveiller 等[7]对618例有足月分娩史的双胎经产妇进行回顾性临床研究发现，270例（43.7%）发生了早产（<孕37周），其中57例（21.1%）有早期足月单胎（孕37～38周$^{+6}$）自然分娩史。Logistic回归分析提示，具有早期足月单胎自然分娩史的双胎妊娠孕妇，发生自发性早产（<孕32周、<孕34周和<孕37周）的风险高于对照组（$OR=3.51$，$95\%CI$：1.59～7.46；$OR=3.56$，$95\%CI$：1.88～6.61；$OR=3.52$，$95\%CI$：2.10～5.94）。（证据等级Ⅱa）

此外，Marleen等[8]对59篇双胎妊娠文献、共2 930 958例双胎孕妇进行系统回顾发现，孕妇年龄<20岁、BMI>35 kg/m²、初产妇或有早产分娩史者早产风险均增加。非白人种族、吸烟史、妊娠合并糖尿病也增加<孕34周早产风险。其中，早产分娩史与双胎妊娠早产的关系最为密切（$OR=2.67$，$95\%CI$：2.16～3.29）。

因此，在对双胎妊娠孕妇进行咨询及妊娠管理时，应仔细询问上述病史，考虑到上述危险因素对早产造成的额外风险。（证据等级Ⅱa）

问题3：宫颈环扎术可以预防双胎妊娠早产的发生吗？

【**专家观点或推荐**】对于宫颈长度<1.5 cm或宫颈扩张>1 cm的双胎妊娠，宫颈环扎术可能延长妊娠，并减少早产的发生。（推荐等级B）

2019年发表的1篇纳入16项研究、共1211例双胎孕妇的系统综述及meta分析表明[9]，当宫颈长度<1.5 cm时，施行宫颈环扎术可使孕周平均延长3.89（$95\%CI$：2.19～5.59）周，从而降低早产（<孕37周）的风险（$RR=0.86$，$95\%CI$：0.74～0.99）。对于宫颈扩张>1 cm的孕妇，宫颈环扎术使孕周延长6.78（$95\%CI$：5.32～8.24）周，并降低<孕34周早产的风险（$RR=0.56$，$95\%CI$：0.45～0.69），同时改善围产儿结局。然而，由于数据有限，对于宫颈长度≥1.5 cm的双胎妊娠，无论有无早产史，宫颈环扎术的疗效均不能确定。（证据等级Ⅱb）

问题4：孕激素可以预防双胎妊娠早产的发生吗？

【**专家观点或推荐**】无症状且中孕期超声显示宫颈管短的双胎孕妇，阴道使用孕激素可降低<孕35周早产的风险，降低新

生儿死亡率以及部分新生儿疾病的患病率。没有证据提示阴道使用孕激素对新生儿远期神经发育有显著影响。(推荐等级 A)

Romero 等[10]对 6 项以中孕期超声显示宫颈长度≤2.5 cm 的双胎妊娠孕妇为研究对象的随机对照研究进行系统综述和 meta 分析,共纳入 303 例双胎孕妇(治疗组 159 例,对照组 144 例)。治疗组从孕 18~24 周开始阴道使用孕激素(100~400 mg/d),对照组使用安慰剂或期待观察。比较 2 组的妊娠结局发现,与对照组相比,治疗组孕 33 周前早产的风险较低($RR=0.69$,$95\%CI$: 0.51~0.93),新生儿死亡、呼吸窘迫综合征、机械通气和极低出生体重儿等发生率亦较低,且子代 4~5 岁时智力发育缺陷的风险未见明显增加。(证据等级 Ⅰa)

(三)双绒毛膜双胎的孕期并发症

问题 5:如何诊断双绒毛膜双胎生长不一致?

【**专家观点或推荐**】双绒毛膜双胎生长不一致的诊断标准为双胎中一胎估测体重<同胎龄第 3 百分位数;或一胎符合以下 3 个条件中的至少 2 个:(1)一胎估测体重<第 10 百分位数;(2)2 个胎儿估测体重差异≥25%;(3)较小胎儿的脐动脉搏动指数>第 95 百分位数。(推荐等级 E)

长期以来,双绒毛膜双胎生长不一致的诊断标准一直未达成共识。我国 2015 双胎指南采纳了英国皇家妇产科学会、加拿大妇产科学会和美国妇产科医师学会的诊断标准,定义为双胎估测体重相差 15%~25%[11]。2016 年,国际妇产科超声学会定义为双绒毛膜双胎之一估测体重<第 10 百分位[12]。因既往各研究采用的诊断标准不一致,难以将这些研究结果进行比较或 meta 分析。为了形成统一的诊断标准,指导多中心临床研究,2019 年国际上 60 名相关领域专家采用 Delphi 法,经过 4 轮网上问卷调查,达成了专家共识[13]。

问题 6:早孕期筛查双绒毛膜双胎头臀长的差异能预测不良妊娠结局吗?

【**专家观点或推荐**】早孕期超声筛查头臀长的差异预测不良妊娠结局的价值有限。(推荐等级 B)

2020 年 Litwinska 等[14]探讨了 4896 例双绒毛膜双胎孕妇孕 11~13 周 2 个胎儿头臀长的差异[(较大胎儿的头臀长-较小胎儿的头臀长)/较大胎儿的头臀长×100%]与不良妊娠结

局（胎儿丢失、围产儿死亡、早产等）的相关性，结果发现双绒毛膜双胎头臀长的差异≥15%时，孕20周及24周前胎儿丢失的风险明显大于头臀长的差异<15%者（RR值分别为4.811和3.620，95%CI分别为1.838~10.924和1.900~6.897），因此建议孕期加强监测。但采用早孕期超声筛查头臀长的差异预测不良妊娠结局的灵敏度及特异度较低，筛查价值有限。（证据等级Ⅱb）

（四）单绒毛膜性双胎妊娠孕期特殊并发症

问题7： 如何诊断选择性胎儿生长受限（selective fetal growth restriction，sFGR）？

【专家观点或推荐】 诊断sFGR需符合双胎中一胎估测体重<第3百分位数，或符合以下4项中的至少2项：（1）一胎估测体重<第10百分位数；（2）一胎腹围<第10百分位数；（3）2个胎儿估测体重差异≥25%；（4）较小胎儿的脐动脉搏动指数>第95百分位数。（推荐等级E）

关于单绒毛膜双胎sFGR的诊断标准，长期以来一直未达成共识。我国2015双胎指南采用的标准是单绒毛膜双胎中，任一胎儿估测体重<相应孕周的第10百分位数[11]。2016年国际妇产科超声学会将sFGR定义为单绒毛膜双胎之一胎估测体重<第10百分位数，并且双胎估测体重差异>25%[12]。2019年国际上60名相关领域专家采用Delphi法，经过4轮网上问卷调查，达成了上述共识[13]，以指导今后的临床研究及实践。（证据等级E）

问题8： 如何诊断双胎贫血-多血质序列征（twin anemia-polycythemia sequence，TAPS）？

【专家观点或推荐】 TAPS的产前诊断标准为临床排除双胎输血综合征（twin-twintransfusion syndrome，TTTS），多血质儿大脑中动脉收缩期峰值流速（middle cerebral artery-peaksystolic velocity，MCA-PSV）≤0.8中位数倍数（multiple of the median，MoM），贫血儿MCAPSV≥1.5MoM，或2个胎儿MCA-PSV差值≥1.0MoM。产后的诊断标准为2个胎儿血红蛋白水平差异≥80 g/L，并且贫血儿与多血质儿的网织红细胞比值≥1.7。（推荐等级E）

Tollenaar等[15]和Tavares de Sousa等[16]发现，若采用双

胎 MCA-PSV 的 MoM 差值作为 TAPS 产前诊断的标准，准确率可能更高，但仍需更多的研究进行验证。（证据等级Ⅱb）

2019年，国际50名相关领域专家采用 Delphi 法，经过3轮网上问卷调查，达成了上述共识[17]，在定义中增加了"2个胎儿 MCA-PSV 差值≥1.0MoM"作为诊断标准，删除了原产后诊断中"需胎盘灌注测量血管吻合直径"的内容。

二、推荐未更新，但形成推荐的证据需要更新

（一）双胎妊娠分娩方式及分娩孕周

问题1：双胎延迟分娩如何处理？

【**专家观点或推荐**】双胎妊娠延迟分娩过程中存在严重母儿感染的风险。需向患者及其家属详细告知风险利弊，仔细评估，慎重决定。（推荐等级B）

2020年，Cheung 等[18]对16篇、包含432例双胎孕妇（153例为双绒毛膜双羊膜囊双胎，6例为单绒毛膜双羊膜囊双胎，273例绒毛膜性不详）的文献进行 meta 分析发现，当第1个胎儿分娩孕周为13~31周$^{+6}$时，可考虑延迟分娩。第2个胎儿延迟分娩的时间为29（1~153）d（$n=127$），但第2个胎儿分娩的存活率主要与其实际分娩孕周有关。第2个胎儿在孕22~24周$^{+6}$、孕25~27周$^{+6}$和>孕28周分娩的存活率分别为28%、58%和100%。延迟分娩能提高双绒毛膜双胎第2个胎儿的存活率（$OR=14.89,95\%CI:6.19~35.84$，10项研究、87例）。但目前关于单绒毛膜双羊膜囊双胎延迟分娩的数据有限（2例），尚不足以说明延迟分娩对单绒毛膜双羊膜囊孕妇妊娠结局的影响[18]。还需注意的是，延迟分娩存在较高的母体并发症风险（39%），如感染、败血症、绒毛膜羊膜炎、出血等[18]。故实施延迟分娩前，应充分告知孕妇及家属，必须使其全面了解双胎延迟分娩的过程及利弊，提供个性化咨询，慎重选择。（证据等级Ⅱb）

实施延迟分娩还需具备如下条件：第1个胎儿阴道分娩；延迟分娩的胎儿胎膜完整，胎儿宫内状况良好；无胎儿窘迫、胎盘早剥、羊膜腔感染或其他不利于继续妊娠的母体因素。

（二）双绒毛膜双胎孕期并发症

问题2：对妊娠中晚期的双绒毛膜双胎生长不一致如何

管理？

【专家观点或推荐】建议将双胎生长不一致的孕妇转诊至有经验的产前诊断中心进行详细的胎儿结构筛查，并咨询及决定是否需要进行胎儿遗传学检查。（推荐等级 B）

双绒毛膜双胎生长不一致者发生死胎的风险更高。2018年 D'Antonio 等[19]包括 10 877 例双胎妊娠的 meta 分析显示，在双绒毛膜双胎生长不一致≥15%、≥20%、≥25% 和≥30%时，发生死胎的 OR 值（95%CI）分别是 9.8（3.91~29.4）、7.0（4.15~11.8）、17.4（8.27~36.7）和 22.9（10.2~51.6），其中小胎儿的死亡率高于大胎儿。当双胎中至少一胎是小于胎龄儿时，发生胎死宫内的风险更高，但新生儿死亡风险并没有显著增加。因此建议，如发现双绒毛膜双胎生长不一致，晚孕期应加强监护，综合考虑胎儿估测体重、孕周、母体情况等因素，选择适宜的分娩时机。（证据等级 Ⅱ b）

问题 3：双绒毛膜双胎中一胎胎死宫内对母胎的影响以及临床处理？

【专家观点或推荐】双绒毛膜双胎胎盘之间无吻合血管，其中一胎胎死宫内一般不会因血管交通因素对另一胎造成不良影响。但早产是双绒毛膜双胎中一胎胎死宫内后的最大风险，共存胎儿发生胎死宫内的风险也较高。（推荐等级 B）

2019 年 Mackie 等[20]更新了其团队发表于 2011 年的 meta 分析。新的研究发现，当双绒毛膜双胎中的一胎于孕 14 周后胎死宫内时，另一胎胎死宫内的发生率（OR 值及其 95%CI）为 22.4%（16.2%~30.9%）、早产的发生率为 53.7%（40.8%~70.6%），产后新生儿颅脑影像学异常、神经发育异常和新生儿死亡率分别为 21.2%（10.6%~42.4%）、10%（3.9%~27.7%）和 21.2%（14.5%~31.2%）。该研究所揭示的双绒毛膜双胎一胎胎死宫内后，共存胎儿的死亡率及神经发育异常的风险高于以往的文献报道。尽管作者指出，对发表文章的选择偏倚可能导致结果中的风险增高，但应强调对存活的共存胎儿产前密切监测的重要性。（证据等级 Ⅱ b）

（三）单绒毛膜双胎孕期特殊并发症

问题 4：如何治疗 TTTS？

【专家观点或推荐】对于 Quintero 分期 Ⅱ 期及以上的孕

16~26周的TTTS，可提供胎儿镜激光术治疗。TTTS的治疗应该在有能力进行宫内干预的胎儿医学中心进行。（推荐等级A）

胎儿镜下胎盘吻合血管激光电凝术能明显改善TTTS患儿的预后[21-22]，最佳手术孕周为孕16~26周。但对于Ⅰ期TTTS采用期待治疗、羊水减量或胎儿镜激光术治疗，尚未形成共识。尽管相关随机对照研究已开展数年，但尚未得出结论性意见。根据已有文献，期待治疗者双胎存活率为57.9%~76.6%，至少一胎存活率为75.8%~90.2%。10%~59%的Ⅰ期TTTS可能出现进展（样本量9~49例）。当羊水减量作为一线治疗时，双胎存活率为59%~90%，至少一胎存活率为90%~96%，0~47.7%出现病情进展（样本量19~30例）。当胎儿镜作为一线治疗时，双胎存活率为71%~83%，至少一胎存活率为86%~95%，未报道术后进展（样本量20~110例）[21-23]。这些研究提示，对Ⅰ期TTTS直接行胎儿镜治疗，其胎儿存活率与期待治疗和羊水减量相近，但可能有助于减缓病情进展。由于相关研究样本量较少，且缺乏新生儿结局和儿童远期神经系统结局，以上结果仍期待大样本随机对照研究予以证实。（证据等级Ⅱb）

随着胎儿镜手术的广泛开展，TTTS围产儿结局已得到极大改善。胎儿镜术后至少一胎存活率为81%~88%，双胎存活率为56%~69%，平均分娩孕周超过32周[24]。随着胎儿镜术式的发展，与选择性激光电凝术相比，Solomon技术可显著降低吻合血管残留所致的继发性TAPS（3%与16%）和TTTS复发的风险（1%与7%）[25]。与围产儿相关的近期并发症还包括胎儿丢失（10%~30%）、胎膜早破（15%~40%）和羊膜束带综合征（2.2%）等[26-28]。（证据等级Ⅱb）

胎儿镜术后TTTS胎儿生后的远期并发症，尤其是神经系统损伤，一直是关注的重点。2020年发表的一项meta分析发现，TTTS胎儿生后发生神经系统并发症和严重神经系统并发症的风险分别为10%和6%[22]。其他远期并发症包括受血儿心功能不全和右心室流出道梗阻等[29]。但经过近10年的随访，大多数存活双胎儿童期心脏功能也未见异常。

随着手术例数的积累，胎儿镜术后母体并发症也越来越受到关注。据报道，胎儿镜母体并发症总体发生率为6.2%，其中严重并发症（包括胎盘早剥、严重感染、肺水肿等）的发生率为1.7%[30]（证据等级Ⅱb）。对接受胎儿镜激光治疗的孕妇进行长期随访，未发现胎儿镜激光治疗对母体的生育存在远期不良影响。

问题5：如何对sFGR进行分型、预后和临床干预的咨询？

【专家观点或推荐】sFGR的临床转归和处理较为复杂。应尽可能在有经验的产前诊断中心或胎儿医学中心接受详细的评估，制定诊疗方案。（推荐等级B）

sFGR的预后与分型有关，分型方法与原指南保持一致。

Ⅰ型sFGR预后一般良好，小胎儿出现病情恶化（如脐血流缺失或倒置）的情况较少见。2019年一篇meta分析发现Ⅰ型sFGR胎死宫内的比例仅为3.1%，存活胎儿中仅2.1%出现神经系统并发症[31]。但近期文献报道，Ⅰ型sFGR出现病情进展的比例为11.1%～26%[32-33]，提示对Ⅰ型sFGR孕妇也应加强监测。对于病情稳定的Ⅰ型sFGR，可期待妊娠至34～36周分娩[12]。（证据等级Ⅱb）

Ⅱ型sFGR的小胎儿多存在严重的胎盘灌注不良，70%～90%的胎儿在孕30周前出现病情恶化[34]。有学者对Ⅱ型sFGR的临床结局进行分析发现，接受期待治疗的小胎儿存活率为70%～88%[31-35]。但由于相关研究样本量少（8～47例），且各研究中心对sFGR的定义、监测频率、分娩时机以及胎儿存活率的定义均不相同，导致各研究结果之间缺乏可比性。因此亟待采用统一定义、统一诊治流程的多中心、大样本的研究。目前推荐每周评估胎儿羊水与血流，每2周评估胎儿生长发育与趋势。若小胎儿病情稳定，建议一般不超过孕32周终止妊娠。（证据等级Ⅱb）

Ⅲ型sFGR小胎儿的健康情况多能在孕32～34周之前保持稳定，有10.1%（95%*CI*：4.9%～16.9%）可能发生恶化[36]。15%～20%的Ⅲ型sFGR会发生小胎儿突然死亡。即使双胎均活产，大胎儿存在脑损伤的风险为15%～30%[34]。这是由于Ⅲ型sFGR多存在较大直径的动脉与动脉吻合，虽然可以通过"代偿"对小胎儿起保护作用，但当小胎儿发生胎心率下降或血压降低时，大胎儿会通过粗大的吻合血管迅速向小胎儿体内急性输血,导致大胎儿死亡或发生神经系统损伤。接受期待治疗的Ⅲ型 sFGR 中,双胎存活率为 87%~92%,大胎儿娩出后头颅影像学异常的发生率显著高于小胎儿(16.3% 与 7.5%)[31,36-37]。目前对Ⅲ型 sFGR 建议的宫内监测频率与Ⅱ型一致,建议一般不超过孕 34 周终止妊娠。(证据等级Ⅱb)

当超声提示Ⅱ型和Ⅲ型 sFGR 出现小胎儿病情恶化或濒死的表现,如小胎儿静脉导管 a 波持续性倒置、羊水过少、胎儿水肿或生长停滞时[37],可考虑宫内干预,提供选择性减胎术或胎儿镜下胎盘吻合血管激光电凝术。(证据等级Ⅱb)

常用的选择性减胎术包括射频消融减胎术、超声下双极电凝术和胎儿镜下脐带凝固术等。Ⅱ型和Ⅲ型 sFGR 减胎术后,新生儿存活率为 73%~93%(样本量 15~50 例)[33,35,38-39]。选择性减胎术的母体风险包括胎膜早破、出血、绒毛膜羊膜炎等[30]。(证据等级Ⅱb)

对于小胎儿宫内状况恶化但有保留双胎意愿的家庭,可尝试胎儿镜手术。与 TTTS 的胎儿镜治疗相比,sFGR 的小胎儿羊水多在正常范围,且受到操作空间和可视度制约,手术较为困难。胎儿镜手术的优势在于通过阻断吻合血管。当单绒毛膜双胎之一胎死宫内时,胎儿镜手术可显著降低另一胎神经系统损伤的风险,且有机会保留双胎(Ⅱ型和Ⅲ型 sFGR 接受胎儿镜治疗后,双胎存活率分别为 38.7% 和 67%)[31,40]。但胎儿镜手术也存在一些弊端。与期待治疗相比,胎儿镜术后小胎儿死亡率上升,且大胎儿存活率略低于选择性减胎术。胎儿镜的母体风险与选择性减胎术相同。(证据等级Ⅱb)

由于各中心对 sFGR 的定义、宫内干预时机和干预经验均有所不同,对于Ⅱ型和Ⅲ型 sFGR,尚不明确宫内治疗是否能真正改善围产儿结局,仍需统一定义下的多中心、大样本研究进一步证实。在临床实践中应该告知孕妇及家属其胎儿的可能预后,在充分咨询的基础上根据病情的严重程度、家属的意愿,以及医院是否具备宫内干预的条件,制定个体化的治疗方案。

问题 6:单绒毛膜双胎一胎胎死宫内后,如何咨询存活胎儿的预后?

【专家观点或推荐】由于单绒毛膜双胎的特殊性,建议由有经验的专科医师负责存活胎儿的预后咨询。(推荐等级 B)

在单绒毛膜双胎妊娠中，关于早孕期双胎之一胎死宫内对另一胎儿的潜在风险及严重程度，目前尚无研究证实。中、晚孕期单绒毛膜双胎一胎死亡后，另一胎会通过胎盘吻合血管对死亡胎儿进行急性宫内输血，从而导致供血儿脑损伤甚至死亡。2019 年 Mackie 等[20]的一项 meta 分析发现，当单绒毛膜双胎一胎于孕 14 周死亡后，共存胎儿胎死宫内的发生率（95%CI）为 41.0%（33.7%~49.9%）。存活胎儿中，20.0%（12.8%~31.1%）产前 MRI 出现异常影像学表现。早产、新生儿颅脑影像学异常、神经发育异常和新生儿死亡率分别为 58.5%（33.7%~49.9%）、43%（32.8%~56.3%）、28.5%（19.0%~42.7%）和 27.9%（21.1%~36.9%）。这个研究结果提示，单绒毛膜双胎一胎胎死宫内后，共存胎儿的死亡率高于以往的文献报道。单绒毛膜双胎一胎发生胎死宫内的孕周是影响存活胎儿预后的关键因素。与孕 28 周后死亡者相比，孕 28 周前发生一胎死亡者，存活胎儿胎死宫内和新生儿死亡的风险均显著增高［OR 值（95%CI），2.31（1.02~5.25）和 2.84（1.18~6.77）］。当合并 sFGR 和早产时，新生儿的死亡风险明显增高［4.83（1.14~20.47）和 4.95（1.71~14.30）］[20]（证据等级Ⅱb）。

问题 7： 如何处理双胎反向动脉灌注（twin reversed arterial perfusion，TRAP）序列征？

【专家观点或推荐】 应将 TRAP 序列征的孕妇及时转诊到有经验的产前诊断中心或胎儿医学中心进行监测，给予相应的咨询，提供合理的治疗方案。（推荐等级 C）

TRAP 序列征的治疗方式和手术指征与 2015 双胎指南保持一致。但对于宫内治疗的时机，目前存在较大争议。传统的 TRAP 序列征宫内治疗在孕 16 周后进行，其成功率可达 80%~90%。但在等待宫内治疗的过程中，约有 1/3 的泵血儿面临宫内死亡的风险[41]。宫内干预成功的 TRAP 序列征病例，泵血儿发生早产和低出生体重的风险增加，可能会影响个体远期的健康发育，增加远期救治的社会经济成本。因此，也有学者主张在早孕期发现 TRAP 序列征后，于孕 16 周前进行宫内干预[42-44]。但这仍需更大样本的数据支持。对于手术指征或手术时机的选择，建议临床医生进行个体化评估。（证据等级

Ⅱb)

问题8：如何诊断及处理单绒毛膜单羊膜囊（monochorionic monoamniotic，MCMA）双胎妊娠？

【专家观点或推荐】MCMA双胎妊娠因为脐带缠绕风险较高，孕期需加强监测。MCMA双胎的分娩方式以剖宫产为宜，分娩时机以孕32~34周为宜。（推荐等级E）

目前认为，对MCMA双胎的最佳诊断时机为孕11~14周。由于卵黄囊的分裂时间接近于羊膜囊，故以往有学者提出采用早孕期计数卵黄囊数目诊断MCMA双胎的方法。但2019年的一项MCMA双胎队列研究发现，有32%的MCMA双胎存在双卵黄囊，所以建议将MCMA双胎的诊断时间推迟到至少胎龄8周后，在经阴道超声准确排除双胎间羊膜分隔后再诊断[45]。（证据等级Ⅲ）

MCMA双胎围产儿发病率和病死率较高。因此一旦诊断为MCMA双胎，应严密监护。但对于采用何种手段监测，以及监测频率如何，目前并无统一认识[46]。2019年的一项多中心前瞻性队列研究了MCMA双胎的妊娠结局，发现孕24周前胎儿死亡率为31.8%，主要与自然流产、胎儿畸形有关；孕24周后围产儿的死亡率仅为14.7%，低于以往研究，且死亡率随着孕周增大而下降，死亡孕周分布在孕24~30周，30~32周和≥33周的比例依次为69.2%、11.8%和4.5%，这可能得益于近年来对单绒毛膜双胎管理策略的改进，包括超声早期诊断、严密监测以及适时（孕32~34周）分娩等[47]。当MCMA双胎估测体重相差≥20%时，胎儿死亡的风险增大，应适当增加胎儿监测频率[48]。这些研究提示，对不合并结构异常和其他单绒毛膜双胎并发症（如sFGR、TTTS等）的MCMA双胎，可考虑期待治疗。（证据等级Ⅱb）

问题9：如何治疗TAPS？

【专家观点或推荐】TAPS一经诊断，建议每周监测1次。目前对于TAPS进行宫内治疗的指征尚无共识[17]。2019年的一篇meta分析发现，对TAPS进行期待治疗、胎儿宫内输血和胎儿镜激光术，围产儿死亡率分别为14.3%（13/91）、15.8%（12/76）和10.3%（3/29），存活胎儿发病率为23.5%（8/34）、25.6%（10/39）和0，差异无统计学意义[49]。2020年发表的一项多中心研究纳入了249例原发的TAPS病例,比较期待治疗、宫内输血、胎儿镜激光术和选择性减胎术的妊娠结局,结果围产儿死亡率分别为11.9%(12/101)、3.8%(2/52)、12.9%(21/163)和2/17,新生儿严重并发症的发生率分别为28.0%(26/93)、44.0%(22/50)、30.3%(44/145)和4/17,差异均无统计学意义[50]。目前尚无证据支持何种方法更为有效。(证据等级Ⅱb)

三、双胎临床研究领域最新热点问题

为了降低多胎妊娠的发病率和死亡率,改善多胎妊娠远期不良结局,减轻家庭的负担,2017年,由英国双胎和多胎协会(Twins and Multiple Births Association)、澳大利亚双胎研究协会(Twins Research Australia)和英国圣乔治大学(St George's University)共同牵头,采用James Lind Alliance的方法[51],对从事双胎及多胎专业领域的临床医生、护理人员、研究员,以及多胞胎和多胞胎父母进行问卷调查。通过对调查问卷以及相关指南问题的汇总和筛选,最终提出多胎研究领域中十大亟待解决的问题,用以指导国际上该领域的研究方向,并为相关资助政策及指南的制定提供参考[52]。现列举这十大问题如下。

1. 对相关工作人员开展多胎妊娠的专业培训,能否改善多胎妊娠孕妇的妊娠结局?

2. 如何降低多胎妊娠新生儿的住院率?如何缩短已住院新生儿的住院周期?

3. 如何预防或疏导多胎父母的产后心理健康问题?

4. 如何预防多胎妊娠的母体并发症?

5. 多胎妊娠的近远期结局如何?产前事件和医疗干预是如何影响这些结局的?

6. 三胎及三胎以上妊娠的最佳管理方案是什么?

7. 多胎妊娠中,小于胎龄儿的预期生长模式是什么?如何评估并有效管理多胎的生长?

8. 父母怎样才能更好地促进多胎妊娠胎儿出生后的成长发育(语言能力和教育等)?

9. 多胎妊娠产妇的近远期健康风险有哪些?

10. 哪些产前因素（如生活方式的改变、健康史、性格特征），以及对多胎父母提供哪些支持，最有利于多胎妊娠胎儿的分娩，以及多胎妊娠胎儿生后及其父母的健康管理及发展？

本次更新后，本指南的全部推荐条款见附表1。

参与本指南编写和讨论的专家（以姓名拼音为序）：陈敦金（广州医科大学附属第三医院）、段涛（同济大学附属上海第一妇婴保健院）、刘彩霞（中国医科大学附属盛京医院）、刘兴会（四川大学华西第二医院）、漆洪波（重庆医科大学附属第一医院）、孙路明（同济大学附属上海第一妇婴保健院）、王谢桐（山东第一医科大学附属省立医院山东省妇幼保健院）、王子莲（中山大学附属第一医院）、魏瑗（北京大学第三医院）、杨慧霞（北京大学第一医院）、赵扬玉（北京大学第三医院）、周祎（中山大学附属第一医院）

附表1 双胎妊娠临床处理指南（2020年更新后）的全部推荐条款

问题	推荐条款	推荐等级
一、双胎绒毛膜性的判断		
如何判断双胎妊娠的绒毛膜性？	早、中孕期（孕6~14周）超声检查发现为双胎妊娠时，应该判断绒毛膜性，保存相关的超声图像	B
	如果判断绒毛膜性有困难时，需要及时转诊至区域性产前诊断中心或胎儿医学中心	E
二、双胎妊娠的产前筛查及产前诊断		
如何对双胎妊娠进行产前非整倍体筛查及双胎结构筛查？	孕11~13周$^{+6}$超声筛查可以通过检测胎儿颈项透明层厚度评估胎儿发生唐氏综合征的风险，并可早期发现部分严重的胎儿畸形	B
	不建议单独使用中孕期生化血清学方法对双胎妊娠进行唐氏综合征筛查	E

续 表

问题	推荐条款	推荐等级
	建议在孕18~24周进行超声双胎结构筛查。双胎容易因胎儿体位的关系影响结构筛查质量,有条件的医院可根据孕周分次进行包括胎儿心脏在内的结构筛查	C
无创产前检测是否适用于双胎妊娠常见非整倍体异常筛查?	早孕期应用母体血浆中胎儿游离DNA筛查21-三体具有较高的敏感性和特异性,筛查效能与单胎妊娠近似,且优于早孕期联合筛查或中孕母体生化筛查	B
如何对双胎进行细胞遗传学诊断?	对于有指征进行细胞遗传学检查的孕妇,要及时给予产前诊断咨询	E
	双胎妊娠有创性产前诊断操作带来的胎儿丢失率高于单胎妊娠。建议转诊至有能力进行宫内干预的产前诊断中心进行	B
	对于双绒毛膜双胎,应对2个胎儿进行取样。对于单绒毛膜双胎,通常只需对其中任一胎儿取样;但如出现一胎结构异常或双胎大小发育严重不一致,则应对2个胎儿分别取样	B
三、双胎的妊娠期监护		
如何进行双绒毛膜双胎的妊娠期监护?	双绒毛膜双胎较单胎需要进行更多次的产前检查和超声监测,需要有经验的医师对此种高危妊娠进行孕期管理	B
如何进行单绒毛膜双胎的妊娠期监护?	单绒毛膜双羊膜囊双胎的孕期监护需要产科医师和超声医师的密切合作。发现异常时,建议及早转诊至有条件的产前诊断中心或胎儿医学中心	B
	在充分知情告知的基础上,晚孕期加强对单绒毛膜单羊膜囊双胎的监护,酌情适时终止妊娠	C

续 表

问题	推荐条款	推荐等级
四、双胎妊娠早产的筛查、诊断、预防和治疗		
预测双胎妊娠早产的母体危险因素有哪些?	既往早产史或既往早期足月单胎分娩史与双胎妊娠早产密切相关	B
	孕妇年龄、种族、产次、孕前体重指数、吸烟史,以及妊娠合并糖尿病,与双胎妊娠早产密切相关	B
宫颈长度测量能否预测早产?	经阴道宫颈长度测量及经阴道检测胎儿纤维连接蛋白可用于预测双胎妊娠早产的发生,但目前没有证据表明哪种方法更具优势	B
卧床休息可以减少双胎妊娠早产发生吗?	没有证据表明卧床休息和住院观察可以改善双胎妊娠的结局	A
宫颈环扎术可以预防双胎妊娠早产的发生吗?	对于宫颈长度<1.5 cm 或宫颈扩张>1 cm 的双胎妊娠,宫颈环扎术可能延长妊娠,并减少早产的发生	B
孕激素可以预防双胎妊娠早产的发生吗?	无症状且中孕期超声显示宫颈管短的双胎孕妇,阴道使用孕激素可降低<孕35周早产的风险,降低新生儿死亡率以及部分新生儿疾病的患病率。没有证据提示阴道使用孕激素对新生儿远期神经发育有显著影响	A
双胎的促胎肺成熟方法与单胎不同吗?	对早产风险较高的双胎妊娠,可按照单胎妊娠的处理方式进行糖皮质激素促胎肺成熟治疗	C
宫缩抑制剂可以预防双胎妊娠早产的发生吗?	与单胎妊娠类似,双胎妊娠中应用宫缩抑制剂可以在较短时期内延长孕周,以争取促胎肺成熟及宫内转运的时机	B

续 表

问题	推荐条款	推荐等级
五、双胎妊娠的分娩方式和分娩孕周		
双胎妊娠如何选择分娩方式?	双胎妊娠的分娩方式应根据绒毛膜性、胎方位、孕产史、妊娠合并症及并发症、子宫颈成熟度及胎儿宫内情况等综合判断,制订个体化的指导方案,目前没有足够证据支持剖宫产优于阴道分娩	C
	鉴于国内各级医院医疗条件存在差异,医师应与患者及家属充分沟通交流,使其了解双胎阴道分娩过程中可能发生的风险及处理方案、剖宫产的近期及远期的风险,权衡利弊,个体化分析,共同决定分娩方式	E
绒毛膜性能影响双胎妊娠分娩方式的选择吗?	无合并症的单绒毛膜双羊膜囊双胎及双绒毛膜双羊膜囊双胎可以选择阴道试产。单绒毛膜单羊膜囊双胎建议行剖宫产终止妊娠	B
如何决定双胎妊娠最佳分娩孕周?	建议对于无并发症及合并症的双绒毛膜双胎,可期待至孕 38 周时再考虑分娩	B
	无并发症及合并症的单绒毛膜双羊膜囊双胎,可以在严密监测下至孕 37 周分娩	B
	建议单绒毛膜单羊膜囊双胎的分娩孕周为孕 32~34 周,也可根据母胎情况适当延迟分娩孕周	C
	复杂性双胎(如 TTTS、sFGR 及双胎贫血-多血质序列征等)需要结合每个孕妇及胎儿的具体情况制定个体化的分娩方案	C

问题	推荐条款	推荐等级
双胎的胎方位影响分娩方式选择吗?	双绒毛膜双胎、第1个胎儿为头先露的孕妇,在充分知情同意的基础上可以考虑阴道分娩	B
双胎延迟分娩如何处理?[a]	双胎妊娠延迟分娩过程中存在发生严重母儿感染的风险,需向患者及其家属详细告知风险利弊,慎重决定	B

六、双绒毛膜双胎的孕期并发症

问题	推荐条款	推荐等级
如何诊断双绒毛膜双胎生长不一致?	*双绒毛膜双胎生长不一致的诊断标准为双胎中一胎估测体重<同胎龄第3百分位数;或符合以下3个条件中的至少2个:(1)一胎估测体重<第10百分位数;(2)2个胎儿估测体重差异≥25%;(3)较小胎儿的脐动脉搏动指数>第95百分位数*	E
对妊娠中晚期的双绒毛膜双胎生长不一致如何管理?[a]	建议将双胎生长不一致的孕妇转诊至有经验的产前诊断中心进行详细的胎儿结构筛查,并咨询及决定是否需要进行胎儿遗传学检查	B

七、双绒毛膜双胎中一胎胎死宫内

问题	推荐条款	推荐等级
双绒毛膜双胎中一胎胎死宫内对母胎的影响以及临床处理[a]	*双绒毛膜双胎由于胎盘之间无吻合血管,其中一胎胎死宫内一般不会对另一胎造成影响。但早产是双绒毛膜性双胎中一胎胎死宫内后的最大风险,共存胎儿死胎等风险也较高。发生神经系统后遗症的风险为1%,最主要的风险为早产。如果存活胎儿不存在危险因素或孕周远足月,通常选择期待观察,结局良好*	B

续 表

问题	推荐条款	推荐等级
八、双绒毛膜双胎中一胎异常		
早孕期筛查双绒毛膜双胎头臀长的差异能预测不良妊娠结局吗?	*早孕期超声筛查头-臀长的差异预测不良妊娠结局的价值有限*	B
九、单绒毛膜双胎妊娠孕期特殊并发症		
(一) TTTS		
如何诊断 TTTS?	对于单绒毛膜双胎孕妇,若短期内出现腹围明显增加或腹胀明显时应警惕 TTTS 的发生。如超声发现羊水量异常,建议转诊至区域性有条件的产前诊断中心或胎儿医学中心以明确诊断	E
如何对 TTTS 进行分期?	目前最常用的是 Quintero 分期	E
如何治疗 TTTS?[a]	对于 Quintero 分期Ⅱ期及以上的孕 16~26 周的 TTTS,可提供胎儿镜激光术治疗。TTTS 的治疗应该在有能力进行宫内干预的胎儿医学中心进行	A
(二) sFGR		
如何诊断 sFGR?[a]	*诊断 sFGR 需符合双胎中一胎估测体重<第 3 百分位数,或符合以下 4 项中的至少 2 项:(1)一胎估测体重<第 10 百分位数;(2)一胎腹围<第 10 百分位数;(3) 2 个胎儿估测体重差异≥25%;(4)较小胎儿的脐动脉搏动指数>第 95 百分位数*	E
如何对 sFGR 进行分型、预后和临床干预的咨询?[a]	sFGR 的临床转归和处理较复杂,应尽可能在有经验的产前诊断中心或胎儿医学中心接受详细的评估,制定诊疗方案	B

续 表

问题	推荐条款	推荐等级
(三) 单绒毛膜双胎中一胎胎死宫内	发现单绒毛膜双胎发生一胎死宫内后,建议转诊至区域性产前诊断中心或胎儿医学中心进行详细的评估	B
单绒毛膜双胎一胎胎死宫内后,如何咨询存活胎儿的预后?[a]	由于单绒毛膜双胎的特殊性,建议由有经验的专科医师负责存活胎儿的预后咨询	B
如何进行单绒毛膜双胎发生一胎胎死宫内后的妊娠管理?	建议产前诊断中心或胎儿医学中心对于单绒毛膜双胎中一胎死宫内孕妇制定个体化的诊疗方案	B
(四) 单绒毛膜双胎中一胎畸形		
单绒毛膜双胎中一胎畸形如何诊断、咨询及处理?	单绒毛膜双胎胎儿畸形的发生率为单胎妊娠的2~3倍。单绒毛膜双胎孕妇发生一胎异常应进行个体化咨询,并给予相应的监测和手术治疗	B
(五) 双胎反向动脉灌注序列征		
如何处理双胎反向动脉灌注序列征?[a]	应将双胎反向动脉灌注序列征的孕妇及时转诊到有经验的产前诊断中心或胎儿医学中心进行监测,给予相应的咨询,提供合理的治疗方案	C
(六) 单绒毛膜单羊膜囊双胎妊娠		
如何诊断及处理单绒毛膜单羊膜囊双胎妊娠?	单绒毛膜单羊膜囊双胎妊娠因为脐带缠绕风险较高,孕期需加强监测。单绒毛膜单羊膜囊双胎的分娩方式以剖宫产为宜,分娩时机以孕32~34周为宜	E

续 表

问题	推荐条款	推荐等级
如何诊断双胎贫血-多血质序列征?	*双胎贫血-多血质序列征的产前诊断标准为临床排除TTTS,多血质儿MCA-PSV≤0.8 MoM,贫血儿MCA-PSV≥1.5 MoM,或2个胎儿MCA-PSV差值≥1.0 MoM。产后的诊断标准为2个胎儿血红蛋白水平差异≥80 g/L,并且贫血儿与多血质儿的网织红细胞比值≥1.7*	E

注:斜体文字为对2015年"双胎妊娠临床处理指南"相应推荐意见做出更新,或本次更新时新增推荐意见;a 推荐意见无须更新,但更新了形成推荐的证据;TTTS:双胎输血综合征(twin-twin transfusion syndrome);sFGR:选择性胎儿生长受限(selective fetal growth restriction);MoM:中位数倍数(multiple of the median);MCA-PSV:大脑中动脉收缩期峰值流速(middle cerebral artery peak systolic velocity)

参考文献从略

(通信作者:孙路明 段 涛 杨慧霞)
(本文刊载于《中华围产医学杂志》2020年第23卷第8期第505-516页)

推荐扫码阅读:双胎妊娠临床处理指南(第一部分):双胎妊娠的孕期监护及处理

推荐扫码阅读:双胎妊娠临床处理指南(第二部分):双胎妊娠并发症的诊治

妊娠期运动专家共识（草案）

中国妇幼保健协会妊娠合并糖尿病专业委员会
中华医学会妇产科学分会产科学组

运动作为健康生活方式的重要组成部分，在生命的各个阶段都发挥着维持和提高机体心肺功能，并降低肥胖、糖尿病、高血压等慢性疾病风险的重要作用。妊娠期女性也建议保持适当的运动。

目前，我国仍缺乏妊娠期运动相应的专家共识。中国妇幼保健协会妊娠合并糖尿病专业委员会和中华医学会妇产科学分会产科学组联合组织全国专家进行多次讨论和修改，参考美国妇产科医师学会（American College of Obstetricians and Gynecologists，ACOG）[1]、加拿大妇产科医师协会（Society of Obstetricians and Gynaecologists of Canada，SOGC）与加拿大运动生理学学会（Canadian Society for Exercise Physiology，CSEP）[2]、英国皇家妇产科医师学会（Royal College of Obstetricians and Gynaecologists，RCOG）[3-4]等相关指南，同时查阅大量高级别证据的相关文献，并结合我国国情，在广泛征求意见的基础上撰写本专家共识，以期为指导临床实践和妊娠期合理运动提供参考。

本共识中的推荐等级的界定方法采用评估、制订和评价（grades of recommendation, assessment, development, and evaluation, GRADE）方法进行推荐强度分级。对于有良好和

引用文本：中国妇幼保健协会妊娠合并糖尿病专业委员会，中华医学会妇产科学分会产科学组．妊娠期运动专家共识（草案）[J]．中华围产医学杂志，2021，24（09）：641-645.DOI：10.3760/cma.j.issn113903-20210713-00630.

一致的科学证据支持（有随机对照研究支持）的证据推荐等级为 A 级；对于有限的或不一致的文献支持（缺乏随机对照研究）的证据推荐等级为 B 级；主要根据专家共识的证据推荐等级为 C 级。

一、妊娠期运动的益处

【推荐1】 妊娠期运动风险低，且对母儿有益。（推荐等级 A）

妊娠使女性机体发生解剖学和生理学的变化，如腰椎前凸、关节负担加重、血容量增加、外周循环阻力降低、肺储备能力下降等。妊娠期运动可通过加强机体肌肉力量缓解疼痛、减轻关节水肿，增强孕妇产程和分娩的体力，进而促进分娩、减少剖宫产。同时，妊娠期运动还可改善孕妇情绪、减少抑郁。更加重要的是，妊娠期适当运动不增加早产的发生，并可以控制孕妇妊娠期体重过度增长，减少胰岛素抵抗，以及预防妊娠期糖尿病（gestational diabetes mellitus，GDM）、子痫前期等妊娠并发症，从而改善母儿预后，保障母婴安全和健康[5-10]。

二、妊娠期运动的适应人群及禁忌证

【推荐2】 所有无妊娠期运动禁忌证的孕妇均建议妊娠期进行规律运动。（推荐等级 A）

所有无妊娠期运动禁忌证的孕妇均建议在妊娠期进行规律的运动[1-4, 11-14]。专业人员（如妇产科医生）在给予孕妇妊娠期运动建议之前应对孕妇的身体状况进行充分评估。

妊娠期运动禁忌证包括严重心脏或呼吸系统疾病，重度子痫前期/子痫，未控制的高血压、甲状腺疾病、1 型糖尿病，宫颈机能不全，持续阴道出血，先兆早产，前置胎盘，胎膜早破，重度贫血，胎儿生长受限，多胎妊娠（三胎及以上）等。有妊娠期运动禁忌证的孕妇除日常活动外，不建议进行规律运动。当孕妇存在轻中度心脏或呼吸系统疾病、复发性流产史、早产史、严重肥胖、营养不良或极低体重（体重指数＜12 kg/m^2）、双胎妊娠，以及癫痫且症状控制不佳时，应在接受详细的专业评估，综合考虑运动利弊后，由医生决定能否进行妊娠期运动，并给予运动形式、频率、强度等建议。此外，当孕妇运动时出现以下情况,应停止运动:阴道出血、规律并有痛觉的宫缩、胎膜早破、呼吸困难、头晕、头痛、胸痛、肌肉无力影响平衡等[1-4, 11-14]。

三、妊娠期运动频率和持续时间

【推荐3】 无运动禁忌证的孕妇,妊娠期应每周进行5 d、每次持续30 min 的中等强度运动。(推荐等级B)

ACOG建议无运动禁忌证的孕妇,每天或一周至少4 d进行20~30 min 的中等强度运动[1]。SOGC与CSEP建议无运动禁忌证的孕妇,每周进行至少150 min 中等强度运动,且一周至少3 d[2]。美国健康与人类服务部与RCOG同样建议健康孕产妇妊娠期和产后每周进行至少150 min 中等强度运动[4]。丹麦和挪威关于妊娠期运动指南建议无运动禁忌证的孕妇每天进行30 min 中等强度运动,日本则建议健康孕妇每周进行2~3次、每次60 min 的中等强度运动[4]。

研究证实,即使孕妇既往无运动习惯,母胎也可耐受妊娠期30 min 的中等强度运动[15]。研究证实,每周进行3 d或以上,共计持续150 min 的中等强度运动,可显著降低GDM、子痫前期及妊娠期高血压疾病的发生风险[8]。且随着妊娠期运动频次、持续时间及运动强度的相对增加,妊娠期获益增加[5, 8, 16]。因此,本共识建议无运动禁忌证的孕妇,每周进行5 d、每次持续30 min 的中等强度运动。

四、妊娠期运动形式/类型

【推荐4】 妊娠期的运动形式包括有氧运动及抗阻力运动。应避免有身体接触、有摔倒及受伤风险的运动,以及在高海拔地区运动。(推荐等级C)

有氧运动及抗阻力运动均是妊娠期可接受的运动形式。推荐的运动形式包括步行、游泳、固定式自行车运动等[1-4, 11-14]。同时,妊娠期应避免需要有身体接触、快速移动等增加摔倒风险的运动,以及容易引起静脉回流减少和低血压的仰卧位运动[1-4, 11-14]。尽管研究认为母体发热、进行热水浴或桑拿等情况可能会增加胎儿神经管缺陷的风险,但研究发现,运动尚不足以将母体核心体温提高到引起并发症的程度[1]。但是妊娠期间,尤其是妊娠早期，仍应避免引起母体体温过高的运动，如高温瑜伽或普拉提[1]。此外，本共识建议孕妇每周至少进行3~5 d的盆底肌肉训练，如凯格尔运动，以减少尿失禁的风险[2, 12]。

相较有氧运动，有关妊娠期抗阻力运动的研究相对较少。但现有研究指出，妊娠期进行有氧运动与抗阻力运动的结合运动较单独进行有氧运动更能改善妊娠结局[2]。

对于妊娠期运动地区海拔的限定，SOGC与CSEP认为对于长期生活在低海拔地区的孕妇，其在海拔1500~2800 m进行运动都是安全的[2]，ACOG则认为孕妇在海拔<1800 m地区运动是安全的[1]。

五、妊娠期运动强度

【推荐5】 孕期运动以中等强度为宜，即运动时心率达到心率储备（heart rate reserve，HRR）的60%~80%，或感知运动强度评分应为13~14分。妊娠前无运动习惯的孕妇，妊娠期运动应从低强度开始，循序渐进。（推荐等级C）

多数学术组织建议妊娠期运动应达到中等强度运动水平。而对于中等强度运动的量化，主要通过以下2项指标：心率和自觉劳累分级（ratings ofperceived exertion，RPE）。SOGC与CSEP推荐当孕妇运动时心率达到HRR的40%~59%则提示运动强度达到中等强度水平；当心率达到HRR的60%~80%提示运动强度达到高强度水平。应避免孕期剧烈的运动（心率>90% HRR）[2]。英国的指南认为孕妇运动时的心率可达到HRR的60%~90%，而对于孕前久坐不动的孕妇在妊娠期运动的最高心率以HRR的60%~70%为宜[3-4]。ACOG认为，在监测孕期运动强度时，使用基于Borg感知运动强度度量表（表1）的RPE比心率参数更有效[1]。Borg量表有从6~20分共15个等级评分，代表对劳累程度感受的不同等级，其中6分代表"非常非常轻松"，20分代表"非常非常困难"。对于中等强度的运动，孕妇的RPE评分应为13~14分，即其对自我运动强度的感受为有点困难[1, 11]。这一量化方式也是目前使用最广泛的。此外，使用"谈话测试"是另一种衡量运动程度的方法，即孕妇的主观感觉运动"有点困难"，但仍可以在运动的时候与人交谈，则运动强度对于其来说即不会过于轻松或过度剧烈[1-2, 11-12]。

此外,对于妊娠前无规律运动的孕妇,建议妊娠期从低强度运动开始,并逐渐加强运动强度。

六、安全注意事项

【**推荐 6**】 运动过程中应保持充足的水分供给,穿宽松的衣服,避免在高温和高湿度环境中运动。(推荐等级 C)

表 1　Borg 感知运动强度度量表[1]

评分	自觉劳累分级	评分	自觉劳累分级
6		14	
7	非常非常轻松	15	困难
8		16	
9	非常轻松	17	非常困难
10		18	
11	比较轻松	19	非常非常困难
12		20	
13	有点困难		

需要注意的是,如果孕妇在平躺运动时感到头晕、恶心或不适,应调整运动体位,避免采用仰卧位。在运动期间,孕妇应该保持充足的水分供给,穿宽松的衣服,并避免在高温和高湿度环境中运动。此外,在任何运动过程中应包含热身和舒缓放松环节。最后,当孕妇在运动过程中出现任何不适,都应停止活动并就医[1-4]。

七、特殊人群的相应注意事项

【**推荐 7**】 对于妊娠期运动强度明显超过指南推荐的孕妇,应在专业人员的指导和监护下进行运动;GDM 孕妇若使用胰岛素治疗,需警惕运动引起的低血糖,尤其是孕早期;孕前肥胖孕妇应尽早开始运动,并应从低强度、短持续时间开始,循序渐进。(推荐等级 C)

ACOG 建议对于孕前即有规律运动习惯的健康且没有妊娠合并症的孕妇,在妊娠期亦可继续孕前的运动,如慢跑和有氧运动,并不会产生不良妊娠结局。但对于曾经进行竞技体育运动的孕妇或者妊娠期运动强度明显超过指南推荐的孕妇,应在专业人员的指导和监护下进行运动[1]。

GDM 孕妇若未使用胰岛素治疗,对于妊娠期运动无额外注意事项。根据美国运动医学学会和澳大利亚运动科学学会建议,GDM 孕妇妊娠期运动间隔不应超过 2 d,因为运动对于胰岛素敏感性的改善和葡萄糖被动摄取作用通常最多仅能维持 48 h[17]。但若 GDM 孕妇使用胰岛素治疗,需警惕运动引起低血糖,尤其是孕早期[17-18]。

孕前肥胖孕妇的妊娠期运动应从低强度、短持续时间开始,然后逐渐加强。相比孕中期开始对孕前肥胖孕妇进行运动干预,孕早期甚至孕前即开始运动干预,可能使其获益更大[9, 19]。

八、产后运动

【推荐8】 产后应尽早恢复运动锻炼并保持规律的运动习惯。(推荐等级 B)

产后是建立和巩固健康生活方式的好时机。产后恢复运动锻炼或培养新的运动习惯对维持终身健康生活习惯很重要。有研究表明,产后保持规律运动有助于产妇产后体重回降,并减少产后抑郁的发生[20]。无医疗或手术并发症的女性应在分娩后尽快恢复规律的运动锻炼。盆底运动可在产后尽早进行。研究证实,规律的有氧运动可改善哺乳期妇女的心血管健康,并不影响泌乳量、乳汁成分及婴儿生长[1]。

本共识总结了现有关于妊娠期运动推荐的基本建议(附表1),旨在提高妊娠期女性生活质量、减少妊娠并发症及改善生命健康。希望该共识有助于医务工作者指导围产期女性运动实践,最终使母儿两代实现健康获益。

附表 1 本共识推荐条款总结

推荐等级	推荐内容
A	妊娠期运动风险低,且对母儿有益
	所有无妊娠期运动禁忌证的孕妇均建议妊娠期进行规律运动
B	无运动禁忌证的孕妇,每周进行 5 d、每次持续 30 min 的中等强度运动
	产后应尽早恢复运动锻炼并保持规律的运动习惯

续 表

推荐等级	推荐内容
C	专业人员如妇产科医生,在给予孕妇妊娠期运动建议之前应对其身体状况进行充分的评估
	孕期运动以中等强度为宜,即孕妇运动时心率达到心率储备的60%~80%,或感知运动强度评分为13~14分
	妊娠期应避免有身体接触、摔倒受伤风险及高海拔地区运动
	妊娠前无规律运动的孕妇,妊娠期运动应由低强度开始,循序渐进
	孕期运动强度明显超过指南推荐的孕妇,应在专业人员的指导和监护下进行运动
	使用胰岛素治疗的妊娠期糖尿病孕妇,需警惕运动引起低血糖的发生,尤其是在孕早期
	孕前肥胖孕妇应尽早开始运动,并应从低强度、短持续时间开始,循序渐进
	运动过程中应保持充足的水分供给,穿宽松的衣服,并避免在高温和高湿度环境中运动

执笔专家:王晨(北京大学第一医院)、马京梅(北京大学第一医院)、杨慧霞(北京大学第一医院)

参与讨论专家(按姓氏拼音排序):曹永平(北京大学第一医院)、陈丹青(浙江大学医学院附属妇产科医院)、郭建军(首都体育学院)、隽娟(北京大学第一医院)、李笑天(复旦大学附属妇产科医院)、刘斌(中山大学附属第一医院)、刘军(北京大学第一医院)、刘兴会(四川大学华西第二医院)、马京梅(北京大学第一医院)、米阳(西北妇女儿童医院)、单瑞芹(济南市妇幼保健院)、宋耕(北京大学第一医院)、苏日娜(北京大学第一医院)、王晨(北京大学第一医院)、王子莲(中山大学附属第一医院)、魏玉梅(北京大学第一医院)、颜建英(福建省妇幼保健院)、杨昕(北京大学第一医院)、杨慧霞(北京大学第一医院)、杨秋红(济南市妇幼保健院)、张眉花(太原市妇幼保健院)、张小松(北京大学第一医院)

参考文献从略

(通信作者:杨慧霞)
(本文刊载于《中华围产医学杂志》
2021年第24卷第9期第641-645页)

5 复发性流产诊治专家共识（2022）

中华医学会妇产科学分会产科学组
复发性流产诊治专家共识编写组

自2016年中华医学会妇产科学分会产科学组发布《复发性流产诊治的专家共识》[1]以来，我国临床工作者继续对复发性流产（recurrent spontaneous abortion，RSA）进行了大量的实践工作，在生殖免疫学的基础及临床研究方面取得了一定的进展。但是，由于RSA病因复杂，其仍然是一类未被完全清楚认识的疾病，临床工作中针对RSA的诊治仍然存在诸多不规范和不合理之处。近年来，我国相关领域专家也讨论并发布了多个专家共识，如《低分子肝素防治自然流产中国专家共识》[2]、《产科抗磷脂综合征诊断与处理专家共识》[3]、《复发性流产合并风湿免疫病免疫抑制剂应用中国专家共识》[4]、《自然流产诊治中国专家共识（2020年版）》[5]和《复发性流产合并血栓前状态诊治中国专家共识》[6]等，这些共识积极推动了我国RSA诊治的规范化。中华医学会妇产科学分会产科学组的相关专家经过3次充分讨论，在2016年《复发性流产诊治的专家共识》的基础上，参照国内外最新的相关指南及共识，结合最新临床、基础研究证据和实践经验，针对我国国情并遵循循证医学理念，发布了《复发性流产诊治专家共识（2022）》，对RSA的定义、病因、筛查和治疗等相关内容进行了更新。本专家共识强调对RSA进行合理的病因筛查，通过

本共识位列"2022年度中国指南/共识科学性、透明性和适用性评级"前300。
引用文本：中华医学会妇产科学分会产科学组，复发性流产诊治专家共识编写组. 复发性流产诊治专家共识（2022）[J]. 中华妇产科杂志，2022，57（09）：653-667.DOI：10.3760/cma.j.cn112141-20220421-00259.

适当的干预措施降低流产的再发风险。

一、RSA 的定义

【专家意见和推荐】 建议将与同一配偶连续发生2次及以上在妊娠28周之前的妊娠丢失定义为RSA,包括生化妊娠。

国际上对RSA的定义尚不统一,多结合本国家或本地区的经济情况及社会背景具体制定,即使是经济发达国家,对于RSA的定义也不尽相同。其差别主要是：妊娠的定义、流产次数、流产的孕周上限、流产是否连续、是否包括生化妊娠。见表1。既往流产2次与3次及以上的RSA患者的病因筛查发现,两者的子宫畸形、夫妇染色体异常、抗磷脂综合征、甲状腺功能及血栓前状态等异常结果的检出率无显著差异,支持对既往流产2次及以上的RSA人群进行病因筛查[7]。近年来,我国平均生育年龄延后,生育政策调整后高龄孕妇增多,孕妇不良妊娠的风险增加,且既往流产次数是RSA的预后影响因素,故大部分专家认为既往发生2次流产的妇女再次妊娠前需要进行干预。流产的孕周上限考虑目前国内的实际情况,仍定为28周。

目前多认为已育有活胎的RSA患者的预后较好[8],多个指南建议RSA的定义应强调流产的连续性。研究显示,生化妊娠丢失与临床妊娠丢失都会影响RSA患者的预后[9]。2017年,欧洲人类生殖与胚胎学会（European Society of Human Reproduction and Embryology, ESHRE）指南对于RSA的定义中包含生化妊娠[10]。

近年来,国外部分指南或综述将RSA称为反复妊娠丢失（recurrent pregnancy loss, RPL；或recurrent miscarriage, RM）。2017年的ESHRE指南更新学术用语,建议使用妊娠丢失（pregnancy loss, PL）替代自然流产（spontaneous abortion, SA）[10]。2011年的英国皇家妇产科医师协会（Royal College of Obstetricians and Gynaecologists, RCOG）指南[11]使用的是RM,2012年的美国生殖医学学会（American Society for Reproductive Medicine, ASRM）指南[12]使用的是RPL（超声检查或组织学确认的临床妊娠）,2017年ESHRE指南[10]也使用RPL[与ASRM指南不同,其范围扩大至血或尿人绒毛膜促性腺激素（human chorionic gonadotropin, hCG）阳性诊断

表 1 不同国家或地区指南对 RSA 的定义

类别	RCOG（2011 年）	ASRM（2012 年）	ESHRE（2017 年）	CNGOF（2016 年）	DGGG/OEGGG/SGGG（2018 年）
妊娠定义	未明确定义	超声检查或组织学确认的宫内妊娠	血或尿 hCG 确认的妊娠	血 hCG 或超声检查确认的妊娠	未明确定义：但倾向于组织学确认的宫内妊娠
流产孕周上限	24 周	未明确	24 周	14 周	20 周
流产次数	≥3	≥2	≥2	≥3	≥3
流产是否连续	是	否	未明确	是	是
是否包括生化妊娠	是	否	是	未明确	未明确

注：RSA 表示复发性流产；RCOG 表示英国皇家妇产科医师协会；ASRM 表示美国生殖医学会；ESHRE 表示欧洲人类生殖与胚胎学会；hCG 表示人绒毛膜促性腺激素；CNGOF 表示法国妇产科医师协会；DGGG 表示德国妇产科学会；OEGGG 表示奥地利妇产科学会；SGGG 表示瑞士妇产科学会

的妊娠，将宫内妊娠丢失定义为RM］，2018年的德国妇产科学会（German Society of Gynecology and Obstetrics，DGGG）、奥地利妇产科学会（Austrian Society of Gynecology and Obstetrics，OEGGG）、瑞士妇产科学会（Swiss Society of Gynecology and Obstetrics，SGGG）联合指南[13]使用的是RM。自我国2016年《复发性流产诊治的专家共识》发布以来，相继出版的专家共识一直沿用"复发性流产（recurrent spontaneous abortion，RSA）"这一术语，并在临床广泛使用，本共识仍使用"RSA"这一术语。

考虑国内外对于生化妊娠的定义及诊断标准尚未统一，本共识RSA定义中的生化妊娠是指经医疗机构的血hCG检查明确的、但未能经超声或组织学检查确认的妊娠后流产，需由专业医师综合判断后进行诊断，并保留详细的病史记录。

二、RSA的危险因素及病因

【专家意见和推荐】 详细询问夫妇双方的病史，包括年龄、月经史、生育史、既往疾病史、家族史以及手术史等，询问并记录有无不良生活习惯（吸烟、饮酒等）、不良环境的暴露。对既往所有妊娠情况均应详细记录（包括妊娠次数、每次妊娠的结局）。对于既往流产史，需要记录流产的次序、周数、伴随症状、治疗措施和相关检查结果（如胚胎染色体核型分析）等。

流行病学调查显示，年龄和既往流产次数是RSA的主要危险因素[14]。回顾性研究表明，20～29岁女性发生流产的风险最低，30岁之后显著上升，45岁以后流产的风险可达50%以上[15]。仅有1次流产史的女性，其再次发生流产的风险较低，随着流产次数的增加，再流产的发生风险将显著增加，尤其是发生3次及以上流产的女性，其流产的再发风险可达40%以上[15]。

RSA的病因十分复杂，其构成多来源于回顾性临床统计数据，RSA的病因构成比例也随既往流产的次数和发生时期的不同而发生变化。RSA的病因主要包括：染色体或基因异常、解剖结构异常（包括先天性和获得性）、自身免疫性疾病、血栓前状态（prethrombotic state，PTS；包括遗传性和获得性）、内分泌因素、感染因素、男方因素以及环境心理因素等。需要指出的是，相当一部分RSA的具体原因及发病机制不明，排除以上因素的RSA称为原因不明复发性流产（unexplained recurrent spontaneous abortion, URSA）。

1. 染色体或基因异常：包括胚胎染色体异常、夫妇染色体异常及基因异常。

（1）胚胎染色体异常：流产胚胎中的染色体异常比例可达50%~60%，是自然流产最常见的原因[16-17]。胚胎染色体异常主要以染色体数目异常为主，如非整倍体（包括21三体、13三体、18三体及性染色体非整倍体等），少部分为染色体结构异常，如染色体区段性缺失或重复。现有证据表明，早期流产的胚胎染色体异常概率高于晚期流产[18]。随着年龄的增加，特别是35岁以上流产人群，胚胎染色体异常概率明显升高[16]。

（2）夫妇染色体异常：目前报道的RSA夫妇行传统染色体核型分析的染色体异常比例为3%~6%，采用基因测序方法检测后这一比例可升高至约12%[19-22]。夫妇染色体异常主要为结构异常（如染色体易位、倒位、微缺失和微重复等），少部分为数目异常（如嵌合体和性染色体数目异常等）[23]。夫妇双方的异常染色体可以通过减数分裂产生的配子遗传给胚胎，进而导致流产的发生[24]。目前，回顾性研究对于携带异常染色体的RSA夫妇再次妊娠的结局报道并不一致；部分研究显示，携带异常染色体的RSA夫妇发生再次流产的风险增加，但胎儿活产率较染色体正常者无明显差异[19]。这可能与入组人群数量、RSA诊断标准及随访时间不同有关，同时提示随着流产次数的增加，非遗传因素在RSA发生中的作用逐渐凸显。

（3）基因异常：传统的染色体核型分析技术仅能发现染色体的数目及结构异常，随着二代测序技术（next generation sequencing, NGS）在临床上的应用，较多研究通过全外显子测序（whole exome sequencing, WES）或全基因组测序（whole genome sequencing, WGS）发现了与流产可能相关的基因，基因异常可能是导致RSA的一个重要因素[25]。这些流产相关基因主要与母体的凝血功能、免疫代谢及胚胎的着床、生长发育相关，但具体的分子机制有待深入研究[26]。

2. 解剖结构异常：子宫解剖结构异常和子宫颈机能不全是常见的与RSA相关的解剖因素。子宫解剖结构异常包括各种先天性子宫畸形（如纵隔子宫、弓形子宫、双角子宫、单角子宫、双子宫等），也包括各种获得性子宫解剖结构异常（如宫腔粘连、子宫肌瘤和子宫腺肌病等）。RSA人群的子宫畸形率约为16%，明显高于正常人群，常见的子宫畸形为纵隔子宫和弓形子宫[27-28]。子宫颈机能不全是指先天性或获得性因素的作用下，子宫颈无法维持其形态和功能至胎儿足月分娩的一种异常状态，主要临床表现为妊娠中晚期子宫颈管无痛性扩张，胎儿过早娩出，导致晚期流产和早产，是解剖因素导致晚期流产的主要表现形式[29]。医源性的操作也可能引发子宫颈机能不全，如子宫颈锥切术、引产术中的机械性损伤等。近年的研究提示，辅助生殖技术妊娠的女性子宫颈机能不全的发生风险可能增加[30]。

3. 自身免疫性疾病：自身免疫性疾病是指机体产生的自身抗体、自身反应性淋巴细胞及细胞因子攻击自身正常细胞和组织，导致组织器官损伤及其功能障碍的一组疾病。常见的妊娠合并自身免疫性疾病包括：抗磷脂综合征（antiphospholipid syndrome，APS）、系统性红斑狼疮（systemic lupus erythematosus，SLE）、干燥综合征（Sjogren's syndrome，SS）、类风湿关节炎（rheumatoid arthritis，RA）、系统性硬化症（systemic sclerosis，SSc）及未分化结缔组织病（undifferentiated connective tissue disease，UCTD）等。

APS是以血液循环中存在可引起血栓或病理妊娠等不良后果的抗磷脂抗体（antiphospholipid antibodies，aPL）为主要特征的一种自身免疫性疾病，与RSA关系密切[31]。aPL包括狼疮抗凝物（lupus anticoagulant，LA）、抗心磷脂抗体（anticardiolipin antibody，aCL）和抗β2糖蛋白Ⅰ抗体（anti-β2 glycoprotein Ⅰ antibody，anti-β2GPⅠAb）等。以病理妊娠为主要临床特征的APS称为产科APS（obstetric antiphospholipid syndrome，OAPS）[32]。OAPS在RSA人群中的发病率约为15%，使用肝素和阿司匹林治疗可以改善这部分RSA患者的预后[7, 33]。OAPS目前采用APS的诊断标准中的病理妊娠表现进行诊断[32, 34]。OAPS的诊断及治疗一直是热点议题，传统的APS诊断标准严苛，加上实验室诊断标准的不统一，致使只有较少的RSA患者符合诊断标准并接受相应治疗。我国参照欧洲抗风湿病联盟（European League Against Rheumatism，

EULAR)的《成人抗磷脂综合征管理建议》[35],发布了《产科抗磷脂综合征诊断与处理专家共识》[3],将仅符合APS诊断标准中的临床标准或实验室标准的OAPS称为非典型OAPS (non-criteria OAPS)进行诊断[3,35]。

除了APS,其他自身免疫性疾病如SLE、SS、RA、SSc及UCTD也与不良妊娠结局相关。妊娠过程中免疫系统会发生一系列复杂的变化,加之激素水平的影响,会加重大多数自身免疫性疾病所导致的局部组织或全身免疫炎症损伤,引发血管内皮损伤促使血栓形成,进而影响胎盘的供血和胎儿发育,导致流产、死胎、早产、子痫前期和胎儿生长受限等诸多不良妊娠结局[36-37]。

4. PTS:PTS又称易栓症,是指因血液中抗凝或促凝因子的数量、功能改变,使得血液呈高凝状态,从而易于血栓形成的一种病理状态。其致病原因是血液中凝血和纤溶成分异常。PTS分为遗传性PTS和获得性PTS。遗传性PTS是一类由抗凝、凝血及纤溶有关的基因突变造成的PTS,主要包括抗凝蛋白[如蛋白C、蛋白S、抗凝血酶(antithrombin, AT)]的缺乏,凝血因子基因[如凝血因子V基因Leiden (factor V Leiden, FVL基因)]的突变,亚甲基四氢叶酸还原酶(methylenetetrahydrofolate reductase, MTHFR)基因突变引起的遗传性高同型半胱氨酸血症(hyperhomocysteinemia, HHcy)。获得性PTS主要包括APS、获得性HHcy以及其他易于血栓形成的疾病。许多研究已表明PTS与流产风险的增加有关[38-39]。FVL基因突变在RSA人群中的发生率增高,但多见于西方人群[40]。抗凝蛋白缺乏(包括蛋白C、蛋白S、AT)是我国及其他亚洲国家常见的遗传性PTS因素[6]。

5. 内分泌因素:与RSA相关的内分泌因素主要包括甲状腺功能异常、高催乳素血症(hyperprolactinemia, HPRL)、黄体功能不足(lutealphase deficiency, LPD)、多囊卵巢综合征(polycystic ovary syndrome, PCOS)等。内分泌功能对妊娠的建立和维持至关重要,内分泌功能紊乱可能扰乱蜕膜化过程,导致流产在内的各种不良妊娠结局。与RSA相关的甲状腺功能异常包括甲状腺功能减退症(甲减)、甲状腺功能亢进症(甲亢)及甲状腺自身抗体异常。甲减,特别是亚临床甲减（subclinical hypothyroidism，SCH）与流产关系密切。妊娠期甲减会增加流产、死胎、早产的风险，未及时治疗甚至会影响子代的神经智力发育[41]。甲亢（如Graves病）与多种不良妊娠结局相关，尤其是妊娠期控制不佳的甲亢增加了流产、早产及子痫前期的发生风险[42-43]。甲状腺过氧化物酶自身抗体（thyroid peroxidase autoantibodies，TPOAb）异常是RSA患者中较常见的甲状腺自身抗体异常，多项研究发现，RSA患者异常升高的TPOAb水平会增加再次流产的风险[44-45]。

催乳素对于维持黄体功能、促进孕激素分泌有一定的作用，HPRL可能通过抑制下丘脑-垂体-卵巢轴，导致卵泡发生、卵母细胞成熟受损和黄体期缩短而导致流产。使用溴隐亭治疗伴有HPRL的RSA患者可显著降低其流产率，但HPRL在RSA人群中的总体发生率与正常人群无显著差异[46]。

LPD是指卵巢排卵后形成的黄体功能存在缺陷，孕激素分泌不足或者黄体过早退化，分泌型子宫内膜难以维持的一种状态，表现为黄体期缩短（≤10 d）[47]。已有研究证实妊娠早期的黄体功能丢失会导致流产[48]。LPD可使子宫内膜向分泌型转化过程与卵泡发育不同步，影响胚胎着床及胚胎发育，最终导致流产的发生[49]。

PCOS是育龄期女性常见的内分泌紊乱症，与一系列妊娠并发症有关，包括流产、妊娠期糖尿病、妊娠期高血压疾病等。但研究发现，PCOS与RSA患者的妊娠结局并无直接相关性，可能与PCOS的合并症（包括肥胖、代谢综合征、高胰岛素血症及高雄激素血症等）有关[50]。

6. 感染因素：伴有菌血症或病毒血症的严重感染可以导致流产的发生。细菌性阴道病及生殖道的菌群失调与流产的相关性已有研究报道，但结果并不一致[51-52]。慢性子宫内膜炎的发生率在不孕症、胚胎反复种植失败及RSA患者中明显升高，口服抗生素治疗可改善这部分患者的妊娠预后[53]，但尚缺乏足够的随机对照试验（randomized controlledtrial，RCT）证实，相关的临床研究（CERM研究）正在进行中。妊娠期TORCH感染，包括弓形虫（toxoplasma, Toxo）、风疹病毒（rubella virus，RV）、巨细胞病毒（cytomegalovirus，CMV）、单纯疱疹病毒（herpes simplex virus，HSV）及其他可引起不良妊娠结局或胎儿出生缺陷的病原体感染，可能与偶发的流产相关，但与RSA的关系不明确。

7. 男方因素：RSA的男方因素是指能够导致胚胎染色体或基因异常的男方精子的染色体或基因异常。常见原因包括遗传学异常、免疫学异常、泌尿生殖系统感染、精索静脉曲张、社会环境及药物影响等。

8. 其他因素：RSA还与许多其他因素相关，包括环境因素、心理因素及不良生活习惯（如吸烟、酗酒、饮用过量咖啡、滥用药物和吸毒等）。多个国内外指南或共识都指出，不良生活习惯及心理因素与流产具有相关性，建议RSA患者戒烟，避免酗酒，保持合适的体质指数（body mass index，BMI），同时给予必要的心理疏导。

9. URSA：URSA也称同种免疫型RSA，目前尚无统一的诊断标准，筛查排除已知的病因后才能诊断。生殖免疫学研究证据显示，URSA与母胎界面的免疫失衡有关。母胎界面免疫微环境的稳定对妊娠的维持非常重要，若母胎界面免疫平衡发生异常则会引发流产。母胎界面免疫微环境涉及子宫蜕膜间质细胞、滋养细胞与自然杀伤（naturalkiller, NK）细胞、T细胞、巨噬细胞等免疫细胞之间的相互作用关系[54-55]，具体机制复杂，是近年来的研究热点。

三、RSA的筛查及治疗

问题1：RSA病因筛查的原则如何？

【专家意见和推荐】 推荐对RSA患者进行系统的病因筛查。对于仅有1次流产史的患者，除有明确家族史或相关疾病的临床表现外（如自身免疫性疾病），不推荐进行全面病因筛查。推荐对RSA患者进行相关病因的初步筛查，建议初步筛查阳性患者于具备诊断条件的医疗机构联合专科医师行进一步检查及诊断。

既往流产次数是早期妊娠流产的独立危险因素，仅有1次自然流产史的患者，其再次妊娠成功率较高，而发生2次自然流产后，流产的再发风险显著升高，而且夫妇染色体异常、子宫畸形、APS等的检出率增加[56-57]。对于2次及以上自然流产史的RSA患者需要进行系统的病因筛查，尽早干预以降低再次妊娠流产的风险。

问题2：需要进行哪些染色体或基因筛查？

【专家意见和推荐】 推荐RSA夫妇进行染色体核型分析；推荐对流产胚胎组织进行染色体核型分析，有条件可联合染色体微阵列分析（chromosomal microarray analysis，CMA）；不推荐常规对RSA夫妇或胚胎组织进行WES或WGS。

胚胎染色体异常（尤其是染色体非整倍体异常）是自然流产最常见的原因，随着这一认识被广泛接受，加上分子生物学技术及遗传学检测手段的不断进步，遗传因素与自然流产及RSA的关系愈加受到重视。通过对胚胎组织进行染色体检查不仅有助于明确流产的原因，也为再次妊娠的风险评估及遗传咨询提供了依据。传统的染色体核型分析多采用G显带染色体核型分析技术，通过体外培养的方法，对染色体数目及结构进行观察分析；其可以发现染色体的数目异常及染色体的倒位、易位，但只能分析染色体中较大片段缺失或插入，且有体外培养失败的可能。CMA技术的检测精度更高，相比传统的染色体核型分析能更有效地发现包括染色体微缺失、微重复在内的拷贝数变异（copynumber variation，CNV），且无需体外细胞培养，被较多应用于胚胎及胎儿的遗传学诊断[58-60]。

目前，国内外指南多推荐对RSA患者的流产胚胎组织进行染色体核型分析。基于决策分析模型的研究显示，小于10周的流产胚胎中染色体数目异常的比例可达50%~70%，胚胎组织的染色体检查将有利于排查流产的原因，缩短RSA评估周期，同时减轻患者的焦虑情绪[61]。2016年《复发性流产诊治的专家共识》已开始建议对RSA患者的流产胚胎组织进行染色体核型分析。2017年的ESHRE指南对胚胎染色体检查是条件性推荐，以解释本次流产原因为目的，同时建议采用CMA等检查排除母体的干扰[10]。既往多认为随着流产次数的增加，胚胎染色体异常的发生率逐渐降低，但近期的研究提示，首次流产人群的胚胎染色体异常率与RSA人群的胚胎染色体异常率相当，均超过50%，针对首次流产患者，也可考虑进行流产胚胎组织的染色体检查[62]。

已有研究表明，携带异常染色体的RSA夫妇再次发生流产的风险增加[63]。染色体异常在RSA夫妇中的发生率较正常人群明显升高,导致异常配子的产生增加,与不良妊娠结局相关[24]。对RSA夫妇进行染色体核型分析有助于解释流产原因,及时发现异常染色体核型,为遗传咨询提供依据,降低流产的再发风险。2016年《复发性流产诊治的专家共识》已推荐对RSA夫妇进行染色体核型分析。包括2012年ASRM指南在内的多个国外指南也推荐对RSA夫妇进行染色体核型分析[12,64]。2017年ESHRE指南建议有高危因素(包括胎儿先天发育异常,染色体异常家族史或胚胎组织染色体异常)的RSA夫妇进行染色体核型分析[10]。

需要指出的是,遗传学检查多需要结合患者的临床表现及家族史综合分析,并不能解释所有的流产原因,加上人类基因组的复杂性,通过NGS手段进行WGS或WES获得的一部分结果尚不能被明确解读。盲目、过度地进行遗传学检测会加重患者的经济负担,增加不必要的焦虑情绪。一项荟萃分析研究了夫妇基因突变与RSA发生的关系,纳入了428项研究,最后分析了16个基因的36种突变,涉及免疫反应、物质代谢及凝血功能等,结果未发现有很强的关联性,尚需要更多的研究数据证实,具体分子机制有待探索[65]。因此,目前不推荐常规对RSA夫妇或胚胎组织进行WES或WGS。

问题3:RSA相关的遗传咨询及产前诊断的建议有哪些?

【专家意见和推荐】 应注重个体化,建议存在染色体异常的RSA夫妇于再次妊娠前进行遗传咨询;同源染色体罗氏易位携带者选择避孕,以免反复流产或分娩畸形儿,也可接受供卵或供精通过辅助生殖技术解决生育问题;常染色体平衡易位及非同源染色体罗氏易位携带者,应行产前诊断,如发现胎儿存在严重染色体异常或畸形,应考虑终止妊娠,再次妊娠前可考虑胚胎植入前遗传学检测(preimplantation genetic testing,PGT);反复出现胚胎或胎儿染色体异常的RSA患者,可考虑PGT;建议使用PGT的RSA患者同时对其他RSA病因进行筛查治疗,以降低流产再发风险。

RSA夫妇常见的染色体异常为结构异常,结构异常中最常见的是染色体易位,包括染色体平衡易位、罗氏易位和复杂易位。近期一项涉及19 000对RSA夫妇染色体核型的研究发现,染色体易位在染色体结构异常的RSA夫妇中占比近

50%[21]。染色体易位携带者并无遗传物质丢失，本身的表型正常，但其产生的含有异常染色体的配子所占比例增加，可导致不孕、流产、死胎及胎儿畸形等不良后果。染色体平衡易位及非同源罗氏易位携带者所产生的配子中，仅少部分存有正常的染色体或易位携带的染色体，余皆为染色体缺失或重复的配子，无法形成正常的合子，胎儿畸形发生率高，故应及时行产前诊断[66]。染色体同源罗氏易位携带者几乎无法产生正常的配子，会出现反复流产或分娩畸形儿。染色体倒位是染色体结构异常的另一种类型，与染色体易位相似，其并无遗传物质的丢失，故不会导致异常表型，但会因染色体断裂位置的不同产生不同比例的异常配子，进而导致不良妊娠的发生[67]。推荐染色体异常的RSA夫妇进行遗传咨询，以减少不良妊娠的发生。2011年RCOG、2012年ASRM、2017年ESHRE等指南均建议染色体异常的RSA夫妇进行遗传咨询。

PGT既往称为植入前遗传学诊断（preimplantation genetic diagnosis，PGD）或植入前遗传学筛查（preimplantation genetic screening，PGS），是指在植入前对胚胎进行特定的遗传性疾病检测。2017年，国际不孕与生育保健术语体系用PGT取代了PGD和PGS，检测内容分为三类，即非整倍体的检测（PGT for aneuploidies，PGT-A）、单基因遗传病的检测（PGT for monogenic or singlegene defects，PGT-M）以及染色体结构重排的检测（PGT for chromosomal structural rearrangements，PGT-SR）[68]。PGT是否提高了染色体异常的RSA夫妇的活产率尚存在争议，多数研究表明，选择PGT的RSA患者与自然受孕的RSA患者的活产率相似，但PGT可以降低RSA患者的再次流产风险[69-71]。研究结果不一致的原因可能与PGT过程中采用的检测技术及活检选择的胚胎时期有关。无染色体异常的RSA夫妇行PGT后活产率无明显提高，但对于反复出现胚胎染色体异常的RSA夫妇可能有益[70]。目前，我国《胚胎植入前遗传学诊断/筛查技术专家共识》已将夫妇任何一方染色体异常及RSA患者纳入了PGD/PGS的适应证[72]。

对携带异常染色体的RSA夫妇提供遗传咨询时，要重视个体化，仔细分析并排除可能存在的非遗传病因，充分解释PGT与自然妊娠相比可能获得的益处及其局限性，不能盲目推荐。随着PGT技术的不断发展进步,将会有更多的RSA患者从中受益。

问题4:解剖结构异常因素的筛查方法有哪些?

【**专家意见和推荐**】 推荐对RSA患者常规进行盆腔超声检查初步评估子宫的解剖结构;对疑似存在子宫解剖结构异常者,进一步通过三维超声、宫腔镜或腹腔镜检查以明确诊断。子宫颈机能不全目前主要依靠病史、连续超声监测和体格检查综合诊断,推荐对有典型妊娠中晚期无痛性子宫颈管扩张导致胎儿丢失病史的患者进行子宫颈机能的评估。

针对子宫解剖学异常,国际上各指南均推荐进行评估,主要的评估手段包括盆腔超声检查(包括三维超声)、子宫输卵管造影、宫腔镜和腹腔镜检查。宫腔镜和腹腔镜检查是诊断子宫畸形的"金标准",但由于其具有创伤性,一般不做首选检查方式。三维超声具有创伤性小、准确性高等优点,可作为疑有子宫畸形RSA患者的推荐检查方式[73]。国外指南也较多推荐三维超声作为评估子宫解剖结构的首选方法,当无法使用三维超声或需要检查输卵管是否通畅时,可使用子宫超声造影来评估子宫形态[10, 12-13]。

子宫颈机能不全是引起晚期流产及早产的主要原因,目前诊断标准尚不统一,晚期流产或早产的病史对于诊断子宫颈机能不全非常重要。2014年,美国妇产科医师协会(American College of Obstetricians and Gynecologists,ACOG)指南[74]对子宫颈机能不全的诊断依据是:有妊娠中晚期无痛性子宫颈管扩张导致活胎娩出病史,不伴有宫缩或先兆症状,并且排除感染、出血等其他病理因素。2019年加拿大妇产科医师协会(Society of Obstetricians and Gynaecologists of Canada,SOGC)的子宫颈机能不全指南[30]认为,尽管子宫输卵管造影测定子宫颈管宽度、子宫颈扩张棒无阻力通过子宫颈管、经子宫颈峡部牵拉Foley导尿管的施力评估等均是评估子宫颈机能的方法,但均不是子宫颈机能不全的诊断标准。建议在病史基础上进行综合性评估,重点需要排除引起流产或早产的其他因素[29]。对于大多数存在子宫颈机能不全高危因素的患者,通过妊娠期连续超声检查进行监测是安全、有效的。2022年,RCOG发布的子宫颈环扎术指南也对子宫颈连续超声监测作了相应推荐[75]。

问题5：哪些解剖学异常的RSA患者需要手术治疗？

【专家意见和推荐】 单角子宫患者无有效的手术纠正措施，应加强妊娠期监护，及时发现并发症并予以处理；对于双角子宫或弓形子宫的RSA患者，根据具体情况选择性行子宫矫形术；子宫纵隔明显者可采用宫腔镜纵隔切除术；宫腔粘连严重者可行松解术，同时给予防粘连措施，尽早备孕；子宫黏膜下肌瘤患者宜在妊娠前行宫腔镜肌瘤切除术，体积较大的影响宫腔形态的肌壁间肌瘤应行肌瘤剔除术；存在子宫颈机能不全的单胎妊娠患者，在产前筛查结果无异常的情况下，推荐于孕12~16周行预防性子宫颈环扎术或在超声监测发现子宫颈进行性缩短时实施应激性子宫颈环扎术；对于难以通过阴道手术或阴道手术效果不佳的患者，可考虑经腹或腹腔镜子宫颈环扎术；紧急子宫颈环扎术前需排除感染和抑制宫缩，术后可酌情继续进行预防感染和抑制宫缩处理。根据子宫颈机能不全患者的具体情况，完善产前筛查，若无创产前检测（non-invasive prenatal testing，NIPT）及胎儿颈部透明层（nuchal translucency，NT）检查无异常，可于孕12~16周行预防性子宫颈环扎术。

存在子宫解剖结构异常的RSA患者部分需要通过手术治疗，包括先天性子宫解剖学异常，如常见的纵隔子宫；继发性解剖结构异常，如子宫肌瘤、子宫内膜息肉和宫腔粘连等。目前多认为对以上子宫解剖结构异常的患者进行手术治疗可矫正宫腔受限进而降低流产率[76-78]。2017年的ESHRE指南强调宫腔镜下的宫腔粘连松解术必须采取预防措施，以防止粘连复发。双子宫或双角子宫是否需要手术矫正暂无统一意见，2018年DGGG/OEGGG/SGGG及2017年ESHRE指南均不建议矫正。

子宫颈环扎术对于子宫颈机能不全患者延长孕周的效果确切，是有效的手术方法。子宫颈环扎术主要分为预防性（病史指征）、应激性（超声指征）和紧急性（体检指征），需要根据具体情况来把握手术指征，手术方式有经阴道或经腹（包括腹腔镜）。2014年ACOG指南建议，对于存在孕34周前早产史的单胎孕妇，孕24周前发现子宫颈长度<25 mm可实施子宫颈环扎术以提高活产率[74]。对曾有1次或多次无痛性子宫颈管

扩张导致妊娠中期胎儿丢失病史的患者，推荐在孕13～14周进行预防性子宫颈环扎术。2019年SOGC指南[29]推荐对有3次及以上妊娠中期流产或早产病史的单胎孕妇，在孕12～14周进行预防性子宫颈环扎术。2022年RCOG子宫颈环扎术指南[76]推荐在孕11～14周进行预防性子宫颈环扎术，不推荐常规对晚期流产或早产少于3次的孕妇行预防性子宫颈环扎术。对存在1次及以上晚期流产或早产史的单胎孕妇，若妊娠24周前超声监测发现子宫颈长度<25 mm则推荐进行子宫颈环扎术[75]。

问题6：OAPS如何筛查，诊断标准有哪些？

【专家意见和推荐】 推荐对RSA患者或发生1次孕10周或以上原因不明流产的患者采用经典的aPL检测进行初筛：包括LA、aCL及anti-β2-GP I Ab。OAPS的诊断标准参考2020年《产科抗磷脂综合征诊断与处理专家共识》，根据病理妊娠的临床标准和实验室标准符合情况分为典型OAPS和非典型OAPS进行诊断。

鉴于APS与包括RSA在内的多种病理妊娠相关，国内外多个指南及共识已推荐对RSA患者进行aPL的筛查。本共识的OAPS诊断标准参考2020年《产科抗磷脂综合征诊断与处理专家共识》[3]，分为典型OAPS和非典型OAPS进行诊断。

问题7：OAPS及非典型OAPS如何处理？

【专家意见和推荐】 典型OAPS的标准治疗方案为小剂量阿司匹林（low dose aspirin，LDA）联合低分子肝素（low molecular weight heparin，LMWH），必要时加用羟氯喹或糖皮质激素治疗。非典型OAPS则根据患者的aPL谱、是否伴有SLE、妊娠丢失或血栓形成情况进行个体化治疗。给药原则和方案遵循《低分子肝素防治自然流产中国专家共识》和《产科抗磷脂综合征诊断与处理专家共识》。OAPS应当由有经验的产科医师与风湿免疫专科医师共同管理。

LDA及LMWH的应用使APS患者的妊娠结局得到了明显改善。OPAS的管理应包括妊娠前，妊娠期及产褥期的实验室指标监测、药物的使用及胎儿的监测。非典型OAPS需要依据不同的病史及临床表现进行个体化治疗。OAPS的详细处理措施遵循《低分子肝素防治自然流产中国专家共识》[2]和《产科抗磷脂综合征诊断与处理专家共识》[3]。

问题8：如何进行PTS筛查？

【专家意见和推荐】 推荐RSA患者进行遗传性PTS筛查，检查项目包括：凝血常规、蛋白C、蛋白S、抗凝血酶-Ⅲ（antithrombin Ⅲ，AT-Ⅲ）、血清同型半胱氨酸、血小板聚集率检测，其中蛋白C、蛋白S、AT-Ⅲ、血小板聚集率检测建议在非妊娠期进行；除非合并PTS的高危因素，不推荐常规行血栓弹力图、凝血因子、MTHFR基因或其他凝血因子基因的检测。同时推荐进行经典的aPL检测排除APS相关的获得性PTS。

鉴于PTS引发的血栓形成会影响母胎界面或胎盘的微循环血供，进而导致流产、胎儿发育不良甚至死胎的发生，国外多个指南推荐对有静脉血栓史或相关高危因素的RSA患者进行遗传性PTS的筛查[10,12]。遗传性PTS筛查的项目主要包括：抗凝蛋白（包括蛋白C、蛋白S、AT-Ⅲ）水平检测、FVL基因突变、MTHFR基因突变的检测等。不同种族的PTS情况存在显著差异，西方人群中以FVL基因突变和凝血酶原基因突变为主，亚洲人群中日本人蛋白S缺乏症患病率高于西方人群[79]。我国人群调查显示，包括蛋白C、蛋白S缺乏在内的遗传性PTS在汉族人群中最常见[80-81]，国内专家多推荐对RSA患者进行遗传性PTS的初步筛查。抗凝蛋白水平及血小板聚集率受妊娠影响较大，筛查时建议患者应为非妊娠状态（或流产6周后），以排除抗凝以及激素治疗的影响[6]。抗凝蛋白的正常值范围可依据本地医疗机构检验平台的具体情况制定，《复发性流产合并血栓前状态诊治中国专家共识》[6]建议，非妊娠期蛋白S水平持续低于40%～55%可认为是蛋白S缺乏。日本妇产科学会（Japan Society of Obstetrics and Gynecology，JSOG）发布的相关指标的正常值范围是：蛋白C55%～70%，蛋白S60%～70%[82]。由于汉族人群罕见有FVL基因突变、凝血酶原基因突变，故不推荐作为常规筛查项目。MTHFR基因突变与遗传性HHcy有关，但缺乏足够证据，不推荐常规筛查[6]。获得性PTS与APS、SLE及其他结缔组织病关系密切，推荐进行经典的aPL检测排除APS相关的获得性PTS。

问题9：PTS如何治疗？

【专家意见和推荐】 推荐治疗方案为LMWH、LDA的单药或联合治疗。获得性PTS治疗方案参照《低分子肝素防治自然流产中国专家共识》以及《产科抗磷脂综合征诊断与处理专家共识》。PTS合并自身抗体阳性或自身免疫性疾病患者,需联合风湿免疫专科医师共同管理。

RSA合并PTS的治疗目的是通过减少或消除血栓形成以减少流产及其他产科并发症的发生。常使用LMWH或联合LDA进行抗凝治疗。我国《复发性流产合并血栓前状态诊治中国专家共识》[6]建议,遗传性PTS首选治疗药物为LMWH,分为预防剂量和治疗剂量进行使用。对于无近期血管栓塞表现的低危患者,推荐使用预防剂量;对于有近期血管栓塞表现的高危患者则推荐使用治疗剂量。

妊娠期使用LMWH对于母胎均有较好的安全性,但也可引起母体的不良反应,需要对药物的不良反应进行监测;LDA治疗过程中要注意监测血小板计数、凝血及纤溶等指标。

问题10:自身免疫性疾病相关的筛查项目有哪些?

【专家意见和推荐】 推荐对RSA患者进行APS筛查的同时,进行其他自身免疫性疾病的初步筛查,如抗核抗体、抗双链DNA抗体、抗核抗体谱(包括抗可提取核抗原抗体及类风湿因子)等,以排除SLE、SS、RA等自身免疫性疾病。对于初步筛查阳性或可疑合并自身免疫性疾病的RSA患者,推荐在具备诊断条件的医疗机构联合风湿免疫专科医师进行诊断。不推荐抗精子抗体、抗子宫内膜抗体、抗卵巢抗体等常规检查。

流产、死胎、子痫前期及胎儿生长受限等不良妊娠的发生率在妊娠合并自身免疫性疾病人群中明显升高。考虑其与RSA的相关性,《复发性流产合并风湿免疫病免疫抑制剂应用中国专家共识》[4]建议,RSA患者在排除其他常见RSA病因后,通过初步筛查有关免疫指标来排除RSA患者是否存在自身免疫性疾病。对于初步筛查阳性或可疑合并自身免疫性疾病的RSA患者推荐联合风湿免疫专科医师进行诊断。由于缺乏循证医学证据,抗精子抗体、抗子宫内膜抗体、抗卵巢抗体与RSA的关系尚不明确,不建议常规筛查。

问题11:RSA患者合并自身免疫性疾病该如何治疗?

【专家意见和推荐】 需联合风湿免疫专科医师进行评估及制定治疗方案。妊娠前严格评估病情是否适合妊娠。妊娠期的主要治疗包括免疫抑制剂的使用,必要时联合LDA或

LMWH，具体方案参考《复发性流产合并风湿免疫病免疫抑制剂应用中国专家共识》和《低分子肝素防治自然流产中国专家共识》。

妊娠合并风湿免疫性疾病威胁母儿健康，与不良妊娠结局密切相关。随着免疫学诊断技术的不断提高，免疫性疾病得以及时、早期诊断。妊娠合并风湿免疫性疾病的治疗原则是及时诊断评估，尽早治疗，孕期密切监测，产后延续药物治疗。评估病情尤其重要，包括病情是否活动、活动程度以及器官损伤受累的严重程度，检查血液循环中抗体种类和滴度，进而制定治疗方案。妊娠前及妊娠期需密切监测，并联合风湿免疫专科医师进行管理，必要时多学科会诊制定个体化方案。具体治疗方案参考《复发性流产合并风湿免疫病免疫抑制剂应用中国专家共识》[4]和《低分子肝素防治自然流产中国专家共识》[2]。

问题12：内分泌因素的筛查项目有哪些？

【专家意见和推荐】 推荐对RSA患者进行以下内分泌项目检测：三碘甲状腺原氨酸（triiodothyronine，T_3）、甲状腺素（thyroxine，T_4）、游离三碘甲状腺原氨酸（free triiodothyronine，FT_3）、游离甲状腺素（freethyroxine，FT_4）、促甲状腺激素（thyroid stimulatinghormone，TSH）、甲状腺自身抗体（如TPOAb）。有月经周期异常者可行性激素检查。有可疑糖尿病或胰岛素抵抗者，可行空腹及餐后血糖筛查，必要时进行口服葡萄糖耐量试验（oral glucose tolerance test，OGTT）和胰岛素释放试验。有可疑HPRL者进行血清催乳素检查。

针对妊娠合并甲状腺异常的检查及诊断，美国甲状腺学会（American Thyroid Association，ATA）已发布了相关指南[83]，我国2019年更新并发布了《妊娠和产后甲状腺疾病诊治指南（第2版）》[41]，详细阐述了妊娠期甲减、妊娠期SCH、妊娠期甲状腺自身抗体异常等常见甲状腺疾病的诊断标准[41]。目前国外指南主要推荐对TSH及TPOAb进行筛查[10]。

LPD与流产有关，但评估黄体功能的方法及LPD的诊断标准尚不统一[84]。ASRM的LPD共识建议将黄体期时间≤10 d定为LPD的临床表现[47]。基础体温测定、血清孕酮水平测定和子宫内膜活检可用来评估LPD，但均不是唯一的诊断标准。值得注意的是，下丘脑或甲状腺功能紊乱、HPRL等内分泌异常也可造成LPD,需要进行鉴别。考虑LPD的诊断及治疗尚存在争议,现有指南多不支持进行LPD的筛查[10]。

问题13:内分泌代谢异常的治疗措施有哪些?

【专家意见和推荐】 对于妊娠前存在甲亢的患者,需待内分泌治疗控制病情后备孕,妊娠后是否停药需专科医师综合判断;合并甲减或SCH的RSA患者,妊娠前、妊娠期均需补充甲状腺素,将TSH水平控制在合适范围;糖尿病、PCOS导致的糖代谢异常可通过运动、口服降糖药和注射胰岛素等改善血糖代谢水平,不推荐使用二甲双胍治疗;对于HPRL患者推荐溴隐亭治疗,建议催乳素控制在正常范围之后备孕;建议LPD患者排卵后开始黄体支持治疗,孕激素的用药途径有口服、肌内注射、局部应用(阴道用药)等。

RSA患者合并内分泌代谢功能紊乱需要进行干预,根据异常指标进行相应的处理,将内分泌代谢功能控制在合适范围,减少不良妊娠的风险。对于甲状腺功能异常,国内外指南均强调尽早干预治疗,妊娠期甲状腺功能异常的控制情况直接影响妊娠结局及胎儿发育。我国妊娠期甲状腺功能异常的处理参照《妊娠和产后甲状腺疾病诊治指南(第2版)》[41]。溴隐亭治疗合并HPRL的RSA患者可以提高活产率,已被多个指南采用[10,64]。考虑PCOS与RSA并不直接相关,国内外暂无指南推荐使用二甲双胍治疗,而建议针对PCOS可能合并存在的肥胖、高胰岛素血症及血糖异常进行干预[10,13]。

鉴于目前LPD的评估手段及诊断标准未能统一,LPD的治疗效果也无法明确,多采用经验性的孕激素补充治疗[47]。对RSA或URSA患者进行孕激素补充治疗是近些年来的热点议题,但其效果仍存在争议。主要原因在于不同临床研究的入组人群不同,使用孕激素的剂型、用量、用药起始时间也有差异。RM妇女的孕激素治疗(progesterone in women with recurrent miscarriages, PROMISE)研究显示,与安慰剂组比较,孕激素治疗组的活产率、流产率等无明显改善[85]。荟萃分析(纳入了PROMISE研究)发现,对于有3次及以上流产史的RSA患者,与对照组比较,孕激素治疗组的再次流产风险较低,活产率更高,并且合成孕激素的效果可能优于天然孕激素[86]。另一项荟萃分析也发现对于URSA患者,补充孕激素治疗可以降低流产率[87]。2012年ASRM指南认为，对3次及以上连续流产史的患者，经验性孕激素治疗可能有益。

问题14：是否需要进行感染因素筛查？

【专家意见和推荐】 妊娠期有发热、异常宫缩等感染症状时，需进行感染相关因素检查；紧急子宫颈环扎术前建议排除感染。不建议RSA患者妊娠前常规进行白带常规、支原体、衣原体、TORCH等筛查。

目前，生殖系统的病毒、细菌及其他病原体感染与RSA的关系尚不明确，没有足够证据建议RSA患者常规进行TORCH及其他病原体的筛查。研究提示，在排除阴道细菌感染及绒毛膜羊膜炎条件下，紧急子宫颈环扎术的结局较好，建议紧急子宫颈环扎术前排除生殖道感染[88]。

问题15：生殖道感染的治疗建议有哪些？

【专家意见和推荐】 建议对有明显生殖道感染症状的RSA患者进行相应的抗生素治疗。不推荐无生殖道感染症状的RSA患者进行抗生素治疗。

曾有RCT研究证实，口服克林霉素治疗妊娠期无症状的细菌性阴道病患者可以降低流产的风险，但其结论被2018年的一项大型RCT（PREMEVA研究）否定[89-90]。目前，缺乏足够证据推荐无明显生殖道感染症状的RSA患者常规口服抗生素治疗。

问题16：是否需要进行男方因素的筛查？

【专家意见和推荐】 不推荐对RSA患者的配偶进行精液质量检查以及精子的DNA评估；推荐询问并记录其不良生活方式及药物治疗史。

尽管多个研究发现RSA夫妇的男方精子中染色体二倍体及DNA碎片的发生率增加，但与胚胎组织遗传物质异常的发生率并不一致，精子质量与RSA之间的关系暂不明确[91]。目前，多不建议常规检测精子DNA或DNA片段[12]。

问题17：URSA如何诊断？

【专家意见和推荐】 URSA是排除性的诊断，首先应符合RSA的诊断标准，同时应排除自身免疫性疾病、PTS、生殖系统解剖学异常、内分泌及遗传因素等。目前不推荐URSA患者常规进行封闭抗体筛查、外周血淋巴细胞亚群、人类白细胞抗原（human leukocyte antigen，HLA）多态性及细胞因子谱检测。

问题18：URSA如何治疗？

【专家意见和推荐】 由于缺乏足够证据，不推荐常规使用静脉注射免疫球蛋白（intravenous immunogloblin，IVIG）、脂肪乳、淋巴细胞主动免疫治疗（lymphocyte immunotherapy，LIT）、抗凝治疗（LDA或LMWH）、糖皮质激素、环孢素（cyclosporine A，CsA）、粒细胞集落刺激因子（granulocyte colony stimulating factor，G-CSF）、肿瘤坏死因子α（tumor necrosis factor α，TNF-α）抑制剂等治疗方法。建议依据URSA患者的具体情况，鼓励其参加URSA治疗相关的临床研究。

目前，URSA的治疗缺少有效统一的方法，现有的治疗方案主要是根据生殖免疫学理论，针对母胎微环境的免疫因素进行的一些尝试。虽然已有多个RCT研究了IVIG在URSA治疗中的作用，但结果缺乏一致性。纳入多个RCT的荟萃分析显示，IVIG并不能增加URSA患者的活产率，但亚组分析提示，继发性RSA人群可能获益[92]。目前的指南多不推荐URSA患者常规进行IVIG治疗。脂肪乳可以通过降低NK细胞活性、抑制炎症细胞因子的释放促进妊娠的维持，已有临床研究证明了其对URSA及反复种植失败患者的有效性[93-94]，但目前针对URSA治疗仍缺乏设计严谨的RCT研究，治疗效果还需要更多研究证实。

LIT是选择配偶或者第三方作为淋巴细胞供体的主动免疫治疗方法，其对于RSA的治疗效果最早来源于小样本量的临床研究。但REMIS研究发现，LIT不能改善URSA患者的妊娠结局，之后Cochrane系统评价也指出LIT未提高URSA患者的活产率[95]。考虑患者自身抗体水平及LIT的淋巴细胞来源均会影响研究结果，多项荟萃分析在重新评估纳入标准后，发现LIT可以改善部分URSA的活产率[96-97]，但仍需更多的RCT研究证实。目前，多国的指南建议在临床研究之外，RSA患者不应接受LIT治疗。

LDA及LMWH在URSA患者中的使用效果也存争议，2010年ALIFE研究[98]结果已提示，包括LMWH及LDA在内的抗凝治疗不能改善URSA患者的活产率。荟萃分析发现其针对已排除aPL影响的URSA患者治疗效果甚微[99]，目前多数指南不推荐常规使用。

CsA作为一种免疫抑制剂,其安全性在妊娠期器官移植患者中得以证明[100],小样本量研究提示,CsA可使Th1/Th2比例增高的URSA患者获益[101],但仍缺乏RCT研究证实。糖皮质激素常用于妊娠合并自身免疫性疾病的治疗,已有RCT研究证实其可以提高子宫NK细胞水平异常的URSA患者的活产率[102]。但考虑目前的RCT证据较少,而且长期使用糖皮质激素具有一定的副作用,故目前多不推荐URSA患者常规使用[10]。

虽然既往已有RCT研究肯定了G-CSF对于URSA的治疗效果,但2019年一项纳入150例URSA患者的RCT显示,使用G-CSF并不能改善URSA患者的活产率[103]。G-CSF对于URSA的治疗效果仍需要更多的研究来证明。目前多数指南不推荐URSA患者使用G-CSF来预防再次流产的发生。

TNF-α作为一种炎症调控因子已被发现参与了胚胎的着床及发育过程,过多分泌的TNF-α会增加流产风险。TNF-α抑制剂是一类新型生物制剂,目前主要用于RA、炎症性肠病、克罗恩病等的治疗。已有研究通过使用TNF-α抑制剂联合其他药物(如IVIG、LMWH等)来提高RSA患者的活产率,但仍缺少足够的RCT证据[104-105]。目前也不推荐将TNF-α抑制剂作为URSA患者的常规治疗方法。

问题19: 针对RSA患者环境心理因素及生活方式有何推荐?

【专家意见和推荐】 不应忽视其他不良因素对妊娠的影响,在流产病因筛查时,应注意询问患者是否有其他不良因素的暴露,建议对不良生活方式和不良环境因素的暴露进行记录。有条件者可对RSA患者进行心理因素评估,必要时给予心理疏导。建议RSA夫妇纠正不良的生活习惯、加强锻炼保持适当的BMI,改变不良的生活和工作环境。

四、妊娠后监测及管理

【专家意见和推荐】 建议RSA患者在妊娠早期定期检测血清hCG水平,每周1~2次,根据其上升速度评估胚胎状况;不建议将外周血孕激素水平作为常规评估指标;孕6~7周行首次超声评估,确定宫内妊娠的情况;定期复查异常的RSA相关指标，根据检测结果给予相应的干预措施；无自身免疫性疾病或其他合并症的RSA患者可考虑在孕38～39周终止妊娠；有自身免疫性疾病或其他合并症的RSA患者，应加强妊娠期胎儿监测，评估胎盘功能，必要时进行多学科管理和个体化治疗，依具体情况适时终止妊娠。

RSA的治疗以患者再次妊娠后的成功活产为终极目标，除了以上推荐的筛查及治疗方法，妊娠期监测和管理也非常重要。2016年《复发性流产诊治的专家共识》已开始推荐对RSA患者进行妊娠后严密的监测和管理。

RSA患者的再次妊娠属于高危妊娠，需严密随访和监测。妊娠早期定期进行血清hCG检查可反映早期胚胎活性。超声检查是判断宫内妊娠以及胎儿存活的最佳方式。孕激素检查结果波动较大，需综合其他指标进行判断。随着妊娠的进展，尤其在妊娠中晚期，妊娠合并症的病情可能会加重，胎儿出生缺陷发生率增加，需要加强母胎的监测。

执笔专家：张建平（中山大学孙逸仙纪念医院）、王谢桐（山东省妇幼保健院）、徐国才（中山大学孙逸仙纪念医院）

参与本共识制定与讨论的专家（以姓名拼音为序）：常青（陆军军医大学西南医院）、陈敦金（广州医科大学附属第三医院）、陈慧（中山大学孙逸仙纪念医院）、陈叙（天津市中心妇产科医院）、程蔚蔚（上海交通大学医学院附属国际和平妇幼保健院）、段涛（上海市第一妇婴保健院）、樊尚荣（北京大学深圳医院）、范玲（首都医科大学附属北京妇产医院）、高劲松（中国医学科学院北京协和医院）、古航（海军军医大学长海医院）、贺晶（浙江大学医学院附属妇产科医院）、胡娅莉（南京大学医学院附属鼓楼医院）、李力（陆军军医大学大坪医院）、梁梅英（北京大学人民医院）、林建华（上海交通大学医学院附属仁济医院）、蔺莉（北京大学国际医院）、刘彩霞（中国医科大学附属盛京医院）、刘淮（江西省妇幼保健院）、刘兴会（四川大学华西第二医院）、刘喆（北京大学第一医院）、马润玫（昆明医科大学第一附属医院）、马玉燕（山东大学齐鲁医院）、漆洪波（重庆市妇幼保健院）、乔宠（中国医科大学附属盛京医院）、秦朗（四川大学华西第二医院）、时春艳（北京大学第一医院）、孙丽洲（南京医科大学第一附属医院）、王谢桐（山东省妇幼保健院)、王子莲(中山大学附属第一医院)、肖梅(湖北省妇幼保健院)、辛虹(河北医科大学第二医院)、徐国才(中山大学孙逸仙纪念医院)、徐先明(上海交通大学附属第一人民医院)、杨慧霞(北京大学第一医院)、杨孜(北京大学第三医院)、杨祖菁(上海交通大学医学院附属新华医院)、易金玲(新疆医科大学第五附属医院)、张建平(中山大学孙逸仙纪念医院)、张卫社(中南大学湘雅医院)、赵爱民(上海交通大学医学院附属仁济医院)、邹丽(华中科技大学同济医学院附属协和医院)

参考文献从略

(通信作者：张建平　杨慧霞)
(本文刊载于《中华妇产科杂志》2022 年第 57 卷第 9 期第 653-667 页)

推荐扫码阅读：复发性流产诊治的专家共识

6 胎儿先天性膈疝临床管理指南（2022）

中华医学会妇产科学分会产科学组

胎儿先天性膈疝（congenital diaphragmatichernia，CDH）是指胎儿先天性膈肌发育不全导致腹腔内容物疝入胸腔，引起肺发育不良和严重肺动脉高压的一种先天性疾病，其发病率约为1/3000，是导致新生儿死亡或新生儿长期并发症的主要原因之一[1-3]。早期识别、动态随访评估和适时干预是有效管理胎儿CDH的重要环节。随着影像学诊断水平的提高，大部分的胎儿CDH可以在妊娠期被发现，因此，如何合理规范地管理CDH胎儿成为临床关注的热点问题之一。虽然目前国际上已有多个有关胎儿CDH的临床管理指南，但是这些指南的推荐大多是基于国外的临床数据和实践经验。目前还没有基于我国临床治疗现状的围产期胎儿CDH的临床管理指南。中华医学会妇产科学分会产科学组按照循证临床实践指南制订的方法和步骤，基于最新研究证据，结合我国临床实际，制订了"胎儿先天性膈疝临床管理指南（2022）"。

指南的制定程序

1. 本指南由中华医学会妇产科学分会产科学组发起，并成立了多学科工作组，主要涵盖产科、超声科、新生儿科、小儿外科及循证医学等学科的专家。证据的检索和评价由兰州大学基础医学院循证医学中心完成。

本指南位列"2022年度中国指南/共识科学性、透明性和适用性评级"前300。
引用文本: 中华医学会妇产科学分会产科学组. 胎儿先天性膈疝临床管理指南（2022）[J]. 中华妇产科杂志, 2022, 57（10）: 721-732. DOI: 10.3760/cma.j.cn112141-20220421-00261.

2. 本指南已在国际实践指南注册平台（International Practice Guidelines Registry Platform，http://www.guidelines-registry.org）进行了注册，注册号：IPGRP-2021CN112。

3. 本指南具体的设计、制订方法、证据分级和评价方法等均参考《妊娠期急性脂肪肝临床管理指南（2022）》[4]中的指南制订步骤。

4. 指南适用于临床医师，其推荐意见的应用目标人群为可疑或确诊的CDH胎儿及其母亲。

5. 临床问题的遴选和确定：通过系统查阅胎儿CDH领域已发表的文献，工作组初步拟定了10个临床问题，并调研了16位产科、超声科、小儿外科、新生儿科的专家，最终遴选出本指南拟解决的9个临床问题。

6. 推荐意见的形成：工作组在证据评价小组提供的国内外证据汇总表的基础上，同时考虑了本指南目标人群的偏好与价值观、干预措施的成本和利弊平衡后，进行了两轮德尔菲推荐意见调查，最终提出了24条推荐意见。

7. 指南的更新：本指南计划根据胎儿CDH的研究进展适时对推荐意见进行更新。更新方法将按照国际指南更新流程进行。

8. 未来的研究方向：将从胎儿CDH宫内干预及干预后随访的角度进行更多研究。

胎儿CDH热点临床问题及管理策略

问题1：如何进行胎儿CDH的产前影像学诊断？

【推荐意见】

1-1 推荐超声检查作为产前筛查与诊断胎儿CDH的首选方法及妊娠期动态随访的主要方法。（证据等级：1C）

1-2 对于超声诊断不明确的胎儿CDH，建议联合磁共振成像（MRI）检查进行诊断。（证据等级：2C）

【推荐依据】

超声检查无创、安全、易重复，可实时显示胎儿的大体解剖结构，是筛查和诊断胎儿CDH的首选检查方法，也是妊娠期动态观察的主要方式。超声诊断胎儿CDH的首要线索为心脏纵隔移位，腹腔内器官（胃泡、肠管、肝脏、脾脏、肾脏等）疝入胸腔，及肺组织受压等间接征象，可合并腹围偏小、羊水过多或其他结构异常。超声影像可显示胎儿膈肌,但超声评估膈肌的完整性和判断膈肌的缺损部位较困难,即使在胎儿矢状面和冠状面均显示完整的膈肌回声,也不能完全排除胎儿CDH的可能。胎儿CDH在欧洲20个地区的总体产前检出率为59%,且不同地区之间的检出率差异显著(30%~74%),平均检出孕周为24周(11~38周)[5]。法国的研究显示,胎儿CDH的产前检出率为54%,胎儿左、右侧CDH中,左侧CDH的检出率显著高于右侧(分别为52%和31%)[6]。在世界各地的转诊中心或胎儿医学中心,胎儿CDH的超声检出率接近80%[7]。

世界围产医学会产科超声工作组关于产前MRI和超声检查的实践推荐和指南[8]中指出,超声检查是诊断胎儿异常的首选影像学方法,当高质量的产前超声检查无法准确提供与临床咨询、围产期干预、妊娠进程及分娩计划紧密相关的胎儿异常状况时,建议联合MRI检查协助诊断胎儿异常;妊娠早期由于胎儿小且易动,不建议行MRI检查。澳大利亚关于MRI检查对于超声诊断胎儿异常或高危儿的诊断价值的回顾性研究显示,MRI检查可以额外发现28%超声未能发现的胎儿异常,其中21%的异常发现影响了临床诊断,19%的异常发现影响临床预后,9%的异常发现影响了围产期的处理决策[9]。瑞士关于妊娠中期行胎儿MRI检查改善胎儿非中枢神经系统畸形诊断的前瞻性研究显示,胎儿MRI检查中,68%未能提供补充诊断,27%提供了未影响临床决策的补充诊断,仅5%提供了影响临床决策的补充诊断[10]。胎儿MRI检查对胎儿相关异常具有补充诊断价值,MRI具有多平面成像、软组织分辨率高及不受孕妇肥胖、胎儿体位和骨骼声影遮挡等优点,胎儿肝脏在T_2加权成像(T_2weighted imaging,T_2WI)序列上呈稍低信号,肺组织在T_2WI序列上信号高于肝脏,胃泡、胆囊及肠管均富含液体,在T_2WI序列上均呈明显高信号影,便于观察肝脏、肠管等脏器是否疝入胸腔及疝入胸腔的程度[11]。因此,当超声检查怀疑胎儿CDH并诊断不明确时,可联合MRI检查协助诊断。

问题2:产前孤立性CDH胎儿的预后评估指标有哪些?

【推荐意见】

2-1 建议产前超声测量实测/预测肺头比(observed-to-expected lung area to headcircumference ratio,O/E LHR）作为孤立性CDH胎儿预后评估的主要指标。（证据等级：2B）

2-2 建议将O/E LHR<25%作为孤立性左侧CDH胎儿预后不良的超声指标，将O/E LHR<45%作为孤立性右侧CDH胎儿预后不良的超声指标。（证据等级：2C）

【推荐依据】

临床医师需要注意的是，由于胎儿CDH可能是染色体或基因疾病的一种表现，因此，一旦超声诊断考虑胎儿CDH，建议常规行产前诊断排除染色体或基因疾病，同时需要评估胎儿是否有合并其他畸形的可能，排除上述异常后才考虑是否继续妊娠，并对其预后进行评估。

胎儿肺发育情况是预测CDH胎儿生存结局的主要指标。目前，胎儿孤立性CDH的产前预后评估方式有胎儿超声和胎儿MRI检查。评估胎儿肺发育的指标主要为肺头比（即健侧肺面积/头围；lung area to head circumference ratio，LHR）和O/E LHR［即（实测健侧肺面积/头围）/（预测健侧肺面积/头围）］。由于肺发育和脑发育的增长速度不一致，LHR会随孕周增长而升高，从而使其在应用中存在局限性。O/E LHR受孕周影响较小，其越高提示胎儿出生后的存活概率越大[12-13]。无论是胎儿孤立性左侧CDH还是胎儿孤立性右侧CDH，O/E LHR均可作为生存概率的良好预测指标[13]。另有回顾性研究显示，二维超声测量O/E LHR是预测孤立性左侧CDH胎儿存活的良好指标[14]。O/E LHR在广泛的胎龄（孕18～38周）中均可适用[15]，但2018年加拿大指南[1]推荐，应在孕22～32周之间使用超声测量O/E LHR来预测孤立性CDH胎儿肺发育不良的严重程度，同时该指南也将O/E LHR作为评估胎儿CDH严重程度的重要指标，其推荐将O/E LHR>45%定义为轻度胎儿CDH，25%<O/E LHR≤45%定义为中度胎儿CDH，15%<O/E LHR≤25%定义为重度胎儿CDH，O/E LHR≤15%定义为极重度胎儿CDH。

O/E LHR<25%预示着预后不良，O/E LHR为25%时，胎儿孤立性左侧CDH的生存率仅为25%[15]。若孤立性左侧CDH胎儿肝脏未疝入胸腔，O/E LHR≥45%时预测生存率达100%，O/E LHR为25%～45%时预测生存率约为70%，O/E LHR<25%

时预测生存率仅为30%，O/E LHR＜15%时预测死亡率达100%；若孤立性左侧CDH胎儿肝脏疝入胸腔，其预测生存率更低[13]。2015年的回顾性研究显示，与孤立性左侧CDH胎儿比较，孤立性右侧CDH胎儿的预后更差、生存率更低；孤立性右侧CDH胎儿期待治疗后，O/E LHR＜30%时存活率为0，30%≤O/E LHR＜45%时存活率为17%；该研究也将O/E LHR＜45%作为严重肺发育不全的预测指标[16]。但是，最近的回顾性研究显示，在期待治疗的孤立性右侧CDH胎儿中，超声诊断重度肺发育不良的最佳O/E LHR截断值为50%，敏感度为78%，特异度为72%，而不是目前临床常用的截断值45%[17]。结合上述文献证据及目前临床使用的情况，本指南仍建议将O/E LHR＜45%作为孤立性右侧CDH胎儿严重肺发育不良的指标。

除以上指标之外，产前对CDH胎儿预后评估的指标还包括实测/预测肺容积比（observed-to-expected total lung volume，O/E TLV）、肝疝百分比（the percent of liver herniation，%LH）、肝/胸容积比（liver-to-thoracic volume ratio，LiTR）、心脏四腔心切面胃泡位置、疝囊有无以及胎儿胸腹腔积液等[18-24]。本指南推荐临床最常用、普适性最佳的指标：建议产前超声测量O/E LHR作为CDH胎儿预后评估的主要指标，将O/E LHR＜25%作为孤立性左侧CDH胎儿预后不良的超声指标，将O/E LHR＜45%作为孤立性右侧CDH胎儿预后不良的超声指标；当CDH胎儿同时出现胸腹腔积液或者胎儿水肿时，可能预示预后不良。但是需强调，超声指标仅在产前作为孤立性CDH胎儿预后的评估指标之一，新生儿出生后的管理以及外科手术也都是影响其预后的重要指标，不能单纯通过超声指标的异常来评估新生儿预后。

问题3：如何对CDH胎儿进行孕期管理？

【推荐意见】

3-1 建议联合产前遗传学诊断、胎儿心脏超声及系统超声检查对CDH胎儿进行评估。（证据等级：2C）

3-2 建议妊娠期由产科、小儿外科、新生儿重症监护病房（NICU）、产科超声及放射科等多学科团队进行全程保健。[证据等级：良好实践声明（GPS）]

3-3 建议妊娠中重度CDH胎儿的孕妇，孕28周后每2周复查，增加胎儿心功能及肺发育情况的评估，若出现羊水过多、胸腹水、胎儿水肿时需每周复查至出生；若行胎儿镜下气管封堵术（fetoscopic tracheal occlusion，FETO）宫内干预，在球囊取出前，需每1～2周复查超声。（证据等级：2B）

【推荐依据】

多数胎儿CDH可于妊娠中期产前超声筛查时发现，但病情程度对预后的影响较大，为改善CDH新生儿的预后，妊娠CDH胎儿的孕妇做好孕期保健至关重要。

CDH患儿中染色体及基因异常占一定的比例，约6.3%的CDH患者存在染色体异常，包括非整倍体、不平衡易位、拷贝数变异等[25]。全外显子测序研究显示，可能基因破坏突变及有害的错义突变占CDH的21%、孤立性CDH的12%[26]。因此，确诊CDH后行产前遗传学诊断进一步明确病因，对CDH的治疗和预后随访具有重要意义。除此之外，系统超声检查对准确评估病情也很重要，有23%的CDH患儿为多发畸形，13%为已知的综合征患者；CDH患儿的死亡率约为32.5%，其中死亡者中多发畸形占44%、综合征占82%[27]。因此，一旦确诊胎儿CDH，需进一步完善高质量的系统超声检查，以确定是否合并其他畸形。孕期保健内容还应包括多学科联合预后评估，以辅助诊疗决策并完善孕期保健计划。

在多学科中心成立前，CDH患儿的死亡率为67%，多学科中心成立后，死亡率下降至23%，可见多学科中心的评估有助于提高CDH患儿的存活率、提升保健的质量[28]。一旦考虑诊断CDH，在应用系统超声检查进行病情严重程度评估的同时，结合产前遗传学检查结果，由胎儿医学专科医师对整体病情进行分析解释，决定是否继续妊娠；对于继续妊娠的CDH胎儿，新生儿出生后因肺发育不良及肺动脉高压常伴有呼吸困难，尤其是中重度CDH患儿需进入NICU治疗，等待新生儿病情平稳后，需小儿外科医师完成手术修补。因此，在产前就要做好相关多学科的联合评估，实现产前产后一体化管理。

我国CDH胎儿发生宫内死亡占围产儿死亡总数的28.1%[29]。但截至目前，尚无针对继续妊娠的CDH胎儿的孕期随访的研究。根据临床经验，妊娠轻度CDH胎儿的孕妇可正常随诊，妊娠中重度CDH胎儿的孕妇2周复查一次，加强胎儿心功能及肺发育情况的评估。若出现羊水过多、胸腹水、胎儿水肿时需每周复查。另外，O/ELHR被认为是与早产相关的因素之一，因此，继续妊娠过程中可动态监测O/E LHR[30]。此外，行FETO宫内干预者，在球囊取出前需每1~2周复查一次超声，对胎儿的生长、一般健康状况等进行评估，测量子宫颈长度以便尽早发现早产征象。由于羊水过多会增加胎膜早破的发生风险，同时CDH胎儿并发羊水过多的可能性大，因此复查时需注意羊水情况[31]。

问题4：CDH胎儿FETO的适应证？

【推荐意见】

推荐重度孤立性CDH为FETO的适应证。（证据等级：1B）

【推荐依据】

随着医疗设备的研发和医疗技术的进步，腔镜技术越来越成熟。传统的膈肌修补手术可能会造成内脏损伤且不能应用于合并肝疝的CDH胎儿，FETO作为一种治疗重度CDH胎儿的新兴技术，安全性较高、适用性较广泛[32]。FETO主要在产前应用，超声引导下经胎儿口腔放置导管，在摄像机辅助下放置球囊来堵塞气管，防止肺液流出、增加气道压力，从而促进胎儿肺发育[33]。现有的有限的证据表明，FETO适用于LHR<1、伴严重肺发育不良或肝疝的孤立性CDH胎儿（单胎、超声心动图正常、超声检查显示无其他异常、无染色体核型异常）[34-35]。另一项研究认为，FETO可以提高重度CDH胎儿的存活率[36]。2021年比利时的研究数据显示，中度CDH胎儿中行FETO治疗与期待治疗者的存活率分别为63%和50%[37]；重度CDH胎儿中行FETO治疗与期待治疗胎儿的存活率分别为40%和16%[38]。因此，本指南建议FETO作为产前诊断为重度孤立性CDH胎儿的一种治疗选择。

球囊放置和取出的时机对CDH胎儿的治疗效果和安全十分重要。目前，关于球囊的放置时间仍存在争议。胎儿肺泡开始形成的时间为孕25周之后，孕26周时胎儿肺部处于小血管形成晚期和囊泡形成早期，此时放入球囊会出现明显的肺反应[39]，因此，部分研究者认为应该在孕26~30周放置球囊[40]。球囊放置时间过长可能引起肺反应过度而影响肺功能[41]，所以球囊的取出时间也尤为重要，但是关于球囊的取出时间未有研究明确指出。在胎肺分泌大量肺泡表面活性物质之前应尽量给予肺部充足的恢复时间[39]，而孕35周后胎肺会大量分泌肺泡表面活性物质，因此目前大部分研究者选择在孕34周时取出球囊[38-41]。除此之外，也有研究者提出应根据胎儿FETO后情况是否稳定来确定球囊取出的时机：如果FETO后胎儿情况稳定，选择在孕34周取出球囊；如果胎儿情况不稳定或不安全，应该在分娩时以产时子宫外处理（ex utero intrapartum therapy，EXIT）方法移除球囊[40, 42]。

但是，目前国内外FETO治疗胎儿CDH的样本量有限，其远期的效果仍然是不确切的，是否行FETO治疗不仅要考虑医学指征，同时也需要详细告知孕妇该治疗的局限性，由孕妇及其家属商量后决定是否行FETO治疗。

问题5： 如何选择CDH胎儿的分娩时机、方式及医疗机构？

【推荐意见】

5-1 建议与小儿外科、NICU医师联合确定CDH胎儿的分娩时机。（证据等级：GPS）

5-2 不建议将胎儿CDH作为剖宫产术指征，应根据母儿情况综合确定分娩方式。（证据等级：1B）

5-3 建议在有小儿外科条件及具备术后监护功能NICU的三级医院或胎儿医学中心分娩。（证据等级：2C）

【推荐依据】

对于胎儿CDH孕妇的分娩时机及首选分娩方式，目前的研究尚无定论。大多数的证据显示，CDH早产儿的存活率明显低于足月儿[43-48]。因此，建议CDH胎儿无其他并发症时，尽量延长妊娠至足月，但对于足月后分娩的最佳孕周争议较大。对于孤立性CDH胎儿足月分娩孕妇，随着孕周的增加，新生儿存活率呈现降低趋势，孕37～38周分娩的CDH胎儿较孕39～41周分娩者的存活率更高（分别为72.6%和67.1%）[49]。除此之外，孕37周～38周$^{+6}$分娩的CDH新生儿比孕39周及以后分娩者的28 d存活率（分别为81.5%、61.5%）、6个月存活率（分别为80.0%、55.9%）均较高，使用体外膜肺氧合（extracorporeal membrane oxygenation，ECMO）技术、吸入一氧化氮（inhaled nitric oxide，iNO）等高级通气方法的比例反而有降低趋势[44]。虽然关于孕37～38周分娩还是孕39周以后分娩CDH新生儿的存活率更高尚有争议，但研究结果的共同点是孕40周后CDH

新生儿的存活率降低。同时，欧洲CDH联盟2015年更新的关于CDH的共识[50]建议，在证据不充足的条件下，应于孕39周后在大型三级分娩中心计划分娩。因此，目前对于具体的分娩时机尚存在争议，需要与小儿外科及NICU医师联合确定分娩时机，在充分准备下进行分娩。

自然分娩、引产、择期剖宫产术、急诊剖宫产术这四种分娩方式对于CDH新生儿的ECMO需求、住院时间、插管时间及总生存率等方面均无明显差异[51]。但也有少量研究显示，在未使用ECMO患儿的存活率方面，剖宫产术分娩的CDH新生儿的存活率（60%）高于自然分娩（49%）及阴道引产者（49%）[52]。另外，欧洲CDH联盟2015年更新的关于CDH的共识[50]提到，分娩方式取决于孕妇的适应证。因此，需要综合考虑母儿情况来确定CDH胎儿的具体分娩方式。

分娩医疗机构是影响CDH新生儿死亡率的一个重要因素，与提前入住具备新生儿抢救条件三级医院待产分娩的孕妇相比，分娩时转院至具备新生儿抢救条件的三级医院的CDH新生儿死亡率更高[53]。高容量三级中心（22个月内可接诊量≥12例CDH患儿、具有小儿外科手术条件及ECMO设备）的CDH患儿的生存率显著高于低容量中心（分别为90%、77%）[54]。因此，选择具有新生儿外科及术后监护条件的三级医院或胎儿医学中心进行分娩对CDH新生儿存活率有重要意义。

问题6：CDH新生儿的产时处理事项有哪些？

6-1 建议CDH新生儿出生时保留好脐带血管，患儿条件允许时延迟脐带结扎。（证据等级：2B）

6-2 建议CDH新生儿在气管插管下使用T组合复苏器进行复苏，并维持压力<25 cmH$_2$O（1 cmH$_2$O=0.098 kPa），严禁使用面罩复苏囊通气。（证据等级：2D）

6-3 建议CDH新生儿出生后行胃肠减压。（证据等级：2C）

6-4 建议CDH新生儿出生后的前10 min，维持导管前血氧饱和度（SpO$_2$≥70%）；出生后2 h内，维持导管前SpO$_2$≥80%。（证据等级：2D）

6-5 建议将CDH新生儿转入NICU。（证据等级：2B）

【推荐依据】

CDH新生儿出生后短时间内就会出现呼吸困难、发绀等症状。若未能及时处理或处理不当，会造成持续性肺动脉高压，甚至死亡。因此采取必要的产时处理是至关重要的，可以减少肺损伤的发生率，有效提高CDH患儿的治愈率[55]。

CDH新生儿出生后延迟脐带结扎可以增加循环血量。延迟脐带结扎对足月儿和早产儿均有益，美国妇产科医师协会（ACOG）建议对于足月儿和早产儿出生后至少推迟脐带结扎30~60 s[56]。对于孕24~36周出生的早产儿，延迟脐带结扎超过30 s（最长180 s）可以减少因贫血而需要输血的新生儿例数，降低脑室出血和坏死性小肠结肠炎的发生率[57]。另外，相较于出生后延迟1 min以上结扎脐带或脐带搏动停止后结扎，早期脐带结扎（生后1 min内结扎）的新生儿出生时血红蛋白含量明显较低，且在4个月月龄时，早期脐带结扎新生儿的平均铁浓度比晚期结扎者低；在3~6个月月龄时，早期脐带结扎比晚期脐带结扎的新生儿更有可能缺铁[58]。目前的证据支持早产儿在出生后30 s内不结扎脐带，延迟脐带结扎可以减少新生儿出院前的死亡率[59]。因此，对于CDH患儿，延迟脐带结扎可能增加出生时的血红蛋白水平，并在生命的前几个月提高铁的储备，减少贫血的发生。

CDH患儿在出生后严禁使用面罩复苏囊通气，以免导致新生儿胃扩张，继而使胸腔内压力增加、同侧肺被压缩、纵隔向对侧移位、对侧的肺也被压缩、气体交换量降低，从而导致缺氧。如果出现呼吸困难及缺氧表现时，应立即采取气管插管，以减少因气管插管延迟而导致的酸中毒和贫血[1, 60-62]。在复苏时，推荐使用T组合复苏器提供恒定的峰压，安全地扩张患儿的肺部并提供最佳的氧合。同时建议采用低峰值氧压，最好低于25 cmH$_2$O，以避免造成同侧和对侧肺损伤[50, 63]。

为了避免CDH患儿出生后疝入胸腔的胃对肺部的压迫，应常规予以胃肠减压。2010年及2015欧洲CDH联盟共识中均建议CDH患儿出生后，应立即放置胃管或鼻胃管，并持续或间歇吸引，防止胃肠的膨胀对肺脏的压迫[50, 61]。

CDH患儿应避免高浓度吸氧对肺、脑组织造成的自由基损伤。高氧血症组新生儿的缺氧缺血性脑病（HIE）的发生率高于正常血氧组（分别为58%、27%）[64]，为避免氧应激以及高气道压力对肺组织的损伤，应调整吸入氧浓度（FiO$_2$）。同时2015年更新的欧洲CDH联盟共识也提出,导管前SpO_2应维持在80%~95%,为了避免高氧情况,当SpO_2>95%时,应调整FiO_2;在出生后2 h内,如果器官灌注满意(pH>7.20),通气充足[动脉血二氧化碳分压($PaCO_2$)<65 mmHg(1 mmHg=0.133 kPa)],则导管前SpO_2≥70%是可以接受的[50]。但是,2018年加拿大CDH指南[1]建议将导管前SpO_2≥85%作为临床可接受的标准,因此对于导管前合适的SpO_2目前也存在一定的争议,有待于高质量研究的进一步证明。

对于中重度以及出生情况欠佳的轻度CDH患儿,在采取了气管插管等基本生命支持后,建议转入NICU[63]。CDH患儿在NICU需要进一步的呼吸支持以及对肺发育不良的处理,尽可能使患儿的SpO_2维持在稳定水平,以改善预后[1, 61]。

问题7:如何对CDH患儿进行手术前准备?

【推荐意见】

7-1 通气管理的目标为维持导管前SpO_2在80%~95%之间,导管后SpO_2>70%,$PaCO_2$维持在45~60 mmHg之间(允许性高碳酸血症),动脉血pH值维持在7.25~7.40。(证据等级:2C)

7-2 CDH患儿循环灌注的管理目标为维持血压正常,毛细血管充盈时间<3 s,乳酸浓度<3 mmol/L,尿量>1 ml/(kg·h)。(证据等级:2C)

7-3 建议术前充分评估且积极处理CDH患儿的肺动脉高压。(证据等级:1C)

7-4 建议ECMO仅作为危重CDH患儿的挽救性治疗措施。(证据等级:2C)

【推荐依据】

氧是有效的肺血管扩张剂,但过高浓度氧可导致肺损伤,CDH患儿出生后维持适度的氧合,既要避免低氧、酸中毒加重肺动脉高压,也要避免高氧所致的肺部自由基损伤。由于重度CDH患儿存在持续肺动脉高压和肺外分流,超过正常的血氧分压并不能进一步降低肺血管阻力,反而使肺的氧损伤增加。多个指南和共识中[1, 50, 60]均建议了导管前、后SpO_2的明确范围,建议维持导管前SpO_2在80%~95%或>85%,如果导管前SpO_2>95%,需及时降低吸入氧浓度。同时,大多数中心采用"温和通气"或"允许性高碳酸血症"策略明显增加了CDH新生儿的救治成功率[65]。若重度CDH患儿并发持续肺动脉高压，尽管已经使用较高参数的辅助通气支持，氧合可能仍不理想，此时如果灌注正常[乳酸浓度<3 mmol/L，尿量>1 ml/（kg·h）]，导管后SpO_2>70%是可以接受的，否则，过高参数的辅助通气会加重肺损伤[66]。因此，机械通气情况下可采用"允许性碳酸血症"策略。

血流动力学管理的目标是保证终末器官的灌注良好，具体体现在心率、血压、毛细血管灌注、尿量和乳酸水平上。如果血压下降、毛细血管充盈时间>3 s，乳酸浓度>3 mmol/L，尿量<1 ml/（kg·h）提示组织灌注不良。2015年的欧洲CDH联盟共识[50]指出，需要及时发现重症CDH患儿血流动力学不稳定并进行治疗，防止肺动脉高压进一步加重，升高体循环压力可以最大限度地减少从右向左分流；由于左心室可能较小且顺应性较差，因此液体复苏需要谨慎，防止肺水肿的发生。低血压和（或）组织灌注不良的情况下，应给予10～20 ml/kg生理盐水扩容，但不应超过2次。扩容后如果组织灌注和血压仍没有改善，应考虑使用正性肌力药和（或）血管活性药[50]。多巴胺、肾上腺素和去甲肾上腺素均可升高血压，米力农既是血管活性药也是肺血管扩张剂，可以减轻右心室功能障碍，降低氧合指数（oxygenation index，OI）；此外，难治性低血压CDH患儿可考虑使用氢化可的松。

与CDH相关的肺动脉高压是导致CDH患儿死亡的重要原因之一。肺动脉高压的评估和及时处理是救治成功的关键。通过围手术期超声心动图测量肺动脉压与平均动脉压（MAP）的比值（PSR）可以评估围手术期肺动脉高压的严重程度。采用术前PSR截断值为0.9，预测CDH患儿死亡率的敏感度为100%，特异度为84%。PSR≤0.9的CDH患儿生存率为100%，PSR>0.9生存率为50%。高PSR组的气胸发生率高、术后使用多种正性肌力药的频率更高、手术修补时间较晚且术后机械通气时间较长[67]。对于CDH新生儿，呼吸衰竭时早期使用iNO（OI为15～25）可减少呼吸衰竭进展至OI>30，OI>30合并新生儿使用ECMO或者死亡的结局，中度呼吸衰竭者早期使用iNO可改善预后[68]。但CDH相关的肺动脉高压通常对包括iNO在内的常规肺血管扩张剂治疗抵抗，西地那非、米力农、吸入依前列烯醇、静脉注射依前列烯醇、静脉注射前列腺素E1均可用于CDH相关肺动脉高压的治疗。目前很少有评价CDH患儿术前处理结局的研究，尚有待进一步的研究评估。

ECMO可用于重度肺动脉高压、临床状态恶化、危重症挽救性治疗的CDH患儿。CDH患儿使用ECMO会增加住院时间、成本，应严格把握ECMO的适应证[69]。以下为欧洲CDH联盟共识[50]指出的ECMO适应证：（1）无法维持导管前SpO_2＞85%或导管后SpO_2＞70%；（2）尽管优化了呼吸机管理，但$PaCO_2$和呼吸性酸中毒增加，pH＜7.15；（3）为达SpO_2＞85%需要吸气峰压＞28 cmH_2O或平均气道压力＞17 cmH_2O；（4）氧输送不足伴有代谢性酸中毒，通过升高的乳酸≥5 mmol/L和pH＜7.15来衡量；（5）全身性低血压，对液体扩容和正性肌力治疗有抵抗，导致24 h尿量＜0.5 ml/(kg·h)；（6）OI≥40至少存在3 h需ECMO治疗的患儿，可在ECMO治疗早期行膈疝修补术，提高生存率。与单纯控制通气治疗相比，ECMO的应用可使CDH患儿的早期死亡率显著降低，但是晚期（出院后）死亡率无显著差异[70]。ECMO治疗中进行膈疝修补术的CDH患儿死亡率低于ECMO治疗后进行膈疝修补术者，ECMO治疗早期进行手术修复者死亡率低于ECMO治疗后晚期手术者[71]。因此，需ECMO治疗的CDH患儿在ECMO治疗早期进行膈疝修补术可提高生存率。

EXIT是当前在多学科团队合作下对产时需要进行特殊手术处理的新生儿进行产时管理的重要手段，特别是对于CDH新生儿，其可以在维持子宫胎盘血运的情况下，尽量维持新生儿的氧供，从而为气管插管及外科手术处理提供较为充足的操作时间，可提高CDH新生儿的救治成功率[72-73]。但是相应地，EXIT的处理需尽量维持子宫胎盘血运，因此，新生儿娩出后需要使用子宫松弛剂，尽量延长胎盘剥离的时间，这常增加孕妇产后出血，甚至子宫切除的可能性。此外，通过采用EXIT联合ECMO治疗手段，CDH新生儿的存活率可达64%，远高于既往常规治疗的CDH新生儿存活率[74]。但是2017年美国的一项研究表明，接受与未接受EXIT联合ECMO治疗的

CDH新生儿的治疗效果及远期并发症均无统计学差异[75]。因此，EXIT联合ECMO治疗方法的疗效仍然存在较大争议。是否选择该种联合治疗方式需要更多的证据，同时，需要在详细告知新生儿父母疗效及风险的情况下，结合当地新生儿救治水平，全方位权衡。

问题8：CDH新生儿的手术时机及手术方式？

【推荐意见】

8-1 建议将CDH患儿MAP正常、FiO_2<50%时测得的导管前SpO_2为85%~95%，乳酸浓度<3 mmol/L，尿量>1 ml/(kg·h)作为一般临床情况稳定的标准。（证据等级：2D）

8-2 建议患儿病情稳定后24~48 h内或者治疗后2周仍未达到临床稳定时进行手术。（证据等级：2D）

8-3 建议手术方式根据患儿和医院的具体情况选择微创或开放性手术。（证据等级：2B）

【推荐依据】

目前无相关的临床研究显示有标准的"手术时机"可为CDH新生儿带来明显的临床结局改善[76-80]，但是现在相对合适的手术时机是2015年欧洲CDH联盟共识[50]和2018年加拿大指南[1]共同推荐的，即CDH患儿的手术条件为新生儿一般情况达到临床稳定，包括MAP、SpO_2、乳酸浓度、尿量等。同时这些指南也提出，虽然患儿临床指标稳定是施行手术的指征，但是未达到该指征也不是手术的禁忌证，因为对一些CDH患儿，手术是唯一的治疗方式，故可以在治疗后2周仍未达到临床稳定时，考虑进行手术治疗或姑息治疗。

与开放性手术相比，微创手术治疗胎儿CDH的术后复发率较高、手术时间较长，但术后死亡率及并发症发生率较低、住院时间及术后机械通气时间较短[79,81]。对修复手术效果的临床比较研究表明，行补片修复的CDH患儿术后复发的风险比简单修复高2.8倍，术后发生乳糜胸的风险高2.5倍，术后发生肠梗阻风险高2倍[82]。但也有证据表明，简单修复与补片修复的膈疝复发率分别为44%和38%，差异无统计学意义[83]。经过平均4.6年的随访，补片修复与简单修复治疗的CDH患儿的复发率分别为46%和10%，同时，行补片修复的患儿更易出现胸廓畸形[84]。

问题9：如何对CDH新生儿进行术后随访？

【推荐意见】

9-1 建议CDH患儿的随访时间从手术后开始，间隔为3、6、12、18个月，此后每年1次定期随访。（证据等级：2D）

9-2 对于产前诊断和（或）出生后6 h内出现呼吸道症状的CDH患儿，建议在术后随访时增加生长发育、神经系统、听力、智力发育的评估。（证据等级：2C）

【推荐依据】

胎儿CDH存在复发和发生其他并发症的情况，对CDH患儿进行术后随访非常重要。CDH患儿在胸腔镜修复后的复发率为5%～40%，开放式修复的复发率为2%～10%[85]。2008年，美国胎儿和新生儿外科学分会的指南[86]建议CDH患儿出生后，应于手术后的第3、6、12、18个月，以及此后每年进行1次随访。

疝复发是最重要的需要再次修补的指征[86]，研究表明，CDH患儿再入院最常见的原因是胃食管反流（占20%）及CDH复发（占17%）[87]。证据表明，12个月月龄以下的CDH患儿胃食管反流的总体发生率为52.7%，年龄较大的儿童为35.1%[88]。因此，有研究者建议，每年应至少对CDH患儿进行1次选择性地重复内镜检查或pH值测量[89]。此外，有研究表明，接受过ECMO治疗的CDH患儿术后可能有更高的呼吸系统并发症的发生风险，可通过随访时采用测量最大呼气流量及功能剩余容量来评估其肺功能发育情况[90]。

CDH患儿有呼吸困难的风险，尤其是出生后6 h出现严重呼吸道症状的CDH患儿容易因缺氧而导致严重HIE，此外，由于疾病本身的严重性及相关的侵入性治疗会导致术后并发症发生率升高，包括发育迟缓、胃食管反流、慢性肺病、脊柱侧弯或神经系统发育不良[91]。青少年CDH患者最常见的生长发育异常是脊柱侧弯、漏斗胸或隆起胸等肌肉骨骼异常[92]。通过随访时收集患儿的身高、体重、枕额周径（额部正中至枕骨的周长）可评估其生长发育情况[86, 93]。CDH患儿的神经系统发育迟缓主要表现为运动功能异常，而认知和听力受影响较少，可能是由于运动能力下降或氧依赖限制了CDH患儿的运动功能和发育[94]。10%～50%的CDH患儿认知测试得分低于人群平均水平2个标准差以上，16%~46%被检出行为问题，12%有严重的运动障碍。对于CDH患儿神经系统发育情况的评估，常采用儿童大脑表现分类量表（PCPC）、韦氏学龄前和初级智力量表（WPPSI）或贝利婴儿发展量表（BSID），并结合脑电图及头部CT检查增加评估的合理性[95]。另外，听力损失可能与呼吸衰竭的治疗有关[96]。由于听力形成开始于出生后3个月时，接受过度通气或者ECMO治疗的CDH患儿感音神经性听力损失发生机会更高，因此建议每隔6个月至3岁再筛查1次，常用脑干听觉诱发反应（BAER）进行评估，并且在学龄前重复进行听力测试[97]。对于CDH患儿的术后智力发育情况也有相关研究，不但表明了智力发育与病情严重程度有关，也发现接受过ECMO及其他侵入性治疗的患儿更易产生行为及认知障碍，因为情绪及心理问题接受特殊教育的可能性较正常儿童高[98-99]。

随着外科技术及护理技术的进步，CDH患儿的生存率得到提高。CDH患儿的多系统发病率及其护理的复杂性要求完善的随访制度，以确保对CDH患儿的神经系统发育、心肺、营养和外科后遗症进行有效管理。

首席专家：张卫社（中南大学湘雅医院）、杨慧霞（北京大学第一医院）

首席方法学家：陈耀龙（兰州大学基础医学院循证医学中心）

执笔人：李平（中南大学湘雅医院）、余小河（中南大学湘雅医院）、张春芳（中南大学湘雅医院）、赵延华（中南大学湘雅医院）、谌奎芳（中南大学湘雅医院）、符仪媚（中南大学湘雅医院）、陈功立（重庆市妇幼保健院）

参与本指南讨论的专家（按姓氏笔画排序）：王谢桐（山东省妇幼保健院）、王子莲（中山大学附属第一医院）、王志坚（南方医科大学南方医院）、王大佳（中国医科大学附属盛京医院）、马立霜（首都儿科研究所）、冯玲（华中科技大学同济医学院附属同济医院）、刘喆（北京大学第一医院）、刘兴会（四川大学华西第二医院）、孙丽洲（南京医科大学第一附属医院）、李雪兰（西安交通大学第一附属医院）、乔宠（中国医科大学附属盛京医院）、邹丽（华中科技大学同济医学院附属协和医院）、时春燕（北京大学第一医院）、陈敏（广州医科大学第三附属医院)、陈敦金(广州医科大学第三附属医院)、陈欣林(湖北省妇幼保健院)、范建霞(上海交通大学附属国际和平妇幼保健院)、周祎(中山大学附属第一医院)、周崇高(湖南省儿童医院)、罗国阳(美国华盛顿特区霍华德大学医学院)、赵扬玉(北京大学第三医院)、封志纯(解放军总医院)、高喜容(湖南省儿童医院)、梁德杨(香港中文大学威尔士亲王医院)、常青(重庆西南医院)、黄柳明(解放军总医院)、漆洪波(重庆医科大学第一附属医院)

志谢 本指南制订过程中,中南大学湘雅医院邓欢、段思、胡彩宏、张丽冉、吕秀清、伍艳莹、刘轩、李昕及兰州大学基础医学院循证医学中心任梦娟帮助进行文献收集及资料整理;感谢湖南省重点领域研发计划(2020SK2072)、湖南省出生缺陷协同防治科技重大专项(2019SK1010,2019SK1015)、中南大学湘雅医院学科建设基金对本指南的制订提供资助

参考文献从略

(通信作者:张卫社 杨慧霞)
(本文刊载于《中华妇产科杂志》2022年第57卷第10期第721-732页)

推荐扫码阅读:胎儿先天性膈疝临床管理指南基层版(2024)

高龄妇女孕期管理专家共识

中华医学会围产医学分会
中华医学会妇产科学分会产科学组

随着社会经济的高速发展,女性晚婚、再婚,首次妊娠分娩的年龄增加,生育延迟[1]。辅助生殖技术的进步,使延迟生育得到相对保障,其中高龄女性分娩占比逐年升高[2]。随着年龄增长,伴发的内外科疾病将增多,同时通过辅助生殖技术妊娠占比增加,发生妊娠合并症的风险越来越大[3]。高龄孕妇更易发生流产、早产(包括自发性早产和治疗性早产)、双胎、胎儿染色体异常、先天性结构异常、前置胎盘、妊娠期糖尿病、子痫前期等,同时高龄是导致剖宫产和妊娠并发症或不良结局的重要因素[4]。因此,高龄孕妇孕期管理给产科临床工作带来了挑战。鉴于我国孕产妇年龄、疾病谱变化以及临床的迫切需求,中华医学会围产医学分会和中华医学会妇产科学分会产科学组组织国内相关专家,讨论并遴选出高龄孕妇的定义、孕前准备、产前诊断、围产期并发症防治、终止妊娠的时机和方式以及围分娩期管理等临床问题,并基于国内外已经发表的研究证据和相关共识,提出相应的推荐意见,以指导高龄妇女的孕期规范化管理。

一、指南制定方法

本共识临床问题和推荐意见的构建遵循中华医学会关于专

引用文本: 中华医学会围产医学分会, 中华医学会妇产科学分会产科学组. 高龄妇女孕期管理专家共识[J]. 中华围产医学杂志, 2024, 27(06): 441-449.DOI: 10.3760/cma.j.cn113903-20240204-00060.

家共识的规定,已在国际实践指南注册与透明化平台注册(注册号:PREPARE-2024CN320),并成立了共识制定工作组,由指导专家组、制订专家组、方法学专家组等组成,包括全国的多学科(产科、助产、遗传及方法学)等专家。通过文献调研及专家咨询提出临床问题。基于拟定的临床问题,进行文献证据检索,检索时间至2023年8月,检索数据库主要为PubMed、Embase、Cochrane、Ovid、中华医学期刊网、中国知网等,并进行证据梳理和质量分级,再组织相关专家进行评审修正。基于推荐意见分级评估、制订和评价(Grading of Recommendations, Assessment, Development and Evaluation, GRADE)方法形成证据等级和推荐强度(表1和表2),通过德尔菲法对专家共识问卷调查达成共识,形成最终的推荐意见。

表1 GRADE证据等级划分

证据等级	划分标准
A(高质量)	1. 进一步研究也不可能改变该疗效评估结果的可信度 2. 非常确信真实的效应值接近效应估计值
B(中等质量)	1. 进一步研究很可能影响该疗效评估结果的可信度,且可能改变该评估结果 2. 对效应估计值有中等程度的信心:真实值有可能接近估计值,但仍存在两者很不相同的可能性
C(低质量)	1. 进一步研究极有可能影响该疗效评估结果的可信度,且该评估结果很可能改变 2. 对效应估计值的确信程度有限:真实值可能与估计值大不相同
D(极低质量)	1. 任何疗效评估结果都很不确定 2. 对效应估计值几乎没有信心:真实值很可能与估计值大不相同

注:GRADE:分级评估、制订和评价(Grading of Recommendations, Assess, Development and Evaluation)

表2 GRADE推荐强度

推荐强度	具体描述
强推荐	明确显示干预措施利大于弊或弊大于利
弱推荐	利弊不确定或无论质量高低的证据均显示利弊相当

注:GRADE:分级评估、制订和评价(Grading of Recommendations, Assess, Development and Evaluation)

二、临床问题及推荐意见

临床问题1：如何定义高龄孕妇？

推荐意见1-1：建议将预产期年龄达到及超过35岁的孕妇定义为高龄孕妇（高质量，强推荐）。

推荐意见1-2：基于妊娠年龄增长与母儿不良结局风险增加呈正相关的考虑，建议将高龄孕妇进行分层管理，不同年龄段提供个性化产前咨询、孕期和围分娩期管理（高质量，强推荐）。

1958年，国际妇产科联盟（International Federation of Gynecology and Obstetrics，FIGO）首次将分娩年龄≥35岁的孕妇定义为高龄孕妇，并沿用至今。既往定义35岁为高龄是基于子代染色体异常风险增加，但高龄孕妇的孕期并发症及合并症增加也是非常突出的问题[5]。一项多中心队列研究结果显示，母儿不良结局发生风险与妊娠年龄呈正相关，与<35岁孕妇相比，35~39岁、40~44岁、≥45岁孕妇发生妊娠期糖尿病、子痫前期、胎盘植入性疾病、早产、胎儿畸形和胎儿生长受限风险增加，而且上述风险在高龄初产妇中增加尤其显著[6]。近年有研究按照年龄为5年递增分组，即35~39岁、40~44岁、45~49岁及50岁以上，旨在将高龄孕妇进行分层管理，提供更个性化的建议[7]。2017年国家卫生健康委员会颁布的"妊娠风险评估管理"中，将年龄≥35岁纳入黄色高危管理，年龄≥40岁纳入橙色高危管理[8]。

临床问题2：高龄妇女如何进行孕前评估？

推荐意见2-1：推荐对所有计划妊娠的高龄妇女进行孕前评估（高质量，强推荐）。

推荐意见2-2：建议高龄妇女孕前进行体重管理，尽量将体重指数控制在理想目标值18.5~23.9 kg/m^2，以降低妊娠并发症发生风险（中等质量，强推荐）。

推荐意见2-3：建议高龄妇女计划妊娠前进行孕前评估，除指南推荐的常规孕前评估内容，应重视对基础疾病（尤其是高血压、糖尿病）的筛查及评估，必要时进行专科咨询（高质量，强推荐）。

孕前评估的目的是发现潜在的内外科疾病，或者评估现有内外科疾病是否适合妊娠。尽管我国总体分娩量下降，但高龄孕妇的占比却有所增加。高龄女性各器官的机能下降,随着年龄的增长,内外科疾病发生率也有所增加[5],其中高血压和糖尿病是最常见的内科疾病。35岁及以上孕产妇合并慢性高血压的比例是30~34岁孕产妇的2~4倍,而45岁及以上是35~44岁的2~4倍[9-10]。据报道,我国不同年龄人群糖尿病的总体患病率:18~29岁、30~39岁、40~49岁、50~59岁及60~69岁分别为4.5%、6.6%、11.3%、17.6%及22.5%[11]。我国年龄<35岁的孕妇中妊娠期糖尿病的发病率为13.4%,而年龄≥35岁孕妇中则高达26.7%[12]。

肥胖发生率随着年龄的增长而增加。作为与高龄相关的危险因素,肥胖显著增加了高龄妇女不良妊娠结局的风险。一项纳入了13项队列研究,涉及近140万女性的系统综述结果显示,孕前体重指数每增加5~7 kg/m^2,子痫前期的风险通常增加1倍[13]。同时这种关系在排除慢性高血压、糖尿病或多胎妊娠的研究中以及在校正其他混杂因素后仍然存在。为了降低高龄孕妇不良结局的发生风险,英国国家卫生与保健优化研究所指出孕前最佳体重指数为18.5~24.9 kg/m^2,建议孕前每周减重不超过0.5~1 kg以达到最佳体重[14-15],而我国专家共识推荐孕前最佳体重指数控制在18.5~23.9 kg/m^2 [16]。

除"孕前和孕期保健指南(2018)"常规孕前评估内容外,高龄妇女孕前评估还应重视以下方面:(1)针对基础疾病(尤其是高血压、糖尿病)的筛查和评估,如患有高血压和心脏病应完善心功能评估及调整降压方案,孕前患有糖尿病的高龄妇女应在孕前确定糖尿病的严重程度及调整降糖方案;(2)有复发性流产、胎儿宫内死亡病史的妇女应完善免疫相关抗体检查,排除免疫系统疾病;(3)有遗传性疾病家族史、不良孕产史者应进行孕前遗传咨询。

临床问题3:高龄孕妇如何进行产前筛查和诊断?

推荐意见3-1:推荐所有高龄孕妇行产前诊断(高质量,强推荐)。

推荐意见3-2:年龄<40岁且仅年龄为高危因素的高龄孕妇,在知情同意的情况下可考虑在孕12^{+0}~22周$^{+6}$行无创产前检测,并超声严密随访了解胎儿是否合并结构及发育异常(高质量,强推荐)。

推荐意见3-3：年龄≥40岁或合并高危因素的高龄孕妇（如胎儿结构异常、胎儿发育异常、不良孕产史、无创产前检测高风险）建议介入性产前诊断，进行染色体核型分析和拷贝数变异测序（copy number variation-sequencing，CNV-seq）等检查，必要时行全外显子组测序（高质量，强推荐）。

随着孕妇年龄增长，卵巢内处于减数分裂前期的初级卵母细胞在体内停留的时间逐渐增加，卵巢功能退化，卵母细胞的分裂能力下降，在进行减数分裂或受精卵早期进行有丝分裂时，容易发生某一条染色体不分离的情况[17-18]，造成染色体数目的异常，常见如21-三体、13-三体、18-三体等。研究发现，<35岁妇女的卵母细胞的非整倍体发生率为7.2%（75/1046），而40岁为28.1%（9/32），43岁为6/12，>45岁为5/5[19]。另有研究发现预产期年龄为35岁的孕妇其胎儿非整倍体的发生风险为1∶135，当预产期年龄达40岁时风险增加至1∶40[20]。

对于高龄孕妇，应提供胎儿染色体异常的筛查及诊断，注意以下相关咨询要点。

1. 根据现行的《中华人民共和国母婴保健法》实施办法和《产前诊断技术管理办法》，建议对于预产期年龄达到35岁的高龄孕妇直接提供产前诊断。国际指南指出，对于年龄为35～39岁且未合并其他染色体异常高危因素的孕妇，可在充分知情同意的情况下先行胎儿染色体非整倍体筛查，若筛查高风险或超声检查发现胎儿结构及发育异常，再提供产前诊断[21-22]。对于≥40岁的高龄孕妇，强烈建议直接进行介入性产前诊断排查胎儿染色体异常。

2. 咨询介入性产前诊断取样技术的风险：目前适合高龄孕妇的介入性产前诊断的方法包括孕早期绒毛活检术（孕11～13周[+6]）和孕中期羊膜腔穿刺术（孕周>15周）。尽管这2种产前诊断方法均为有创操作，但已有meta研究表明若由经过专业训练、具有一定操作经验的医生进行操作，流产发生率分别仅为0.11%和0.22%，与早中孕期自发性流产率相近[23]。

3. 对于年龄35～39岁，且仅高龄为高危因素的拒绝直接产前诊断的孕妇，推荐进行无创产前检测，超声严密随访了解胎儿是否合并结构及发育异常。

4. 选择合适的产前遗传诊断技术：可以用于产前诊断胎

儿染色体异常的遗传检测技术有传统的核型分析、染色体微阵列分析（chromosomal microarray analysis，CMA）、低深度全基因组CNV-seq技术等。有研究表明，小片段拷贝数异常（copy number variation，CNV）与年龄无关，但当高龄合并有不良孕产史或超声软指标异常的孕妇，其致病CNV的发生率增加，应进行CNV-seq；若合并胎儿结构及发育异常，CNV-seq结果阴性，要考虑到单基因病发生风险增加，必要时应提供全外显子组测序[24-26]。

临床问题4：高龄孕妇子痫前期的预防与临床管理有哪些特点？

推荐意见4-1：高龄孕妇合并1个高危因素或中危因素者，建议在孕12～16周开始每日口服阿司匹林（100～150 mg/d）预防子痫前期（高质量，强推荐）。

推荐意见4-2：建议对高龄孕妇子痫前期的诊疗环节实施标准化、规范管理（高质量，强推荐）。

即使校正了孕前高血压和糖尿病等基线特征后，高龄孕妇发生子痫前期和妊娠期糖尿病的风险仍显著增加。美国疾病预防工作组确定高龄是发生子痫前期的中等危险因素。与<35岁的孕妇相比，35～39岁、40～44岁、≥45岁孕妇发生子痫前期的风险分别增加43%、65%和196%[6]。

口服阿司匹林可用于子痫前期的预防[27]。然而，目前国际上的指南对于阿司匹林的用药剂量尚未达成一致。一项纳入20 909例孕妇的meta分析结果显示，孕16周前开始服用阿司匹林的预防效果呈剂量依赖性，每日服用阿司匹林≥100 mg可显著降低子痫前期的发生率[28]。另一项meta分析也认为，口服阿司匹林100～150 mg/d可预防子痫前期[29]。2017年的国际多中心随机对照研究结果显示，从孕11～14周开始每日口服150 mg阿司匹林至36周可明显降低子痫前期的风险[30]。2022年美国妇产科医师学会（American College of Obstetricians and Gynecologists，ACOG）指出从孕16周前开始每日口服100 mg及以上的阿司匹林可将子痫前期的发生率降低60%[31]。

子痫前期的高危因素包括：子痫前期病史、1型或2型糖尿病、慢性高血压、多胎妊娠、肾脏病、自身免疫性疾病（如抗磷脂综合征、系统性红斑狼疮）。子痫前期中危因素包括：

初产、肥胖（体重指数≥30 kg/m²）、母亲或姐妹的子痫前期家族史、年龄≥35岁、既往妊娠娩出低出生体重儿或小于胎龄儿、死产史、妊娠间隔时间＞10年、辅助生殖技术助孕。根据上述危险因素，如果具有1个高危因素或者高龄孕妇合并以上1个中危因素，均应口服阿司匹林预防子痫前期[32]。

鉴于高龄是子痫前期发生母儿不良预后的危险因素[33-34]，建议对高龄孕妇子痫前期诊疗关键环节进行标准化管理，包括：高危人群管理和诊断阶段管理（流程管理）、药物不良反应如低血压监控和硫酸镁不良反应的监控（治疗管理）、分娩期和围手术期的监控（阶段管理）。"高龄产妇妊娠期并发症防治策略研究"项目专家组制订了核查表分别用于诊断为妊娠期高血压疾病时、是否需要终止妊娠时、发生高血压急症时及发生子痫时。通过核查表管理，实现对母胎情况的监测评估、规范治疗和及时干预[35]。

临床问题5：高龄孕妇如何进行早产的防治？

推荐意见5-1：建议及早识别高龄孕妇治疗性早产和自发性早产的高危因素，采取不同评估和干预措施，降低早产发生风险（高质量，强推荐）。

推荐意见5-2：高龄孕妇早产的治疗与适龄孕妇相同，但对于并发子痫前期的高龄孕妇，尽量避免使用盐酸利托君进行抑制宫缩治疗（低质量，弱推荐）。

高龄孕妇的早产发生风险显著增加。与＜35岁孕妇相比，35～39岁、40～44岁、≥45岁孕妇早产发生风险分别增加34%、56%和70%[6]。高龄孕妇治疗性早产发生率增加，因为随着年龄的增长，慢性疾病的患病率升高，子痫前期、妊娠期糖尿病、前置胎盘、胎盘早剥等妊娠并发症发生风险增加，继续妊娠将严重危及母婴安全，需要提早终止妊娠[4,36-37]。子痫前期及胎盘因素是导致高龄孕妇治疗性早产的主要原因[4,38]。对于治疗性早产高风险者，应向孕妇及家属交代风险并及时转诊至具备母儿抢救能力，尤其是具有新生儿重症监护病房的母胎医疗中心。对于有治疗性早产史的高龄孕妇，从妊娠前控制合并症、妊娠期加强合并症管理及胎儿监护着手进行预防，以降低复发性治疗性早产的风险。

高龄是否为自发性早产的独立危险因素，目前尚无一致结论。随着年龄增长,子宫胎盘血流减少、孕酮水平下降,表现为血管生成失衡、氧化应激和炎症,可能加剧缺血和引起自发性早产[36,38]。在调整产次、既往早产史、妊娠合并症等混杂因素后,高龄仍然是自发性早产的独立危险因素[4,36,38]。但巴西一项基于人群的横断面研究及英国一项队列研究则表明高龄不是自发性早产的危险因素[37,39]。对于高龄孕妇,若存在其他自发性早产高危因素,如吸烟、妊娠间隔时间短、产次多、多次宫腔操作史、宫颈手术史、前次分娩宫颈裂伤史及双胎妊娠[40],可系统超声检查时经腹或经阴道测量宫颈长度[41]。对于有自发性早产史的高龄孕妇,建议于孕16~24周连续动态监测宫颈变化,酌情采取相应干预措施[41]。

对于高龄孕妇早产的治疗,目前尚无证据支持产前糖皮质激素、硫酸镁及宫缩抑制剂的使用与适龄孕妇有所不同。高龄和子痫前期可能与孕妇肺水肿的发生有关[42-43],而使用盐酸利托君可能增加母体肺水肿、呼吸困难的发生风险[44]。因此,对于并发子痫前期的高龄孕妇,尽量避免使用盐酸利托君进行抑制宫缩治疗;若需使用,在使用前应先行心电图、超声心动图评估心脏功能,防止液体超负荷,使用过程中需严密观察、生命体征及心肺状况的监测,必要时行胸部X射线检查。

临床问题6:高龄孕妇如何选择分娩时间?

推荐意见6-1:建议40岁及以上孕妇在妊娠39^{+0}~39^{+6}周分娩(高质量,强推荐)。

推荐意见6-2:35~39岁孕妇应结合母体及胎儿因素,个体化决定分娩时机,不建议期待管理超过妊娠41^{+0}周(低质量,强推荐)。

高龄是胎死宫内的独立危险因素,胎死宫内风险随着母亲年龄的增长而增加[45-47],因此,母亲的年龄是决定分娩时机的重要因素。一项包含500多万例孕妇的大型回顾性研究表明,40岁及以上孕妇在孕39周时发生胎死宫内风险与25~29岁孕妇在孕41周时的胎死宫内风险相当,一旦妊娠超过40周,40岁及以上孕妇的胎死宫内风险则大于所有40岁以下孕妇在41周时的胎死宫内风险[45]。35岁及以上孕妇胎死宫内累积风险的最大增幅始于孕39周,并在41周达到峰值。至41周时,40岁及以上孕妇胎死宫内的相对危险度是≤35岁孕妇的3倍;

每1000次妊娠中，35岁以下、35～39岁和40岁以上孕妇发生胎死宫内的累积风险分别为6.2、7.9和12.8。一项包含80多万例产妇的队列研究也得出相似结论[48]，即孕39周后随着孕周增加，高龄孕妇发生胎死宫内风险增加，尤其是40岁以上的孕妇（40周时调整后的相对危险度为1.24）。

多项研究表明，高龄孕妇在孕39周时分娩发生新生儿不良结局的风险达到最低点[48-49]，既可以降低早期足月儿并发症（如呼吸系统并发症、黄疸、低血糖等），又可以防止39周后继续妊娠的胎死宫内的风险[50-51]。由于40岁及以上孕妇在孕39周$^{+6}$后发生胎死宫内的风险明显升高[45, 48]，因此，建议该年龄段孕妇在孕39^{+0}～39周$^{+6}$分娩，以降低围产儿死亡率及新生儿发病率，ACOG也采纳了这一建议[52]。

基于以上数据，35～39岁孕妇发生胎死宫内的风险不如40岁及以上孕妇显著[45, 53]。在没有其他母儿合并症及足够的证据支持孕39^{+0}～39周$^{+6}$常规引产的情况下，应根据母体和胎儿因素，权衡继续妊娠的风险与终止妊娠对母胎造成医源性伤害的风险，个体化决定终止妊娠时机。分娩时机是一个共同决策的过程，应尊重孕妇意愿采取终止妊娠或期待管理。拒绝终止妊娠的高龄孕妇，孕39周$^{+0}$后每周检查2次并嘱严格自数胎动直至分娩，但不建议期待管理超过妊娠41周$^{+0}$。

临床问题7： 高龄孕妇如何选择分娩方式？

推荐意见7-1： 高龄孕妇发生难产及剖宫产的风险增加，但高龄本身并不是剖宫产的指征。如果没有其他母体或胎儿的剖宫产指征，应鼓励高龄孕妇阴道分娩（中等质量，强推荐）。

推荐意见7-2： 分娩方式的决定需要综合考虑母胎情况、合并症、剖宫产风险及孕妇本人的意愿等。不建议仅因为高龄提供择期剖宫产，对有剖宫产意愿的高龄孕妇可酌情放宽指征行剖宫产（中等质量，强推荐）。

推荐意见7-3： 引产不增加剖宫产率，推荐高龄孕妇根据具体情况适时进行引产（高质量，强推荐）。

瑞典一项纳入了近100万例单胎妊娠孕妇研究发现，不论产次如何，宫缩乏力、产程延长等难产风险随孕妇年龄增长而增加，与25岁及以下孕妇相比较，35～39岁与40岁及以上初次阴道分娩发生难产校正后的比值比分别为2.13和2.28[54]。

多项研究发现,随着孕妇年龄增长,剖宫产率也逐渐增加,高龄是剖宫产的独立危险因素[55-58]。美国一项包含134万多例的回顾性队列研究表明,随着孕产妇年龄的增长,初次剖宫产率呈阶梯式上升[57]。美国的另一项纳入7.8万多例单胎妊娠的队列研究也显示,不论初产妇还是经产妇,初次剖宫产率均随着年龄增长而增加[58]。我国的研究数据也得出类似结论。陈宇等[59]研究发现,<35岁、35~39岁、≥40岁初产妇的剖宫产率为21.3%、45.4%、75.7%,经产妇(包含了前次剖宫产的孕妇)的剖宫产率为31.0%、51.5%、61.5%。一项大型横断面研究调查了我国2020年分娩的34万多例无剖宫产史孕妇的剖宫产率,<35岁为42.2%,≥35岁为59.9%[60]。"高龄产妇妊娠期并发症防治策略研究"项目组在2016年至2021年期间开展的多中心队列研究结果表明,与<35岁孕妇相较,35~39岁、40~44岁、≥45岁孕妇剖宫产率分别增加21%、39%和42%[6]。然而,上述研究均未说明剖宫产的具体指征。高龄孕妇剖宫产率升高可能与以下因素有关:(1)年龄与子宫收缩力呈负相关[61],年龄的增长导致子宫动脉粥样硬化[62]、缩宫素受体水平下降[55]、子宫肌纤维弹性和收缩力发生进行性减退[61, 63],从而导致子宫收缩乏力、产程延长;(2)高龄相关的并发症及合并症发生率增加,如子痫前期、前置胎盘、巨大儿、胎位异常等[52, 64];(3)高龄孕妇被贴上高风险妊娠"标签",使其焦虑、紧张情绪增加,对阴道分娩信心及意愿降低,并且高龄孕妇需求剖宫产的比例增加[65]。

与阴道分娩相比,剖宫产会增加高龄产妇分娩并发症的发生率。一项纳入44万多例低风险高龄孕妇的回顾性队列研究显示,与阴道分娩组相比,剖宫产组的孕妇死亡率明显更高(2.56/10 000与0.44/10 000,$P<0.01$),剖宫产组围产期子宫切除术、孕产妇心脏骤停、急性肾功能衰竭和败血症发生率增加[66]。一项设计良好的大型病例对照研究探讨了高龄产妇剖宫产的风险,发现剖宫产后母体发生急性严重并发症和死亡的风险显著高于阴道分娩,且该风险随着产妇年龄的增长而增加,35岁及以上产妇的风险最高[67]。从上述2项大型研究可以发现,如果没有其他母体或胎儿剖宫产指征,高龄孕妇经阴道分娩较剖宫产更为安全,说明高龄本身并不是剖宫产的指

征。剖宫产增加了产妇死亡率和分娩并发症的发生风险,近期风险为剖宫产术和麻醉的急性并发症,远期存在再次妊娠时前置胎盘、胎盘植入性疾病和子宫破裂的发生风险显著增加[51],因此应预防高龄孕妇的初次剖宫产。此外,择期剖宫产也与新生儿呼吸系统疾病(湿肺、肺不张)发生率增加有关,尤其是在 39 周$^{+0}$ 之前实施的剖宫产[68]。高龄孕妇择期剖宫产可避免因阴道分娩造成的会阴损伤。孕妇年龄增长与严重盆底损伤风险增加有关,18 岁以上年龄每增加 1 岁,产伤发生风险的比值比为 1.064($P=0.003$)[69]。但择期剖宫产预防大小便失禁和盆腔器官脱垂等并发症的有效性尚不明确[50]。

因此高龄不宜作为剖宫产的独立指征。在决定分娩方式时,需要结合母胎情况、合并症、剖宫产风险及孕妇本人的意愿等因素综合考虑。高龄孕妇择期剖宫产可避免会阴损伤,但其他益处尚不明确,且存在剖宫产的近期和远期并发症,因此本共识不推荐仅仅因为高龄而进行剖宫产。如果高龄孕妇提出要求剖宫产,详细讨论并权衡利弊后可放宽指征行剖宫产。

引产可以降低高龄孕妇胎死宫内的风险,但医护人员常担心引产会增加相关并发症,如脐带脱垂、子宫过度刺激及中转剖宫产等。目前尚无明确证据表明引产会增加脐带脱垂的风险,但子宫过度刺激比较常见[51]。现有数据并不支持高龄孕妇引产会导致剖宫产率增加[70-71]。引产的原因(如过期妊娠、胎儿生长受限和胎动减少)也是剖宫产的危险因素,从而误认为引产本身增加了剖宫产率。一项随机对照试验将 619 例年龄≥35 岁初产妇随机分配至 39^{+0} ~39 周$^{+6}$ 引产组或期待管理组,结果表明 2 组剖宫产率和阴道助产率相近,母亲或新生儿不良结局发生率也无差异[72]。一项 meta 分析也得出相似结论[73],即 35 岁及以上的女性足月引产相较于期待管理并不会增加剖宫产率。一项多中心随机对照研究显示,无并发症及合并症的初产妇 39^{+0} ~39 周$^{+4}$ 引产可以显著降低剖宫产率(18.6% 与 22.2%,$P<0.001$),也可降低妊娠期高血压疾病发生率(9.1% 与 14.1%,$P<0.001$),且不会增加新生儿不良结局[71]。Cochrane 数据库纳了 30 项随机对照试验进行 meta 分析,发现引产可以降低剖宫产率[70]。引产相较于期待管理能降低

剖宫产率的原因是期待管理过程中可能会出现新的并发症,从而导致阴道分娩可能性降低[74]。

表3 本共识推荐意见汇总

序号	推荐意见	证据等级	推荐强度
1-1	建议将预产期年龄达到及超过35岁的孕妇定义为高龄孕妇	高质量	强推荐
1-2	基于妊娠年龄增长与母儿不良结局风险增加呈正相关的考虑,建议将高龄孕妇进行分层管理,不同年龄段提供个性化产前咨询、孕期和围分娩期管理	高质量	强推荐
2-1	推荐对所有计划妊娠的高龄妇女进行孕前评估	高质量	强推荐
2-2	建议高龄妇女孕前进行体重管理,尽量将体重指数控制在理想目标值 $18.5 \sim 23.9 \text{ kg/m}^2$,以降低妊娠并发症发生风险	中等质量	强推荐
2-3	建议高龄妇女计划妊娠前进行孕前评估,除指南推荐的常规孕前评估内容,应重视对基础疾病(尤其是高血压、糖尿病)的筛查及评估,必要时进行专科咨询	高质量	强推荐
3-1	推荐所有高龄孕妇行产前诊断	高质量	强推荐
3-2	年龄<40岁且仅年龄为高危因素的高龄孕妇,在知情同意的情况下可考虑在孕 $12^{+0} \sim 22$ 周$^{+6}$ 行NIPT,并超声严密随访了解胎儿是否合并结构及发育异常	高质量	强推荐
3-3	年龄≥40岁或合并高危因素的高龄孕妇(如胎儿结构异常、胎儿发育异常、不良孕产史、NIPT高风险)建议介入风险性产前诊断,进行染色体核型分析和拷贝数变异测序等检查,必要时行全外显子组测序	高质量	强推荐

续 表

序号	推荐意见	证据等级	推荐强度
4-1	高龄孕妇合并1个高危因素或中危因素者，建议在孕12～16周开始每日口服阿司匹林（100～150 mg/d）预防子痫前期	高质量	强推荐
4-2	建议对高龄孕妇子痫前期的诊疗环节实施标准化、规范管理	高质量	强推荐
5-1	建议及早识别高龄孕妇治疗性早产和自发性早产的高危因素，采取不同评估和干预措施，降低早产发生风险	高质量	强推荐
5-2	高龄孕妇早产的治疗与适龄孕妇相同，但对于并发子痫前期的高龄孕妇，尽量避免使用盐酸利托君进行抑制宫缩治疗	低质量	弱推荐
6-1	建议40岁及以上孕妇在妊娠39^{+0}～39^{+6}周分娩	高质量	强推荐
6-2	35～39岁孕妇应结合母体及胎儿因素，个体化决定分娩时机，不建议期待管理超过妊娠41^{+0}周	低质量	强推荐
7-1	高龄孕妇发生难产及剖宫产的风险增加，但高龄本身并不是剖宫产的指征。如果没有其他母体或胎儿的剖宫产指征，应鼓励高龄孕妇阴道分娩	中等质量	强推荐
7-2	分娩方式的决定需要综合考虑母胎情况、合并症、剖宫产风险及孕妇本人的意愿等。不建议仅因为高龄提供择期剖宫产，对有剖宫产意愿的高龄孕妇可酌情放宽指征行剖宫产	中等质量	强推荐
7-3	引产不增加剖宫产率，推荐高龄孕妇根据具体情况适时进行引产	高质量	强推荐

注：NIPT：无创产前检测（non-invasive prenatal testing）

执笔专家：漆洪波（重庆医科大学附属妇女儿童医院）、赵扬玉（北京大学第三医院）、杨慧霞（北京大学第一医院）、王岚

（重庆医科大学附属妇女儿童医院）、杨静（北京大学第三医院）

参与编写专家（按姓氏拼音排序）：陈敦金（广州医科大学附属第三医院）、冯玲（华中科技大学同济医学院附属同济医院）、顾蔚蓉（复旦大学附属妇产科医院）、何津（吉林大学第一医院）、刘彩霞（中国医科大学附属盛京医院）、刘兴会（四川大学华西第二医院）、漆洪波（重庆医科大学附属妇女儿童医院）、乔杰（北京大学第三医院）、孙路明（上海市第一妇婴保健院）、王岚（重庆医科大学附属妇女儿童医院）、王谢桐（山东省妇幼保健院）、王子莲（中山大学附属第一医院）、魏瑗（北京大学第三医院）、魏玉梅（北京大学第一医院）、颜建英（福建省妇幼保健院）、杨静（北京大学第三医院）、杨慧霞（北京大学第一医院）、张华（重庆医科大学附属第一医院）、赵茵（华中科技大学同济医学院附属协和医院）、赵扬玉（北京大学第三医院）

参考文献从略

（通信作者：漆洪波　赵扬玉　杨慧霞）

（本文刊载于《中华围产医学杂志》2024年第27卷第6期第441-449页）

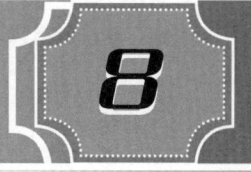

孕前和孕期主要微量营养素补充专家共识（2024）

中国医师协会妇产科医师分会
中国医师协会营养医师专业委员会
中华医学会围产医学分会

妊娠期是生命的起始阶段，合理的营养对孕产妇自身健康、胎儿以及婴幼儿健康成长和发育至关重要。妊娠前和孕产期妇女是营养不良的高风险人群，维持孕产妇体内合理的营养素水平，将有利于预防出生缺陷和改善不良妊娠结局，进一步提高出生人口素质和儿童健康水平。为此，中国医师协会妇产科医师分会、中国医师协会营养医师专业委员会、中华医学会围产医学分会组织相关领域的专家，根据国内外最新研究结果，参考相关指南及共识，结合我国国情及临床实践，严格按照共识制订流程及方法，共同编撰了本共识，以期为临床实践中的孕前和孕期营养管理提供参考，指导包括基层在内的相关学科工作者进行规范化的营养管理。

本共识已在国际实践指南注册与透明化平台（Practice guidelines REgistration for transPAREncy）注册（注册号：PREPARE-2023CN335），并成立了共识制订工作组，由指导专家组、制订专家组、方法学专家组组成，包括产科学、临床营养学、方法学等全国多学科专家。方法学专家组进行证据的检索，基于推荐意见分级的评估、制订和评价（grading of recommendations, assessment, development and evaluation，GRADE）方法[1]评估研究的证据质

引用文本：中国医师协会妇产科医师分会，中国医师协会营养医师专业委员会，中华医学会围产医学分会. 孕前和孕期主要微量营养素补充专家共识（2024）[J]. 中华妇产科杂志, 2024, 59（10）: 737-746.DOI: 10.3760/cma.j.cn112141-20240611-00326.

量,并形成推荐级别(表1),对于缺乏直接证据的临床问题,依据专家临床经验,形成基于专家共识的推荐意见,即良好实践声明(good practice statement,GPS),通过德尔菲法专家共识问卷调查达成共识,形成最终的推荐意见。

表1 证据质量及推荐强度

类别	具体描述
证据质量分级	
高(A)	非常有把握:观察值接近真实值
中(B)	对观察值有中等把握:观察值有可能接近真实值,但也有可能差别很大
低(C)	对观察值的把握有限:观察值可能与真实值有很大差别
极低(D)	对观察值几乎没有把握:观察值与真实值可能有极大差别
推荐强度分级	
强(1)	明确显示干预措施利大于弊或弊大于利
弱(2)	利弊不确定或无论证据质量高低均显示利弊相当

注:对于缺乏直接证据的临床问题,依据专家临床经验,形成基于专家共识的推荐意见,即良好实践声明(GPS)

【推荐1】 妊娠前、妊娠期不推荐常规行叶酸代谢相关的基因检测以及血清或红细胞叶酸浓度检测(推荐和证据级别:GPS)。

荟萃分析显示,中国人群整体MTHFR基因C677T位点T等位基因频率为42%(95%CI为38%~45%)[2]。基于临床获益评价,美国妇产科医师协会(American College of Obstetricians and Gynecologists,ACOG)等的指南或共识均不建议对所有人群进行MTHFR基因检测[3-6]。虽然,WHO建议育龄期妇女的红细胞叶酸浓度应达到906 nmol/L,以最大限度减少胎儿神经管畸形(neural tube defects,NTD)的发生风险[7],但从获益/风险比、卫生经济学等角度考虑,该参考值尚未被国内外临床广泛用于一般孕妇人群的评估[8]。因此,除对有NTD妊娠史等高危孕妇人群考虑检测外,本共识不推荐常规进行血清或红细胞叶酸浓度检测。

8 孕前和孕期主要微量营养素补充专家共识（2024）

【推荐2】 对有贫血高危因素者，可在首次产前检查时（妊娠12周内最佳）检测血清铁蛋白（serum ferritin，SF）水平（推荐和证据级别：2C）。

SF水平反映体内铁储存状态，是评价铁缺乏及缺铁性贫血较特异的指标。一项纳入181例单胎妊娠孕妇的队列研究[9]显示，妊娠早期SF水平是预测妊娠晚期贫血的最佳标志物，且妊娠早期SF水平与妊娠早期（$r=0.182$）和妊娠晚期（$r=0.321$）血红蛋白（hemoglobin，Hb）水平显著正相关（P均<0.01）。2018年，血液管理、止血和血栓形成促进网络（Network for the Advancement of Patient Blood Management, Haemostasias and Thrombosis，NATA）专家共识[10]建议，缺铁性贫血高发地区宜将口服铁剂30~60 mg/d作为常规产前保健措施之一；在贫血低发地区，对于存在铁缺乏高危因素（如贫血史、胃肠道等手术史、多胎妊娠、妊娠间隔<1年、素食等情况）的非贫血孕妇宜在妊娠早期检测SF水平，若SF<30 μg/L，宜口服铁剂30~60 mg/d。多个国家的相关指南均建议妊娠早期筛查Hb和SF水平，当SF<20 μg/L应考虑缺铁性贫血，SF<30 μg/L即提示铁耗尽的早期，需及时补充治疗[11]。基于考虑SF常规筛查的获益/风险比和卫生经济学等角度，本专家共识建议，有条件的医疗机构在妊娠早期对贫血高风险孕妇进行SF水平检测，并根据铁储备状态制定妊娠期补铁剂量。

【推荐3-1】 妊娠前低体重[体重指数（body mass index，BMI）<18.5 kg/m^2]妇女，推荐妊娠期体重增长（gestational weight gain，GWG）范围11.0~16.0 kg；妊娠前正常体重（BMI：18.5~<24.0 kg/m^2）妇女，推荐GWG范围8.0~14.0 kg；妊娠前超重（BMI：24.0~<28.0 kg/m^2）妇女，推荐GWG范围7.0~11.0 kg；妊娠前肥胖（BMI≥28.0 kg/m^2）妇女，推荐GWG范围5.0~9.0 kg（推荐和证据级别：2D）。

【推荐3-2】 妊娠前正常体重的双胎妊娠孕妇，推荐GWG范围16.7~24.3 kg；妊娠前超重和肥胖的双胎妊娠孕妇，GWG应相应减少（推荐和证据级别：2D）。

适宜的GWG可降低母儿不良妊娠结局风险以及子代远期发生超重和肥胖的风险[12-13]。我国不少孕妇的妊娠期营养状况面临能量摄入相对过剩，但微量营养素却缺乏的双重挑战。妊娠期体重管理应考虑孕周，根据胎儿生长速率及孕妇的生理和代谢变化适当调整。既往临床常用2009年美国国家医学研究院（Institute of Medicine，IOM）发布的修订版《妊娠期体重增长指南》对GWG进行管理[14]，但该指南主要针对北美女性，并不适用于亚洲女性，如IOM定义BMI 25.0～29.9 kg/m² 为超重，≥30.0 kg/m² 为肥胖；我国定义BMI 24.0～<28.0 kg/m² 为超重，BMI≥28.0 kg/m² 为肥胖[15]。2021年中国营养学会发布的推荐标准（T/CNSS 009-2021）《中国妇女妊娠期体重监测与评价》[15]对妊娠前不同BMI妇女在单胎自然妊娠期间的GWG范围进行了推荐。我国一项纳入3170例单胎妊娠足月产的子代队列研究[16]，比较了IOM《妊娠期体重增长指南》与《中国妇女妊娠期体重监测与评价》标准在中国孕妇中的适用性，根据我国标准，所纳入儿童的母亲存在GWG不足、适宜和过度的发生率分别为14.1%、48.1%和37.9%，对应IOM指南评估则分别为39.7%、37.2%和23.1%，两者对于母亲GWG分类的一致性为中等；对子代的健康结果分析表明，与IOM指南相比，我国标准中定义为GWG适宜的母亲，其子代为巨大儿及3～5岁期间发生肥胖、高脂肪质量指数（fat mass index，FMI）和高体脂质量百分比（percentage of body fat mass，FM%）等状况的风险较低，且不增加子代低营养状况的发生风险，提示，《中国妇女妊娠期体重监测与评价》更适合我国孕妇，在我国标准推荐的适宜范围内监测我国妇女的GWG，有助于降低子代巨大儿和学龄前肥胖的发生风险[16]。

目前，国内尚无针对双胎妊娠孕妇的GWG推荐标准，2022年12月中国营养学会发布的推荐标准（T/CNSS 015-2022）《孕期体重增长异常妇女膳食指导》[17]中建议，参考IOM指南推荐标准，即妊娠前正常体重的双胎妊娠孕妇GWG为16.7～24.3 kg。2022年一项纳入14项研究共13 485例双胎妊娠孕妇的系统评价[18]显示，56.8%GWG不合理。GWG低于指南推荐水平增加妊娠32周前的早产风险（$OR=3.38$，95%CI为2.05～5.58），降低子痫前期的发生风险（$OR=0.68$，95%CI为0.48～0.97）；GWG超过推荐水平者，无论妊娠前BMI如何，均增加子痫前期的发生风险（$OR=2.72$，95%CI为1.73～4.28，$I^2=19\%$）。研究建议应参考指南推荐标准管理双胎妊娠GWG，但肥胖双胎妊娠孕妇的GWG适宜值仍缺乏大样本量研究。

【推荐4】 无高危因素妇女,建议至少从妊娠前3个月开始至妊娠满3个月,每日补充叶酸0.4~0.8 mg(推荐和证据级别:2C);可选择含叶酸、维生素B_{12}及铁的复合维生素补充剂(推荐和证据级别:1B)。

不同国家或地区的育龄期妇女叶酸水平状况差异较大。美国和加拿大指南在日常主食强化叶酸的基础上,推荐备孕期及妊娠早期或整个妊娠期至少额外补充0.4 mg/d叶酸或含叶酸、维生素B_{12}及铁的复合维生素补充剂[3,8,19]。德国指南建议,妊娠前补充时间较短甚至妊娠后才开始补充叶酸的妇女,补充0.8 mg/d叶酸以更快达到WHO建议的红细胞叶酸浓度[20]。2017年,我国《围受孕期增补叶酸预防神经管缺陷指南》[21]推荐至少从妊娠前3个月至妊娠早期补充叶酸,此外,多种微量营养素的协同作用对预防NTD也有一定的效果;2018年,我国《孕前和孕期保健指南》[22]推荐叶酸补充剂量为0.4~0.8 mg/d或含叶酸的复合维生素。2020年WHO关于妊娠期补充多种微量营养素的产前保健干预建议[23]中,妊娠期补充含铁、叶酸、维生素B_{12}等至少13~15种微量营养素。

多项研究证实了0.8 mg/d的叶酸剂量更有利于红细胞叶酸浓度快速达到906 nmol/L以上。2018年,德国一项纳入201例非妊娠妇女的开放、随机对照研究[24]显示,与补充0.4 mg/d叶酸相比,补充0.8 mg/d叶酸在补充后第4周(分别为31.3%、45.5%,$P=0.041$)、第8周(分别为54.5%、83.8%,$P<0.001$)时达到红细胞叶酸浓度≥906 nmol/L的比例更多。该结果与2006年和2009年德国两项双盲、安慰剂对照研究[25-26]以及2017年我国一项纳入了38例备孕妇女的单中心、随机对照研究[27]结果基本一致。

早期临床对照研究已证实含0.8 mg叶酸的复合营养素补充剂在预防多种出生缺陷中的作用:降低子代约92%的NTD风险,降低约43%的心血管缺陷及80%的先天性幽门狭窄等的发生风险[28-29]。近年来,更多研究进一步验证了除叶酸外,其他营养素对于预防子代多种出生缺陷的保护作用。2017年,一项纳入4项随机对照研究和31项观察性研究共98 926例高收入国家孕前及妊娠早期妇女的系统评价[30]显示,相较于不补充或使用少于3种维生素或矿物质补充剂,孕前及妊娠早期补充复合维生素（≥3种维生素或矿物质补充剂）孕妇的子代NTD、口面部缺陷、心血管缺陷、泌尿道缺陷和肢体缺陷的发生风险分别降低33%、14%、17%、40%和32%。

【推荐5-1】 既往存在NTD妊娠史的妇女，建议至少从妊娠前1个月开始补充叶酸4 mg/d（因国内剂型原因，可补充5 mg/d），至妊娠满3个月（推荐和证据级别：2D）。

【推荐5-2】 对于叶酸缺乏相关的出生缺陷高风险人群，建议至少从妊娠前3个月开始补充叶酸0.8～1 mg/d，至妊娠满3个月（推荐和证据级别：GPS）。

既往存在NTD妊娠史者，其胎儿发生NTD的风险显著升高[8]，补充大剂量（4～5 mg/d）叶酸可预防再次发生NTD[8,21]。1991年，一项纳入1817例有NTD妊娠史高危妇女、具有里程碑意义的多中心随机对照研究[31]显示，有NTD妊娠史的妇女在妊娠前至妊娠12周补充4 mg/d叶酸可降低72%的NTD再发风险（含叶酸组与无叶酸组的NTD发生率分别为1.0%、3.5%）；服用含叶酸的复合维生素可显著降低NTD妊娠史妇女再次妊娠时NTD的发生风险（$RR=0.28$，$95\%CI$为0.12～0.71），但服用不含叶酸的复合维生素对于NTD的再发风险无显著影响（$RR=0.80$，$95\%CI$为0.32～1.72）。2022年加拿大妇产科医师协会（Society of Obstetricians and Gynecologists of Canada，SOGC）《叶酸和多种维生素补充预防叶酸敏感性先天性异常指南》[8]提出了个体化方案，针对特殊人群推荐妊娠前评估血清叶酸水平并确定个体化的叶酸补充剂量，即从妊娠前3个月开始，口服含0.4～1 mg叶酸的复合维生素4～6周，然后检测血清叶酸水平；如果血清叶酸水平≥28 nmol/L（相当于红细胞叶酸水平>906 nmol/L），维持原补充方案直至妊娠12周；如果血清叶酸水平<28 nmol/L，口服叶酸剂量增至1～4 mg/d。尽管我国对个体化补充方案尚缺乏进一步的临床研究验证，结合我国实际情况，建议有条件的机构可考虑对于有NTD妊娠史等高危妇女妊娠前检测血清或红细胞叶酸水平并采取个体化叶酸补充方案。

对于叶酸缺乏相关出生缺陷（如先天性脑积水、先天性心脏病、唇腭裂、肢体缺陷、泌尿系统缺陷）的其他高风险人群，或有上述缺陷家族史，或一、二级直系亲属中有NTD生育史的妇女，以及孕前糖尿病、癫痫、胃肠道吸收不良性疾病，或正在服用增加NTD发生风险药物（如卡马西平、丙戊酸、苯妥英钠、扑米酮、苯巴比妥、二甲双胍、甲氨蝶呤、柳氮磺吡啶、甲氧苄啶、氨苯蝶啶、考来烯胺等）的妇女，可能增加子代NTD的发生风险，但对这类人群使用大剂量叶酸预防NTD的获益尚未得到明确证实[3]；国内外指南推荐的此类人群叶酸补充剂量为0.8～1 mg/d[8,21]。目前尚缺乏这类人群预防NTD叶酸补充最佳剂量的直接证据，未来随着新证据的出现以及进一步的获益/风险比评估，有待优化更为确切的叶酸剂量指导意见。

针对基因检测提示为MTHFR基因C677TT型的孕妇，国际上多个学术组织均建议按标准剂量补充叶酸即可[5,32-33]。我国2017年《围受孕期增补叶酸预防神经管缺陷指南》[21]建议，MTHFR基因C667TT型的妇女酌情增加叶酸补充剂量或延长妊娠前补充时间，但没有具体的推荐剂量和时长。目前针对不同基因型人群的叶酸补充研究有限，但一项2021年的前瞻性干预研究[34]结果仍提示，对不同MTHFR基因突变型妇女补充含0.8 mg叶酸的复合维生素后可显著提升血清叶酸水平、降低同型半胱氨酸（Homocysteine, Hcy）水平，可能有利于降低子代NTD的发生风险。综上考虑，对于叶酸缺乏相关的出生缺陷高风险人群，且基因检测结果为MTHFR基因TT或CT型的备孕妇女，建议至少从妊娠前3个月开始每日补充含0.8～1 mg叶酸的复合维生素。

【推荐6】 建议孕妇妊娠中、晚期可继续补充叶酸或含叶酸的复合维生素，并持续整个妊娠期（推荐和证据级别：2B）。

SOGC自2015年即推荐孕妇在妊娠中、晚期应根据自身风险情况，持续补充含叶酸的复合维生素直至哺乳期结束[35]。2020年，一项纳入72项研究451 723例中低收入国家妇女的系统评价[36]显示，妊娠期服用含铁、叶酸等至少3种微量营养素的复合维生素补充剂，分娩低出生体重儿的风险降低15%（$RR=0.85$，95%CI为0.77～0.93），含4种以上微量营养素的补充剂效果更显著。一项纳入20项研究141 849例不同孕期（<妊娠36周）中低收入国家健康孕妇的系统评价[37]显示，补充含叶酸和铁的复合维生素可降低分娩小于胎龄儿（$RR=0.92$，95%CI为0.88～0.97）和低出生体重儿（$RR=0.88$，95%CI为0.85～0.91）的风险。

研究表明，妊娠中、晚期孕妇继续补充叶酸或含叶酸的复合维生素的母儿获益显著。我国在日常食品中未实施叶酸强化，妊娠中、晚期孕妇对叶酸及其他多种微量营养素的需求却普遍增加，因此，妊娠中、晚期也需要关注叶酸及其他微量营养素的摄入情况，推荐孕妇在妊娠中、晚期持续补充叶酸或含叶酸的复合维生素。在不考虑膳食叶酸的基础上，从营养补充剂中额外获取的叶酸总量（不包含膳食叶酸）不建议超过1 mg/d[38]，并避免联用有相同成分的补充剂。

【推荐7-1】 建议从妊娠中期开始每天至少补充钙剂600 mg直至分娩（推荐和证据级别：1C）；对于服用碳酸钙出现胃肠道不适的妇女，可选择有机钙来源的钙补充剂（推荐和证据级别：1B）。

【推荐7-2】 孕妇在日常适当户外活动获得充足日照的基础上，建议选择含维生素D的钙补充剂（推荐和证据级别：GPS）。

据中国居民营养与健康状况监测报告，中国孕妇膳食钙的摄入量为296.1 mg/d[39]，距离中国营养学会《中国居民膳食营养素参考摄入量（2023版）》[40]推荐的孕妇钙摄入量800 mg/d仍有差距。孕妇缺钙不仅影响胎儿的骨骼发育，还会引起孕妇血钙降低，发生近期腓肠肌痉挛和远期骨质疏松等[39]。研究证实，妊娠期合理补钙对母儿健康有积极影响，可预防子痫前期的发生[41-42]，增加孕妇全身包括脊柱的骨密度值并抑制骨吸收[43]，有助于孕妇产后骨骼恢复并减少子代龋齿的发生[39]。2024年，在印度和坦桑尼亚进行的两项（各纳入11 000例孕妇）独立、随机、平行、双盲、非劣效性研究[44]显示，在预防子痫前期方面，低剂量（500 mg/d）补钙非劣效于高剂量（1500 mg/d）补钙（累积发生率：印度分别为3.0%、3.6%，坦桑尼亚分别为3.0%、2.7%）；在预防早产方面，印度研究也显示出低剂量（500 mg/d）补钙非劣效于高剂量（1500 mg/d）补钙（早产发生率分别为11.4%、12.8%）。当前，国内对妊娠期需额外补充钙剂的观点已达成共识，对于一般孕妇，推荐从妊娠中期开始每天至少补充钙剂600 mg直至分娩[39]。

由于孕妇人群的特殊性，缺乏临床相关研究数据，但在其他人群中已证实有机钙（如柠檬酸钙）相比无机钙（如碳酸钙）在提高钙吸收率方面的获益。1999年，一项纳入11项研究共136例受试者的荟萃分析[45]已证实，相较于碳酸钙，柠檬酸钙的吸收率升高约24%，进一步分析发现，相较于碳酸钙，柠檬酸钙的空腹吸收率升高27.2%，随餐服用吸收率升高21.6%。因此，为减少妊娠期钙剂补充导致的胃肠道不适，可选用不依赖胃酸参与的有机钙（如柠檬酸钙）以提高钙溶解度[46]。

维生素D缺乏可导致肠道钙吸收下降超过75%，且研究证实，维生素D对于妊娠结局和子代的长期健康具有重要影响[47-49]。因此，补钙同时应与维生素D联用，以改善钙吸收[50-51]。此外，进行户外活动获得充足有效的阳光照射可促进维生素D合成。铁剂或食物中的草酸盐和植酸盐等均对钙吸收有不利影响，建议间隔补充[41, 52]。

【推荐8】 建议妊娠期食用富含 omega-3 脂肪酸的食物（如鱼类等水产品），每周2~3次（推荐和证据级别：1A）；对于日常饮食不能满足的孕妇，可考虑每天额外补充 200 mg 二十二碳六烯酸（docosahexaenoic acid，DHA）直至哺乳期结束（推荐和证据级别：2D）。

omega-3 脂肪酸主要通过膳食摄取，鱼类等水产品是主要富含 omega-3 脂肪酸的食物。孕妇维持适宜的 omega-3 脂肪酸水平有益于改善妊娠结局和降低子代罹患过敏性疾病的风险[53-55]。WHO、联合国粮食和农业组织[56]、欧洲食品安全局（European Food Safety Authority，EFSA）[57]以及中国营养学会[40]均建议妊娠期至少摄入 DHA 200 mg/d。多个学会[58-60]均建议，食用鱼类过少的孕妇服用含 omega-3 脂肪酸或 DHA 的补充剂。鉴于鱼类可能受到海洋污染问题，意大利专家共识《妊娠期和哺乳期膳食和营养需求》[59]建议通过藻类获得更纯净的 DHA，避免外界污染。

2023年，一项纳入24项研究共21 919例孕妇的系统评价[53]显示，每周至少2次口服 omega-3 补充剂（不同研究中补充剂的DHA剂量从0.8~2.2 g/d不等）对降低子痫前期的发生风险有一定的作用（$RR=0.84$，95%CI 为0.74~0.96）。2022年一项纳入13项研究共9069例孕妇的系统评价[54]显示，补充omega-3脂肪酸（不同研究中补充剂 omega-3 脂肪酸含量0.6~7 g/d不等）可降低早产（$RR=0.898$，95%CI 为

0.819～0.984）和分娩低出生体重儿（$RR=0.797$，95%CI 为 0.655～0.970）的风险。此外，2018年一项纳入38项随机对照研究的系统评价[61]和2022年一项纳入2644例孕妇的多中心出生队列研究[62]分别证实，妊娠期补充DHA等omega-3脂肪酸有助于提高子代智力发育和运动发育，以及妊娠早期omega-3脂肪酸摄入量与儿童神经心理功能之间存在正相关。

流行病学调查数据显示，我国多区域的膳食容易存在omega-3脂肪酸摄入不足，沿海、沿湖和内陆地区的DHA摄入量依次减少，即使沿海地区的DHA摄入量（平均93.9 mg/d）也远低于200 mg/d的推荐标准，内陆部分城市摄入量甚至不足10 mg/d[63-65]。因此，建议孕妇在日常饮食的基础上，额外补充DHA 200 mg/d直至哺乳期结束。不推荐一般孕妇人群使用高剂量（如>900 mg/d）的DHA等omega-3脂肪酸补充剂。建议选用针对孕妇人群的藻油来源的omega-3脂肪酸或DHA补充剂。目前关于omega-3脂肪酸（包括DHA）的大部分研究均以国外人群为主，亟待进一步开展针对中国人群的相关研究，以提供更确切的临床证据。

【推荐9-1】 对于妊娠前超重（BMI为24.0～<28.0 kg/m²）或肥胖（BMI≥28.0 kg/m²）妇女，建议至少从妊娠前3个月开始至整个妊娠期每日补充含叶酸0.8～1 mg的复合维生素（推荐和证据级别：2C）。

【推荐9-2】 建议超重或肥胖的孕妇，妊娠期持续补充维生素D（400 U/d）、铁和钙等多种微量营养素（推荐和证据级别：GPS）。

肥胖妇女对叶酸的需求增加会出现叶酸相对缺乏，需增加叶酸的补充剂量[66]。研究证实，在叶酸摄入量相当的情况下，肥胖妇女的血清叶酸水平往往低于非肥胖妇女[67]。国内外指南均建议肥胖妇女妊娠前1～3个月开始，每日补充叶酸直至妊娠早期[21, 68]，但推荐剂量差异较大。我国2017年《围受孕期增补叶酸预防神经管缺陷指南》[21]建议，肥胖妇女补充叶酸0.8～1 mg/d。有条件的机构和医院可考虑检测血清或红细胞叶酸水平以采取个体化补充方案。2016年，一项纳入2261例孕妇的前瞻性、纵向出生队列研究[69]发现，BMI≥25.0 kg/m²的孕妇发生子痫前期的风险增加1.97倍（95%CI 为

0.93~4.16）；31.8%的孕妇在妊娠早期服用了含0.8 mg叶酸的复合维生素，调整年龄、产次、妊娠期糖尿病、社会地位和吸烟混杂因素后，所有孕妇子痫前期风险降低67%（95%CI为14%~75%），超重（BMI为25.0~29.9 kg/m²）和肥胖（BMI≥30.0 kg/m²）孕妇的子痫前期发生风险分别降低55%（95%CI为30%~86%）和62%（95%CI为16%~92%）。

2021年，一项前瞻性多中心队列研究[70]对3684例孕妇进行的二次分析中，妊娠前超重（BMI 25.0~30.0 kg/m²）和肥胖（BMI＞30.0 kg/m²）妇女不良妊娠结局（妊娠期高血压、小于胎龄儿、妊娠期糖尿病和自发性早产）的发生风险增加（aOR=1.61，95%CI为1.31~1.99；aOR=2.85，95%CI为2.20~3.68）。与妊娠前即开始服用叶酸补充剂的孕妇相比，整个妊娠期未服用者发生不良妊娠结局的风险更高（aOR=1.28，95%CI为0.97~1.69），但孕后才开始服用叶酸补充剂者不良妊娠结局的风险未见增加（aOR=1.01，95%CI为0.82~1.25）；研究提示，应鼓励妇女妊娠前和妊娠期补充叶酸，即使妊娠前未能补充者，妊娠后进行补充仍有益于母儿健康。

肥胖妇女妊娠期发生维生素D缺乏的风险增加[71]，但目前尚缺乏支持肥胖妇女妊娠期维生素D补充剂量的直接证据。国内外相关指南、专家共识对于肥胖妇女妊娠期维生素D补充的推荐剂量并不一致。《中国超重/肥胖医学营养治疗指南（2021）》[72]建议，超重或肥胖孕妇妊娠期补充高剂量维生素D可能改善妊娠结局；英国皇家妇产科医师协会（Royal College of Obstetricians and Gynaecologists，RCOG）《妊娠期肥胖妇女保健指南》[73]则认为，妊娠期常规补充维生素D后改善肥胖孕妇母儿结局的证据仍不确定；2019年，SOGC《妊娠期肥胖管理指南》[74]明确推荐肥胖孕妇在妊娠期和哺乳期补充维生素D 400 U/d。此外，鉴于肥胖与缺铁相关，钙与降低妊娠期高血压和儿童龋齿风险相关，建议肥胖孕妇及时补充铁和钙。

【推荐10】建议双胎妊娠孕妇从妊娠早期开始每日补充叶酸0.8~1 mg，直至整个妊娠期（推荐和证据等级：GPS）；妊娠期每日补充维生素D 1000U（推荐和证据级别：GPS）、钙1000~2000 mg（推荐和证据级别：GPS）和铁30~60 mg（推荐和证据级别：2D）。

多胎妊娠孕妇因叶酸缺乏引起贫血的风险是单胎妊娠孕妇的8倍[75]。加拿大《多胎妊娠营养指南》[75]推荐双胎妊娠孕妇每日维生素D的摄入量为1200 U,2009年美国《改善双胎妊娠结局的最佳营养建议》[76]推荐双胎妊娠孕妇每日补充维生素D 1000U,两指南一致推荐双胎妊娠孕妇每日补充叶酸1 mg。我国目前暂无针对双胎妊娠孕妇维生素D和叶酸的推荐剂量,建议双胎妊娠孕妇妊娠期每日补充维生素D适当增至1000 U,补充叶酸0.8~1 mg。

双胎妊娠孕妇对钙的需求更多[77]。2023年加拿大《多胎妊娠营养指南》[75]和2009年美国《改善双胎妊娠结局的最佳营养建议》[76]中对双胎妊娠孕妇补充钙的每日推荐剂量为2000~2500 mg。2021年,我国《孕产妇钙剂补充专家共识》[39]对双胎妊娠孕妇谨慎推荐妊娠期每日补充钙剂1000~1500 mg。本共识谨慎推荐双胎妊娠孕妇妊娠期每日补充钙剂1000~2000 mg。

双胎妊娠孕妇对铁的需求量是单胎妊娠孕妇的1.8倍,缺铁性贫血的发生风险是单胎妊娠的2.4~4.0倍,妊娠晚期30%~45%的双胎妊娠孕妇会受到影响[78]。2023年加拿大《多胎妊娠营养指南》[75]和2009年美国《改善双胎妊娠结局的最佳营养建议》[76]推荐非贫血的双胎妊娠孕妇铁摄入量为30 mg/d。我国2023年《双胎妊娠期缺铁性贫血诊治及保健指南》[79]指出,随着妊娠进展,孕妇对铁的生理需求量逐渐增加,至妊娠中晚期需要摄入元素铁30 mg/d,强调双胎妊娠对铁的需求量多于单胎妊娠,但未给出具体补充建议。2017年一项随机对照研究[80]对172例合并缺铁性贫血的双胎妊娠孕妇从妊娠16周至产后6周每日补充铁剂,与34 mg/d剂量组相比,双倍剂量组(68 mg/d)的Hb从妊娠32周开始显著增高,直至产后6周(P均<0.05)。妊娠早期和妊娠中期补充铁与减少早产和低出生体重有关[76]。综合考虑,本共识建议对双胎妊娠孕妇定期监测血液指标,每日补充铁元素30~60 mg以预防铁缺乏和缺铁性贫血。

目前,双胎或多胎妊娠孕妇对营养需求的研究数据有限,尚缺乏相应的微量元素补充方案,未来需进一步的研究评估双胎或多胎妊娠孕妇对各种营养素摄入的需求和制订指导意见。

本共识的全部推荐条目见表2。

表 2 《孕前和孕期主要微量营养素补充专家共识（2024）》的推荐条目

序号	推荐内容	推荐和证据级别
1	妊娠前、妊娠期不推荐常规行叶酸代谢相关的基因检测以及血清或血细胞叶酸浓度检测	GPS
2	对有贫血高危因素者，可在首次产前检查时（妊娠 12 周内最佳）检测血清铁蛋白（SF）水平	2C
3-1	妊娠前低体重（BMI<18.5 kg/m²）妇女，推荐 GWG 范围 11.0～16.0 kg；妊娠前正常体重（BMI：18.5～<24.0 kg/m²）妇女，推荐 GWG 范围 8.0～14.0 kg；妊娠前超重（BMI：24.0～<28.0 kg/m²）妇女，推荐 GWG 范围 7.0～11.0 kg；妊娠前肥胖（BMI≥28.0 kg/m²）妇女，推荐 GWG 范围 5.0～9.0 kg	2D
3-2	妊娠前正常体重的双胎妊娠孕妇，推荐 GWG 范围 16.7～24.3 kg；妊娠前超重和肥胖的双胎妊娠孕妇，GWG 应相应减少	2D
4	无高危因素妇女，建议至少从妊娠前 3 个月开始至妊娠满 3 个月，每日补充叶酸 0.4～0.8 mg，可选择含叶酸、维生素 B₁₂ 及铁的复合维生素补充剂	2C
5-1	既往存在 NTD 妊娠史的妇女，建议至少从妊娠前 1 个月开始补充叶酸 4 mg/d（因国内剂型原因，可补充 5 mg/d），至妊娠满 3 个月	2D
5-2	对于叶酸缺乏相关出生缺陷高风险人群，建议至少从妊娠前 3 个月开始补充叶酸 0.8～1 mg/d，至妊娠满 3 个月	GPS
6	建议孕早期妊娠中、晚期均继续补充叶酸或含叶酸的复合维生素，并持续整个妊娠期	2B
7-1	建议从妊娠中期开始每天至少补充钙元素 600 mg 直至分娩	1C
	对于服用碳酸钙出现胃肠道不适的妇女，可选择有机钙来源的钙补充剂	1B

续 表

序号	推荐内容	推荐和证据级别
7-2	孕妇在日常适当户外活动获得充足日照的基础上,建议选择含维生素 D 的钙补充剂	GPS
8	建议妊娠期食用富含 omega-3 脂肪酸的食物(如鱼类等水产品),每周 2~3 次	1A
	对于日常饮食不能满足的孕妇,可考虑每天额外补充 200 mg DHA 直至哺乳期结束	2D
9-1	对于妊娠前超重(BMI 为 24.0~<28.0 kg/m²)或肥胖(BMI≥28.0 kg/m²)妇女,建议至少从妊娠前 3 个月开始至整个妊娠期每日补充含叶酸 0.8~1 mg 的复合维生素	2C
9-2	建议超重或肥胖的孕妇,妊娠期持续补充维生素 D(400 U/d),铁和钙等多种微量营养素	GPS
10	建议双胎妊娠孕妇从妊娠早期开始每日补充叶酸 0.8~1 mg,直至整个妊娠期	GPS
	妊娠期每日补充维生素 D1000 U(GPS)、钙 1000~2000 mg(GPS)和铁 30~60 mg(2D)	GPS/2D

注:BMI 表示体重指数;GWG 表示妊娠期体重增长;NTD 表示胎儿神经管畸形;DHA 表示二十二碳六烯酸;GPS 表示良好实践声明

执笔人：陈敦金（广州医科大学附属第三医院）、赵扬玉（北京大学第三医院）、于康（中国医学科学院北京协和医院）、漆洪波（重庆医科大学附属第一医院）、陈耀龙（兰州大学健康数据科学研究院）

参与本共识讨论的专家（按姓氏汉语拼音排序）：陈敦金（广州医科大学附属第三医院）、陈练（北京大学第三医院）、陈叙（天津市中心妇产科医院 南开大学附属妇产医院）、陈耀龙（兰州大学健康数据科学研究院）、戴毅敏（南京大学医学院附属鼓楼医院）、冯玲（华中科技大学同济医学院附属同济医院）、高劲松（中国医学科学院北京协和医院）、贺芳（广州医科大学附属第三医院）、贺晶（浙江大学医学院附属妇产科医院）、洪晶安（云南省第一人民医院）、李雪兰（西安交通大学第一附属医院）、刘兴会（四川大学华西第二医院）、漆洪波（重庆医科大学附属第一医院）、乔宠（中国医科大学附属盛京医院）、施万英（中国医科大学附属第一医院）、石慧峰（北京大学第三医院）、苏仁凤（兰州大学公共卫生学院）、孙雯（广州医科大学附属第三医院）、谭桂军（天津市第一中心医院）、王少为（北京医院）、王谢桐（山东省立医院山东省妇幼保健院）、王志坚（广州医科大学附属第三医院）、赫英东（北京大学第一医院）、王子莲（中山大学附属第一医院）、魏玉梅（北京大学第一医院）、杨慧霞（北京大学第一医院）、杨剑（重庆医科大学附属第三医院）、尹宗智（安徽医科大学第一附属医院）、应豪（上海第一妇幼保健院）、于康（中国医学科学院北京协和医院）、张片红（浙江大学医学院附属第二医院）、张卫社（中南大学湘雅医院）、张晓红（北京大学人民医院）、赵先兰（郑州大学第一附属医院）、赵扬玉（北京大学第三医院）、朱启英（新疆医科大学第一附属医院）

撰写秘书：孙雯（广州医科大学附属第三医院）、陈练（北京大学第三医院）、苏仁凤（兰州大学公共卫生学院）

参考文献从略

（通信作者：陈敦金　赵扬玉　于　康　漆洪波）

（本文刊载于《中华妇产科杂志》

2024年第59卷第10期第737-746页）

产程与分娩篇

1 正常分娩指南

中华医学会妇产科学分会产科学组
中华医学会围产医学分会

妊娠和分娩是自然的生理过程,但在这一生理过程中存在着各种危及母胎健康和安全的风险。循证医学证据显示,经过规范化培训的助产士与产科医师密切合作及产程的恰当管理,能够提高正常分娩率、降低难产率,从而有效降低母婴死亡率、患病率,提高孕产妇生命质量,达到孕产妇健康、围产儿安全的目标[1]。

我国尚缺乏正常分娩相应的指南,不同地区和不同医院正常分娩的临床管理存在着一定的差异,这也是导致我国剖宫产率偏高的原因之一。随着我国产科的发展,亟须正常分娩的指南,以规范正常分娩的处理,提高阴道分娩率。中华医学会妇产科学分会产科学组联合中华医学会围产医学分会组织全国专家进行多次讨论和修改,参考WHO、美国妇产科医师协会(American College of Obstetricians and Gynecologists,ACOG)、英国国家卫生与临床优化研究所(National Institute for Health and Care Excellence,NICE)、澳大利亚昆士兰卫生组织(Queensland Health)等的相关指南[2-5],查阅大量高级别证据的相关文献并结合我国国情,在广泛征求意见的基础上撰写了本指南,旨在更新和规范全国各级医院产科围分娩期处理,强调以母胎为中心的照护,优化孕妇在产程和分娩中的体

本指南位列"2021年度中国指南/共识科学性、透明性和适用性评级"前50。
引用文本:中华医学会妇产科学分会产科学组,中华医学会围产医学分会.正常分娩指南[J].中华妇产科杂志,2020,55(06):361-370. DOI:10.3760/cma.j.cn112141-20200426-00356.

验，维护其尊严与隐私，保障其在围分娩期的知情权，即使在医疗条件有限的地区，也要帮助孕妇在围分娩期获得信心和尊重。希望通过助产人员的工作和努力，使得我国孕妇在尊重、知情与人文关怀中，获得高质量的分娩体验并达到"母亲安全、孩子健康"的目标。

本指南对于有良好和一致的科学证据支持（有随机对照研究支持）的证据推荐等级为A级，对于有限的或不一致的文献支持（缺乏随机对照研究支持）的证据推荐等级为B级，主要根据专家共识的证据推荐等级为C级。

一、正常分娩的定义

正常分娩是指妊娠37周～41周$^{+6}$的孕妇自然临产，产程进展正常，胎儿以头位自然娩出，且分娩后母儿状态良好的分娩[6]。

二、分娩前评估及健康教育

（一）健康教育

健康教育对于孕妇的妊娠和分娩是至关重要的，健康教育应该贯穿妊娠期保健的整个过程。分娩前的健康教育对象不应只局限于孕妇，还应包含其家庭成员。通过健康教育使孕妇能够充分认识到阴道分娩的益处，主动参与和配合分娩的过程，同时得到家属的支持，从而顺利完成分娩。但是目前尚缺乏高质量研究证明何种健康教育方式最佳[7]，不同地区的各级医院可以结合其医疗资源状况，通过孕妇学校（面授或在线）、助产士门诊等方式对孕妇进行健康教育。

健康教育的内容应涵盖：临产发动的征象、就医的时机、分娩的生理过程、分娩的相关风险、如何应对疼痛、分娩镇痛的方法及其利弊、产程中能量补给的方式及重要性、不同分娩方式的利弊、分娩期心理指导、拉玛泽呼吸法（有条件者）等。

（二）评估和转诊

【推荐条款】

1-1 分娩前对母胎进行全面的评估：通过病史询问、孕期保健的相关资料及查体进行全面的母胎评估。（推荐等级：C）

1-2 依据评估结果进行风险评级。（推荐等级：C）

1-3 风险评估为高风险的孕妇，应当结合当地医院的孕妇和新生儿救治条件，在分娩前的合适孕周，及时转诊至有条件处理母儿情况的医院分娩。（推荐等级：C）

1. 病史和查体：（1）孕妇：回顾产前检查病历（包括产前各项检查的结果），核对预产期、孕周，了解本次妊娠的经过；评估既往妊娠史；妊娠次数和分娩次数，分娩方式或其他并发症史（产后出血等），有无瘢痕子宫、有无会阴裂伤史；询问目前宫缩的情况；了解是否存在阴道流血、流液，评估流血、流液的时间、量及伴随症状；血常规、血型、凝血功能、肝肾功能、感染性疾病筛查、B族链球菌筛查、心电图等检查的结果。进行规范的全身查体和产科查体。对妊娠晚期未行骨盆内测量的孕妇，入产房时推荐阴道检查的同时了解骨盆情况。

（2）胎儿：询问孕妇近期胎动情况；测量宫高、腹围；触诊胎产式、胎方位、胎先露，综合估计胎儿体重；评估胎儿情况。

2. 风险评级及高危因素识别：参照"孕产妇妊娠风险评估与管理工作规范"[8]进行妊娠风险评估分级。分娩前应对孕妇进行全面的评估，及时识别高危因素。妊娠期无并发症和合并症的孕妇为低危孕妇。高危因素评估包括：母亲并发症和合并症、胎儿并发症。（1）母亲因素，如心血管系统疾病（妊娠期高血压疾病等）、内分泌系统疾病（妊娠期糖尿病、糖尿病合并妊娠等）、免疫系统疾病、神经系统疾病、肾脏疾病、恶性肿瘤等并发症或合并症，不良孕产史，手术史等；（2）胎儿因素，如胎儿生长受限、胎动减少、脐血流异常等；（3）胎盘因素，如前置胎盘、胎盘植入等情况。

3. 转诊：对于妊娠期风险评估为高风险的孕妇，妊娠期间未转诊者，应依据孕妇当时的情况（包括孕周、母亲病情、胎儿宫内状态及疾病的进展等）和当地的医疗条件，安排合理转诊或就地进行处理。

三、第一产程

（一）定义

【推荐条款】

2-1 第一产程，又称子宫颈扩张期，指临产开始直至宫口完全扩张,即宫口开全(10 cm)。临产的重要标志为有规律且逐渐增强的子宫收缩,持续30 s或以上,间歇5~6 min,同时伴随进行性子宫颈管消失、宫口扩张和胎先露部下降[9]。第一产程分为潜伏期和活跃期。(推荐等级:C)

2-2 潜伏期是指从规律宫缩至宫口扩张<5 cm。活跃期是指从宫口扩张5 cm至宫口开全。(推荐等级:B)

目前,国际上的不同指南对于潜伏期与活跃期的界定存在差异。本指南采用2018年WHO推荐的潜伏期与活跃期的分界,即以宫口开大5 cm作为产程进入活跃期的标志[2]。

2010年,Zhang等[10]对美国19所医院62 415例单胎、头位、自然临产并最终经阴道分娩,且新生儿结局正常的孕妇(即正常分娩的产程)的回顾性研究发现,无论初产妇或经产妇,宫口扩张速度明显加快均出现在宫口开大6 cm以后。基于以上研究,美国国家儿童保健和人类发育研究所、ACOG、美国母胎医学会推荐以宫口扩张6 cm作为活跃期的标志[3, 11]。中华医学会妇产科学分会产科学组在《新产程标准及处理的专家共识(2014)》[12]也推荐以宫口扩张6 cm作为活跃期的标志[12]。

2018年,WHO发表了《产时管理改进分娩体验》的推荐建议[2],该建议综合分析了3项近年发表的关于低危、自然临产孕妇产程进展情况的系统综述[13-15],推荐以宫口扩张5 cm作为活跃期的标志。

综合上述证据,经过多次专家讨论,本指南决定采纳2018年WHO的推荐,以宫口扩张到5 cm作为进入活跃期的标志。

(二)健康教育

【推荐条款】

2-3 推荐助产人员对孕妇进行精神安慰,耐心讲解分娩是生理过程,增强孕妇对阴道分娩的信心。(推荐等级:C)

2-4 推荐助产人员为孕妇讲解分娩相关知识(分娩方式的指导、产程中如何配合)、药物疗效及不良反应、镇痛方法的风险及效果。(推荐等级:C)

(三)第一产程的评估和监测

1. 观察及记录产程的进展:

【推荐条款】

2-5 建议对入院孕妇进行快速评估,包括孕妇的生命体征、胎心率、宫缩、胎位、胎儿大小、羊水等情况,评估是否存在产科高危或急症情况以便进行紧急处理。(推荐等级:C)

2-6 建议潜伏期每 4 小时进行 1 次阴道检查,活跃期每 2 小时进行 1 次阴道检查;如孕妇出现会阴膨隆、阴道血性分泌物增多、排便感等可疑宫口快速开大的表现时,应立即行阴道检查。(推荐等级:C)

2-7 对于产程进展顺利者,不推荐产程中常规行人工破膜术。(推荐等级:A)

2-8 一旦胎膜破裂,建议立即听诊胎心,观察羊水颜色、性状和流出量,必要时行阴道检查,同时记录。(推荐等级:C)

产程中需要通过阴道检查观察并记录宫口扩张及胎先露下降的情况。对于自然临产的孕妇,建议潜伏期每 4 小时进行 1 次阴道检查,活跃期每 2 小时进行 1 次阴道检查。阴道检查应先行会阴消毒后再进行,不推荐使用醋酸氯己定进行阴道冲洗来预防感染;应用安慰剂与醋酸氯己定相比,绒毛膜羊膜炎、产后子宫内膜炎、围产儿死亡率及新生儿败血症的发生率均无显著差异[16]。阴道检查内容包括子宫颈质地、宫口开大程度、胎先露及其高低。首次阴道检查应了解骨盆情况,已经破膜者应注意观察羊水性状等。

目前尚无大样本量随机对照研究来评估产程中阴道检查的间隔与母儿感染发生率之间的关系[17]。阴道检查次数增多会增加感染的发生率,产程中应避免不必要的阴道检查,在基于上述原则的基础上如果孕妇出现会阴膨隆、阴道血性分泌物增多、主诉有排便感等可疑宫口快速开大的表现时,应立即行阴道检查评估产程进展情况。

观察并记录破膜时间,一旦发现胎膜自然破裂,应立即听胎心,观察羊水性状及羊水量,并记录。对于产程进展顺利者,不建议宫口开全之前常规行人工破膜术。

2. 潜伏期的时长和处理:

【推荐条款】

2-9 潜伏期延长的定义:初产妇>20 h,经产妇>14 h。在除外头盆不称及可疑胎儿窘迫的前提下,缓慢但有进展(宫

口扩张和胎先露下降）的潜伏期延长不作为剖宫产术的指征。（推荐等级：C）

目前，各国的指南对第一产程潜伏期的持续时间无明确的统一标准。由于新产程的研究中对潜伏期的研究较少，因此我国《新产程标准及处理的专家共识（2014）》[12]仍将潜伏期延长定义为初产妇>20 h，经产妇>14 h，并且单纯的潜伏期延长不作为剖宫产术的指征。研究显示，在母胎状况允许的前提下，潜伏期可以延长到24 h或更长[3]。在除外头盆不称及可疑胎儿窘迫的前提下，缓慢但有进展（宫口扩张和胎先露下降）的潜伏期延长不作为剖宫产术的指征。

另外，研究显示，宫口扩张到5 cm之前，产程一般不会自然进入加速期[15]。基于上述研究，WHO建议如果母胎状况良好，不推荐在宫口开大到5 cm前采用医疗干预加速产程进展[2]。

3. 活跃期的时长和处理：

【推荐条款】

2-10 活跃期停滞的诊断标准：当破膜且宫口扩张≥5 cm后，如果宫缩正常，宫口停止扩张≥4 h可诊断活跃期停滞；如宫缩欠佳，宫口停止扩张≥6 h可诊断为活跃期停滞。活跃期停滞可作为剖宫产术的指征。（推荐等级：C）

初产妇的活跃期一般不超过12 h，经产妇不应超过10 h[2]。一些孕妇在活跃期宫口扩张速度低于1 cm/h仍属于正常，母胎状况良好时不必干预[15]。若发现活跃期有延长趋势，应进行全面评估和处理，如宫缩欠佳，应予以加强宫缩处理，明确为活跃期停滞者行剖宫产术分娩。

在产程中还需要注意个体因素的不同，如孕妇年龄、心理因素、有无分娩镇痛、孕妇休息和饮食状况及胎儿体重因素的影响。在产程的管理中，助产人员应该充分考虑到这些因素对产程的可能影响。

4. 胎儿宫内状况的监测和评估：

【推荐条款】

2-11 对于低危孕妇推荐产程中采用多普勒间断听诊胎心并结合电子胎心监护的方式对胎儿宫内状况进行评估。常规行电子胎心监护后，建议第一产程30 min听诊胎心率1次，并记录。根据当地医疗条件，潜伏期应至少60 min听诊1次，

活跃期至少 30 min 听诊 1 次。(推荐等级：C)

2-12 对于出现异常情况的孕妇，可适当增加胎心听诊频率；是否进行持续电子胎心监护，应根据医疗机构及孕妇的情况决定。(推荐等级：C)

2-13 当间断听诊发现胎心率异常时，建议使用电子胎心监护进行监测。(推荐等级：C)

胎儿宫内状况的监测包括间断听诊胎心及电子胎心监护。对于低危孕妇，并无证据表明产程中持续电子胎心监护优于间断听诊胎心，因此推荐常规行 1 次电子胎心监护，之后，间断听诊胎心。如果间断听诊异常，建议持续电子胎心监护。有条件的医疗机构可选用持续电子胎心监护。间断听诊的相关事宜及产时胎心监护的解读和处理可参考中华医学会围产医学分会《电子胎心监护应用专家共识》[18]。

出现但不限于以下情况者，推荐持续电子胎心监护：母亲心率 30 min 出现 2 次超过 120 次 /min；1 h 内母亲体温 2 次超过 37.5℃；怀疑绒毛膜羊膜炎或败血症；孕妇主诉腹痛不同于正常宫缩痛；羊水有明显的胎粪污染；产程中阴道有鲜血流出；宫缩间期血压升高，收缩压≥140 mmHg（1 mmHg＝0.133 kPa）或舒张压≥90 mmHg；宫缩持续≥60 s 或宫缩过频。对于存在胎儿生长受限情况的孕妇，产程中推荐持续电子胎心监护。

5. 宫缩的监测和评估：

【推荐条款】

2-14 建议以宫缩频率评估宫缩情况。(推荐等级：C)

2-15 宫缩过频是指宫缩频率＞5 次 /10 min，持续至少 20 min。(推荐等级：C)

2-16 当发现宫缩过频时，建议停止应用缩宫素，必要时可给予宫缩抑制剂。(推荐等级：C)

宫缩的评估方法主要包括内监护和外监护两种。内监护由于具有侵入性，同时先决条件是已经破膜，故不建议对低危孕妇实施。外监护方法包括观察法、腹部触诊法和电子监护法。观察法和腹部触诊法能评估宫缩频率和持续时间，但无法准确量化宫缩强度。电子监护法是通过外部宫缩探头间接测量宫缩压力变化，但其监测结果会受多种因素的影响，如压力探头的放置位置、腹部皮下脂肪厚度、胎动、孕妇呼吸、探头绑缚的松紧程度以及孕妇体质指数(BMI)等,也不能准确反映宫缩的强度。目前推荐以宫缩的频率来对宫缩进行评估。宫缩过频是指宫缩频率>5次/10 min,持续至少20 min。当发现宫缩过频时,建议停止使用缩宫素,必要时可给予宫缩抑制剂。

6. 分娩镇痛:

【推荐条款】

2-17 根据孕妇的疼痛情况,鼓励采用非药物方法减轻分娩疼痛,必要时根据其意愿使用椎管内镇痛或其他药物镇痛。(推荐等级:C)

在分娩发动之前医务人员应当向所有孕妇提供基于循证医学的分娩镇痛选择的信息,并且与孕妇讨论其所在的分娩机构提供的每种镇痛方式的风险和益处。根据分娩机构的条件,对于产程中要求镇痛的健康孕妇,应根据其意愿使用椎管内镇痛或使用阿片类药物,如芬太尼、吗啡、哌替啶(其他名称:杜冷丁),或非药物镇痛方法[2]。

非药物镇痛方法包括:导乐陪伴、芳香疗法、催眠、音乐疗法、按摩、呼吸调节、会阴热敷、自由体位等。非药物镇痛方法能缓解分娩不适,减轻疼痛,提高孕妇对分娩过程的体验,但是其有效性尚缺乏高质量的证据[19]。

椎管内镇痛既不会增加剖宫产率,也不会延长第一产程时间,但有可能引起产妇发热,须与宫内感染相鉴别。另外,在无医疗禁忌的情况下,分娩镇痛应在孕妇要求下才可实施。对于使用椎管内镇痛者,医疗机构应具备实时监测孕妇生命体征、胎心和宫缩的监护条件,并由麻醉医师动态评估孕妇疼痛评分及下肢肌力,发现异常及时处理。

(四)第一产程的处理和照护

【推荐条款】

2-18 全身麻醉低风险的孕妇分娩过程中可根据自己的意愿进食和饮水。(推荐等级:A)

2-19 饮用碳水化合物饮品并不能改善母儿结局,可根据孕妇需求选择产程中的饮品。(推荐等级:A)

2-20 不建议阴道分娩前常规进行会阴部备皮。(推荐等级:A)

2-21 产程中建议根据孕妇意愿选择其舒适的体位。(推荐等级:C)

2-22 推荐低危孕妇在产程中适当活动。(推荐等级:C)

1. 推荐孕妇在产程中按意愿进食水,除非其存在全身麻醉的风险[2, 20-21],重视产程中能量的供给。系统综述显示,严格限制进食和饮水组与对照组比较,产程时间、剖宫产率、产程干预、新生儿 Apgar 评分、新生儿入住新生儿 ICU 率并无显著差异;产程中饮用碳水化合物与饮用水比较,孕妇和新生儿的结局无显著差异[21-22]。

2. 保持孕妇会阴部清洁,目前尚无证据支持阴道分娩前应常规备皮,而且备皮会增加孕妇的不舒适感[23],所以不推荐阴道分娩前常规备皮。

3. 推荐孕妇定期排尿,及时排空膀胱。

4. 每 4 小时监测 1 次生命体征。若发现血压升高或体温升高,应通知产科医师进行评估和处理。

5. 产程中不必限制孕妇的体位,应根据孕妇意愿选择其舒适的体位。由于仰卧位可导致仰卧位低血压,故不推荐[24]。如破膜后胎儿头浮或臀位,孕妇应卧床,禁止下地活动,警惕脐带脱垂。

6. 不推荐常规肠道准备。

7. 分娩过程中尽量为孕妇提供舒适的环境,并给予精神鼓励[25]。

四、第 二 产 程

(一)定义

【推荐条款】

3-1 第二产程,又称胎儿娩出期,是指从宫口开全至胎儿娩出的全过程。(推荐等级:C)

(二)健康教育

【推荐条款】

3-2 助产人员应告知孕妇第二产程时长因人而异。(推荐等级:C)

3-3 助产人员应充分告知孕妇第二产程各种分娩体位的益处及风险,协助孕妇根据自己的意愿选择分娩体位。(推荐

等级：C）

助产士应及时给予孕妇健康教育，内容包括：（1）告知孕妇第二产程时长因人而异。（2）告知孕妇第二产程自由体位的作用及风险：直立体位可降低会阴侧切及阴道助产的风险，但可能增加产后出血及会阴Ⅱ度以上裂伤的风险；尽量避免仰卧位；对于椎管内镇痛的孕妇，目前的研究并未发现直立位（站立、坐位、有支撑的跪位）、左右侧卧位、半卧位，哪种体位最佳，应当根据孕妇的当时情况及喜好选择[26]。（3）告知孕妇第二产程中减少会阴损伤的措施及风险。（4）告知孕妇新生儿出生后即刻母婴皮肤接触（skin-to-skin contact）、早哺乳、早吸吮的益处[27]。

（三）第二产程的评估和监测

【推荐条款】

3-4 第二产程中注意监测胎儿宫内状态，并对产力、胎先露下降程度进行评估，特别是当胎先露下降缓慢时，要注意除外宫缩乏力，必要时予缩宫素加强宫缩，同时还需对胎方位进行评估，必要时手转胎头至合适的胎方位。（推荐等级：C）

3-5 鼓励对医护人员进行阴道手术助产培训，由经验丰富的医师和助产士进行阴道手术助产是安全的。（推荐等级：B）

3-6 对于初产妇，如未行椎管内镇痛，第二产程超过3 h可诊断第二产程延长；如行椎管内镇痛，超过4 h可诊断。对于经产妇，如未行椎管内镇痛，超过2 h可诊断第二产程延长；如行椎管内镇痛，超过3 h可诊断。（推荐等级：B）

3-7 不推荐在第二产程采用宫底加压的方式协助胎儿娩出。（推荐等级：C）

3-8 经阴道分娩的孕妇不推荐常规行会阴切开术，但应采取会阴保护以减少损伤。（推荐等级：C）

3-9 推荐采用椎管内镇痛的初产妇在第二产程开始时即在指导下用力。（推荐等级：A）

1. 对胎儿宫内状态的评估：主要是对胎心率的评估，并注意羊水的性状。至少每10分钟听诊1次胎心或持续电子胎心监护，并应用三级评价系统进行评估。如可疑胎儿窘迫，应在实施宫内复苏措施的同时尽快结束分娩。

2. 分娩姿势的推荐及指导用力的时机：鼓励孕妇采用最

舒适的姿势进行分娩。目前,关于第二产程延迟用力尚存在争议。WHO推荐,在胎儿监护正常、孕妇状态良好的情况下,如果胎儿先露部位于S^{+2}以上和(或)非枕前位时,孕妇没有迫切的用力意愿时可密切观察[2]。但近年对接受了硬膜外镇痛的初产妇进行的多中心随机对照研究显示,第二产程立即用力组与延迟用力组的阴道分娩率无显著差异,但立即用力组孕妇发生绒毛膜羊膜炎、产后出血及新生儿酸中毒的风险均显著低于延迟用力组[28]。故2019年ACOG建议对于接受椎管内镇痛的初产妇在第二产程开始时应立即指导孕妇用力[29]。另外,对椎管内镇痛孕妇的系统综述也显示,虽然第二产程延迟用力对于自然分娩、阴道助产及剖宫产等分娩方式没有影响,但会显著延长第二产程时间,并显著增加绒毛膜羊膜炎及低脐血pH值的风险[30]。因此,本指南推荐,使用椎管内镇痛的初产妇在第二产程开始时即应在指导下用力。

3. 对第二产程进展的评估:宫口开全后,胎膜多已自然破裂。若仍未破膜,会影响胎头下降,应在宫缩间歇期行人工破膜术。行阴道检查时应注意胎先露的位置、胎方位、产瘤大小及宫缩时先露下降的程度。当胎头下降异常时,应对胎方位进行评估,必要时可以使用超声检查协助判断胎方位以及手转胎头至合适的胎方位。

4. 第二产程延长:对于初产妇,如未行椎管内镇痛,第二产程超过3 h可诊断第二产程延长;如行椎管内镇痛,超过4 h可诊断。对于经产妇,如未行椎管内镇痛,超过2 h可诊断第二产程延长;如行椎管内镇痛,超过3 h可诊断。对于第二产程延长者根据具体的评估情况决定剖宫产或阴道助产分娩。

5. 第二产程中推荐根据孕妇意愿和实际条件,采用一些减少会阴损伤和利于自然分娩的措施(包括会阴按摩、热敷和会阴保护)。不推荐在第二产程阶段应用人工宫底加压加速分娩。对于阴道自然分娩的孕妇不推荐常规使用会阴切开术。

(四)第二产程的照护

第二产程的照护对于整个产程的进展非常重要,助产人员应结合孕妇的实际情况给予照护。

1. 会阴护理:第二产程热敷和按摩会阴可以降低严重会阴损伤的风险[31],采用会阴按摩可以减少会阴裂伤,同时可以降低Ⅲ、Ⅳ度会阴裂伤的发生率。应结合孕妇的具体情况酌情使用。

2. 体位：鼓励孕妇采用最舒适的体位用力。

3. 根据当地的医疗条件，为孕妇提供家庭化的分娩环境，低危孕妇在家庭化的分娩环境中分娩时可以减少镇痛药的使用，降低会阴侧切率，提高对分娩过程的满意度[32]。

4. 鼓励家属陪产，给予孕妇精神支持。

五、第三产程

（一）定义

【推荐条款】

4-1 第三产程，又称胎盘娩出期，是指从胎儿娩出后至胎盘胎膜娩出，即胎盘剥离和娩出的全过程，需 5～15 min，不应超过 30 min。（推荐等级：C）

（二）健康教育

助产人员应对孕妇讲解第三产程过程，宣教母乳喂养、早期皮肤接触的益处，并讲解如何完成母乳喂养和如何识别新生儿的觅乳信号。告知产后会阴伤口的护理方法。

（三）第三产程的评估和监测

【推荐条款】

4-2 第三产程应注意监测产妇的生命体征、评估子宫收缩情况、检查胎盘和软产道，准确估计出血量、及早识别产后出血等情况。（推荐等级：C）

4-3 第三产程超过 30 min，或未超过 30 min 胎盘未完全剥离而出血多时，在做好预防产后出血的准备下，建议行手取胎盘术。（推荐等级：C）

4-4 建议对不需要复苏的正常足月儿延迟结扎脐带。延迟结扎脐带是指在新生儿出生后至少 60 s 后或等待脐带血管搏动停止后再结扎脐带。（推荐等级：A）

4-5 对于有条件的医疗机构建议常规行脐动脉血血气分析。（推荐等级：C）

1. 应用缩宫素预防产后出血：建议对所有产妇在第三产程使用宫缩剂以减少产后出血[33]。首选缩宫素，在胎儿前肩娩出后静脉滴注稀释后的缩宫素 10～20U，或在胎儿前肩娩出后立即肌内注射缩宫素 10U。

2. 评估子宫收缩情况：胎盘胎膜娩出后，检查并确定胎盘胎膜完整性，推荐对所有产妇进行产后子宫收缩情况的评估，尽早发现宫缩乏力。应注意观察、测量并记录出血量，同时监测生命体征。如发生产后出血，按照《产后出血预防与处理指南（2014）》[33]进行处理。对于已预防性使用缩宫素的产妇，不推荐为预防产后出血而采取持续子宫按摩[2]。

3. 需要行手取胎盘术的情况：（1）若胎盘娩出前出血多时，应由医师行手取胎盘术。（2）第三产程超过 30 min，胎盘仍未排出但出血不多时，应排空膀胱后，轻轻按压子宫并使用子宫收缩剂，如胎盘仍不能排出，应行手取胎盘术。

4. 检查软产道裂伤：应仔细检查会阴、小阴唇内侧、尿道口周围、阴道、阴道穹隆及子宫颈有无裂伤。若有裂伤，应立即缝合。修复Ⅰ度和Ⅱ度裂伤不需要常规使用抗生素。出现Ⅲ度和Ⅳ度裂伤者推荐应用广谱抗生素预防感染[34]。若经处理仍有活动性出血应警惕子宫下段裂伤。

5. 延迟结扎脐带：对于不需要复苏的正常足月儿和早产儿推荐延迟结扎脐带（delayed cord clamping）。延迟结扎脐带是指在新生儿出生后至少 60 s 后，或等待脐带血管搏动停止后（出生后 1～3 min）再结扎脐带[2]。近年的关于延迟结扎脐带的随机对照研究显示了脐带延迟结扎的益处：增加新生儿的血容量，减少新生儿输血量，减少早产儿脑室内出血的发生，减少因铁缺乏引起的贫血，可以提供免疫因子和干细胞，并且可以提高早产儿脑组织氧浓度。另外，延迟结扎脐带并不会增加产后出血的风险[35]。但对于窒息需要复苏的新生儿则应立即断脐。

（四）第三产程的处理

【推荐条款】

4-6 推荐无合并症的新生儿应在出生后尽早与母亲进行母婴皮肤接触，以预防新生儿低体温并且促进母乳喂养。（推荐等级：A）

4-7 对于出生时羊水清亮且出生后已建立自主呼吸的新生儿，或虽存在羊水污染但有活力的新生儿，不推荐采用口鼻吸引的方式常规清理呼吸道。（推荐等级：C）

4-8 建议在新生儿基本生命体征稳定后对其进行全身体格检查,包括检查外观有无畸形,测量身长、体重等,并准确记录。(推荐等级:C)

1. 产妇方面:(1)密切关注产妇的生命体征,观察并记录心率及血压的变化。(2)观察子宫收缩情况:每15~30分钟观察1次子宫收缩情况。(3)评估阴道流血情况,详见《产后出血预防与处理指南(2014)》[33]。(4)观察产妇软产道裂伤情况:根据具体伤口情况选择缝合方式。(5)关注产后膀胱充盈和排尿情况。

2. 新生儿方面:(1)擦干及保暖:新生儿娩出后,立即将新生儿置于母亲腹部的干毛巾上,彻底擦干,并注意保暖。

(2)目前并无证据支持使用洗耳球或导管对健康足月新生儿进行口鼻咽吸引有益处[36]。必要时(分泌物量多或有气道梗阻)可用洗耳球或吸管(12F或14F)清理口鼻腔分泌物,但是避免过度用力吸引。

(3)当羊水胎粪污染时,应评估新生儿有无活力,新生儿有活力时,继续初步复苏;新生儿无活力时,应在20 s内完成气管插管,并用胎粪吸引管吸引胎粪[37]。

(4)母婴皮肤接触[38-39]:将新生儿以俯卧位(腹部向下,头偏向一侧)与母亲开始皮肤接触,皮肤接触的同时处理脐带,皮肤接触时间至少90 min。新生儿出现以下情况不进行母婴皮肤接触:严重胸廓凹陷、喘息或呼吸暂停、严重畸形、产妇出现医疗状况需紧急处理。

(5)观察新生儿:评估和记录新生儿1、5、10分钟Apgar评分,每15分钟监测新生儿体温和呼吸[39]。

(6)观察新生儿觅乳征象,指导母乳喂养:当新生儿出现流口水、张大嘴、舔舌或嘴唇、寻找或爬行动作、咬手指动作时,指导母亲开始母乳喂养,并密切观察,保证新生儿面部无遮挡且气道无堵塞。

六、产后的评估及照护

(一)健康教育

在产后阶段对产妇进行健康教育具有非常重要的意义[40]。产后健康教育的内容主要包括:(1)母乳喂养宣教:实施个性化的母乳喂养自我效能干预措施以增强母乳喂养的信心；出院之前应向产妇及家属讲解并示范挤奶的方法[41]；提供持续、主动的母乳喂养服务以满足母婴个性化的需求；家庭成员如伴侣纳入母乳喂养宣教对象。(2)产褥期如出现伤口愈合不良、阴道流血多等异常情况应随时就诊；如无异常，推荐产后6周后复诊，评估会阴及子宫等的恢复情况、母乳喂养情况以及避孕需求并提供相应的避孕咨询服务。

(二)评估和监测

【推荐条款】

5-1 产后的评估包括产妇的生命体征、阴道流血、宫缩等情况，注意产妇的不适主诉，早期识别和发现产后高危或急症情况以便及时处理。(推荐等级：C)

1. 产后2h内：第1小时，每15分钟检查1次生命体征、宫缩和阴道流血情况并记录；第2小时，每30分钟检查并记录1次。注意产妇的疼痛情况和其他不适主诉。及时发现产后出血、会阴血肿等异常情况，并给予相应处理；对于高危产妇需延长观察时间至产后4h或病情平稳后方可转出产房。

2. 产后24h内：仍为发生产后出血的高危时段。在这段时间内，需关注产妇的生命体征、阴道流血、子宫收缩情况、宫底高度、排尿情况以及不适主诉，及时发现异常并处理。在医疗保健机构正常阴道分娩的产妇，如果母婴健康，推荐观察至少24h再出院。

(三)产后处理

【推荐条款】

5-2 根据产妇情况选择减轻会阴不适感的方法，如应用局部治疗(如冷敷或热敷)、局部麻醉剂或口服止痛药物等。(推荐等级：C)

1. 产后会阴阴道血肿通常出现在分娩后24h内，小血肿可能无症状，但大多数血肿会引起疼痛和占位效应。应注意产妇的主诉，并对腹部、外阴、阴道和直肠进行彻底检查(包括观察外生殖器、阴道和子宫颈)，以确定血肿位置和大小。

2. 饮食：产褥期膳食应注意多样化，以满足营养需求，无特殊禁忌。

3. 排尿和排便：鼓励产妇尽早自行排尿，并观察尿量。

鼓励产妇高膳食纤维饮食和多喝水,预防产后便秘。

4. 观察子宫复旧和恶露情况:观察子宫复旧、恶露性质和量的情况,同时指导产妇如何观察恶露。

5. 会阴护理:保持会阴伤口的清洁、干燥。应告知产妇保持会阴伤口清洁和舒适的方法,以及如何识别异常征象(如感染)。受伤口类型、季节、产妇自身因素等的影响,会阴伤口的恢复速度存在个体差异。

6. 减轻会阴不适感的方法包括局部治疗(如冷敷或热敷)、局部麻醉剂和口服止痛药物。具体治疗方案的选择需个体化[42]。

执笔专家:李博雅(北京大学第一医院)、时春艳(北京大学第一医院)、杨慧霞(北京大学第一医院)

撰写专家小组:李博雅(北京大学第一医院)、时春艳(北京大学第一医院)、杨慧霞(北京大学第一医院)、刘喆(北京大学第一医院)、刘军(北京大学第一医院)、徐鑫芬(浙江大学医学院附属妇产科医院海宁分院)、漆洪波(重庆医科大学附属第一医院)、刘兴会(四川大学华西第二医院)

参与本指南制定及讨论的专家(按姓氏拼音顺序):陈叙(天津市中心妇产科医院)、陈敦金(广州医科大学附属第三医院)、程蔚蔚(上海交通大学医学院附属国际和平妇婴保健院)、崔世红(郑州大学第三附属医院)、丁依玲(中南大学湘雅二医院)、范玲(首都医科大学附属北京妇产医院)、樊尚荣(北京大学深圳医院)、冯玲(华中科技大学同济医学院附属同济医院)、冯嘉蕾(北京大学第一医院)、高劲松(中国医学科学院北京协和医院)、古航(海军军医大学附属上海长海医院)、贺晶(浙江大学医学院附属妇产科医院)、胡娅莉(南京大学医学院附属鼓楼医院)、黄引平(温州医科大学附属第一医院)、隽娟(北京大学第一医院)、雷后康(贵州医学院附属医院)、李力(陆军军医大学附属大坪医院)、李婷(上海市第一妇婴保健院)、李博雅(北京大学第一医院)、李笑天(复旦大学附属妇产科医院)、梁梅英(北京大学人民医院)、蔺莉(北京大学国际医院)、林建华(上海交通大学医学院附属仁济医院)、刘淮(江西省妇幼保健院)、刘军(北京大学第一医院)、刘喆(北京大学第一医院)、刘彩霞(中国医科大学附属盛京医院)、刘兴会(四川大学华西第二医院)、马润玫(昆明理工大学附属安琪儿妇产医院)、马玉燕(山东大学齐鲁医院)、庞汝彦(中国妇幼保健协会)、漆洪波(重庆医科大学附属第一医院)、时春艳(北京大学第一医院)、王谢桐(山东省立医院)、王子莲(中山大学附属第一医院)、肖梅(湖北省妇幼保健院)、辛虹(河北医科大学第二医院)、徐先明(上海交通大学附属第一人民医院)、徐鑫芬(浙江大学医学院附属妇产科医院海宁分院)、杨孜(北京大学第三医院)、杨慧霞(北京大学第一医院)、杨祖菁(上海交通大学医学院附属新华医院)、虞晴(上海交通大学医学院附属苏州九龙医院)、张卫社(中南大学湘雅医院)、张小松(北京大学第一医院)、赵先兰(郑州大学第一附属医院)、郑勤田(广州市妇女儿童医疗中心)、邹丽(华中科技大学同济医学院附属协和医院)

参考文献从略

(通信作者：杨慧霞　刘兴会)

(本文刊载于《中华妇产科杂志》2020年第55卷第6期第361-370页)

推荐扫码阅读：正常分娩临床实践指南

胎盘植入性疾病诊断和处理指南（2023）

中华医学会妇产科学分会产科学组
中国医师协会妇产科分会母胎医学专委会

自1937年由产科医师Irving和病理科医师Hertig等首次报道以来，对胎盘植入的认识逐渐深入，目前国际上统一规范化命名为胎盘植入性疾病（placenta accreta spectrum disorders，PAS）[1]。并根据胎盘绒毛滋养层细胞侵袭的深度分为：侵入深度为子宫浅肌层的粘连型胎盘植入（placenta creta，PC；原英文为placenta accreta）、侵入深度为子宫深肌层的植入型胎盘植入（placenta increta，PI）和穿透子宫壁全层到达子宫浆膜层甚至侵入子宫比邻器官的穿透型胎盘植入（placenta percreta，PP）。PI及PP又合称为侵入性胎盘植入。患者可以同时出现上述3种状况，诊断以最严重的为准。PAS根据植入面积又可分为部分性胎盘植入（partial placenta accreta）和完全性胎盘植入（complete placenta accreta），该分类法目前不常用。

PAS是孕期子宫破裂、严重产后出血、产科紧急子宫切除乃至孕产妇死亡的重要原因，因此PAS的早期诊断与管理对改善妊娠结局至关重要[1]。为此，中华医学会围产医学分会、中华医学会妇产科学分会产科学组于2015年发布了"胎盘植入诊治指南"[2]。近年来，国内外对此类疾病的诊断和处理获得了更多临床证据、积累了更多经验。为此，中华医学会妇产科学分会产科学组联合中国医师协会妇产科分会母胎医学专委会再次制订"胎盘植入性疾病诊断和处理指南（2023）"。本

引用文本：中华医学会妇产科学分会产科学组，中国医师协会妇产科分会母胎医学专委会. 胎盘植入性疾病诊断和处理指南（2023）[J]. 中华围产医学杂志，2023，26（08）：617-627.DOI：10.3760/cma.j.cn113903-20230428-00278.

指南已在国际实践指南注册与透明化平台（Practice guidelines REgistration for transPAREncy，PREPARE）注册（注册号：PREPARE-2022CN62），并成立指南制订工作组，专家来自中华医学会妇产科学分会产科学组和中国医师协会妇产科分会母胎医学专委会。本指南制订采用Delphi程序，指南制订工作组成员先进行文献检索、筛选、评价，明确需阐明的问题及推荐方案，书写完成初稿；再经专家讨论、修改推荐意见；最后再对推荐意见逐条讨论、修改、投票，根据投票结果决定纳入推荐意见；最终，由专家审阅并定稿。根据评估、制订和评价（grading of recommendations, assessment, development and evaluation, GRADE）方法对证据等级及推荐强度进行分级（表1）。

表1 GRADE证据等级及推荐强度的表示方法

项目	含义
证据等级	
高	未来研究几乎不可能改变现有疗效评价结果的可信度
中	未来研究可能对现有疗效评价有重要影响，可能改变评估结果的可信性
低	未来研究可能对现有疗效评价有重要影响，改变评估结果可信度的可能性较大
极低	任何疗效的评估都很不确定
推荐强度	
强推荐	明显显示干预措施利大于弊
弱推荐	利弊不确定或利弊相当

注：GRADE：评估、制订和评价（grading of recommendations, assessment, development and evaluation）

问题1：PAS的高危因素

【专家观点或推荐1】 PAS的发生率与剖宫产次数、宫腔操作次数相关。剖宫产史伴前置胎盘是PAS最为重要的高危因素（强推荐，证据等级中）。

PAS发病率自20世纪80年代开始在全球范围内呈上升趋势，2019年发表的一项meta分析纳入1982年至2018年近580万次分娩，PAS患者7001例，PAS发病率为0.17%（0.01%～

1.1%）[3]。流行病学资料显示，剖宫产史和前置胎盘是 PAS 的独立且重要的高危因素。一项研究回顾分析了首次单胎分娩的 399 674 例孕产妇的资料，结果显示首次为阴道或剖宫产分娩的孕妇，再次妊娠时前置胎盘的风险分别为 4.4‰ 和 8.7‰[4]。2014 年一项研究纳入了 73 257 例瘢痕子宫孕产妇，1、2 和 3 次剖宫产史者再次妊娠时发生 PAS 的风险 OR 值分别为 2.6、4.9 和 7.6[5]。国内一项研究分析了 11 025 例剖宫产术后再次妊娠孕妇的临床资料，结果显示再次妊娠时 1274 例发生胎盘植入（PC 905 例，PI 309 例，PP 60 例）[6]。而国内另一项病例对照研究显示，有 1 次剖宫产史伴前置胎盘孕妇，若其初次剖宫产手术指征为非临产后的紧急剖宫产（如胎儿窘迫、产程停滞等），再次妊娠发生胎盘植入的风险明显升高[7]。综合国内外资料，PAS 与剖宫产史及其次数、前置胎盘显著相关，其他相关高危因素还包括：（1）既往子宫手术史（子宫内膜或肌层受损），如刮宫术、手取胎盘、产后子宫内膜炎、宫腔镜手术、子宫内膜消融术、子宫动脉栓塞术和子宫肌瘤剔除术；（2）子宫病变或结构畸形：如宫腔粘连、双角子宫和子宫腺肌症等；（3）其他：体外受精-胚胎移植受孕、高龄妊娠和双胎[1, 8-9]。了解 PAS 的高危因素，有助于提高产前诊断率，以加强产前监测。值得注意的是，既往有剖宫产史，此次妊娠为子宫前壁的前置胎盘，以往称之为"凶险性前置胎盘"。"凶险性前置胎盘"发生胎盘植入风险高，但只有并发胎盘植入，术中发生严重出血的风险才会明显增加。"凶险性前置胎盘"不等同于 PAS，故需要有经验的超声医生进一步诊断或排除，因此为避免混淆，不建议使用"凶险性前置胎盘"的诊断[10]。

【专家观点或推荐 2】 早孕期诊断剖宫产瘢痕处妊娠（cesarean scar pregnancy，CSP）的孕妇发生 PAS 风险高，是孕期出血、子宫破裂及围分娩期子宫切除的高风险人群（强推荐，证据等级低）。

有研究表明，CSP 和 PAS 有相似的危险因素，CSP 依据孕囊与瘢痕关系可以分为 Ⅰ、Ⅱ 和 Ⅲ 型，CSP Ⅱ 和 Ⅲ 型病例至中、晚孕期大多会发展为 PAS，其发生子宫破裂、产科大出血的风险增加。由于 CSP 疾病发展过程及 CSP 期待治疗的预后缺乏大样本研究，因此对于诊断 CSP 患者，临床上往往早诊断、早终止[11]。然而对于诊断为CSP Ⅰ型或部分Ⅱ型、有强烈继续妊娠意愿的部分孕妇,在充分知情产前或产后出血、子宫破裂、子宫切除等风险后,在有条件的医疗单位可密切随访,严密监测,以期获得活产儿[12]。

问题2:PAS的诊断

【专家观点或推荐3】 产前诊断PAS有利于提供最佳的产科管理,可显著降低PAS孕妇大出血发生率以及孕产妇死亡率(强推荐,证据等级中)。

统计资料显示,有1/2~2/3的PAS产前被漏诊,而产前诊断PAS能够有效降低孕产妇死亡率[13]。产前及时诊断并适时转诊至PAS管理经验丰富、具备多学科诊治能力的医院以及术前制订充分预案是改善PAS孕妇围产结局的关键因素。

【专家观点或推荐4】 超声和MRI是产前诊断PAS的主要方法,超声是诊断和孕期随诊PAS的首选,MRI暂不适宜作为常规手段(强推荐,证据等级高)。

MRI是产前评估PAS的重要手段。2022年一项纳入18项研究、861例孕妇的meta分析对比了超声和MRI诊断PAS的准确性,结果显示超声诊断PAS的灵敏度为0.90(0.86~0.93),特异度为0.83(0.79~0.86),诊断比值比为39.5(19.6~79.7),MRI诊断PAS的灵敏度为0.89(0.85~0.92),特异度为0.87(0.83~0.89),诊断比值比为37.4(17.0~82.3);超声和MRI两者之间灵敏度($P=0.808$)和特异度($P=0.413$)差异无统计学意义,总体预测准确性差异也无统计学意义($P=0.552$)[14]。但基于费用及资源等考虑,推荐超声作为筛查PAS的首选技术,而非MRI。诊断PAS的MRI征象包括:T2加权像低信号条带、子宫/胎盘膨出、T2加权像胎盘后间隙消失、子宫肌层变薄/断裂、膀胱壁中断、胎盘局灶性外生包块和胎盘床血管异常[15]。MRI可作为超声的补充手段,适用于后壁胎盘和/或超声提示侵犯宫旁组织者。

【专家观点或推荐5】 超声评估极为重要,但超声无异常发现不能完全除外PAS。临床实践中须重视临床高危因素,由具备PAS诊断经验的超声医师进一步诊断或排除PAS(强推荐,证据等级中)。

超声检查是产前诊断PAS的一线方法。2016年欧洲胎盘植入专家组提出了PAS超声表现标准化用语：二维灰阶成像特征包括透明带消失；异常的胎盘陷窝；膀胱线中断；子宫肌层变薄（<1 mm）或者缺失；子宫胎盘膨出，子宫浆膜轮廓变形但完整；胎盘局灶性外生包块。二维彩色多普勒成像特征包括子宫膀胱间血管增生、胎盘下血管过度增生、桥接血管、胎盘陷窝供血血管。三维能量多普勒超声特征是胎盘内血管大量增生，相互交错且不规则[16]。微血管成像是一种新型的超声技术，在血流监测、血管显示方面具有优越性，有望在PAS检查方面发挥重要作用。既往有剖宫产史的前置胎盘患者行超声检查时应特别注意是否合并PAS[7]。经阴道超声较经腹部超声在评估胎盘位置、距宫颈内口的距离以及子宫颈管长度方面更有优势。

【专家观点或推荐6】 PAS患者分娩时的临床诊断较病理诊断更有价值（强推荐，证据等级低）。

PAS的病理诊断基于显微镜下胎盘床绒毛组织和肌层之间的附着或侵入关系，单纯胎盘病理检查取材有限，只有子宫切除标本或部分子宫切除标本才能很好反映胎盘组织植入情况[18]。因此，分娩时诊断PAS并分级可能较病理诊断更有价值[19]，且对于保守治疗的PAS患者，其病理诊断通常不可用。PAS临床诊断分级标准参见表2[19]。近年我国学者呼吁参照临床分级标准进行PAS剖宫产术中临床诊断并分级：1级——异常黏附的胎盘：粘连性（需手取胎盘），2级——异常侵入的胎盘：植入性（未及浆膜）；3级——异常侵入的胎盘：穿透性（累及浆膜）。3级又分为：3a级，限于子宫浆膜层；3b级，伴膀胱受累；3c级，伴其他盆腔组织或器官受累。

表2 胎盘植入性疾病临床分级系统[19]

分级	分娩方式	特征
1	剖宫产或阴道分娩	第三产程胎盘完整剥离，胎盘黏附正常
2	剖宫产	胎盘组织未侵入子宫浆膜层，使用促宫缩药物及轻柔牵拉脐带后胎盘剥离不完整，需要人工剥离残留的胎盘组织
	阴道分娩	需要人工剥离胎盘，部分胎盘异常黏附

续 表

分级	分娩方式	特征
3	剖宫产	胎盘组织未侵入子宫浆膜层,使用促宫缩药物及轻柔牵拉脐带后胎盘不剥离,需人工剥离胎盘。胎盘全部黏附
	阴道分娩	需人工剥离胎盘。胎盘全部黏附
4	剖宫产	胎盘组织穿透子宫浆膜层,膀胱和子宫之间有清晰的手术界面,可分离膀胱腹膜反折
5	剖宫产	胎盘组织穿透子宫浆膜层,膀胱和子宫之间无清晰的手术界面,难以分离膀胱腹膜反折
6	剖宫产	胎盘组织穿透子宫浆膜层,侵及宫旁及膀胱外的其他器官

问题3:PAS的孕期管理策略

【专家观点或推荐7】 产前保健过程中,一旦影像学或临床资料提示可疑PAS,应及时转诊至有能力处置PAS的医疗中心(具备处理PAS经验、母儿重症监护、产科麻醉、充足血源等条件),接诊机构应再次充分评估并制订合理处置预案(强推荐,证据等级中)。

一项纳入141例PAS患者的回顾性研究显示,多学科团队管理者(79例)与标准产科管理者(62例)相比,分娩并发症如大量输血率(≥4 U红细胞,43%与61%,$P=0.031$)、分娩后7 d内因出血再次手术率(3%与36%,$P<0.001$)及其他并发症发生率均更低(47%与74%,$P=0.026$)[20]。2021年发表的一项纳入9项研究的meta分析表明,PAS患者行计划分娩与紧急分娩相比,计划分娩孕周更大,术中输血量更少,住院时间更短,重症监护病房入住率和严重产妇并发症的发生风险更低,同时新生儿出生体重更重,入住新生儿重症监护病房率更低[21]。因此,建议PAS孕妇由多学科团队管理,择期分娩。

【专家观点或推荐8】 PAS患者并发症多,分娩前可采用O2O(online-to-offline)管理,采用O2O管理,通过线上与线下如门急诊、住院形成一个绿色通道闭环,及时响应,从而降低产前出血等急性事件带来的严重后果(弱推荐,证据等级低)。

一项纳入了427例PAS患者的回顾性研究,比较了O2O管理与传统管理模式的母婴结局,发现O2O管理模式具有更低的子宫切除率(14.83%与20.64%)、更短的住院时长(7 d与8 d),且入院至紧急剖宫产的时间更短(38.5 min与50.7 min)[22]。

【专家观点或推荐9】 产前诊断PAS且合并妊娠期贫血的孕妇,应积极纠正贫血,维持血红蛋白水平≥110 g/L,红细胞压积≥30%(强推荐,证据等级中)。

妊娠期和产褥期贫血最常见的原因是缺铁和急性失血。妊娠期缺铁性贫血与早产和新生儿低出生体重及围产期死亡率的风险增加有关,符合贫血诊断标准(孕早期和晚期红细胞压积低于33%或孕中期红细胞压积低于32%)的患者应进行评估以确定贫血的原因,并积极纠正贫血[23]。

问题4:PAS孕妇终止妊娠的时机

【专家观点或推荐10】 PAS合并前置胎盘病情稳定者建议孕34~37周终止妊娠,若病情严重或危及母胎生命,无论孕周大小均须考虑立即终止妊娠(强推荐,证据等级低)。

对于PAS患者何时终止妊娠极具争议。胎龄34周新生儿存活率>98%,对于PAS合并前置胎盘患者,孕34周前的处理原则是在保障母体安全的前提下,尽可能延长孕周。2010年一项运用马尔可夫模型(Markov Model)的研究显示,前置胎盘并发PAS者的最佳分娩时机是孕34周[24]。前置胎盘伴PAS患者择期分娩较急诊分娩的出血量、输血量减少,入住重症监护病房的比例降低[25-26]。2018年美国妇产科医师学会和美国母胎医学会建议前置胎盘合并PAS的孕妇孕34^{+0}~35^{+6}终止妊娠[27]。国内一项回顾性研究纳入了164例PAS伴前置胎盘孕妇,对PAS管理流程进行改进(延迟至37周分娩、个体化剖宫产手术、改变自体血获取方法等),早产和新生儿入住新生儿重症监护病房的比例明显降低,且不增加母体并发症和急诊手术的风险[28]。

可见,PAS的终止妊娠时机仍缺乏高质量证据,因此基于现有证据,PAS孕妇终止妊娠时机须权衡PAS严重程度、产前出血风险及晚期早产儿并发症风险后,根据可利用的医疗资源情况进行个体化选择[29]。若早期早产不可避免,建议孕32~34周前使用硫酸镁进行胎儿神经保护,35周前应用地塞米松促胎肺成熟[30]。

问题5：产前PAS严重程度及手术风险的评估

【专家观点或推荐11】 产前应用超声评分体系可对PAS严重程度及手术风险进行预估（强推荐，证据等级中）。

超声已被广泛应用于产前检查，PAS的多种典型超声声像也被普遍印证。为了分娩前更好地对PAS严重程度及手术风险如术中出血、子宫切除和周围脏器损伤等进行评估并做到及时转诊，国内外学者提出了各自不同的PAS超声评估体系。国际上提出彩色多普勒四级超声评估体系（PAS0~3），PAS0：前置胎盘无超声侵犯征象或前置胎盘有胎盘陷窝但无异常子宫膀胱界面；PAS1：伴有至少两个胎盘陷窝，透明带丢失或膀胱壁中断；PAS2：在PAS1基础上伴有子宫膀胱血流增多征象；PAS3：在PAS1/PAS2基础上有子宫下段血管延伸至子宫旁区征象[31]。胎盘侵犯深度、范围与手术风险及患者预后相关，如术中出血量、成分血输注量、手术时间、手术并发症（膀胱、输尿管和肠道损伤）发生率、住院时间和转重症监护病房率等。

国内学者通过回顾性分析180例PAS患者的临床资料，提出了相应的"胎盘植入超声评分量表"，评估胎盘位置、胎盘厚度、胎盘后低回声带是否消失、膀胱线是否连续、胎盘陷窝性状、胎盘基底部血流信号情况、宫颈血窦有无、宫颈形态是否完整以及是否合并剖宫产史这9个项目，每项视实际情况赋予0、1、2分，计算总分值；以评分≥5分为界，用以预测PAS严重程度；若评分≥10分，PP可能性很大[32]。国内学者联合20多家医疗中心对2000余例PAS病例进行回顾性分析，发现病史与超声结合有助于提高识别PAS的灵敏度，以及区分PAS类型，从而有利于临床准确诊断和术前准备。PAS严重程度与产后出血、输血量、子宫切除、新生儿转新生儿重症监护病房等密切相关[33]。

问题6：PAS孕妇的围分娩期管理

【专家观点或推荐12】 全身麻醉、区域性麻醉均可采用，麻醉方式由麻醉科医师根据病情、产科手术难易及多学科团队意见决定（弱推荐，证据等级低）。

全身麻醉、硬膜外麻醉、腰硬联合麻醉均可在PAS患者手术中采用，但仍有8%~45%的病例术中需由区域性麻醉转为全身麻醉[34-35]。

【专家观点或推荐13】 腹壁切口选择与PAS严重程度和胎盘附着位置相关，可采用下腹壁横切口或腹部正中切口（弱推荐，证据等级低）。

腹壁切口选择视个体情况而定。腹壁切口的选择应考虑到在胎盘上缘切开子宫所需要的空间，术前或术中可通过超声检查明确胎盘边缘。如产前诊断PAS，且为前壁的前置或低置胎盘伴植入，胎盘上缘不在子宫下段时，推荐选择下腹正中腹壁切口[35]。

【专家观点或推荐14】 PP可通过血管介入手段进行血管暂时阻断与序贯栓塞，但须有严格适应证（弱推荐，证据等级低）。

PAS患者可发生严重产后出血，剖宫产手术前（术前预置，胎儿娩出后再阻断血管）、手术中行血管阻断术可暂时阻断其血流，减少术中出血，且有利于暴露手术视野和争取充足的时间缝合、结扎止血。血管阻断术包括逐步子宫血管阻断术、子宫双侧动脉结扎、髂动脉栓塞术或球囊阻断术。2022年发表的一项纳入59项研究、5150例患者的贝叶斯网络meta分析显示，与无预防性球囊阻断相比，腹主动脉球囊阻断可减少出血量、输血量和子宫切除率[36]。一项纳入100例前置胎盘可疑PAS患者的随机对照试验表明，术中髂内动脉球囊阻断并不能减少红细胞输注量，反而增加术后发热风险以及住院费用[37]。总体而言，球囊放置价格昂贵，且并发症（动脉穿孔、动脉血栓、穿刺部位血肿、盆腔疼痛、发热）的发生率为6.0%~15.8%，需要有经验的介入外科参与，故推荐在有能力的医疗单位使用[38]。动脉球囊阻断术是产妇血栓形成的高危因素，若无出血倾向，建议采取抗凝措施[39-41]。

近年来，经皮双侧髂内动脉栓塞术、经皮双侧子宫动脉栓塞术等血管栓塞技术在预防、治疗PAS患者产后出血中得到越来越多的应用[33, 35]。栓塞治疗仅适用于产科性出血但血流动力学稳定的孕产妇；当血流动力学不稳定时，首选手术治疗[42-43]。

【专家观点或推荐15】 胎盘原位保留可增加严重产后出血、严重感染及子宫切除等的风险，PAS剖宫产术中行胎盘原位保留需慎重；PAS经阴道分娩行胎盘原位保留须权衡利弊并充分医患沟通，产后需长期随访并联合其他治疗措施（弱推荐，证据等级低）。

目前缺乏PAS手术处理和保守处理的大型队列研究数据。对此类患者的管理须考虑患者的血液动力学状态、保持生育力的愿望以及可利用的资源。胎盘原位保留、延迟子宫切除是临床推荐方案，但胎盘原位保留期待治疗后的随访模式尚缺乏随机对照试验支持。PAS患者可尝试胎盘原位保留，但需充分告知患者保守治疗的结局不可预测，有出现产后大出血、严重感染、切除子宫等严重并发症的风险[44]，且需由具备血管介入（髂内动脉、子宫动脉血管栓塞术）、紧急子宫切除能力的医疗中心接诊。保守治疗过程中可使用宫缩剂促进子宫收缩及胎盘排出。分娩后的滋养层细胞不再分裂，使用甲氨蝶呤无效，且使用后可导致患者发生贫血、中性粒细胞减少、脱发、恶心、呕吐、皮炎、腹泻、肝炎和肺纤维化等副作用以及影响母乳喂养，故不推荐使用，除非出现更好的临床研究证据[45]。

在一项对167例胎盘原位保留患者的回顾性研究中，131例（78.4%）保守治疗成功，36例（22%）行子宫切除术（18例在产后24 h内，18例在产后3个月），109例（65%）需要行包括盆腔血管栓塞、子宫动脉结扎、子宫压迫缝合等在内的多种治疗，86例（51.5%）发生原发性产后出血，保守治疗成功者胎盘吸收的平均时间为13.5周，其中10例出现严重并发症，包括感染性休克、膀胱子宫瘘和子宫坏死，1例死于甲氨蝶呤治疗并发的再生障碍性贫血、肾功能不全、腹膜炎合并感染性休克[46]。PACCRETA是1项在176个医疗中心进行的前瞻性队列研究，最终纳入148例PAS患者，其中86例接受保守治疗（胎盘全部或部分原位保留），62例接受剖宫产子宫切除术，产后随访6个月，结果显示与剖宫产子宫切除术相比，保守治疗处置PAS后发生大量出血、输血、切除子宫、损伤比邻器官的风险降低，但发生子宫内膜炎、行动脉栓塞术和再住院的风险升高[47]。另一项纳入11例剖宫产术中行胎盘原位保留病例的单中心研究结果显示，6例成功保留子宫，5例最终行子宫切除术（4例腹腔镜子宫切除，1例腹式子宫切除术）；胎盘娩出的中位时间为18周（5～25周）；保守成功者有4例再次妊娠，其中3例活产，1例中孕期自然流产[48]。

【专家观点或推荐16】 并非所有PAS患者均需切除子宫，

应根据胎盘植入严重程度、类型,在术前进行全面、科学的评估后再决定保留或者切除子宫。选择适合的人群进行保守治疗,可通过"Triple-P"等各种方法保留子宫,保守方法各有利弊,术中应根据具体情况审慎选择使用(强推荐,证据等级中)。

2012年大多数专家推荐对高度怀疑PAS患者行剖宫产术的同时行子宫切除术,只有15%~32%的专家选择保留子宫[49-50]。2017年一项纳入14项研究的meta分析显示,232例合并前置胎盘的PAS患者中围产期子宫切除率高达89.7%,其中5例是在接受保守治疗后因不可控制的产后出血行子宫切除术[51]。2016年的一项纳入128项研究、7858例行紧急围产期子宫切除术孕产妇的meta分析表明,胎盘植入是最常见的手术指征(38%)[52]。但近年来,PAS患者的子宫切除率已明显下降。

我国一项多中心回顾性研究显示,对于植入型和穿透型胎盘植入患者采用保守性治疗($n=140$)相较于子宫切除术($n=140$)可降低术中及术后24 h出血量[(1518 ± 1275)与(4309 ± 2550)ml,$P<0.001$][53]。

PAS的理想手术目标是保障安全分娩、控制出血量的同时维持器官功能。保留子宫的术式经典的有2012年Chandraharan等提出的"Triple-P"方法,具体包括围手术期超声胎盘定位并取胎盘上缘切口进入宫腔(Perioperative placental localization and delivery of the fetus via transverse uterineincision above the upper border of the placenta)、盆腔去血管化(Pelvic devascularization)、不剥离胎盘直接切除胎盘植入毁损部分子宫并重建子宫(Placental non-separation with myometrial excisionand reconstruction of the uterine wall)[54]。国内学者也进行了多种手术方式的尝试,如经子宫后路子宫修补术、止血带捆绑下子宫下段环形蝶式缝扎术和宫颈提拉式缝合等[55-56]。术中使用止血带捆绑子宫下段操作简单、止血效果良好,但需警惕子宫过分压迫缝合可能导致子宫坏死、子宫内膜炎、宫腔粘连和再次妊娠后子宫破裂等近期及远期并发症[57-58]。小样本($n=11$)研究表明PAS保留子宫之后再次妊娠,经多学科团队管理后可获得较好的妊娠结局[59]。

【专家观点或推荐17】 对于前置胎盘合并PAS采取全子宫切除术或次全子宫切除术取决于术中PAS具体情况(强推荐,证据等级中)。

对于胎盘穿透性植入且植入面积广泛,已经侵及宫旁和/或宫颈的PAS孕妇,需行子宫切除术。术中有下列情况时应行子宫切除术:(1)围分娩期出现大出血,经保守治疗仍有活动性出血;(2)保守治疗过程中出现严重出血及感染;(3)子宫破裂修补困难[2]。可根据患者具体情况决定采用全子宫切除术或次全子宫切除术。并未发现次全子宫切除术较全子宫切除术可减少尿路损伤。超过一半(55%)的母胎医学专家推荐使用全子宫切除术,其他(45%)专家推荐使用保留子宫颈的次全子宫切除术[60]。

【专家观点或推荐18】 建议根据出血量、出血速度进行个体化、目标为导向的按需输血方案,以维持血红蛋白水平≥80 g/L,血小板计数≥50×10^9/L,纤维蛋白原≥2 g/L(强推荐,证据等级低)。

PAS发生严重产后出血风险高,产科大出血时可采用大量输血方案和目标导向输血方案,目前尚无针对PAS的输血策略,根据现有产后出血输血证据并参考2023年发表的"产科输血治疗专家共识",本指南建议PAS发生急性产科失血时依据血常规、凝血常规等实验室检验结果,结合患者出血量、出血速度及预期达到的输血目标值制订个体化的输血策略[61-62]。

【专家观点或推荐19】 术中自体血回输技术的使用减少了异体血的输注(强推荐,证据等级中)。

20世纪70年代以来,术中自体血回输技术开始广泛应用于外科。在有条件的医疗机构开展术中自体血回输可节约用血、减少血液用品输注[62-63]。术中自体血回输包括预存式自体输血、急性等容性血液稀释及回收式自体输血。对于PAS这类产后出血高危人群可考虑术前预存式自体储血。国内一项多中心研究纳入1265例应用术中自体血回输的孕产妇,未发生羊水栓塞、严重输血不良反应、休克、死亡等严重不良妊娠结局[64]。目前认为,术中自体血回输可以减少PAS患者异体输血率,且相对安全[65-67]。

【专家观点或推荐20】 剖宫产时意外识别出PAS,视术中情况与手术进程制订最佳处理方案(弱推荐,证据等级低)。

产前未诊断PAS而在剖宫产时意外发现PAS,需紧急制订合适的应对策略:若未切开子宫且没有立即分娩的指征,可暂时中止手术,母胎情况稳定可考虑转诊至上级医院;若已经完成分娩,推荐进行多学科会诊并组建手术团队,或者及时转诊的同时给予盆腔血管阻断、血制品输注等处理[27]。

PAS患者诊治流程见图1，手术安全核查表见表3，专家观点或推荐总表见表4。

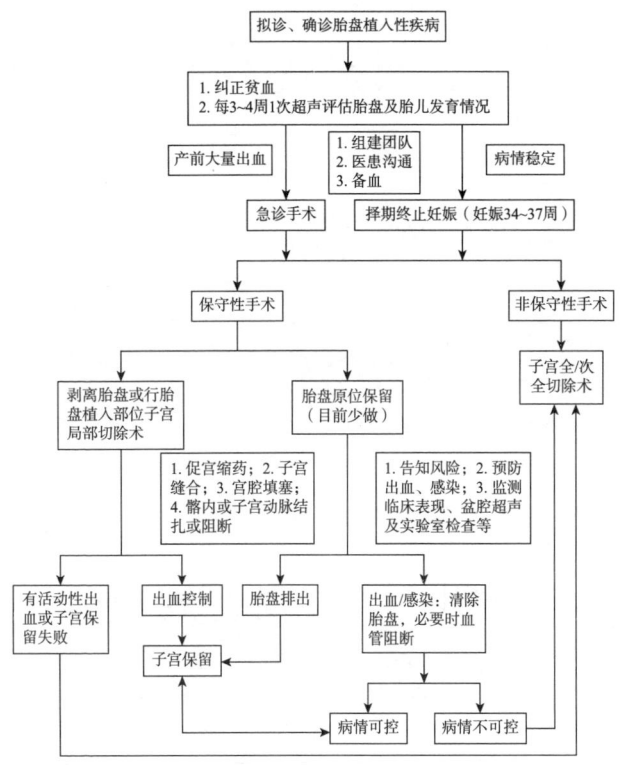

图 1　胎盘植入性疾病诊断和处理流程图

表 3　安全核查表：胎盘植入性疾病患者分娩前准备

一、病史信息	
孕产次数及孕龄	孕（　）产（　）足月（　）早产（　）促胎肺成熟完成（　）
既往剖宫产次数	1（　）2（　）3（　）4（　）5（　）
是否合并前置胎盘	是（　）否（　）
其他子宫手术病史（如清宫、肌瘤剔除术等）	有（　）无（　）

续表

非子宫创伤史（多胎、体外受精胚胎移植、子宫动脉栓塞史等）	有（ ）无（ ）
有无再生育要求	有（ ）无（ ）
产前出血次数	有（ 次）无（ ）

二、超声或MRI检查结果

胎盘附着位置	子宫前壁（ ）后壁（ ） 剖宫产瘢痕处（ ）其他（ ）
胎盘侵及部位	膀胱（ ）直肠（ ）

三、是否进行多学科会诊

放射介入科	有（ ）无（ ）
新生儿科	有（ ）无（ ）
普外科	有（ ）无（ ）
泌尿外科	有（ ）无（ ）

四、手术预案

签署一般知情同意书	剖宫产知情同意书（ ）授权委托书（ ） 输血知情同意书（ ）医患沟通（ ） 胎盘处置（ ）
特殊操作知情同意书	双侧子宫动脉结扎同意书（ ）子宫切除同意书（ ）球囊阻断同意书（ ）子宫动脉栓塞同意书（ ）输尿管支架置入同意书（ ）其他（ ）
血型	A\B\AB\O 型 Rh
备术中血	红细胞（ U）血小板（ U） 冷沉淀（ U）无（ ）
备自体血回输	有（ ）无（ ）
促子宫收缩药物	缩宫素（ ）米索前列醇（ ） 麦角新碱（ ）卡前列素丁三醇（ ） 其他（ ）
止血及抗凝药物准备	氨甲环酸（ ）其他（ ）
是否预约重症监护病房	是（ ）否（ ）

2 胎盘植入性疾病诊断和处理指南（2023）

表 4 PAS 诊断和处理专家观点或推荐总表

临床问题	专家观点或推荐	证据质量	推荐等级
1. PAS 的高危因素	【专家观点或推荐 1】PAS 的发生率与剖宫产次数、宫腔操作次数相关。剖宫产史伴前置胎盘是 PAS 最为重要的高危因素	中	强
	【专家观点或推荐 2】早孕期诊断剖宫产瘢痕处妊娠的孕妇发生 PAS 风险高，是孕期出血、子宫破裂及期分娩期子宫切除的高风险人群	低	强
2. PAS 的诊断	【专家观点或推荐 3】产前诊断 PAS 有利于提供最佳的产科管理，可显著降低 PAS 孕妇大出血生率以及孕产妇死亡率	中	强
	【专家观点或推荐 4】超声和 MRI 是产前诊断 PAS 的主要方法，超声是诊断和孕期随诊 PAS 的首选，MRI 暂不适宜作为常规手段	高	强
	【专家观点或推荐 5】超声评估极为重要，但超声无异常发现不能完全排除 PAS。临床实践中须重视临床高危因素，由具备 PAS 诊断经验的超声医师进一步诊断或排除 PAS	中	强
	【专家观点或推荐 6】PAS 患者分娩时的临床征象对临床诊断较病理诊断更有价值	低	强
3. PAS 的孕期管理策略	【专家观点或推荐 7】产前保健过程中，一旦影像学或临床资料提示可疑 PAS，应及时转诊至有能力处置 PAS 的医疗中心（具备处理 PAS 经验、母儿重症监护、产科麻醉、充足血源等条件），接诊机构应再充分评估并制订合理处置预案	中	强

续 表

临床问题	专家观点或推荐	证据质量	推荐等级
3. PAS 的孕期管理策略	[专家观点或推荐 8] PAS 患者并发症多，分娩前采用 O2O（online-to-offline）管理，通过线上与线下即门急诊、住院形成一个绿色通道闭环，及时响应，从而降低产前出血等急性事件带来的严重后果	低	弱
	[专家观点或推荐 9] 产前诊断 PAS 且合并妊娠期贫血的孕妇，应积极纠正贫血，维持血红蛋白水平≥110 g/L，红细胞压积≥30%	中	强
4. PAS 孕妇终止妊娠的时机	[专家观点或推荐 10] PAS 合并前置胎盘病情稳定者建议孕 34~37 周终止妊娠，若病情严重危及母胎生命，无论孕周大小均须考虑立即终止妊娠	低	强
5. 产前 PAS 严重程度及手术风险的评估	[专家观点或推荐 11] 产前应用超声评分体系可对 PAS 严重程度及手术风险进行预估	中	强
6. PAS 孕妇的围分娩期管理	[专家观点或推荐 12] 全身麻醉、区域性麻醉均可采用，麻醉方式由麻醉科医师根据病情、产科手术难易及多学科团队意见决定	低	弱
	[专家观点或推荐 13] 腹壁切口选择与 PAS 严重程度和胎盘附着位置相关，可采用下腹壁横切口或腹部正中切口	低	弱
	[专家观点或推荐 14] 穿透型胎盘植入可通过介入手段进行血管暂时阻断与等贯性栓塞，但须有严格适应证	低	弱

续 表

临床问题	专家观点或推荐	证据质量	推荐等级
6. PAS 孕妇的围分娩期管理	【专家观点或推荐 15】胎盘原位保留可增加严重产后出血、严重感染以及子宫切除等的风险。PAS 剖宫产术中行胎盘原位保留需慎重；PAS 经阴道分娩行胎盘原位保留需权衡利弊并充分医患沟通，产后需长期随访并联合其他治疗措施	低	弱
	【专家观点或推荐 16】并非所有 PAS 患者均需切除子宫。应根据胎盘植入严重程度、类型，在术前进行全面、科学的评估后再决定保留或者切除子宫。选择适合的人群进行保守治疗，可通过"Triple-P"等多种方法保留子宫，保守方法各有利弊，术中应根据具体情况审慎选择使用	中	强
	【专家观点或推荐 17】对于前置胎盘合并 PAS 采取全子宫切除术或改全子宫切除术取决于术中 PAS 具体情况	中	强
	【专家观点或推荐 18】建议根据出血量、出血速度进行个体化，目标为导向的按需输血方案，以维持血红蛋白水平≥80 g/L，血小板计数≥50×10⁹/L，纤维蛋白原≥2 g/L	低	强
	【专家观点或推荐 19】术中自体血回输技术的使用减少了异体血的输注	中	强
	【专家观点或推荐 20】剖宫产时意外识别出 PAS，视术中情况与手术进程制订最佳处理方案	低	弱

注：PAS：胎盘植入性疾病（placenta accreta spectrum disorders）

执笔专家：贺芳（广州医科大学附属第三医院）、陈敦金（广州医科大学附属第三医院）、杨慧霞（北京大学第一医院）

参与编写专家（以姓名汉语拼音为序）：陈敦金（广州医科大学附属第三医院）、冯玲（华中科技大学同济医院）、贺芳（广州医科大学附属第三医院）、胡娅莉（南京大学医学院附属鼓楼医院）、李笑天（深圳市妇幼保健院）、马京梅（北京大学第一医院）、漆洪波（重庆医科大学附属妇女儿童医院/重庆市妇幼保健院）、王谢桐（山东第一医科大学附属省立医院/山东省妇幼保健院）、王子莲（中山大学附属第一医院）、王志坚（南方医科大学南方医院）、闫婕（北京大学第一医院）、杨慧霞（北京大学第一医院）、赵先兰（郑州大学第一附属医院）、赵扬玉（北京大学第三医院）

参考文献从略

（通信作者：陈敦金　杨慧霞）
（本文刊载于《中华国产医学杂志》
2023 年第 26 卷第 8 期第 617-627 页）

推荐扫码阅读：胎盘植入诊治指南（2015）

剖宫产手术专家共识（2023）

国家产科专业医疗质量控制中心
中华医学会围产医学分会

剖宫产术是指妊娠28周及之后切开产妇腹壁及子宫壁取出胎儿及其附属物（胎盘、胎膜、脐带）的产科手术[1]，是全球数量最多的外科手术之一。国家产科专业医疗质量控制中心基于全国医疗质量数据抽样调查系统（NCIS）数据分析，2020年我国二级及以上医院的剖宫产率为44.1%，低风险人群剖宫产率达40.0%[2]，居较高水平；2016—2020年不同类型医疗机构间剖宫产率差异明显，三级公立医院最高（47.0%）、民营医院次之（45.8%）、二级公立医院最低（40.3%）；同类医疗机构中剖宫产率的差异显著，尤其在西部农村地区，二级公立医院剖宫产率的第5和95百分位数分别为4.9%和60.5%，三级公立医院分别为19.6%和71.1%，民营医院为14.8%和79.4%[3]。

在必要情况下，实施剖宫产术可以降低孕产妇死亡、围产儿死亡以及相关疾病的发生风险。然而，不符合医学指征的孕妇实施剖宫产术可能增加母儿相关并发症的发生风险，甚至可能增加孕产妇和新生儿的死亡风险[4]。2015年《世界卫生组织关于剖宫产率的声明》[5]指出，应该努力提供有必要的剖宫产术服务，而不是致力于使剖宫产率达到某个特定水平。而我国部分地区一些民营医院和二级公立医院的剖宫产率高达60%，提示，过度应用剖宫产术的问题非常值得重视。为此，

引用文本：国家产科专业医疗质量控制中心，中华医学会围产医学分会. 剖宫产手术专家共识（2023）[J]. 中华妇产科杂志, 2024, 59（01）: 14-21. DOI: 10.3760/cma.j.cn112141-20231012-00144.

国家产科专业医疗质量控制中心联合中华医学会围产医学分会系统梳理了剖宫产术近远期母儿影响的循证医学证据,参考国内外相关文献、指南及共识,结合我国产科临床实践,形成本共识,以期指导临床实践,规范应用剖宫产术。

本共识已在国际实践指南注册与透明化平台(Practice guidelines REgistration for transPAREcy)注册(注册号:PREPARE-2023CN239),并成立了共识制定工作组,由指导专家组、制定专家组、方法学专家组等组成,包括全国的多学科专家(包括产科、助产、新生儿、麻醉、护理、方法学等)。方法学专家组进行证据的检索,基于推荐意见分级的评估、制定和评价(grading of recommendations, assessment, development and evaluations, GRADE)方法[6]评估研究的证据质量(见表1),并形成推荐级别,通过德尔菲法专家共识问卷调查达成共识,形成最终的推荐意见。

表1 证据等级和推荐强度

类别	解释	研究类型
证据质量分级		
高(A)	非常有把握观察值接近真实值	高质量的RCT研究、高质量系统评价和荟萃分析
中(B)	对观察值有中等程度的把握;观察值有可能接近真实值,但也有可能差别很大	有一定研究局限性的RCT研究(如未隐藏分组、未设盲、未报告失访)、权威指南、队列研究
低(C)	对观察值的把握有限;观察值可能与真实值有很大差别	病例系列研究及病例对照研究、综述、专家意见
极低(D)	对观察值几乎没有把握;观察值与真实值可能有极大差别	病例报告
推荐强度分级		
强(1)	明确显示干预措施利大于弊或弊大于利	
弱(2)	利弊不确定或无论质量高低的证据均显示利弊相当	

注:RCT表示随机对照试验

【推荐1】 孕妇和胎儿不存在医学指征时,推荐阴道分娩(推荐和证据等级:1B)。

根据是否存在相应医学指征,剖宫产术分为有医学指征剖宫产术和无医学指征剖宫产术。医学指征即剖宫产术指征,是指不能或不宜阴道分娩的病理或生理状态[7]。孕妇要求剖宫产术(cesarean delivery on maternal request,CDMR)是无医学指征剖宫产术的一种特殊类型,指孕妇在没有孕妇或胎儿医学指征时主动要求的剖宫产术[8-9]。

分娩方式的决策需要权衡剖宫产术与阴道分娩的利弊[10]。相比于阴道分娩的产妇,剖宫产术产妇发生尿失禁和盆腔器官脱垂的风险相对较低[11],产后3个月和6个月恢复性生活比例更高且伴有性交痛比例更低[12],但子宫切除[11]、产后抑郁[13]、静脉血栓栓塞[14]的发生风险增加,并且可能对再次妊娠和分娩产生不良影响[15]。此外,剖宫产术产妇分娩的子代发生神经系统损害[16]、肥胖[11]以及呼吸系统疾病[17]的风险更高。因此,应在有医学指征的情况下实施剖宫产术,识别医学指征对于合理选择分娩方式,保障母儿安全至关重要。

【推荐2】 妊娠39周前不推荐实施无医学指征剖宫产术(推荐和证据等级:1B)。

早期足月分娩的新生儿发生不良结局的风险更高[18]。多项研究提示,相比于妊娠39周及以后分娩的新生儿,早期足月儿(妊娠37~38^{+6}周)的不良结局(如新生儿入住重症监护病房、呼吸窘迫综合征或短暂性呼吸过速、住院时间≥5 d)发生率和死亡率更高[19-21]。因此,对于无医学指征的孕妇,不推荐在妊娠39周前实施剖宫产术[22]。

【推荐3】 建议采用分类方法进行紧急剖宫产术的管理(推荐和证据等级:1C)。

紧急剖宫产术是指在孕妇或胎儿的生命受到直接威胁的情况下进行的剖宫产术。目前,我国紧急剖宫产术的指征主要为胎儿窘迫、产程停滞、胎位异常、宫内感染、胎盘早剥和脐带脱垂等[23]。推荐根据剖宫产术的危急程度将其分为以下4级进行管理[24]:Ⅰ级,孕妇或胎儿出现即时的生命危险(如子宫破裂、胎儿窘迫等);Ⅱ级,有孕妇或胎儿损害征象但无即时的生命危险(如产程停滞等);Ⅲ级,有孕妇及胎儿潜在的损害风险（如妊娠期高血压疾病等妊娠并发症或合并症）；Ⅳ级，适宜的时间实施剖宫产术（如剖宫产术后再次妊娠39周后实施剖宫产术等）。

许多国家将决定手术至分娩的时间（decision to delivery interval，DDI）作为紧急剖宫产术质量管理的评价指标。2021年，英国国家卫生与临床优化研究所（National Institute for Health and Care Excellence，NICE）发布的剖宫产术指南与美国妇产科医师学会的建议一致，即Ⅰ级紧急剖宫产术的DDI应控制在30 min内[24-25]，但该时限并不是基于循证医学证据，而是来自专家共识。此外，NICE指南也强调，并非要求所有紧急剖宫产术都将DDI控制在30 min内，因为超过30 min并非一定增加围产期母儿死亡和并发症的风险[26-28]。但是，缩短DDI仍可改善新生儿结局[29]。因此，建议医疗机构根据团队人员、设备配置及临床处理能力，制定科学合理的流程及制度，尽可能缩短DDI，从而改善新生儿结局。

【推荐4】 在充分个体化评估的基础上，确定剖宫产术医学指征。

尽管剖宫产术在某些情况下是必要的干预措施，但仍有可能增加不良结局的发生风险[4]。因此，确定剖宫产术的医学指征至关重要。由于目前可获得的循证医学证据仍相对有限[30-31]，需要更多高质量的研究加以验证，谨慎权衡剖宫产术的利弊，以确保母儿安全。

4-1 胎儿窘迫：胎心监护显示Ⅲ类图形，或Ⅱ类图形经临床充分评估威胁胎儿安危，且不能或不宜阴道助产，建议剖宫产术终止妊娠（推荐和证据等级：1C）。

4-2 臀位或横位：建议就分娩方式与孕妇进行充分沟通，妊娠37周后可行外倒转术[32]。不宜外倒转或外倒转失败者，建议剖宫产术终止妊娠[33-34]（推荐和证据等级：1A）。

4-3 多胎妊娠：对于双羊膜囊双胎妊娠者，若第一胎儿非头位，建议剖宫产术终止妊娠[35]。对于单羊膜囊双胎妊娠以及三胎及以上的多胎妊娠者，建议剖宫产术终止妊娠[36]（推荐和证据等级：1C）。

4-4 前置胎盘或前置血管：对于前置胎盘和前置血管者，建议剖宫产术终止妊娠[37-38]（推荐和证据等级：1B）。

4-5 妊娠并发症：存在妊娠期高血压疾病、妊娠期糖尿病或糖尿病合并妊娠、妊娠期急性脂肪肝、胎盘早剥或脐带脱垂等并发症者，建议详细参考相关指南或证据[39-40]，个体化评估后决定分娩方式（推荐和证据等级：1C）。

4-6 妊娠合并内外科疾病：目前关于妊娠合并各种内外科疾病的适宜分娩方式的研究和证据仍有限，建议在充分评估个体情况后选择分娩方式（推荐和证据等级：1C）。

4-7 阴道分娩存在机械性梗阻因素，如巨大子宫肌瘤、严重移位的骨盆畸形、软产道畸形等阻碍胎头下降，建议剖宫产术终止妊娠（推荐和证据等级：1C）。

4-8 妊娠晚期原发性或非原发性初次生殖器单纯疱疹病毒（HSV）感染者，建议剖宫产术终止妊娠[41]（推荐和证据等级：2B）。

4-9 子宫肌层损伤性手术，如子宫肌瘤切除术以及子宫先天性畸形的重建修复手术，需在个体化评估的基础上选择剖宫产术终止妊娠（推荐和证据等级：1C）。

4-10 产程停滞：经充分试产，产程中仍出现产力异常、头盆不称等因素而引起的产程停滞，且不宜阴道助产者，建议剖宫产术终止妊娠[42]（推荐和证据等级：1B）。

【推荐5】剖宫产术首选椎管内麻醉，特殊情况下可以选择全身麻醉（推荐和证据等级：1B）。

选择麻醉方式时，应综合考虑麻醉、产科等各方面危险因素。一般情况下，椎管内麻醉（包括蛛网膜下腔阻滞、硬膜外阻滞或腰硬联合麻醉）是剖宫产术的首选麻醉方式[43-44]。目前，没有足够的证据证明单独使用蛛网膜下腔阻滞的效果与腰硬联合麻醉存在明显差异。但在一些紧急情况下，如急性胎儿窘迫、先兆子宫破裂或子宫破裂、严重产前出血、胎盘早剥和脐带脱垂，如果没有充足的时间进行椎管内麻醉，可以选择全身麻醉。

【推荐6】术前2 h可饮用清流质，术前6~8 h禁食固体食物。对于误吸风险高的产妇，建议严格限制饮食（推荐和证据等级：1C）。

计划性剖宫产术的术前禁食原则同其他手术一致，即术前禁食清流质2 h、固体食物6 h和多脂肪食物8 h[45]。麻醉前

2 h内,产妇可口服适量碳水化合物饮品,可有效减少术前口渴、饥饿和焦虑情绪,同时可显著降低胰岛素抵抗的发生率,改善负氮平衡。对于误吸风险较高的肥胖、糖尿病和困难气道等情况的孕妇,建议在术前严格限制饮食[44]。

【推荐7】 推荐在手术切皮前60 min内预防性使用抗菌药物,预防性抗菌药物在24 h内停用(推荐和证据等级:1B)。

剖宫产术为Ⅱ类切口手术,推荐预防性应用抗菌药物[46-48]。对于紧急剖宫产术,预防性抗菌药物应尽快使用[47]。在选择预防性抗菌药物时,推荐使用一代或二代头孢菌素,也可根据所在医院患者的菌群分布情况选择相应敏感性的药物。预防性应用抗菌药物时,应确保其生物有效维持时间覆盖整个手术过程。如果手术时间超过3 h,或超过所用药物半衰期的2倍以上,或出血量超过1500 ml,则需要在手术过程中追加一次抗生素[48]。预防性用药建议24 h内停药,过度延长用药时间并不能进一步提高预防效果[48]。

【推荐8】 关于首次剖宫产术子宫切口的缝合方法,目前尚无充分证据证明单层缝合法优于双层缝合法,倾向于推荐双层缝合法(推荐和证据等级:2C)。

剖宫产术子宫切口的缝合方式包括单层缝合法和双层缝合法。目前,关于这两种方法对再次妊娠分娩时子宫瘢痕完整性的影响仍存在争议[49-51]。2014年发表于 *Cochrane Database Syst Rev* 的系统评价[51]结果显示,应用单层缝合的产妇与双层缝合者相比,单层缝合者术后发热、输血率和感染率未见明显降低。一项随机对照研究[50]结果指出,缝合术后6周和3个月,应用两种缝合法的产妇在瘢痕处肌层的厚度方面未见明显差异。因此,目前还没有充分的证据证实单层缝合法优于双层缝合法,无论采用何种方法,需要强调解剖对合更为关键。基于临床实践经验,倾向于推荐双层缝合法。

【推荐9】 尚无明确证据支持剖宫产术中缝合腹直肌优于不缝合腹直肌(推荐和证据等级:2B)。

通常认为,剖宫产后腹直肌可以自然对合,有研究者指出缝合腹直肌后可能增加术后早期疼痛的风险[52-53],但能否减少腹直肌分离等问题目前并没有高质量的研究证据,且研究之间存在不一致的结论[54-56]。因此,目前尚缺乏高质量证据支持剖宫产术中进行腹直肌的缝合。

【推荐10】 剖宫产术中是否常规缝合腹膜尚有争议,目前倾向于推荐缝合腹膜(推荐和证据等级:1C)。

缝合腹膜是剖宫产手术中的一种操作。两项系统评价的结果指出,相比缝合腹膜的孕产妇,不缝合腹膜者发生粘连的风险更高[57-58]。2014年的系统评价显示,相比缝合腹膜者,不缝合者手术时间更短,但对于术后粘连形成、长期疼痛和不孕等影响存在异质性[59]。然而,一项前瞻性研究认为,两种缝合方式的粘连发生率和手术至分娩时间方面存在统计学差异[60]。基于专家意见,目前倾向于推荐缝合腹膜。

【推荐11】 剖宫产术后应采用多模式镇痛,建议椎管内应用阿片类药物和按时给予非阿片类镇痛药(推荐和证据等级:1B)。

剖宫产术后充分的镇痛有利于产妇早期活动,促进术后恢复,并可降低血栓形成的风险。术后应采用多模式镇痛,以便产妇快速康复并照顾新生儿,同时可减少术后阿片类药物的使用。剖宫产术后镇痛策略一般是椎管内应用阿片类药物和全身性按时给予非阿片类镇痛药[对乙酰氨基酚和非甾体类抗炎药(NSAID)],只对爆发性疼痛者给予全身性阿片类药物。

鞘内应用吗啡(不含防腐剂)是剖宫产术后单次用药镇痛的"金标准",也可以经硬膜外导管给予吗啡进行术后镇痛。对于未接受椎管内麻醉的产妇,也可选择区域阻滞镇痛[43]。虽然术中应用吗啡硬膜外阻滞和(或)鞘内注射能够有效缓解疼痛,但术后仍有较多产妇需要额外的镇痛药物来缓解疼痛。在此情况下,可以考虑使用对乙酰氨基酚或NSAID类药物进行镇痛。建议在疼痛出现之前按时应用[61],不建议疼痛出现后服用。此外,非选择性的NSAID类药物可能增加产后出血的风险,因此在出血风险高的产妇中应尽量避免应用此类药物。研究显示,NSAID和对乙酰氨基酚联用缓解疼痛的效果更佳。因此,对于应用单一药物效果不佳的产妇,可考虑同时、规律服用两类药物,以获得更好的镇痛效果[62]。

【推荐12】 不推荐硬膜外镇痛泵作为常规镇痛方案(推荐和证据等级:2C)。

虽然硬膜外镇痛泵在镇痛治疗方面应用广泛,但在剖宫产术后应用时会降低产妇的活动能力,并且可能因为术后抗凝治疗增加出血风险。与单次吗啡硬膜外和(或)鞘内注射相比,硬膜外镇痛泵的镇痛效果改善并不明显[63]。此外,若产妇行全身麻醉,可以考虑应用静脉镇痛泵[64]。

【推荐13】 推荐开展剖宫产术后加速康复促进术后快速恢复(推荐和证据等级:1C)。

术后加速康复(enhanced recovery aftersurgery, ERAS)旨在基于循证医学证据,采取多学科合作,减少手术应激和创伤,缩短产妇的住院时间,减少术后并发症和再住院率,促进术后恢复[65-66]。然而,不同医疗机构可能存在不同的ERAS方案,且现行指南也存在差异。目前推荐的实施方案通常基于专家意见和观察性研究证据。在临床实践中,建议医疗机构根据可用资源和实际情况制定和开展ERAS。

【推荐14】 剖宫产术后再次妊娠的间隔建议不少于18个月(推荐和证据等级:1C)。

对于大多数有分娩史的女性,建议妊娠间隔为18~24个月,母儿不良结局发生率均较低[67]。对于剖宫产术后再次妊娠时有意愿进行阴道试产者,建议在剖宫产术后间隔至少18个月再次妊娠,以保障子宫切口充分愈合;妊娠间隔短,特别是<6个月,剖宫产术后再次妊娠阴道试产者的子宫破裂风险明显升高[64]。

【推荐15】 推荐使用Robson分类系统监测、评估和比较机构、地区间的剖宫产率(推荐和证据等级:1B)。

Robson分类系统根据分娩史(产次和剖宫产史)、分娩启动(自然临产、引产或计划性剖宫产术)、胎儿位置(头位、臀位或横位)、胎儿数量和胎龄(早产或足月)5个参数将所有剖宫产术产妇归到10个相互独立且涵盖所有可能情况的分类[68],具有较强的可操作性和实用性。一项针对27种剖宫产术分类系统的系统评价指出,Robson分类系统是最适合用于标准化比较机构、国家以及不同时间剖宫产率的工具系统[69]。目前,该系统已被用于评估不同国家卫生医疗机构剖宫产率的时间趋势和决定因素[70-72],并在世界卫生组织的孕产妇和围产期健康全球调查数据中得到了应用[73]。

【推荐16】 推荐明确记录决定剖宫产术的指征(推荐和证据等级:1B)。

剖宫产术的决策过程通常需要综合考虑多方面因素，包括母儿健康和孕妇的自主权。明确记录剖宫产术的决策因素可以更好地了解剖宫产率的变化情况，对其进行科学和客观的评估，有助于医疗机构针对性地采取干预措施，优化剖宫产术的使用，促进产科医疗质量的提升。建议各类医疗机构明确记录剖宫产术的决策因素，促进剖宫产术实践的合理化。

【推荐17】 既往有剖宫产史的孕妇，再次妊娠分娩方式的选择应个体化咨询（推荐和证据等级：1C）。

有剖宫产史的孕妇，再次妊娠可行选择性再次剖宫产术（elective repeat cesarean section，ERCS）和剖宫产术后再次妊娠阴道试产（trial of labor aftercesarean section，TOLAC）。考虑行TOLAC时，需要严格评估适应证和禁忌证，综合考虑孕妇年龄、体重指数、妊娠间隔、既往分娩史、胎儿大小等因素，预测剖宫产术后再次妊娠阴道分娩（vaginal birth after cesarean，VBAC）的成功。对于仅有1次子宫下段横切口剖宫产史的孕妇，VBAC成功率为60%~80%。多国专家共识推荐，对于有2次及以上剖宫产史并且既往手术为子宫上段纵切口、存在子宫体全层的手术瘢痕、既往子宫破裂病史的孕妇，再次妊娠时应行剖宫产术[74-75]。

本共识的全部推荐条目见表2。

表2 《剖宫产手术专家共识（2023）》的推荐条目

序号	推荐内容	推荐和证据等级
1	孕妇和胎儿不存在医学指征时，推荐阴道分娩	1B
2	妊娠39周前不推荐实施无医学指征剖宫产术	1B
3	建议采用分类方法进行紧急剖宫产术的管理	1C
4	在充分个体化评估的基础上，确定剖宫产术医学指征	
4-1	胎儿窘迫：胎心监护显示Ⅲ类图形，或Ⅱ类图形经临床充分评估威胁胎儿安危，且不能或不宜阴道助产，建议剖宫产术终止妊娠	1C
4-2	臀位或横位：建议就分娩方式与孕妇进行充分沟通，妊娠37周后可行外倒转术。不宜外倒转或外倒转失败者，建议剖宫产术终止妊娠	1A

续 表

序号	推荐内容	推荐和证据等级
4-3	多胎妊娠：对于双羊膜囊双胎妊娠者，若第一胎儿非头位，建议剖宫产术终止妊娠。对于单羊膜囊双胎妊娠以及三胎及以上的多胎妊娠者，建议剖宫产术终止妊娠	1C
4-4	前置胎盘或前置血管：对于前置胎盘和前置血管者，建议剖宫产术终止妊娠	1B
4-5	妊娠并发症：存在妊娠期高血压疾病、妊娠期糖尿病或糖尿病合并妊娠、妊娠期急性脂肪肝、胎盘早剥或脐带脱垂等并发症者，建议详细参考相关指南或证据，个体化评估后决定分娩方式	1C
4-6	妊娠合并内外科疾病：目前关于妊娠合并各种内外科疾病的适宜分娩方式的研究和证据仍有限，建议在充分评估个体情况后选择分娩方式	1C
4-7	阴道分娩存在机械性梗阻因素，如巨大子宫肌瘤、严重移位的骨盆畸形、软产道畸形等阻碍胎头下降，建议剖宫产术终止妊娠	1C
4-8	妊娠晚期原发性或非原发性初次生殖器单纯疱疹病毒（HSV）感染者，建议剖宫产术终止妊娠	2B
4-9	子宫肌层损伤性手术，如子宫肌瘤切除术以及子宫先天性畸形的重建修复手术，需在个体化评估的基础上选择剖宫产术终止妊娠	1C
4-10	产程停滞：经充分试产，产程中仍出现产力异常、头盆不称等因素而引起的产程停滞，且不宜阴道助产者，建议剖宫产术终止妊娠	1B
5	剖宫产术首选椎管内麻醉，特殊情况下可以选择全身麻醉	1B
6	术前2 h可饮用清流质，术前6~8 h禁食固体食物。对于误吸风险高的产妇，建议严格限制饮食	1C
7	推荐在手术切皮前60 min内预防性使用抗菌药物，预防性抗菌药物在24 h内停用	1B
8	关于首次剖宫产术子宫切口的缝合方法，目前尚无充分证据证明单层缝合法优于双层缝合法，倾向于推荐双层缝合法	2C

续 表

序号	推荐内容	推荐和证据等级
9	尚无明确证据支持剖宫产术中缝合腹直肌优于不缝合腹直肌	2B
10	剖宫产术中是否常规缝合腹膜尚有争议，目前倾向于推荐缝合腹膜	1C
11	剖宫产术后应采用多模式镇痛，建议椎管内应用阿片类药物和按时给予非阿片类镇痛药	1B
12	不推荐硬膜外镇痛泵作为常规镇痛方案	2C
13	推荐开展剖宫产术后加速康复促进术后快速恢复	1C
14	剖宫产术后再次妊娠的间隔建议不少于18个月	1C
15	推荐使用Robson分类系统监测、评估和比较机构、地区间的剖宫产率	1B
16	推荐明确记录决定剖宫产术的指征	1B
17	既往有剖宫产史的孕妇，再次妊娠分娩方式的选择应个体化咨询	1C

参加本共识撰写的专家：赵扬玉（北京大学第三医院）、魏瑗（北京大学第三医院）、漆洪波（重庆医科大学附属妇女儿童医院）

参加本共识讨论的专家（按姓氏汉语拼音排序）：陈敦金（广州医科大学附属第三医院）、陈练（北京大学第三医院）、陈叙（天津市中心妇产科医院 南开大学附属妇产医院）、崔世红（郑州大学第三附属医院 河南省妇幼保健院）、冯玲（华中科技大学同济医学院附属同济医院）、古航（海军军医大学第一附属医院）、贺晶（浙江大学医学院附属妇产科医院）、李笑天（深圳市妇幼保健院）、刘彩霞（中国医科大学附属盛京医院）、刘建蒙（北京大学生育健康研究所）、刘兴会（四川大学华西第二医院）、卢契（北京大学第三医院）、马润玫（昆明医科大学第一附属医院）、朴梅花（北京大学第三医院）、漆洪波（重庆医科大学附属妇女儿童医院）、乔杰（北京大学第三医院）、王谢桐（山东省立医院 山东省妇幼保健院）、魏瑗（北京大学第三医院)、颜建英(福建省妇幼保健院)、杨慧霞(北京大学第一医院)、曾鸿(北京大学第三医院)、赵扬玉(北京大学第三医院)、朱启英(新疆医科大学第一附属医院)、朱元方(深圳市宝安区妇幼保健院)

参考文献从略

(通信作者:赵扬玉　漆洪波)
(本文刊载于《中华妇产科杂志》
2024年第59卷第1期第14-21页)

推荐扫码阅读:剖宫产手术的专家共识(2014)

妊娠晚期促子宫颈成熟与引产指南（2024）

中华医学会妇产科学分会产科学组

妊娠晚期引产是在自然临产前通过药物等手段使产程发动，达到阴道分娩的目的，是产科终止妊娠和处理高危妊娠常用的手段之一。但如果应用不当将危害母儿健康，因此，应严格掌握引产的指征、规范操作，以减少并发症的发生。中华医学会妇产科学分会产科学组于2008年发布了《妊娠晚期促宫颈成熟与引产指南（草案）》[1]，并在2014年修订并发布了《妊娠晚期促子宫颈成熟与引产指南（2014）》[2]，为产科临床工作提供了有效的理论依据和实践指导。近年来，随着国内外循证证据的不断更新，产科学组在原有指南基础上制定本指南，以期为促子宫颈成熟和引产工作提供可靠的医学建议。

本指南的制定程序：

1. 指南发起机构及专家组成员：本指南由中华医学会妇产科学分会产科学组发起，成立了指南制定专家工作组。

2. 指南注册及计划书撰写：本指南已在国际实践指南注册平台（International Practice Guidelines Registry Platform, http://www.guidelines-registry.org）进行了注册（注册号：IPGRP-2022CN407）。

3. 指南使用者及应用的目标人群：指南的使用者为临床医师。指南推荐意见的应用目标人群为妊娠晚期需要促子宫颈成熟及催引产的孕妇。

引用文本：中华医学会妇产科学分会产科学组. 妊娠晚期促子宫颈成熟与引产指南（2024）[J]. 中华妇产科杂志，2024, 59（11）：819-828.DOI：10.3760/cma.j.cn112141-20240707-00381.

4. 临床问题的遴选和确定：针对临床热点及有争议的问题，指南制定专家工作组初步拟定了29个临床问题，以在线问卷的形式对临床问题的重要性进行打分，并最终确定13个产科医师关注的临床问题在本指南中进行推荐。

5. 推荐意见的形成：基于现有的国内外证据，同时考虑了不同医疗机构实际临床工作中的差异，权衡利弊后，指南制定专家工作组提出推荐意见，并先后进行3轮德尔菲法推荐意见调查。

本指南采用推荐意见分级的评估、制订和评价（grading of recommendations assessment development and evaluation，GRADE）方法进行证据质量和推荐强度分级。对于缺乏直接证据的临床问题，依据专家临床经验，形成基于专家共识的推荐意见，即良好实践声明（good practice statement，GPS）。见表1。

表 1 证据质量与推荐强度的 GRADE 分级

分级	具体描述
证据质量分级	
高（A）	非常有把握观察值接近真实值
中（B）	对观察值有中等把握：观察值有可能接近真实值，但也有可能差别很大
低（C）	对观察值的把握有限：观察值可能与真实值有很大差别
极低（D）	对观察值几乎没有把握：观察值与真实值可能有极大差别
推荐强度分级	
强（1）	明确显示干预措施利大于弊或弊大于利
弱（2）	利弊不确定或无论质量高低的证据均显示利弊相当

注：GRADE 表示推荐意见的分级评估、制订和评价；对于缺乏直接证据的临床问题，依据专家临床经验，形成基于专家共识的推荐意见，即良好实践声明（GPS）

一、引产的适应证

1. 延期妊娠（妊娠已达41周）或过期妊娠的孕妇[3]。
2. 孕妇合并严重疾病需要提前终止妊娠者，如：妊娠期高血糖、妊娠期高血压疾病、妊娠合并肾病等。

3. 胎膜早破：足月胎膜早破2h以上未临产者。

4. 胎儿及附属物因素：包括胎儿自身因素（如胎儿生长受限）和附属物因素（如羊水过少）等其他相关指标提示胎盘功能不良，但缩宫素激惹试验阴性者。

5. 妊娠晚期死胎及胎儿严重畸形等，放弃妊娠或不能继续妊娠者。

二、引产的禁忌证

1. 绝对禁忌证：（1）孕妇有严重妊娠并发症及合并症，不能耐受阴道分娩，如心力衰竭、重型肝肾疾患、重度子痫前期并发器官损害等；（2）子宫手术史，主要是指古典式剖宫产术、子宫破裂史等；（3）前置胎盘和前置血管；（4）明显头盆不称等不能阴道分娩者；（5）胎位异常，如横位、不适合阴道试产的臀位妊娠；（6）子宫颈浸润癌；（7）某些生殖道感染性疾病，如未经治疗的外阴单纯疱疹病毒感染发作期；（8）未经治疗的HIV感染者；（9）生殖道畸形或手术史，软产道异常，产道阻塞，估计阴道分娩困难者；（10）严重胎儿胎盘功能不良，胎儿不能耐受阴道分娩者；（11）脐带先露或脐带隐性脱垂。

2. 相对禁忌证：（1）臀先露经评估可阴道试产者[4]；（2）羊水过多；（3）多胎妊娠；（4）子宫切口类型不确定的前次剖宫产术史[5]；（5）穿透宫腔的子宫肌瘤剔除术史[6]。

三、引产前的准备

1. 仔细核对引产指征和预产期，防止医源性早产和不必要的引产。

2. 判断胎儿成熟度，如果胎肺未成熟，在情况许可的前提下，尽可能先促胎肺成熟后再行引产。

3. 详细检查骨盆大小及形态、胎儿大小、胎位、头盆关系等，排除阴道分娩禁忌证。

4. 引产前应行胎心监护和超声检查，了解羊水、胎盘及胎儿宫内状况。

5. 妊娠合并内科疾病及产科并发症者，在引产前，充分评估疾病严重程度及阴道分娩的风险，并进行相应检查，制定详细的防治方案。

6. 产科医护人员应熟练掌握各种引产方法及其并发症的早期诊断和处理,严密观察产程、做好详细记录,引产期间需配备可行阴道助产及剖宫产术的人员和设备。

四、促子宫颈成熟的方法

促子宫颈成熟的目的是促进子宫颈变软、变薄并扩张,以降低引产失败率、缩短从引产至分娩的时间[7]。若引产指征明确且子宫颈条件不成熟,应采取促子宫颈成熟的方法。对于子宫颈不成熟而实施引产的初产妇,剖宫产术的风险会增加2倍[8-10];此外,引产的产程进展明显较自然临产慢[11]。应使用Bishop评分对子宫颈进行评价,以确定适合的引产方式及成功概率,评分越高,引产成功率越高。评分≥6分提示子宫颈成熟,评分<6分提示子宫颈不成熟,需要促子宫颈成熟。孕妇的子宫颈Bishop评分需要记录于病案中。

(一)前列腺素制剂促子宫颈成熟

常用的促子宫颈成熟的药物主要是前列腺素制剂。目前在临床使用的前列腺素制剂有:

1. 可控释地诺前列酮栓:是一种可控制释放的前列腺素E2栓剂,每枚含10 mg地诺前列酮,以0.3 mg/h的速度缓慢释放,低温保存。

(1)优点:可控性释放药物,且半衰期1~3 min,特殊的终止带设计在出现宫缩过频时能方便取出。

(2)应用方法:使用前建议孕妇排空膀胱,外阴消毒后,擦除过多的阴道分泌物,将可控释地诺前列酮栓置于阴道后穹隆深处,将其旋转90°,使栓剂横置于阴道后穹隆,易于保持原位。在阴道外保留2~3 cm终止带以便取出。在药物置入后,嘱孕妇平卧20~30 min以利栓剂吸水膨胀。2 h后复查,仍在原位后孕妇可自由活动。

(3)出现以下情况时应及时取出:①出现规律宫缩(每次持续时间30 s或以上,间歇5~6 min)并同时伴有子宫颈成熟度的改善,子宫颈Bishop评分≥6分;②自然破膜或行人工破膜术;③子宫收缩过频(每10分钟>5次的宫缩);④置药24 h;⑤胎儿宫内不良状况证据:胎动减少或消失、胎动过频、电子胎心监护结果Ⅱ类或Ⅲ类；⑥出现不能用其他原因解释的母体不良反应，如恶心、呕吐、腹泻、发热、低血压、心动过速或者阴道流血增多等；⑦取出后，如需后续使用缩宫素，至少30 min后方可静脉滴注。

（4）禁忌证：已临产，有急产史或有3次以上足月产的经产妇；瘢痕子宫妊娠；有子宫颈手术史或子宫颈裂伤史；急性盆腔炎；前置胎盘或不明原因出血；头盆不称，胎先露异常；可疑胎儿窘迫；正在使用缩宫素；对地诺前列酮或任何赋形剂成分过敏时。

（5）以下情况建议慎用：胎膜早破者；既往有子宫张力过高、青光眼、哮喘病史的孕妇；使用非甾体类抗炎药物者；多胎妊娠；患有可以影响地诺前列酮代谢或排泄的疾病者，如肺、肝脏或肾脏疾病者；高龄孕产妇，有妊娠并发症者，如妊娠期糖尿病、动脉性高血压和甲状腺机能减退症；以及孕周超过40周的孕妇，有较高的产后出现弥漫性血管内凝血的风险，应该慎用地诺前列酮栓。

2. 米索前列醇：是一种人工合成的前列腺素E1制剂，已被各国指南及专家共识列入妊娠晚期促子宫颈成熟的常用药物中，并加以规范。中国国家药品监督管理局已于2020年批准米索前列醇阴道片用于足月妊娠促子宫颈成熟和引产。

依据我国米索前列醇临床使用经验，米索前列醇用于妊娠晚期未破膜而子宫颈不成熟的孕妇，是一种安全有效的方法。应用米索前列醇制剂促子宫颈成熟的禁忌证及药物取出指征同可控释地诺前列酮栓。

指南制定专家工作组经多次讨论，对于米索前列醇在妊娠晚期促子宫颈成熟的应用推荐如下：

问题一：如何选择米索前列醇的给药方式？

【推荐】对于子宫颈不成熟者，将小剂量米索前列醇放置于阴道后穹隆，促进子宫软化（推荐和证据级别：1A）。

目前，国际上米索前列醇的使用方式主要有口服及阴道放置，与阴道放置相比，口服米索前列醇能够更快达到药物的有效浓度，下降速度也较快，药物动力学更加稳定，但相对而言，出现胃肠道不适等副反应的可能性更大。目前，何种给药途径促子宫颈成熟的效果更好尚无定论，两种给药途径都是相对安全和有效的[12]。考虑到口服米索前列醇可能会导致产妇出现较为明显的消化系统症状，可选择阴道放置。关于米索前列醇溶液口服制剂的使用，荟萃分析指出，米索前列醇口服溶液或米索前列醇片剂含服或舌下给药也可有效改善子宫颈条件。将200 μg片剂粉碎后溶解于200 ml温水中，制成浓度为1 μg/ml的米索前列醇溶液阶梯式剂量口服，与阴道放置米索前列醇相比，两组间总体引产效果、副反应和新生儿结局均相似[13-14]。

问题二：米索前列醇每次使用的剂量以及给药频率是多少？

【**推荐**】（1）米索前列醇阴道放置的单次推荐剂量为25 μg，使用米索前列醇者应按规范严密监测宫缩和胎心率，一旦出现宫缩过频，应立即进行阴道检查，并取出残留的药物，对于经产妇放置前应慎重评估（推荐和证据级别：1A）。（2）米索前列醇再次阴道放置的间隔时间为4~6 h，再次放置米索前列醇前应充分评估，重新评价子宫颈成熟度，若已诱发有效宫缩或子宫颈Bishop评分≥6分，不再放置。同时需了解原放置的药物是否溶化、吸收，如未溶化和吸收者则不宜再放（推荐和证据级别：1A）。

国际上部分前瞻性随机对照试验和荟萃分析表明，米索前列醇可有效促子宫颈成熟[15-17]。多数使用米索前列醇产生的母儿不良后果与单次用药量超过25 μg相关[18-19]。2016年的荟萃分析（包含611项研究）显示，单次米索前列醇剂量≥50 μg并不能降低剖宫产率及引产失败率，但增加了宫缩过频以及新生儿不良结局的风险[13]。因此，本指南推荐单次剂量25 μg是相对安全的剂量。我国现有的米索前列醇剂型有两种规格：米索前列醇片每片25 μg[20]和每片200 μg，可根据当地医疗条件和孕妇的经济水平选择。

目前，国际上多个临床指南推荐用于妊娠晚期促子宫颈成熟的米索前列醇使用方法为阴道放置25 μg，间隔4~6 h，达到间隔时间后依据宫缩情况可以再次给药以维持有效的血药浓度[19, 21-22]，本指南推荐同上。若Bishop评分已经≥6分或已诱发有效宫缩（10 min内≥3次的宫缩伴有腹痛）时，再次使用米索前列醇会增加宫缩强直、胎儿窘迫等风险，因此，本指南推荐此时应不再放置。此外，目前相关研究及指南中并没有米索前列醇每日最大总剂量的推荐。

（二）机械性促子宫颈成熟的方法

机械性方法促子宫颈成熟需要在阴道无感染及胎膜完整时才可使用，如低位水囊法。目前，常用的低位水囊包括Foley球囊导尿管和子宫颈球囊等，其原理主要是通过机械性刺激子宫颈管，促进子宫颈局部内源性前列腺素的合成及释放从而促进子宫颈软化成熟。优点包括：适应证广泛、成本低、室温下稳定及宫缩过频的风险低；其缺点是有潜在感染、胎膜早破、子宫颈损伤的可能。

多项研究证实，在足月、胎膜完整、头先露且子宫颈条件不成熟的引产孕妇中，机械性方法促子宫颈成熟的有效性高，与单独使用缩宫素相比，可降低剖宫产率。在子宫颈不成熟的孕妇中，缩宫素引产前使用机械性方法可显著缩短临产时间，降低行剖宫产术的风险[23-24]。

目前尚无足够的证据进行机械性方法与前列腺素促子宫颈成熟有效性的比较，与前列腺素相比，使用机械性方法导致宫缩过频的风险更低[25-26]。指南制定专家工作组经多次讨论，对于Foley球囊导尿管及子宫颈球囊在妊娠晚期促子宫颈成熟的应用推荐如下：

问题三：子宫颈球囊应该选择单囊球囊还是双囊球囊？

【推荐】 单囊球囊和双囊球囊均为有效且安全的促子宫颈成熟方法，可根据当地医疗条件及孕妇的经济情况进行选择（推荐和证据级别：1A）。

荟萃分析表明，单囊球囊和双囊球囊均能安全有效地改善子宫颈条件。使用双囊球囊与单囊球囊孕妇的放置至分娩的间隔时间、剖宫产率分别比较，差异均无统计学意义；提示，与单囊球囊相比，双囊球囊并不能缩短阴道分娩时间以及降低剖宫产率[27]。此外，多项荟萃分析也表明，放置两种不同球囊孕妇的子宫颈Bishop评分的改善程度和放置后24 h内的阴道分娩率均无显著差异，孕妇出现分娩期发热及产后出血的风险也无显著差异，说明单囊球囊与双囊球囊促子宫颈成熟的效果和风险相似；其中有一项荟萃分析指出，双囊球囊放置时的疼痛及不适感较单囊球囊更加明显[28-29]。

问题四:子宫颈球囊是否可用于瘢痕子宫孕妇妊娠晚期促子宫颈成熟?

【推荐】 子宫颈球囊放置可用于瘢痕子宫孕妇妊娠晚期促子宫颈成熟(推荐和证据级别:1B)。

多中心回顾性研究纳入了既往1次剖宫产术史的孕妇,对比子宫颈球囊放置(160例)和缩宫素静脉滴注(152例)的引产孕妇,两组孕妇的子宫破裂风险无显著差异,放置子宫颈球囊的孕妇阴道分娩的比例高于缩宫素静脉滴注的孕妇,说明对于既往1次剖宫产术史的孕妇,子宫颈球囊放置与缩宫素滴注的安全性相似,可以增加阴道分娩的概率,且不增加子宫破裂的风险[30]。本指南推荐子宫颈球囊放置可用于瘢痕子宫孕妇妊娠晚期促子宫颈成熟,但使用过程中应严密监测孕妇的症状、体征,加强胎心监护,出现异常及时取出。

问题五:使用单囊球囊时注水量应为多少适宜?

【推荐】 单囊球囊的注水量为60 ml(推荐和证据级别:1A)。

纳入了7项随机对照研究、共1432例选用单囊球囊促子宫颈成熟孕妇的荟萃分析显示,与小剂量单囊球囊注水(30 ml)的孕妇相比,大剂量注水(60 ml或80 ml)的孕妇从促子宫颈成熟至阴道分娩的间隔时间显著缩短,同时,小剂量与大剂量单囊球囊注水孕妇的剖宫产率和绒毛膜羊膜炎的发生风险无显著差异;进一步的亚组分析显示,与注水量为30 ml相比,注水量为60 ml的孕妇从促子宫颈成熟至阴道分娩的间隔时间显著缩短,而注水量为60 ml与80 ml的孕妇从促子宫颈成熟到阴道分娩的间隔时间无显著差异[31]。以上研究提示,大剂量单囊球囊注水量(60~80 ml)可以显著缩短引产至分娩的间隔时间,为减少孕妇的不适感,目前推荐单囊球囊的注水量为60 ml。

问题六:放置子宫颈球囊后是否需要外力牵拉单囊球囊?

【推荐】 不推荐牵拉子宫颈球囊(推荐和证据级别:1A)。

随机对照研究中,纳入了140例因子宫颈不成熟选择用子宫颈单囊球囊促子宫颈成熟的足月引产孕妇,其中67例使用外力牵拉球囊,73例不使用外力牵拉球囊;两组孕妇从球囊置入至阴道分娩的间隔时间、24 h内阴道分娩率和剖宫产率分别比较,差异均无统计学意义,但使用外力牵拉球囊者球囊置入至球囊从子宫颈脱出的时间显著缩短，说明外力牵拉球囊并不能缩短分娩时间，反而会加速球囊的脱出[32]。2022年一项包括了以上研究在内的荟萃分析也得出了相同的结论[33]。另有一项使用子宫颈球囊进行妊娠中期引产的随机对照研究指出，外力牵拉除了会显著加速球囊脱出外，也会显著增加孕妇的疼痛程度和阴道流血发生率[34]。因此，本指南不推荐常规向外牵拉球囊。

问题七：子宫颈球囊放置后应多久取出？

【**推荐**】（1）放置子宫颈球囊12 h后取出，最长放置时间不超过24 h（证据及推荐等级：1B）。（2）取出球囊后1 h内应重新评估子宫颈条件，若子宫颈已经成熟，应行人工破膜术引产（推荐和证据级别：1B）。

2015年的一篇随机对照研究[35]共纳入了504例子宫颈未成熟的足月孕妇，依据子宫颈球囊注水量和放置时间分为4组（每组126例）：30 ml+12 h组、30 ml+24 h组、80 ml+12 h组、80 ml+24 h组；结果显示，无论注水量是30 ml还是80 ml，球囊放置12 h的孕妇从放置球囊至阴道分娩的间隔时间比放置24 h的孕妇均显著缩短，4组间的剖宫产率和出现绒毛膜羊膜炎的比例均无显著差异，说明球囊放置12 h后取出的效果等同于或优于放置24 h。因此，球囊放置12 h后应取出，以减少宫内感染等风险，最长放置时间不应超过24 h。此外，一项回顾性队列研究纳入了546例初产、子宫颈未成熟的孕妇，其中273例孕妇在取出子宫颈球囊后1 h内评估子宫颈条件已成熟，并进行人工破膜，另外273例孕妇在取出子宫颈球囊1 h后评估子宫颈条件已成熟，并进行人工破膜；取出球囊1 h内进行人工破膜孕妇的24 h阴道分娩率显著升高、分娩时间显著缩短，两组发生孕妇不良结局（产后出血、产褥发热）或新生儿不良结局[5分钟Apgar评分<7分、脐血pH<7.0和新生儿入住新生儿重症监护病房（neonatal intensive care unit，NICU）]的比例均无显著差异，表明在球囊取出后1 h内评估子宫颈条件，若子宫颈已成熟，此时进行人工破膜的引产效果最佳[36]。另一项纳入160例接受球囊引产孕妇的随机对照研究结果显示，与期待治疗相比，取出球囊后1 h内进行人工破膜的孕妇分娩时间显著缩短[37]。

（三）促子宫颈成熟与引产方法的联合使用

问题八：子宫颈球囊是否可与米索前列醇或缩宫素联合使用？

【**推荐**】 子宫颈球囊联合米索前列醇使用，或子宫颈球囊联合缩宫素静脉滴注促子宫颈成熟的有效性及安全性尚不明确，故均不作具体推荐（推荐和证据级别：2B）。

米索前列醇与子宫颈球囊联合使用促子宫颈成熟的有效性及安全性尚不明确，不作具体推荐。荟萃分析[38]（纳入了15项研究，2470例孕妇）指出，与单独使用米索前列醇相比，米索前列醇联合球囊放置可缩短阴道分娩时间，同时可减少宫缩过频以及新生儿入住NICU的概率，但出现胎儿心动过速以及绒毛膜羊膜炎的概率无显著差别。米索前列醇联合球囊放置有望成为一种新的有效促子宫颈成熟方式，但目前相关的研究数据不足，其有效性及安全性仍待进一步临床研究。

目前相关研究中，子宫颈球囊最常联合使用的是缩宫素静脉滴注，荟萃分析[39]（纳入了6项随机对照研究，609例孕妇）表明，放置球囊的同时进行缩宫素静脉滴注可以缩短放置至阴道分娩的间隔时间，并不会降低剖宫产率及改善母儿结局；但近期也有随机对照研究表明放置球囊的同时进行缩宫素静脉滴注并不能缩短阴道分娩时间[40]，针对该联合方式的有效性和安全性的临床研究数据尚不足，本指南不作具体推荐。

五、引产方法

（一）缩宫素静脉滴注引产

小剂量静脉滴注缩宫素为常用、安全的引产方法，用于子宫颈成熟者的引产效果好，其优点是可随时调整用药剂量，保持生理水平的有效宫缩，一旦发生异常可随时停药。缩宫素的半衰期为1～6 min，一旦停止滴注，药物作用的持续时间短。静脉滴注缩宫素引产推荐使用小剂量，有条件者建议使用输液泵。

缩宫素的副反应主要与剂量相关，常见的副反应是宫缩过频和胎心率异常。宫缩过频会导致胎盘早剥或子宫破裂。小剂量给药和低频率加量可能减少伴胎心率改变的宫缩过频的发生[41]。大剂量给药和高频率加量可能缩短临产时间、减少绒毛膜羊膜炎和因难产而导致的剖宫产术，但可能增加伴胎心率变化的宫缩过频[41-42]。

缩宫素使用中的注意事项：（1）密切观察宫缩强度、频率、持续时间及胎心率变化并及时记录，调好宫缩后行胎心监护，高危孕妇可以持续胎心监护；（2）警惕过敏反应；（3）只能通过静脉滴注给药；（4）使用时间不宜过长，以防止发生水中毒；（5）宫缩过强、过频应及时停用缩宫素，必要时使用宫缩抑制剂。

（二）人工破膜术引产

用人工方法使胎膜破裂，引起前列腺素和缩宫素释放，诱发宫缩。应针对子宫颈成熟者实施，适用于头先露并已衔接的孕妇。单独使用人工破膜术引产时，引产到发动宫缩的间隔时间难以预测。尚无足够证据证实单独使用人工破膜术的疗效和安全性。2022年的一项荟萃分析纳入了5项研究，涉及1232例足月引产孕妇，人工破膜术后立即缩宫素静脉滴注与延迟缩宫素静脉滴注相比，人工破膜术后立即缩宫素静脉滴注的方法显著缩短了从引产至分娩的时间[43]。人工破膜术相关的潜在风险包括：脐带脱垂或受压、母儿感染、前置血管破裂和胎儿损伤。人工破膜术引产不适用于胎儿先露部未衔接的孕妇。人工破膜前要排除阴道感染。应在宫缩间歇期破膜，以避免羊水急速流出引起脐带脱垂或胎盘早剥。破膜前后要监测胎心率，破膜后观察羊水性状和胎心率的变化。

六、足月胎膜早破的引产

问题九：对于足月胎膜早破孕妇应如何引产？

【推荐】 对于足月胎膜早破2 h未临产且无明显规律宫缩者，告知孕妇利弊，入院后推荐使用小剂量缩宫素静脉滴注尽早引产（推荐和证据级别：1A）。

虽然在足月胎膜早破孕妇的期待处理中，超过50%的孕妇在1 d内进入活跃产程，95%在3 d内自发临产，但孕妇感染的发生风险显著高于接受引产者[42]。

关于足月胎膜早破的研究，早期的荟萃分析显示，期待治疗与立即使用前列腺素或者缩宫素引产相比，孕妇的感染风险增加，胎膜早破后2~12 h开始引产可减少绒毛膜羊膜炎、子宫内膜炎的发生率以及NICU的入住率[44-45]。2021年的一项荟萃分析纳入了9项随机对照试验，包含3759例使用缩宫素引产的单胎妊娠、孕周≥36周的胎膜早破孕妇，比较破膜后≤12 h开始使用缩宫素引产组与>12 h期待组的结局，结果发现，≤12 h缩宫素引产组与期待组相比，绒毛膜羊膜炎、子宫内膜炎、新生儿脓毒症的发生率及NICU入住率均降低，从胎膜早破至分娩的间隔时间缩短，胎膜早破后24 h内的分娩比例增加，但剖宫产率无显著差异[46]。2023年一项关于胎膜早破最佳引产时机的研究，是基于1996年的TERMPROM研究[42]数据的二次分析，将纳入的4742例受试者分为引产组和期待自发临产组，在胎膜早破后的36 h内，比较组间每小时内母儿结局的差异；结果显示，随着胎膜早破时间延长，NICU入住和孕妇感染的复合结局的发生率增加，胎膜早破后15~20 h内引产组母儿不良结局的发生率低于期待治疗组，但剖宫产率相近；因此，研究推荐对于足月胎膜早破立即引产，可降低母儿不良结局的发生率；如果没有条件立即引产，则在胎膜早破后15~20 h内引产，其效果仍然优于期待治疗[47]。

基于以上研究，本指南建议对于足月胎膜早破2 h内未临产且无明显规律宫缩者，告知孕妇利弊，入院后推荐使用小剂量缩宫素静脉滴注尽早引产，以降低绒毛膜羊膜炎的发生风险，静脉滴注过程中应加强监护。

七、特殊情形下的引产

特殊情形包括瘢痕子宫妊娠、胎盘早剥、胎死宫内等，应在具备相应条件的医疗机构进行引产。引产前应充分了解病情及引产适应证，除外禁忌证，术前应充分知情告知。

依沙吖啶羊膜腔内注射引产术适用于妊娠14~27周要求终止妊娠且无禁忌证者、患某种疾病不宜继续妊娠者、产前诊断胎儿畸形者，以及妊娠28周及之后诊断胎死宫内者。实施前应严格掌握禁忌证。绝对禁忌证包括：（1）有急慢性肝、肾疾病及肝肾功能不良；（2）各种疾病的急性期；（3）全身状态不佳，如严重贫血、心力衰竭或凝血功能障碍；（4）有急性生殖道感染或穿刺部位皮肤感染；（5）依沙吖啶过敏试验阳性。相对禁忌证包括：（1）术前24 h内有2次体温在37.5 ℃以上者；（2）子宫壁存在手术瘢痕、子宫颈有陈旧性裂伤、子宫发育不良者等[48-49]。

引产过程中应密切观察孕妇有无副反应、体温及宫缩等情况，10%～20%的孕妇在应用依沙吖啶后24～48 h内体温一过性上升达37.5 ℃，1%超过38 ℃，偶有达到39 ℃以上，大多数不需处理，胎儿娩出后即可恢复正常；超过38 ℃可对症退热治疗。注射依沙吖啶72 h尚未发动宫缩者，考虑引产失败，应改用其他方法终止妊娠[48]。

问题十：妊娠≥28周胎死宫内的瘢痕子宫孕妇，是否可以使用依沙吖啶羊膜腔内注射引产术？

【推荐】 妊娠≥28周胎死宫内的瘢痕子宫孕妇，可以考虑使用依沙吖啶羊膜腔内注射引产术（推荐和证据级别：2B）。

对妊娠≥28周胎死宫内孕妇引产的回顾性研究[50]发现，使用依沙吖啶100 mg进行超声引导下羊膜腔内注射引产时，用药至临产时间为（28.5±12.0）h，明显短于使用米非司酮加米索前列醇引产，且未增加引产并发症的发生；对于妊娠晚期胎死宫内的瘢痕子宫孕妇，其引产有效性及并发症与非瘢痕子宫孕妇相似。因此，依沙吖啶羊膜腔内注射引产术可作为妊娠晚期胎死宫内的瘢痕子宫孕妇引产方式的选择之一。对于孕周近足月的引产，由于子宫对药物的敏感性增加，应当减少依沙吖啶的使用剂量。

问题十一：妊娠晚期活胎瘢痕子宫孕妇的引产方式有哪些？

【推荐】（1）妊娠晚期活胎瘢痕子宫孕妇可使用缩宫素、子宫颈球囊引产（推荐和证据级别：1B）。（2）不推荐前列腺素制剂用于妊娠晚期活胎瘢痕子宫孕妇的引产（推荐和证据级别：1B）。

使用Foley球囊导尿管或子宫颈球囊促子宫颈成熟时，子宫破裂的风险与自然临产者相同[51]。因此，对于有剖宫产术史的孕妇，Foley球囊导尿管或子宫颈球囊是可以被接受的促子宫颈成熟方法。

缩宫素可以应用于计划阴道分娩的有剖宫产术史的住院孕妇。在一些单独使用缩宫素引产的妊娠晚期瘢痕子宫孕妇的研究中，阴道分娩成功率为37%～62%，对于子宫颈不成熟的孕妇单独使用缩宫素时引产效果不佳[52-53]。对于既往有古典式剖宫产术史的孕妇，临床经验和相关研究尚不足，引产方法应个体化。

妊娠≥28周的瘢痕子宫孕妇或既往子宫大手术史的孕妇，使用米索前列醇等前列腺素制剂可能增加子宫破裂的风险。研究表明，在使用米索前列醇促子宫颈成熟和引产时，成功率与其他方法相似，子宫破裂的发生率为6%，而使用缩宫素者的子宫破裂发生率为1.1%，提示，米索前列醇等前列腺素制剂增加了瘢痕子宫孕妇妊娠晚期引产过程中子宫破裂的风险，妊娠晚期应避免使用[54-55]。

八、关于引产失败

引产成功率与子宫颈成熟度、孕周、胎先露高低有关。国内外关于引产失败的定义既不统一，也不明确。

问题十二：如何定义"引产失败"？

【推荐】（1）对于子宫颈条件欠佳进行促子宫颈成熟的孕妇，在母儿状况允许的情况下，促子宫颈成熟时间不计入引产时间内（推荐和证据级别：GPS）。（2）如果孕妇在破膜后（包括人工破膜及胎膜早破）应用缩宫素静脉滴注诱发有效宫缩（10 min内>3次且宫缩时伴有疼痛）18 h后仍未临产，可以考虑判定为"引产失败"，行剖宫产术终止妊娠（推荐和证据级别：1A）。（3）如果促子宫颈成熟3 d后，孕妇的子宫颈状态仍不能达到成熟（Bishop评分≥6分），应综合评估母儿情况，如果母儿情况允许继续等待，可在加强监护的情况下，继续促子宫颈成熟；如果孕妇或胎儿情况不适于继续等待，应尽快行剖宫产术终止妊娠；如果孕妇此时无阴道试产意愿，可适当放宽剖宫产术指征（推荐和证据级别：GPS）。

临床中，引产孕妇的潜伏期较自然临产孕妇有所增加，研究表明，在破膜及缩宫素滴注引发有效宫缩12～18 h后仍处于潜伏期的产妇，最终仍可成功阴道分娩[56-58]。国际专家共识中推荐，在胎儿状况允许的情况下，促子宫颈成熟的时间不计入引产时间内[59]。基于相关研究及国际专家共识，本指南推荐，在母儿情况允许的情况下，不再将促子宫颈成熟时间计入引产时间。

一项队列研究中使用了新产程,即将活跃期定义为宫口开大5 cm,此项研究中发现,引产孕妇在破膜联合缩宫素滴注诱发有效宫缩后15 h进入活跃期的比例约96.4%[60],18 h进入活跃期的比例约为98.2%,且潜伏期>18 h的引产孕妇中,仍有40%的孕妇最终成功阴道分娩。此外,考虑我国缺乏关于"引产失败"定义的相关研究数据,同时结合目前我国临床的实际情况推荐,如果孕妇在破膜后(包括人工破膜及胎膜早破)应用缩宫素滴注诱发有效宫缩18 h后仍未临产,可以考虑"引产失败",应再次评估,征求孕妇意愿,综合考虑分娩方式。

依据我国目前临床实际情况,促子宫颈成熟引发不规律宫缩时间过长以及反复的阴道检查可能会导致胎儿窘迫、宫内感染的发生风险升高,推荐如果孕妇促子宫颈成熟3 d后,子宫颈仍不能达到成熟,应综合评估母儿情况,如果母儿情况可以继续等待,在加强监护的情况下,可继续促子宫颈成熟;如果孕妇或胎儿情况不适于继续等待,应尽快行剖宫产术终止妊娠;如果孕妇此时无阴道试产意愿,可适当放宽剖宫产术指征。

九、关于可疑巨大儿的引产

问题十三:可疑巨大儿是否可以作为独立的引产指征?

【**推荐**】 在充分评估母儿情况、认真核对孕周及估计胎儿体重后,可将可疑巨大儿作为独立引产指征。但为了减少提前引产造成胎儿不成熟所带来的新生儿并发症风险,本指南推荐,如果因可疑巨大儿需行引产,应考虑妊娠39周后进行(推荐和证据级别:1B)。

目前,关于可疑巨大儿是否应作为独立引产指征仍是有争议的。此争议一方面来自目前缺乏有效的诊断方法,超声估重在妊娠晚期有较大误差,另一方面来自提前引产是否可以改善母儿结局。2015年的关于大于胎龄儿提前引产的随机对照研究表明,与继续期待相比,提前引产可以降低肩难产、产伤及产后出血的发生率,但并不降低剖宫产率,也不增加阴道分娩的成功率;然而,提前引产可能会造成胎儿不成熟所带来的新生儿并发症发生率的升高,因此需要综合考量提前引产所带来的利弊[61]。既往相关研究及指南指出,妊娠39周后胎儿的成熟度相对较高,除非有明确的医学指征,不应对妊娠39周之前的胎儿提前因医源性干预娩出[62-63]。因此,如果因可疑巨大儿需行引产,应考虑妊娠39周后较为合适。

十、引产的相关注意事项

1. 引产时应严格遵循操作规程,严格掌握适应证及禁忌证,严禁无指征的引产。如果引产不成功,则需重新评价引产的指征及引产方法。

2. 建议所有孕妇在妊娠早期进行超声检查,以确定孕周。

3. 根据不同个体选择适当的引产方法、药物用量、给药途径。

4. 技术操作应准确无误,以减少并发症。

5. 一旦进入产程,常规行电子胎心监护,并随时分析结果。

6. 如果出现宫缩过频、胎儿窘迫、梗阻性分娩、先兆子宫破裂、羊水栓塞等症候,应做如下处理:(1)立即停止使用引产药物;(2)立即侧卧位、吸氧、静脉输液(不含缩宫素);(3)静脉给予宫缩抑制剂;(4)立即行阴道检查,了解产程进展。可疑胎儿窘迫未破膜者给予人工破膜,观察羊水有无胎粪污染及其程度。如果经上述综合处理尚不能消除危险因素,短期内无阴道分娩的可能,或病情危重,应迅速行剖宫产术终止妊娠。

执笔专家:刘喆(北京大学第一医院)、杨慧霞(北京大学第一医院)

指南撰写小组成员:刘千祺(北京大学第一医院)、李楝(北京大学第一医院)、孔令英(北京大学第一医院)、秦胜堂(北京大学第一医院)

参与制定讨论的专家(按姓氏汉语拼音排序):陈敦金(广州医科大学附属第三医院)、常青(陆军军医大学西南医院)、崔世红(郑州大学第三附属医院)、程蔚蔚(上海交通大学医学院附属国际和平妇幼保健院)、陈叙(天津市中心妇产科医院)、丁依玲(中南大学湘雅二医院)、范玲(首都医科大学附属北京妇产医院 北京妇幼保健院)、樊尚荣(北京大学深圳医院)、高劲松(中国医学科学院北京协和医院)、古航(海军军医大学长海医院)、贺晶(浙江大学医学院附属妇产科医院)、胡娅莉(南京大学医学院附属鼓楼医院)、黄引平(温州医科大学附属第一医院)、刘淮(江西省妇幼保健院)、李力(陆军军医大学大坪医院)、蔺莉(北京大学国际医院)、林建华(上海交通大学医学院附属仁济医院)、刘兴会(四川大学华西第二医院)、李笑天(深圳市妇幼保健院)、刘喆(北京大学第一医院)、马润玫(昆明医科大学附属第一医院)、马玉燕(山东大学齐鲁医院)、漆洪波(重庆医科大学附属第一医院)、时春艳(北京大学第一医院)、王谢桐(山东大学附属省立医院)、王子莲(中山大学附属第一医院)、杨慧霞(北京大学第一医院)、杨孜(北京大学第三医院)、辛虹(河北医科大学第二医院)、徐先明(上海交通大学医学院附属第一人民医院)、杨祖菁(上海交通大学医学院附属新华医院)、邹丽(华中科技大学同济医学院附属协和医院)、郑勤田(石家庄市第四医院)、张卫社(中南大学湘雅医院)、赵先兰(郑州大学第一附属医院)

参考文献从略

(通信作者:杨慧霞)
(本文刊载于《中华妇产科杂志》2024年第59卷第11期第819-828页)

推荐扫码阅读:妊娠晚期促子宫颈成熟与引产指南(2014)

5 复杂剖宫产手术专家共识（2024）

中华医学会围产医学分会
中国医师协会妇产科医师分会
中华医学会妇产科学分会产科学组

剖宫产术是指妊娠28周及之后切开产妇腹壁及子宫壁取出胎儿及其附属物（胎盘、胎膜、脐带）的产科手术[1]，是全球数量巨大的外科手术之一。剖宫产术是产科重要的医疗干预手段，用于处理前置胎盘、头盆不称、胎儿窘迫、子宫破裂等急危情况。通过及时和适当的剖宫产术，可以有效降低高风险妊娠和难产时的母儿发病率和死亡率。

近20年来，我国剖宫产率持续上升，国家产科专业医疗质量控制中心的数据显示，2022年剖宫产率为45.00%，其中，初产妇的剖宫产率为43.59%，2022年我国出生人口956万人，剖宫产手术量高达430万台[2]。通常，一般性剖宫产手术并不复杂，往往被认为是自然分娩的一种简单而安全的替代方式。然而，在有严重产科并发症、严重的盆腹腔粘连、盆腹腔感染等情况时，剖宫产术并发症如严重产科出血、母儿产伤、入住重症监护病房（intensive care unit，ICU）、孕产妇死亡、新生儿窒息乃至新生儿死亡等事件的发生风险明显增高。因此，将有严重妊娠并发症或合并症的剖宫产术以"复杂剖宫产术"这一名词区别于一般性剖宫产术，有利于加强对此类复杂术的管理、保障产妇及围产儿安全。本共识对复杂剖宫产术的定

引用文本：中华医学会围产医学分会，中国医师协会妇产科医师分会，中华医学会妇产科学分会产科学组. 复杂剖宫产手术专家共识（2024）[J]. 中华妇产科杂志，2025,60（01）：3-10.DOI：10.3760/cma.j.cn112141-20241014-00552.

义、医学范畴等问题进行专家共识问卷调查，根据问卷调查结果，对证据进行检索、合成和质量分级，基于推荐意见分级评估、制订和评价（grading of recommendations assessment, development and evaluation, GRADE）方法形成推荐级别（"强推荐"和"弱推荐"），最终形成推荐意见。

一、复杂剖宫产术的定义

复杂剖宫产术是指由于存在某些基础疾病或严重产科并发症，导致剖宫产术手术操作难度和风险显著增加的剖宫产术，这些情况主要包括严重产科并发症（前置胎盘伴植入、完全性子宫破裂、重度早发子痫前期、HELLP综合征、子痫）、多胎妊娠、多次剖宫产史（≥3次）、严重盆腹腔粘连、Ⅱ～Ⅲ度肥胖、妊娠合并子宫肌瘤（直径＞8 cm或特殊位置）、子宫畸形、第二产程或助产失败的中转剖宫产术、合并盆腹腔感染、弥漫性血管内凝血（disseminated intravascular coagulation, DIC）、心脏骤停等情况下的剖宫产术[3-5]。通常要求术者具备丰富的临床经验和专业手术技能，并需要多学科团队（multidisciplinary team, MDT）紧密合作，以确保手术的顺利实施。

二、复杂剖宫产术的范畴

1. 妊娠期严重并发症的复杂剖宫产术：

【推荐意见】 前置胎盘伴胎盘植入性疾病增加了围产期子宫切除以及剖宫产术中输血的风险（强推荐，证据质量中）。

前置胎盘伴胎盘植入性疾病（placenta accreta spectrum, PAS），尤其是穿透性胎盘植入（placenta percreta）增加严重产后出血，损伤膀胱、输尿管、肠管等周围器官，以及围产期紧急子宫切除的风险[6]。PAS是指胎盘绒毛滋养细胞异常侵入部分子宫肌层或者全部子宫肌层的一组疾病；穿透性胎盘植入是指胎盘绒毛滋养细胞穿透子宫壁的全层，达到子宫浆膜层，甚至侵入邻近器官，是PAS中最严重的类型。并发症的发生率在穿透性胎盘植入和粘连性胎盘植入中分别为86%和27%[7]。

穿透性胎盘植入发生自发性子宫破裂、严重产科出血、子宫切除、输血、膀胱损伤的风险最高。即使制定了MDT管理计划，在PAS管理经验丰富的中心处置，仍可能发生严重的母体并发症。纳入了7001例PAS孕妇的系统评价发现，PAS孕妇围产期子宫切除率为52.2%（95%CI为38.3～66.4），剖宫产术中输血率为46.9%（95%CI为34.0～59.9）[8]。另一项纳入了356例PAS孕妇的研究显示，除输血以外的最常见并发症是膀胱损伤（5%）[9]。

【推荐意见】 完全性子宫破裂一旦确诊，须立即启动急救通道，子宫切除及手术并发症风险高（强推荐，证据质量低）。

妊娠期及分娩期可能发生的并发症中，完全性子宫破裂是极其危险的，可以导致严重出血、DIC、孕产妇死亡、胎儿窘迫和新生儿死亡。完全性子宫破裂是指子宫体部或下段肌层及浆膜层连续性中断[10]。妊娠期完全性子宫破裂少见，在非瘢痕子宫孕产妇中，发生率仅0.02%，而在剖宫产术后再次妊娠阴道试产（trial of labor after cesarean section，TOLAC）中的发生风险为0.2%～0.5%，常见的临床表现有胎心率异常、腹痛、阴道流血、与外出血不相符的失血性休克和昏迷[10-11]。

一旦怀疑发生完全性子宫破裂，需立即启动急救通道，剖宫产术的同时行子宫破裂口修补术或子宫切除术[12]。研究表明，子宫破裂病例中决定剖宫产术至胎儿娩出时间（decision to delivery interval，DDI）$\leqslant$18 min娩出的新生儿，脐动脉pH值均$\geqslant$7；而DDI$\geqslant$30 min娩出的3例新生儿均遗留了严重的远期并发症[13]。此外，剖宫产术的并发症还有输血、子宫切除、手术损伤泌尿道或肠管和术后感染[14]。

【推荐意见】 重度早发子痫前期、HELLP综合征、子痫孕妇剖宫产术分娩的可能性增加，术中可能因为心功能不全、心肌损伤和肺水肿影响麻醉药物的选择和剂量（强推荐，证据质量高）。

子痫前期是一种妊娠期多系统受累的疾病，其特征是不同程度的胎盘灌注不良，母体血管内皮细胞受损，临床表现主要为高血压和多器官损伤，与10%～15%的孕产妇死亡和25%的死胎、围产儿死亡直接相关[15]。对于重度子痫前期或伴严重母体靶器官损害的子痫前期孕妇，终止妊娠是治疗和阻止病情进一步恶化的主要手段[16-17]。HELLP综合征通常与子痫前期和子痫有关，是妊娠期高血压疾病的一种严重并发症，其特征是溶血、肝酶升高和血小板减少。一项纳入了一家三级医疗机构442

例HELLP综合征孕妇的研究发现,55%的HELLP综合征孕妇需要输注血液制品,DIC、胎盘早剥、急性肾损伤和肺水肿的发生率分别为21%、16%、8%和6%;此外,2%的HELLP综合征孕妇因腹腔内大出血需行开腹手术、1%的HELLP综合征孕妇发生肝包膜下血肿或肝脏破裂[18]。并发症之间会相互影响,例如胎盘早剥是急性DIC最常见的产科病因,而DIC又可能诱发多器官功能衰竭。子痫指子痫前期或妊娠期高血压孕妇新发全身性强直-阵挛性抽搐或昏迷,是妊娠期高血压疾病最严重的阶段,死亡率高。加拿大的一项人群队列研究纳入2003—2009年间的1481例子痫孕妇,报道的病死率为0.34%(5/1481),并发症包括:成人呼吸窘迫综合征(需要辅助通气53%)、出血(输血24%)、心力衰竭(10%)、急性肾功能衰竭(9%)、多器官栓塞(5%)、脓毒症(5%)和休克(4%)[19]。

研究显示,重度子痫前期和子痫孕妇中,引产后成功阴道分娩的比例约为46%[15]。短时间内不能阴道分娩的孕妇,为避免病情进一步恶化,往往需行剖宫产术终止妊娠。纳入了500例重度子痫前期孕妇的前瞻性队列研究中,22.0%的孕妇自然临产,28.2%的孕妇引产,其中67.4%成功阴道分娩,其余中转剖宫产术分娩;49.8%的孕妇直接行选择性剖宫产术,最终总剖宫产率达66.2%[20]。重度子痫前期孕妇可能因为心脏负荷增加和心肌受损而导致心功能不全、心肌损伤和肺水肿,这可能会影响麻醉药物的选择和剂量,以及增加有创性监测的需求。全身麻醉可能伴随的风险包括潜在的脑卒中风险增加,以及气管插管可能引起的气道水肿,这可能导致术后通气困难[21-22]。重度子痫前期孕妇可能出现血小板减少,从而增加椎管内麻醉时的硬脊膜外血肿风险[23]。

【推荐意见】 多胎妊娠孕妇的产后出血风险升高,终止妊娠方式需结合多种因素作出选择(强推荐,证据质量高)。

多胎妊娠的发生率在过去的几十年内急剧上升,主要归因于两个因素:辅助生殖技术的广泛使用;孕妇年龄增高[24]。多胎妊娠发生流产、早产、胎儿生长受限(fetal growth restriction,FGR)、子痫前期和产后出血等风险增加。一项大型病例对照研究显示,多胎妊娠孕产妇严重急性产科并发症的发生率高达6.2%[25]。双胎妊娠孕妇发生严重产后出血的发生率为4.5%,且新生儿出生体重每增加500 g，孕产妇严重产后出血的风险增加36%[26]。

终止妊娠的方式需结合绒毛膜性质、胎方位、孕周及临床医师的处理经验选择。单羊膜囊双胎妊娠可行剖宫产术分娩，避免阴道分娩第二个胎儿在未娩出前发生脐带相关并发症[27]。妊娠32周后，双胎妊娠先露胎为头位时，与阴道分娩相比，计划剖宫产术未显著降低胎儿或新生儿严重产时并发症或死亡的风险[28]。

2. 增加剖宫产术操作难度的孕妇基础状况：

【推荐意见】 多次剖宫产史（≥3次）或严重盆腹腔粘连的剖宫产术导致并发症风险增加和手术时长延长（强推荐，证据质量中）。

首次行剖宫产术的孕妇中有0.2%～0.5%发生手术副损伤（如阔韧带血肿、膀胱、肠管、输尿管损伤）[29]。一项纳入了30 132例剖宫产术分娩孕妇的前瞻性观察性队列研究显示，随着剖宫产术次数的增加，PAS、膀胱、输尿管、肠管等器官损伤的发生率升高，且手术后肠梗阻、术后需要机械通气、入住ICU、子宫切除、输血量≥4 U的发生率，手术时长及住院天数均显著增加[30]。

剖宫产术和其他盆腔手术常见的远期并发症之一是盆腹腔粘连。盆腹腔粘连是指在手术过程中，因组织或器官损伤修复所导致的异常纤维连接形成，60%～90%的孕产妇在盆腹腔手术后会发生粘连[31]。粘连的不良影响包括慢性盆腹腔疼痛、性交痛、不孕、肠梗阻、再次手术操作困难、器官损伤风险增加等。粘连的范围和严重程度随重复盆腔手术或剖宫产术次数的增加而升高。既往多项研究均表明，多次重复剖宫产术可导致手术并发症风险增加，且风险随剖宫产术次数的增多而升高[32-33]。研究显示，第2次和第3次行剖宫产术的孕妇中，粘连的发生率分别为12%～46%、26%～75%[34]。当粘连严重、广泛时，第2、3、4次剖宫产术的手术时间（包括胎儿娩出时间）比第1次剖宫产术分别增加8.4 min、12.6 min、21.5 min。粘连的严重程度与胎儿娩出时间的延长密切相关，即使无粘连的重复剖宫产术，其手术时间也比首次剖宫产术更长；紧急重复剖宫产术的胎儿娩出时间比非紧急重复剖宫产术更长[35]。

【推荐意见】 Ⅱ～Ⅲ度肥胖孕产妇剖宫产术相关并发症的

风险升高（强推荐，证据质量中）。

肥胖是育龄期妇女常见的健康问题之一。肥胖不仅增加妊娠并发症的风险，还对产妇及新生儿的长期健康产生不利影响。通常根据体重指数（body mass index，BMI）对肥胖进行分类。BMI 30.0～34.9 kg/m² 为Ⅰ度肥胖；BMI 35.0～39.9 kg/m² 为Ⅱ度肥胖；BMI≥40.0 kg/m² 为Ⅲ度肥胖[36]。肥胖孕妇剖宫产术分娩、分娩失败、子宫内膜炎、切口裂开以及静脉血栓栓塞的风险均增加[37-38]。根据2010—2012年中国居民营养与健康状况监测数据，中国育龄期女性超重率（BMI 25.0～29.9 kg/m²）和肥胖率（BMI≥30.0 kg/m²）分别为25.4%和9.2%，且随年龄的增加而增加[39]。此外，我国女性存在妊娠期增重不足和增重过多双重问题，且增重过多问题更为突出。

与正常体重女性相比，肥胖女性的引产率、缩宫素使用率、引产失败率和器械助产率更高[40-41]。其可能机制包括盆腔内软组织增多导致产道变窄、阻力增加，使分娩更加困难，尤其是在合并巨大儿的情况下。此外，肥胖女性对缩宫素的敏感性减弱也进一步加剧了这一风险。

肥胖本身并不是剖宫产术的指征。然而肥胖孕妇行剖宫产术的概率是正常体重孕妇的2倍，且手术相关并发症的风险，如麻醉相关并发症、切口并发症、失血过多、静脉血栓栓塞、产后子宫内膜炎等风险升高[42]。

【推荐意见】 妊娠合并子宫肌瘤的孕妇分娩风险升高，肌瘤直径>8 cm、特殊位置的肌瘤孕妇剖宫产术的操作难度和风险增加（强推荐，证据质量高）。

子宫肌瘤是女性生殖系统最常见的良性肿瘤，由平滑肌及结缔组织组成[43]。妊娠合并子宫肌瘤的发生率为1.6%～10.7%[44]，其剖宫产率则高达50%[45]。纳入了24项研究，237 509例妊娠合并子宫肌瘤孕妇的荟萃分析发现，子宫肌瘤的存在增加了臀位妊娠、前置胎盘和产后出血的风险[46]。子宫肌瘤位于子宫下段、子宫颈等位置，影响胎先露衔接和入盆，阻碍胎儿下降及娩出，需要适时行剖宫产术分娩。因此，对于肌瘤直径>8 cm、不易暴露的特殊位置肌瘤如子宫下段肌瘤、子宫颈肌瘤、黏膜下肌瘤，剖宫产术的操作难度和风险增加。

【推荐意见】 子宫畸形增加分娩时胎先露异常的概率，剖宫产率和风险均增加（强推荐，证据质量低）。

子宫发育异常，即先天性子宫畸形是最常见的女性生殖器官畸形，是在胚胎6～20周间双侧副中肾管发育、融合和（或）吸收异常导致先天性子宫形态和功能异常的一系列表型谱，发病率为5.5%～6.7%[47]。依据我国2022版专家共识[48]的子宫畸形的分类方法，常见的子宫畸形有纵隔子宫、双角子宫、单角子宫等。由于子宫解剖结构的改变及子宫相对发育不良，子宫畸形孕妇出现妊娠35周前的早产、FGR、子痫前期和剖宫产术分娩等不良结局的发生率较正常孕妇高，尤其是剖宫产率可高达63.5%[49]。而剖宫产术的指征大多为胎先露异常，几乎所有子宫畸形都会增加分娩时胎先露不良的概率，RR值为6.24[50]。

3. 特殊情形下的剖宫产术：

【推荐意见】 第二产程或阴道助产失败中转剖宫产术手术中发生孕妇和新生儿并发症的风险显著升高（强推荐，证据质量高）。

第二产程中转剖宫产术可能增加损伤膀胱、输尿管、肠管等周围器官以及新生儿窒息的风险[51]。经历试产后，由于产程停滞或母儿状况不允许继续试产，中转剖宫产术分娩会因孕妇和胎儿组织肿胀以及胎儿头部处于孕妇骨盆深处，使手术困难。一项研究回顾性分析了行剖宫产术的13 742例孕妇的母儿结局，其中911例为阴道试产失败而中转剖宫产术，结果显示，中转剖宫产术孕妇不良结局的发生率为2.52%[52]。第二产程中转剖宫产术可导致新生儿受伤如骨折、周围神经损伤、脊髓损伤和硬膜下血肿。复杂剖宫手术也增加了孕妇子宫切口延伸裂伤（uterine incision extension，UIE）的风险，造成阔韧带血肿，阴道、子宫颈或膀胱损伤[53]。第二产程中转剖宫产术的孕妇术中发生并发症的风险显著增高，与第一产程中转剖宫产术相比，第二产程中转剖宫产术孕妇的血红蛋白下降更明显［分别为（28±11）g/L、（43±9）g/L］，输血需求增加（分别为3.5%、8.1%）[54]。此外，第二产程中转剖宫产术手术中，孕产妇创伤并发症的风险比第一产程中转剖宫产术增高了2.57倍（95%CI为1.71～3.88，$P<0.001$）[54-55]。一项前瞻性观察性研究纳入了11 981例次中转剖宫产术孕妇，其中，9265

例次在第一产程进行，2716例次在第二产程进行；第二产程中转剖宫产术的并发症如宫缩乏力、子宫切口"T"或"J"形延伸以及膀胱损伤的发生率显著增加，这一差异在多变量分析后依然存在（$OR=1.21$，$95\%CI$为$1.07\sim1.37$）[56]。

一项纳入了9239例第二产程延长孕妇的分娩研究发现，301例（3.3%）阴道手术助产失败，手术助产失败显著增加了孕产妇严重并发症的发生风险（包括产后出血≥1000 ml、子宫损伤和盆腔感染等；$OR=2.14$，$95\%CI$为$1.20\sim3.82$）以及严重新生儿不良结局的风险（包括窒息、Apgar评分<7分、颅内出血等；$OR=1.78$，$95\%CI$为$1.09\sim2.86$）。手术助产阴道分娩失败后转剖宫产术分娩的新生儿，其硬膜下或颅内出血以及机械通气和癫痫发作的发生率增加[57]。

另一项基于剖宫产出生登记数据的研究对3189例接受第二产程中转剖宫产术的孕妇进行了二次分析，结果表明，与未尝试产钳直接行剖宫产术相比，尝试产钳助产后再行剖宫产术分娩的新生儿发病风险更高，5分钟Apgar评分≤3分、出生后24 h内癫痫发作、缺氧缺血性脑病的OR值分别为2.77、8.04、9.37[58]。

【推荐意见】 手术前已合并盆腹腔感染的剖宫产术手术难度升高，并发症和不良预后风险增加（强推荐，证据质量低）。

术前已经存在的感染因素会增加剖宫产术手术的难度，导致手术时间延长、出血风险增加、切口愈合困难，而手术则进一步增加感染风险。

产科最常见的感染是临床绒毛膜羊膜炎（chorioamnionitis，CA），是指生殖道病原体上行侵袭羊膜腔，或者因血行感染播散所致的羊水、胎膜、胎盘和（或）子宫感染。在足月分娩的产妇中，CA发病率约为4%[59]。未足月胎膜早破（preterm premature rupture of membranes，PPROM）合并亚临床CA感染的孕妇早产、剖宫产术、产褥感染、产后出血、胎盘着床、胎盘滞留和死胎发生率均显著增高[60]。CA可增加孕产妇败血症、子宫内膜炎、早产、伤口感染、产后出血等的发生风险，并使新生儿肺炎、脑膜炎、脑室出血等的发生率显著升高。一旦发生羊膜腔感染，需立即终止妊娠，但此类子宫常对缩宫素不敏感，引产失败率高，而需剖宫产术分娩。一项回顾性队列研究分析了221 274例次分娩中的62 331例次剖宫产术分娩,结果显示,CA孕妇剖宫产术分娩的不良妊娠结局发生率更高(aOR=2.31,95%CI为1.97~2.71);且与是否试产、早产或B族链球菌定植无关。剖宫产术后不良结局中产后输血约占56.0%,切口、会阴感染或子宫内膜炎约占38.6%[61]。CA与阴道分娩后不良的妊娠结局无关。

【推荐意见】 合并DIC的剖宫产术需MDT联合诊治,一经诊断应尽快终止妊娠,剖宫产术风险高(强推荐,证据质量低)。

DIC是剖宫产术手术期间严重且处理困难的并发症,剖宫产术手术期间发生DIC通常起病急、病情复杂而凶险,若不及时诊治或救治不当则可危及产妇生命。DIC可继发于胎盘早剥、前置胎盘、失血性休克、羊水栓塞、脓毒症等,以全身性的微血管内广泛微血栓形成、出血、栓塞和微循环障碍为特征[62]。DIC在所有孕妇中的总体发生率为0.03%~0.35%[63]。一经诊断,在予生命支持治疗的同时,应尽快终止妊娠,解除病因。合并DIC孕妇的复杂剖宫产术手术的风险一方面来源于出血风险极大,另一方面可能存在多器官功能不良甚至衰竭的风险,需要MDT协作才可使孕妇转危为安。

【推荐意见】 孕产妇心脏骤停罕见,必要时立即启动围死亡期剖宫产术(perimortem cesarean delivery,PMCD)流程(强推荐,证据质量中)。

孕妇心脏骤停是一种罕见的意外事件,发生率约为1/12 500,最常见的诱发因素包括出血(45%)、羊水栓塞(13%)、心力衰竭(13%)、脓毒症(11%)、麻醉并发症(8%)和创伤(3%),母、儿存活率分别为17%~59%、61%~80%[64-65]。

一旦发现心脏骤停,如果胎龄处于20周及以上,复苏团队负责人应立即启动PMCD流程,实施PMCD有助于孕妇复苏成功。PMCD定义为孕妇心脏骤停后胎儿的出生,在理想情况下,应在心脏骤停4 min内开始PMCD,并在5 min内完成新生儿分娩(称为"5分钟法则")[66]。

PMCD过程中,不应浪费时间移动孕妇至手术间或等待手术设备,应尽快实施手术[67]。可选择腹壁纵切口,或由术者根据自身熟悉的手术方式快速完成手术操作。在剖宫产术过程中,应同时进行心肺复苏,必要时还可实施开放式心脏按摩。由于手术环境极为紧急,这对术者的操作能力和团队配合提出了更高要求。至于术后是否关闭子宫和腹腔,则需要根据母亲的具体情况决定。如果母亲已经无法存活,PMCD手术的主要目的是挽救胎儿。

三、复杂剖宫产术的术前评估、术中管理以及术后监护

复杂剖宫产术的术前评估是至关重要的步骤,其目的是全面了解孕妇的健康状况,包括对其病史、体格检查结果和手术相关因素的分析,识别可能影响麻醉和手术结果的妊娠并发症和合并症并综合评估手术紧急性、特定风险等。通过术前充分评估、管理和个体化手术方案的制定,降低围手术期并发症的发生。麻醉是剖宫产术不可或缺的部分。通过术前访视,麻醉医师可以根据孕妇的具体情况制定个体化的麻醉方案,选择合适的麻醉方式,并评估孕妇对麻醉药物的反应[68]。复杂剖宫产术的管理涉及术前、术中和术后多个环节。术前管理包括合理使用预防性抗生素等措施。术中管理则包括密切监测孕妇的生命体征(如心率、血压和氧饱和度),必要时进行胎心率的持续监测,建立和维持多条静脉通路,并对可能发生的产后出血、子痫等并发症进行早期识别和及时干预,以确保母儿安全。术后管理包括对所有产妇进行静脉血栓栓塞和出血的风险评估。通过识别和管理潜在风险,使产妇在术后能够加速康复、更快地恢复到正常的生活状态。采用加速康复外科路径的原则,通过术前教育、术中管理和术后监测,能够显著提高产妇的整体康复效果[69]。

四、结　　语

虽然,大多数剖宫产术被视为一种低中风险手术。然而,与阴道分娩相比,剖宫产术分娩孕产妇并发症的发生风险显著增加。而复杂剖宫产术的结局受许多因素的影响,如妊娠并发症及合并症、输血能力、麻醉、抗生素的选择以及训练有素、积极主动的医护人员。随着社会经济和人口结构的变化,高龄妊娠、辅助生殖技术的应用和妊娠合并症的增多使得生育群体

的特征发生了显著改变,复杂剖宫产术的比例逐渐增加,这种趋势不仅需要医疗系统的高度关注,也需要全社会的支持与参与。为此,应加强对孕妇及家庭的健康宣教,科学评估和严格把握终止妊娠的时机和方式,以最优化的诊疗策略保障每一位孕妇安全分娩。

执笔专家:陈敦金(广州医科大学附属第三医院)、赵扬玉(北京大学第三医院)、漆洪波(重庆医科大学附属第一医院)、杨慧霞(北京大学第一医院)、刘兴会(四川大学华西第二医院)

参与本指南制定与讨论的专家组成员(按姓氏笔画排序):王谢桐(山东大学附属省立医院 山东省妇幼保健院)、王子莲(中山大学附属第一医院)、王志坚(广州医科大学附属第三医院)、古航(海军军医大学附属长海医院)、冯玲(华中科技大学同济医学院附属同济医院)、刘兴会(四川大学华西第二医院)、刘彩霞(中国医科大学附属盛京医院)、朱启英(新疆医科大学第一附属医院)、陈敦金(广州医科大学附属第三医院)、陈练(北京大学第三医院)、李笑天(深圳市妇幼保健院)、李雪兰(西安交通大学第一附属医院)、应豪(上海市第一妇婴保健院)、张卫社(中南大学湘雅医院)、杨慧霞(北京大学第一医院)、罗琼(浙江大学医学院附属妇产科医院)、郑明明(安徽省妇女儿童医学中心)、贺芳(广州医科大学附属第三医院)、胡娅莉(南京大学医学院附属鼓楼医院)、赵扬玉(北京大学第三医院)、赵先兰(郑州大学第一附属医院)、顾蔚蓉(复旦大学附属妇产科医院)、董旭东(云南省第一人民医院)、漆洪波(重庆医科大学附属第一医院)、蔡雁(哈尔滨医科大学附属第四医院)、颜建英(福建省妇幼保健院)、樊杨(宁夏回族自治区人民医院)、魏玉梅(北京大学第一医院)

编写秘书:贺芳(广州医科大学附属第三医院)、陈练(北京大学第三医院)

参考文献从略

(通信作者:陈敦金 漆洪波 杨慧霞)
(本文刊载于《中华妇产科杂志》2025年第60卷第1期第3-10页)

感染与产前诊断篇

1 孕产妇流感防治专家共识

中华医学会围产医学分会
《中华围产医学杂志》编辑委员会

流感是由流感病毒引起的急性呼吸道传染病,呈季节性流行。孕产妇(包括分娩及流产后2周内的女性)是罹患重症流感的高危人群,病死率显著高于非妊娠期育龄妇女。为提高围产医师对孕产妇流感防治的认识,强化预防,正确评估病情,积极治疗,降低孕产妇病死率,根据"中国流感疫苗预防接种技术指南(2018—2019)"[1]和"流行性感冒诊疗方案(2018年版)"[2],参照美国妇产科医师学会(American College of Obstetricians and Gynecologists, ACOG)委员会意见753号"疑似或确诊流感孕妇的评估与治疗"[3]以及732号"妊娠期流感疫苗接种"[4],形成以下专家共识。

一、孕产妇流感的流行病学概况

流感多见于冬春季,人群普遍易感,每年流行程度不同,病情轻重亦不相同。

流感主要通过打喷嚏和咳嗽等飞沫传播,也可经口腔、鼻腔、眼睛等黏膜直接或间接接触传播。接触被病毒污染的物品也可引起感染。

孕产妇是罹患重症流感的高危人群。基于2009年甲型流感H1N1大流行期间的研究发现,虽然孕妇仅占育龄女性人

引用文本: 中华医学会围产医学分会,《中华围产医学杂志》编辑委员会. 孕产妇流感防治专家共识[J]. 中华围产医学杂志, 2019, 22(2): 73-78. DOI: 10.3760/cma.j.issn.1007-9408.2019.02.001.

口数的3%,但我国育龄女性因甲型流感H1N1住院的严重病例(入住重症监护病房或死亡)和非严重病例中,孕妇分别占51%和31%;我国的甲型流感H1N1死亡病例中,20%为孕妇,其中仅7%有慢性基础性疾病;与未孕的健康育龄女性相比,孕妇出现严重疾病的风险增加至3.3倍(95% CI: 2.7~4.0),孕中期($OR=6.1$, 95% CI: 3.12~11.94)和孕晚期($OR=7.62$, 95% CI: 3.99~14.55)出现严重疾病的风险更高[5]。

二、孕产妇流感的诊断

孕产妇流感的诊断与普通人群相同,主要结合流行病学、临床表现和病原学检查。

(一)临床诊断

流感潜伏期为数小时至7 d,多为1~3 d,潜伏期越短,病情越重。有明确流感接触史,有助于诊断;无流感接触史,不能除外。

流行季节孕产妇出现以下临床表现时,需考虑流感可能性:发热>37.8℃,甚至40℃以上,畏寒但少有寒战;伴头痛、全身肌肉关节酸痛或不适、乏力等全身症状;可有鼻塞、流涕、胸骨后不适等;常有咽痛或咽部不适、干咳或少许白黏痰;食欲减退,部分可出现恶心、呕吐、腹痛和腹泻等。应注意,并非所有流感患者都会发热,没有发热不应排除流感诊断,如患者未诉发热但突发流感症状,也需要评估流感可能[3]。

流感的临床特点是症状重、体征轻。体格检查常无明显阳性体征,可有颜面潮红、眼结膜充血、咽部红肿。

(二)病情评估

孕产妇感染流感病毒后,临床表现轻重不一。临床疑似诊断流感的病例,需同时评估病情的严重程度,并根据病情变化需要再次或多次评估。尽早识别流感,合理治疗,预防重型或危重型流感发生,是降低流感病死率的关键。

1. 普通流感:无并发症者病程呈自限性,多于发病3~4 d后体温逐渐消退,全身症状好转,但咳嗽、体力恢复常需1~2周。

2. 流感严重并发症：合并其他病原体引起的肺炎、中枢神经系统损伤（脑炎、脑膜炎、急性坏死性脑病、脊髓炎、吉兰-巴雷综合征等）、心脏损伤（心肌炎、心包炎、心力衰竭）、肌炎和横纹肌溶解［血清肌酸激酶（creatine kinase, CK）和肌红蛋白升高］、急性肾衰竭、脓毒症休克、多脏器功能障碍等。

3. 重型流感：出现以下情况之一者，即按重型流感处理。（1）体温>39℃，持续>3 d，伴有明显全身毒血症状；（2）伴有剧烈咳嗽，脓痰、血痰，或胸痛；（3）呼吸频率快，气急或呼吸困难，口唇发绀；（4）合并肺炎或影像学检查有肺炎征象；（5）严重呕吐、腹泻，出现脱水表现；（6）神志改变：反应迟钝、嗜睡、躁动、惊厥等；（7）心肌酶谱明显增高：CK、肌酸激酶同工酶（isoenzyme CK, CK-MB）等或心电图明显异常；（8）原有基础疾病明显加重；（9）妊娠异常变化：胎动减少或消失、异常宫缩或腹部绞痛和阴道流血。

4. 危重型流感：出现以下情况之一者，即按危重型流感处理。（1）呼吸衰竭；（2）感染中毒性休克；（3）急性坏死性脑病；（4）多脏器功能不全；（5）出现其他需进行监护治疗的严重临床情况。

（三）实验室诊断

孕产妇流感的诊断性实验室检测方法和标准与普通人群相同[6-7]。

常规逆转录酶聚合酶链反应（reverse transcription-polymerase chain reaction, RT-PCR）是诊断流感的首选方法，快速分子检测可以作为常规 RT-PCR 的替代方法。快速抗原检测及直接或间接免疫荧光抗体染色试验可用作筛选试验，但由于敏感性有限，应考虑采用 RT-PCR 和（或）病毒培养进行后续检测。鉴于流感快速抗原检测的敏感性有限，尤其是在流感活动期间，应谨慎解释阴性结果。此外，在等待诊断检测结果时，不应延迟治疗。

三、孕产妇流感的预防

（一）目标人群

所有孕产妇均为流感重点预防对象。具有以下情况者，罹患流感后更易发展为重型或危重型，应予以高度重视：慢性呼吸系统疾病、心血管系统疾病（高血压除外）、肾病、肝病、血液系统疾病、神经系统及神经肌肉疾病、代谢及内分泌系统疾病、免疫功能低下［包括应用免疫抑制剂或人类免疫缺陷病毒（human immunodeficiency virus, HIV）感染］；肥胖。

（二）一般预防措施

保持良好的个人卫生习惯是预防流感等呼吸道传染病的重要手段，主要措施包括均衡营养、多饮水、充足睡眠、适当保暖、避免着凉、增强体质和免疫力；勤洗手，保持环境清洁和通风；尽量减少到人群密集场所活动，避免接触呼吸道感染患者；保持良好的呼吸道卫生习惯，咳嗽或打喷嚏时用上臂或纸巾、毛巾等遮住口鼻，咳嗽或打喷嚏后洗手，尽量避免触摸眼睛、鼻或口；出现呼吸道感染症状应居家休息，及早就医。

在流感季节，产科门诊应对就诊孕妇进行呼吸道症状和体征筛查，并适当分类。对确诊或疑似流感感染的孕妇，应采取流感感染控制预防措施[8]，有效隔离。

（三）流感疫苗接种

1. 流感疫苗概述：流感病毒经常改变抗原特征，流行程度取决于群体对具有新抗原病毒的易感性。一般是基于前一个流感季节结束时流感病毒传播的全球监测，在流感季节之前确定疫苗中包括哪种流感抗原。目前的流感疫苗为三价或四价。三价疫苗包含2个甲型流感病毒抗原和1个乙型流感病毒抗原，四价疫苗包含甲型和乙型流感病毒抗原各2个[2,9]。

2. 流感疫苗接种对母婴的益处：孕产妇接种流感疫苗，获得血清保护的比率与普通人群相似。接种流感疫苗使实验室确诊的流感发生率降低了50%。即使接种后仍感染流感，也可以减轻症状。此外，接种流感疫苗可降低与母体流感感染相关的死产、小于胎龄儿和早产的风险。

产前母体免疫诱导产生大量的抗流感特异性血清IgG，可以通过胎盘传递给胎儿；在哺乳期，抗流感特异性IgA可通过母乳传递给婴儿。6月龄内的婴儿不适合接种流感疫苗，母亲接种疫苗是其获得免疫力的唯一途径[10-12]。

3. 流感疫苗接种的安全性：大量临床试验、观察研究、安全报告系统的数据以及临床建议指南，都证明了孕产期流感疫苗接种的安全性[13-17]。2015年一项包括7个观察性研究的荟萃分析中，未发现流感疫苗接种增加自然流产风险[18]。

孕期接种流感疫苗，不增加胎儿畸形的发生风险[19]。一项针对分娩前6个月内接种三价灭活流感疫苗（inactivated influenza vaccine 3, IIV3）的225例孕妇的病例对照研究发现，接种疫苗后未发生严重不良反应，与未接种疫苗的826例孕妇相比，妊娠结局没有差异。

既往对流感疫苗有严重过敏反应是接种流感疫苗的唯一禁忌证[20]。

4. 孕产妇流感疫苗接种的建议：自2004年以来，美国疾病控制与预防中心免疫规范咨询委员会一直建议，在流感季节，所有处于妊娠状态或计划妊娠的女性都应接种流感疫苗，无需考虑孕周。已公布的数据不断证明了妊娠期间接种流感疫苗的必要性，以及医疗机构向孕产妇推荐和提供疫苗的重要性。"中国流感疫苗预防接种技术指南（2018—2019）"[1]指出，孕妇或在流感季节备孕的女性为优先接种对象。在妊娠任何阶段均可接种流感灭活疫苗，产后可接种流感减毒活疫苗。孕产妇接种流感疫苗后，母体或其胎儿/新生儿出现的严重不良事件，均应及时客观报告。但是，不良事件是否与疫苗接种存在因果关系，需要有充分、客观的科学证据。

四、孕产妇流感的抗病毒治疗

（一）治疗时机

1. 与疑似或确诊甲型流感感染者（症状发作前1 d至发热症状消退后24 h）密切接触后，建议预防性应用抗病毒药物。

2. 在流感流行季节，孕产妇出现流感样症状，在排除其他病因后，应尽早开始抗流感病毒治疗，不必等待病毒检测结果。

3. 在发病48 h内开始进行抗病毒治疗，可减少流感并发症、降低病死率、缩短住院时间。2009年流感流行期间的数据显示，与早期抗病毒治疗（发病48 h内）相比，延迟抗病毒治疗使孕产期流感患者入住重症监护病房或死亡的风险增加4.3倍[21]。

4. 发病时间超过48 h的重症患者依然可从抗病毒治疗中获益[22-24]。

（二）用药及方案

抗流感病毒药物神经氨酸酶抑制剂（neuraminidase inhibitor, NAI）对甲型、乙型流感均有效[23,25-26]。疑似或确诊的流感孕产妇，应尽早参照诊疗指南进行抗病毒治疗。

1. 奥司他韦（oseltamivir）：首选药物，75 mg，每日2次，口服，疗程为5 d。重症病例剂量可加倍，疗程可延长。肾功能不全者需要根据肾功能调整剂量。

2. 扎那米韦（zanamivir）：吸入制剂，主要用于不能口服药物者。每次10 mg吸入，每日2次，间隔12 h，疗程为5 d。不建议用于原有呼吸道疾病（如哮喘、慢性阻塞性肺病）患者、重症或有并发症的患者。

3. 帕拉米韦（peramivir）：成人用量为300~600 mg，静脉滴注，每日1次，疗程1~5 d，重症病例疗程可适当延长。

（三）安全性

奥司他韦、扎那米韦、帕拉米韦均被美国食品药品管理局（Food and Drug Administration, FDA）归为妊娠期C类药物。目前尚未发现对孕妇和胎儿有严重的不良反应[27-28]。有前瞻性研究观察了妊娠期间使用扎那米韦和奥司他韦对妊娠及胎儿的影响，2种药物均未造成不良妊娠结局。对奥司他韦上市后的资料分析显示，使用奥司他韦抗病毒治疗的2128例感染流感病毒的妊娠女性中，流产和早产的发生率均低于同期孕妇（包括感染和未感染流感病毒者），未观察到与药物相关的出生缺陷。

哺乳期间抗病毒药物安全性的数据有限。目前认为奥司他韦及其活性代谢产物很少排泄到母乳中[29]，用药不影响母乳喂养[30-31]。尚缺乏关于扎那米韦在母乳喂养期间安全性的研究。

五、孕产妇流感的围产期处理

孕产妇感染流感进展较快，较易发展为重症病例。因此，应密切监测病情，动态评估。妊娠中晚期、分娩或流产后2周内的确诊或疑似流感的孕产妇，发生重症流感的风险更高，建议住院治疗；疑似或确诊的孕产妇重症流感病例，建议尽早转诊至具有救治能力的医院，由包括产科专家在内的多学科专家组会诊，对孕产妇以及胎儿宫内状况进行综合评估，并进行相应的处理；低风险的流感或疑似流感孕产妇，以院外治疗为主，以减少交叉感染。

(一) 对症治疗

高热者可进行物理降温，或应用解热药物，ACOG推荐使用对乙酰氨基酚退热。咳嗽咳痰严重者给予止咳祛痰药物。中药亦可作为辅助治疗。

(二) 重症病例的治疗原则

1. 积极治疗原发病，防治并发症，并进行有效的器官功能支持：氧疗或机械通气治疗低氧血症或呼吸衰竭；合并休克时给予相应抗休克治疗，注意防治产后出血，以防同时发生失血性休克；静脉血滤有助于清除炎症因子，减少多器官功能障碍的发生；出现细菌性肺炎或其他继发感染时，应依据细菌培养和药敏试验合理选择相应的抗生素[2]。

2. 危重病例的产科处理：强调个体化治疗，根据孕周、病情严重程度、并发症等情况决定分娩时机和分娩方式[32]。

对于孕期的重症流感病例，终止妊娠是否有助于改善病情，并无一致意见。终止妊娠的时机和方式主要根据产科指征，并结合母体全身状况，权衡利弊，评估抉择。胎儿为有生机儿者，结合当地新生儿救治水平，可考虑终止妊娠；其他终止妊娠的情况包括早产临产或其他产科指征[33]。

目前尚无高质量的研究证明糖皮质激素的使用与重症流感死亡风险的增加有关[34]，考虑到使用糖皮质激素促胎肺成熟疗程短，总剂量远小于治疗重症流感的剂量，因此必要时可以考虑使用。

(三) 隔离防护[35]

1. 诊治疑似或确诊的流感孕产妇时，应严格执行感染预防标准。使用隔离待产室、分娩室或专用手术间，使用后终末消毒。

2. 疑似或确诊流感的产妇应与新生儿暂时隔离，以降低新生儿感染的风险。

解除母婴隔离需要达到以下3个标准：流感产妇服用抗病毒药物48 h后；不使用退热药物，24 h无发热；无咳嗽、咳痰。

3. 鼓励母乳喂养，母乳中的保护性抗体有助于婴儿抵抗感染。隔离期间可将母乳吸出，由健康者代为喂养。

六、妊娠期流感对胎儿的影响

妊娠期流感对胎儿的影响有待深入研究。流感病毒罕有经胎盘传播，目前仅见于致死性禽流感（H5N1）的个案报道。然而，妊娠女性感染流感病毒仍可对胎儿产生不良影响。发热是流感的常见症状，也是某些出生缺陷和婴儿其他不良结局的危险因素。2013 年的系统评价和荟萃分析[36]显示，妊娠早期流感增加先天性异常的发生风险，包括唇裂（$OR=3.12$, 95% CI：2.20～4.42），神经管缺陷（$OR=3.33$, 95% CI：2.05～5.41），脑积水（$OR=5.74$, 95% CI：1.10～30.00）和先天性心脏缺陷（$OR=1.56$, 95% CI：1.13～2.14）。使用退热药可以减轻这种风险。此外，相关文献报道，妊娠期流感增加自然流产、早产、死胎、小于胎龄儿和低出生体重的发生风险[37]。

共识要点

- 孕产妇对流感普遍易感，是罹患重症流感的高危人群。
- 在流感季节，处于妊娠期或计划怀孕的女性，无禁忌者均可接种流感灭活疫苗。妊娠终止后可接种流感减毒活疫苗。
- 对于密切接触疑似或确诊流感患者的孕产妇，推荐预防性应用抗病毒药物神经氨酸酶抑制剂（neuraminidase inhibitor, NAI）。
- 对于确诊或疑似流感的孕产妇，推荐尽早应用 NAI 抗病毒治疗。强调抗病毒药物的早期应用，推荐在症状出现后 48 h 内尽早开始；超过 48 h 者，治疗仍然有益。
- 疑似或确诊的孕产妇重症流感病例，建议尽早转诊至具有救治能力的医院处理。
- 危重病例的产科处理，强调个体化治疗，根据孕周、病情严重程度、并发症等情况决定分娩时机和分娩方式。
- 疑似或确诊流感的产妇应与新生儿暂时隔离，以降低新生儿感染的风险。
- 鼓励母乳喂养。

执笔专家：王谢桐（山东大学附属省立医院、山东省妇幼

保健院),杨慧霞(北京大学第一医院),连岩(山东省妇幼保健院),周乙华(南京大学医学院附属鼓楼医院),陈叙(天津市中心妇产科医院)

参与共识讨论专家(按姓氏拼音排序):陈叙(天津市中心妇产科医院),陈冬梅(泉州市儿童医院),陈敦金(广州医科大学附属第三医院),陈红波(安徽省妇幼保健院),陈同辛(上海交通大学医学院附属上海儿童医学中心),戴毅敏(南京大学医学院附属鼓楼医院),龚云辉(四川大学华西第二医院),古航(上海长海医院),顾蔚蓉(复旦大学附属妇产科医院),李禄全(重庆医科大学附属儿童医院),连岩(山东省妇幼保健院),林新祝(厦门市妇幼保健院),蔺莉(北京大学国际医院),刘云峰(北京大学第三医院),漆洪波(重庆医科大学附属第一医院),钱继红(上海交通大学医学院附属新华医院),邵勇(重庆医科大学附属第一医院),孙敬霞(哈尔滨医科大学附属第一医院),王谢桐(山东大学附属省立医院、山东省妇幼保健院),魏军(中国医科大学附属盛京医院),辛虹(河北医科大学第二医院),晏长红(江西省儿童医院),杨慧霞(北京大学第一医院),俞惠民(浙江大学医学院附属儿童医院),于永慧(山东大学附属省立医院),余章斌(南京医科大学附属妇产医院),周乙华(南京大学医学院附属鼓楼医院)

参考文献从略

(通信作者:王谢桐 杨慧霞)
(本文刊载于《中华国产医学杂志》2019年第22卷第2期第73-78页)

乙型肝炎病毒母婴传播预防临床指南（2020）

中华医学会妇产科学分会产科学组
中华医学会围产医学分会

乙型肝炎病毒（hepatitis B virus，HBV）母婴传播是我国慢性乙型肝炎（乙肝）的主要原因，预防HBV母婴传播是控制慢性乙肝的关键。诊断HBV感染的主要依据是HBsAg阳性。所有孕妇均需在产前检测HBsAg和其他乙肝血清学指标，目前，我国育龄期妇女HBsAg的总体阳性率为5%～6%。HBsAg阳性孕妇的新生儿是HBV感染的高危人群，务必在出生后12 h内（越快越好）肌内注射乙肝免疫球蛋白（hepatitis B immunoglobulin，HBIG）和乙肝疫苗，即联合免疫预防接种。而HBsAg阴性孕妇的新生儿通常仅需接种乙肝疫苗。

中华医学会妇产科学分会产科学组于2013年发表了《乙型肝炎病毒母婴传播预防临床指南（第1版）》[1]，对促进我国HBV母婴传播预防措施的落实，减少母婴传播发挥了重要作用。近年来，在预防HBV母婴传播方面取得了较多进展，中华医学会妇产科学分会产科学组和围产医学分会组织相关专家，以妊娠前、妊娠期、分娩和分娩后这一临床时间顺序为主线，在第1版指南的基础上进行了修订，形成了本指南。

一、HBV感染的临床诊断

1. 诊断标准：孕妇HBsAg阳性，诊断为HBV感染。

本指南位列"2021年度中国指南/共识科学性、透明性和适用性评级"前50。
引用文本： 中华医学会妇产科学分会产科学组，中华医学会围产医学分会. 乙型肝炎病毒母婴传播预防临床指南（2020）[J]. 中华妇产科杂志，2020, 55（05）：291-299. DOI:10.3760/cma.j.cn112141-20200213-00101.

2. 相关名词含义:(1)慢性HBV感染,即HBsAg阳性持续>6个月,肝功能正常,既往称慢性HBV携带。(2)慢性乙肝,即HBsAg阳性,肝功能异常且排除其他原因。慢性HBV感染与慢性乙肝为动态性疾病,慢性HBV感染者出现肝功能异常时,即使无临床表现,也已转为慢性乙肝。因此,慢性HBV感染者每6～12个月需复查病毒学指标、肝功能、AFP和肝脏B超等。

3. 乙肝血清学指标的临床意义:乙肝血清学指标包括HBsAg和乙肝表面抗体(抗-HBs)、HBeAg和乙肝e抗体(抗-HBe)及乙肝核心抗体(抗-HBc),俗称"乙肝两对半",可判断有无HBV感染和有无免疫力,其诊断意义见文末附表。HBsAg阳性即为HBV感染,HBeAg阳性说明病毒水平高;抗-HBs是中和抗体,阳性[≥10 IU/L(即mIU/ml)]即具有保护力。国产定性试剂检测即使抗-HBs弱阳性,其定量几乎都≥10 IU/L(即mIU/ml)。孕妇抗-HBs阳性,因母体IgG抗体能主动通过胎盘,故新生儿出生时抗-HBs也阳性。

4. HBV DNA定量检测:荧光实时定量PCR技术检测外周血HBV DNA水平,即病毒水平,可反映病毒复制是否活跃。通常认为HBV DNA>$2×10^5$kIU/L(即IU/ml),病毒复制活跃,称高病毒水平,也称高病毒载量。孕妇HBsAg阳性,就存在病毒复制,有传染性。部分HBsAg阳性者HBV DNA水平低于检测下限,是因为检测方法不够灵敏,不能检测到低水平的病毒,而不是没有病毒,不是真正"阴性"。

5. 乙肝血清学指标与HBV DNA水平的关系:HBsAg阳性和(或)HBeAg阴性(俗称"小三阳")孕妇,病毒复制不活跃,HBV DNA中位水平<10^3kIU/L(即IU/ml),>$2×10^5$kIU/L(即IU/ml)的比例约1%;HBsAg和HBeAg双阳性(俗称"大三阳")孕妇,病毒复制活跃,中位HBV DNA的水平为10^7～10^8kIU/L(即IU/ml),>$2×10^5$kIU/L(即IU/ml)者的比例约90%[2-3]。因此,HBeAg阳性者传染性强,易发生母婴传播。无条件行定量检测HBV DNA时,如HBeAg阳性,则可视为高病毒水平。

6. 脐带血或新生儿检测:即使脐带血或新生儿外周血HBsAg阳性和(或)HBV DNA阳性,仅能确定暴露于病毒,而不能确诊宫内感染或母婴传播[4-5],两者均阴性也不能排除母婴传播[4]。不建议检测脐带血或新生儿外周血乙肝血清学指标。

二、HBV 母婴传播

HBV 母婴传播，指母体病毒进入子代，且在其体内复制繁殖，造成慢性 HBV 感染。HBV 本身不直接致病，不引起胎盘损伤，通常不能通过胎盘，真正的宫内感染非常罕见，母婴传播预防失败并不说明是宫内感染[6]。

1. 母婴传播的主要危险因素：孕妇高病毒水平，即 HBV DNA 水平 $>2\times10^5$ kIU/L 或 HBeAg 阳性。

2. 母婴传播的时机：通常发生在分娩过程和产后，宫内感染非常罕见。产程中（包括剖宫产术中），胎儿或新生儿暴露于母体的血液和其他体液中，病毒可进入新生儿体内；新生儿出生后与母亲密切接触，也可发生传播。

3. HBsAg 阳性父亲的精液中可存在病毒，但精子细胞中无病毒，精液中的病毒也不能感染卵母细胞，HBV 不能感染受精卵而引起子代感染。

三、慢性 HBV 感染妇女的妊娠时机

慢性 HBV 感染妇女计划妊娠前，最好由感染科或肝病科医师评估其肝脏的功能和全身状况，明确是否存在肝纤维化或肝硬化。见表 1。

表 1 HBV 感染妇女常见情况的妊娠建议 [a]

ALT 水平	肝纤维化正常	肝硬化	妊娠建议
正常	无	无	定期复查肝功能正常者，正常妊娠
升高	无	无	暂时避孕。采用休息等保守治疗（不用抗病毒药）恢复正常，且稳定 3 个月以上者，正常妊娠。经保守治疗 3 个月仍异常，或正常后反复出现异常者，需抗病毒治疗，首选替诺福韦酯
正常	有	无	可妊娠，但妊娠期需要抗病毒治疗，产后继续抗病毒治疗

续 表

ALT 水平	肝纤维化正常	肝硬化	妊娠建议
升高	有	无	暂时避孕。首先抗病毒治疗,首选替诺福韦酯,肝功能正常3个月后可妊娠;妊娠期、产后继续抗病毒治疗
正常	-	早期	一般不建议妊娠。强烈要求生育者,总体情况较好条件下(白蛋白>35 g/L、血小板>$100×10^9$/L 等),同时请肝病科会诊,再决定是否妊娠,妊娠期、产后继续抗病毒治疗(首选替诺福韦酯),产后继续服药
升高	-	早期	必须避孕,抗病毒(首选替诺福韦酯)等综合治疗。强烈要求生育者,肝功能恢复正常且稳定3个月以上,总体情况较好的条件下,可考虑妊娠,同时妊娠期和产后继续服抗病毒药物
-	-	晚期	禁忌妊娠。肝硬化失代偿期,如脾功能亢进、食管和(或)胃底静脉曲张,或有肝性脑病、肝硬化腹水、消化道出血等病史者,禁忌妊娠。肝癌妇女禁忌妊娠

注:[a]有生育需求妇女,如因病情需要进行抗病毒治疗时,前提是HBV DNA 阳性,DNA 阴性则不予治疗;因需长期治疗,不轻易停药,首选替诺福韦酯。- 无此项;HBV 表示乙型肝炎病毒;ALT 表示丙氨酸转氨酶

1. 无乏力、食欲减退等肝炎临床表现、肝功能正常、无肝纤维化或肝硬化者可正常妊娠。

2. 肝炎活动时,即有临床表现和(或)肝功能异常者,需暂时避孕,首先采取休息等治疗,暂不用抗病毒药物,临床表现消失,肝功能正常且稳定3个月后再妊娠。上述治疗3个月无效,需要抗病毒治疗,待肝功能正常后再妊娠。

3. 有生育需求但因乙肝活动需要抗病毒治疗的药物选择：有生育需求的慢性乙肝妇女，有抗病毒治疗适应证时，首选不易产生耐药的替诺福韦酯（妊娠B类药），待肝功能正常后再妊娠，同时继续服药。该药用于预防HIV母婴传播时，不增加新生儿出生缺陷[7]。尽管如此，在使用任何抗病毒药物期间妊娠，必须充分告知药物的各种风险。

有生育需求的妇女应避免使用恩替卡韦和阿德福韦酯，因其对胎儿存在潜在的严重不良影响或致畸作用；对已经使用恩替卡韦或阿德福韦酯者，建议在妊娠前换为替诺福韦酯。抗病毒药物需要长期使用，不建议使用易产生耐药的拉米夫定和替比夫定；已使用拉米夫定或替比夫定者，最好换为替诺福韦酯。使用干扰素治疗疗程有限，停药后可妊娠，但使用干扰素期间，禁忌妊娠，必须采取避孕措施。

四、慢性HBV感染者妊娠期的管理

1. 妊娠期随访：慢性HBV感染妇女妊娠后，须定期复查肝功能，尤其在妊娠早期和妊娠晚期。首次检测肝功能正常者，无肝炎症状时，每2~3个月复查1次。如丙氨酸转氨酶（ALT）水平升高但不超过正常值2倍（<100 U/L）、无症状、无胆红素升高者，无需治疗，但需休息，间隔1~2周复查。如ALT水平升高超过正常值2倍（≥100 U/L），但无胆红素升高、无症状者，无需治疗，但需休息，间隔3~5 d复查；如ALT水平升高超过正常值2倍（≥100 U/L），且有肝炎症状或胆红素升高，需请感染科或肝病科医师会诊，必要时（ALT水平>400 U/L）住院治疗。绝大部分HBsAg阳性孕妇肝功能异常程度较轻，经休息等保守治疗后能好转或完全恢复。如保守治疗后肝功能异常继续加重，或出现明显临床表现，应考虑使用抗病毒治疗，首选替诺福韦酯，以预防由妊娠诱发的重型肝炎。

HBsAg阳性孕妇肝功能异常者，分娩后绝大多数可恢复正常[8]。因此，不需要对肝功能异常者进行常规抗病毒治疗，抗病毒治疗应掌握适应证。

2. 侵入性产前诊断和胎儿宫内手术是否增加母婴传播有待研究：妊娠期侵入性产前诊断包括绒毛穿刺取样术、羊膜腔穿刺术和脐静脉穿刺术。根据现有报道,对HBsAg阳性和HBeAg阴性孕妇行羊膜腔穿刺术不增加母婴传播的概率,且各项研究的结果一致[9-12]。因此,对HBeAg阴性孕妇,有行羊膜腔穿刺术指征时,不必担心HBV母婴传播。对孕妇HBeAg阳性或高病毒水平,羊膜腔穿刺术是否增加HBV母婴传播,由于研究纳入的病例数量较少,且报道的结果不一[9-12],是否增加HBV母婴传播,尚不能提出明确建议,有待进一步研究。如果确实有羊膜腔穿刺术的指征,权衡利弊后再决定。

妊娠期行绒毛穿刺取样术、脐静脉穿刺术和胎儿宫内治疗,是否引起胎儿HBV宫内感染,尚未检索到相关报道。但这些检查或治疗,均能将母体血液成分带入胎儿体内,理论上可引起胎儿宫内感染。因此,HBsAg阳性孕妇,如果确实有侵入性产前诊断或宫内治疗的适应证,需权衡利弊后再决定。如果实施了侵入性产前诊断或胎儿宫内治疗,尽可能随访其子代,观察有无感染,同时积累证据。

3. 妊娠晚期使用HBIG不能减少母婴传播:因母体内存在大量HBsAg,绝对浓度可高达5~200 mg/L(即μg/ml)。孕妇使用HBIG,其中的抗-HBs进入母体后迅速与HBsAg结合形成免疫复合物,因此抗-HBs既不能进入胎儿,也不能降低母体的病毒水平,不能减少母婴传播。因此,妊娠晚期不应该使用HBIG[1]。

4. 妊娠晚期使用抗病毒药物预防母婴传播:(1)妊娠晚期使用抗病毒药物预防的HBV DNA的阈值:多项前瞻性临床研究表明,对HBV DNA水平>10^6kIU/L(即IU/ml)或HBeAg阳性孕妇妊娠晚期(妊娠28~32周)开始服用抗病毒药物,使孕妇分娩时病毒水平降低,同时新生儿正规免疫接种预防,几乎可完全阻断HBV母婴传播[13-19]。目前尚无引起母婴传播的母体病毒水平的确切阈值,在查阅国内外相关资料[3, 6, 13-26]的基础上,结合国产试剂检测结果综合考虑,本指南推荐以HBV DNA水平>$2×10^5$kIU/L(即IU/ml)为口服抗病毒药物预防母婴传播的阈值。

研究证明,HBV DNA水平≤10^6kIU/L(即IU/ml)的孕妇的新生儿经及时、正规的免疫预防后,几乎不发生母婴传播[3, 6, 9, 25-26]。因此,将 HBV DNA>2×10^5kIU/L 作为口服抗病毒药物预防母婴传播的阈值是保守的,对 HBV DNA≤2×10^5kIU/L(即 IU/ml)孕妇无需口服抗病毒药物。HBV DNA 水平≤2×10^5kIU/L(即 IU/ml)孕妇的新生儿发生母婴传播,绝大部分是因为没有及时行正规免疫预防。因此,即使孕妇口服抗病毒药物,新生儿及时接受正规的免疫预防仍然是关键。

对不常规开展 HBV DNA 定量检测的地区,建议以 HBeAg 阳性作为口服抗病毒药物的指征,以预防母婴传播。因 HBeAg 阳性孕妇中,HBV DNA>2×10^5kIU/L(即 IU/ml)的比例约 90%[2-3]。HBeAg 阴性孕妇的中位 HBV DNA 水平<10^3kIU/L(即 IU/ml)[2-3],新生儿经正规预防后,几乎无感染[3-5, 9, 25-28],因此,HBeAg 阴性孕妇,无需常规定量检测 HBV DNA,也无需服用抗病毒药物。

(2)抗病毒药物的选择:替诺福韦酯、替比夫定和拉米夫定任何 1 种均能有效降低孕妇的病毒水平,无需联合用药。因替诺福韦酯不易产生耐药,建议首选。孕妇有肾功能损害或骨质疏松时,可选用替比夫定或拉米夫定。

(3)抗病毒药物开始服用的时机:研究显示,妊娠 28~32 周开始服用抗病毒药物,同时新生儿联合免疫预防,几乎能完全阻断母婴传播[13-19]。因此,本指南推荐高病毒载量孕妇从妊娠 28~32 周开始服用抗病毒药物;但不推荐在妊娠 28 周前开始用药,更无需从妊娠 24 周开始服药。

从经济和安全的角度出发,在确保不发生母婴传播的前提下,妊娠期使用抗病毒药物的时间越短越好。孕妇 HBV DNA 水平≤10^6kIU/L(即 IU/ml),新生儿免疫预防后几乎无母婴传播。因此,可研究使孕妇病毒水平降至≤10^6kIU/L(即 IU/ml)所需用抗病毒药物的最短时间,在此基础上探索合适的服用抗病毒药物的开始时间。研究显示,妊娠 30~32 周开始服用抗病毒药物,其子代几乎无母婴传播[16-17]。在妊娠 28~32 周开始服用抗病毒药物的研究中,部分孕妇是从妊娠 32 周才开始用药[13, 15, 19],其子代几乎未发生母婴传播,因此值得研究妊娠 32~33 周开始服药的预防效果。

(4)抗病毒药物的停药时间:以预防母婴传播为目的的

妊娠期抗病毒药物治疗，本指南建议分娩当日停药，同时孕妇于产后每2～3个月复查1次肝功能，至产后6个月，观察产后立即停药是否引起明显肝功能损害。既往研究中绝大部分在产后4～12周停药，没有诱发肝脏严重损害和重型肝炎[13-19]。部分孕妇停药后的肝功能异常，与停药并无因果关系，因没有服用抗病毒药物的孕妇产后也可发生肝功能异常[8,13]。已有研究显示，孕妇产后立即停药对母婴均未产生不良影响[16,18]。

（5）药物对子代的安全性：替诺福韦酯或拉米夫定均可通过胎盘，替比夫定尚未见相关报道。通常认为，宫内暴露于这些药物，不增加胎儿或新生儿的不良事件发生率。但妊娠期服用这些抗病毒药物，早产、低出生体重、严重出生缺陷（先天性巨结肠、先天性胆道闭锁、缺耳）、脑瘫、肌肉运动系统发育障碍、死胎等不良事件的发生概率高于对照组[13-14,17,28-33]，尽管差异没有统计学意义，但提示抗病毒药物对胎儿的安全性需要进一步研究。因此，服用抗病毒药物的孕妇，必须密切观察妊娠和分娩结局，并随访其子代至少至1岁，观察有无严重不良事件。药物对儿童的远期影响也值得观察[34-35]。

（6）停药后肝功能异常的处理：高病毒水平或HBeAg阳性孕妇绝大多数处于免疫耐受期，妊娠晚期服用抗病毒药物的目的是为了预防HBV母婴传播。妊娠期服药者产后停药，病毒量通常将恢复到原来水平[13,16,18]，约20%可出现肝功能异常（ALT>40 U/L）[13]，而妊娠期未服用抗病毒药物的孕妇，20%～25%产后也出现肝功能异常[8,13]。总体上，这些肝功能损害较轻的孕妇，经休息等保守治疗即可恢复正常[8,13]。因此，停药后出现肝功能异常时，如果无重型肝炎倾向，应首先考虑休息等保守治疗，抗病毒药物治疗应严格掌握其适应证[21-22]。

五、行剖宫产术分娩不能减少母婴传播

尽管有研究提出，对高病毒水平孕妇选择行剖宫产术能减少母婴传播[36]；但更多研究显示，行剖宫产术分娩和自然分娩的新生儿HBV感染率比较，差异无统计学意义[37-38]。说明，行剖宫产术并不降低HBV母婴传播率。因此，本指南不

推荐以预防 HBV 母婴传播为目的而选择剖宫产术。

六、HBV 母婴传播的免疫预防

HBsAg 阳性孕妇,分娩过程中其新生儿已经暴露于病毒,出生后必须尽快注射 HBIG 和乙肝疫苗,这是预防母婴传播的关键,即使孕妇妊娠期接受了抗病毒预防治疗。HBIG 的有效成分是抗 -HBs,注射后 15~30 min 后即开始发挥作用,我国对 HBsAg 阳性孕妇的新生儿提供 1 针免费的 HBIG(100 IU)。

制备 HBIG 的原料为合格献血员的血液,其生产工艺与普通免疫球蛋白相同,几乎无副作用。虽然理论上可能存在过敏,但新生儿首次使用,几乎不产生不良事件,因此无使用禁忌证,即使新生儿(包括早产儿)需要抢救,也可以使用。

乙肝疫苗是将 HBsAg 吸附于氢氧化铝凝胶,为均匀的乳白色混悬液制剂。乙肝疫苗的安全性极高,除引起局部轻微红肿外,几乎无其他严重副作用,过敏的发生率为 1(/50 万~60 万),这与个体的特殊体质有关。新生儿(包括早产儿)存在窒息、吸入性肺炎等严重不良状况需要抢救时,应暂停接种乙肝疫苗,待身体状况稳定后 1 周可开始接种。接种第 2 针或第 3 针疫苗时,如存在发热、呼吸道(咳嗽)或消化道(腹泻)感染、其他全身性感染、不明原因烦躁、哭闹、拒奶、睡眠不佳等,需延期接种,待身体恢复后 1 周可接种。新生儿黄疸,但无发热、咳嗽或腹泻等感染情况,能正常喝奶、睡眠,无烦躁、哭闹等,可接种乙肝疫苗。我国国产乙肝疫苗的效果和安全性与进口疫苗完全相同。

自 2000 年后,我国均使用重组乙肝疫苗。新生儿和儿童使用的绝大多数疫苗含 10 μg 重组酵母 HBsAg,少数是哺乳动物细胞 HBsAg,刺激机体主动产生抗 -HBs,按"0、1、6月"方案接种 3 针。接种第 1 针疫苗后,大部分婴儿抗 -HBs 仍为阴性或低于检测下限,接种第 2 针后 1 周左右抗 -HBs 阳性,即接种第 1 针疫苗后 35~40 d 可保护机体免受 HBV 感染;接种第 3 针疫苗是为了延长保护期限,可达 30 年以上[39-40]。普通新生儿全程接种 3 针疫苗后抗 -HBs 阳转率高达 97%~100%[41]。人体主动产生抗 -HBs 后,具有免疫记忆,即使抗-HBs转阴,机体仍具有免疫力,再次接触HBV,也不会感染。因此,非高危人群无需加强接种乙肝疫苗[42-43]。

1. 足月新生儿的免疫预防:孕妇HBsAg阴性时,其新生儿按"0、1、6月"方案接种3针疫苗即可,不必使用HBIG。孕妇HBsAg阳性时,无论HBeAg是阳性还是阴性,其新生儿务必在出生后12 h内肌内注射HBIG(越快越好,最好在数分钟内),同时在不同部位肌内注射第1针乙肝疫苗(越快越好,最好在数分钟内);并于1月和6月龄分别接种第2针和第3针疫苗。孕妇HBeAg阳性时,100 IU和200 IU的HBIG对新生儿的保护作用相同,仅使用100 IU的HBIG即可,无需使用200 IU[41, 44],也无需在新生儿2~4周龄时注射第2针HBIG,因为注射100 IU HBIG的保护期限至少可以维持42~63 d,此时已经接种了第2针疫苗,体内已主动产生抗-HBs抗体。见表2。

表2 新生儿的乙肝免疫预防方案[a]

新生儿	乙肝免疫球蛋白(100 IU/1 ml/支)接种方案[c]	乙肝疫苗(10 μg/0.5 ml/支)接种方案[d]	乙肝随访
足月或早产但出生体重≥2000 g			
母亲HBsAg阴性	不需要	3针:0、1、6月方案	不需要
母亲HBsAg阳性	必须,出生后12 h内(越快越好)接种。按时接种第2针疫苗者,无需重复使用;第2针疫苗延迟接种超过1个月者,重复使用1次	3针:0、1、6月方案;首针出生后12 h内(越快越好)	需要,最后1针后1~6个月
早产且出生体重<2000 g[b]			

续 表

新生儿	乙肝免疫球蛋白 （100 IU/1 ml/支） 接种方案[c]	乙肝疫苗 （10 μg/0.5 ml/支） 接种方案[d]	乙肝随访
母亲 HBsAg 阴性	不需要	3针：出生体重≥2000 g时，出生后第1针、间隔1个月第2针、再隔5个月第3针	不需要
母亲 HBsAg 阳性	必须，出生后12 h内（越快越好）接种。极早或极低体重早产儿，1月龄左右可重复1次	4针：出生12 h内第1针、3～4周第2针、再隔1个月第3针、再隔5个月第4针	需要，最后1针后1～6个月

注：[a]如果孕妇 HBsAg 不明，建议按 HBsAg 阳性处理，特别是有乙肝家族史者。[b]孕妇 HBsAg 阴性，新生儿出生体重<2000 g，待达到2000 g后接种第1针乙肝疫苗，如出院前未达到2000 g，在出院前接种第1针；孕妇 HBsAg 阳性，新生儿身体稳定，需尽快接种第1针，无需待体重达到2000 g。[c]孕妇 HBsAg 阳性时，不管新生儿是否早产、状况如何（包括抢救），需12 h内注射1针乙肝免疫球蛋白，越快越好，尽可能在数分钟内完成。[d]孕妇 HBsAg 阳性时，不管新生儿是否早产和出生体重，只要身体状况稳定，需尽快注射第1针乙肝疫苗，如果需要抢救或状况不佳，疫苗延迟接种，待病情稳定1周后接种第1针。乙肝表示乙型肝炎

采取上述联合免疫预防后，对 HBeAg 阴性孕妇的新生儿，保护率几乎为100%，几乎不再感染；对 HBeAg 阳性孕妇的新生儿，保护率为90%～97%，感染率为3%～10%[6, 9, 25-28]，如果在新生儿出生后1 h 内使用联合预防，保护率可达97%以上，感染率<3%[13-14]，如果不使用 HBIG，仅使用乙肝疫苗，保护率仅为55%～85%。因此，务必联合使用 HBIG 和乙肝疫苗，新生儿出生后越快使用越好。

2. 足月新生儿出生状况不佳时的免疫预防：新生儿身体状况不佳需要抢救时，如羊水吸入、窒息等，如果孕妇 HBsAg 阴性，暂缓接种疫苗，待病情恢复且稳定1周后再开始按"0、1、6月"方案接种。

如果孕妇 HBsAg 阳性，暂缓接种疫苗，但务必在新生儿

出生后 12 h 内（越快越好，最好在数分钟内）肌内注射 HBIG。HBIG 几乎无副作用，新生儿抢救不影响 HBIG 的应用。乙肝疫苗待病情恢复且稳定 1 周后再开始接种。如果第 1 针疫苗延迟接种≥4 周，第 2 针疫苗也将相应延迟，导致婴儿主动产生免疫力的时间也延迟，因此，建议新生儿 4 周龄左右注射第 2 针 HBIG。见表 2。

3. 早产儿的免疫预防：孕妇 HBsAg 阴性，早产儿生命体征稳定，出生体重≥2000 g 时，按 "0、1、6 月" 方案接种。早产儿生命体征不稳定，先处理相关疾病，待稳定 1 周再按上述方案接种。早产儿出生体重＜2000 g，待体重≥2000 g 后接种第 1 针（出院前未达到 2000 g，在出院前接种第 1 针），间隔 1 个月接种第 2 针疫苗，再间隔 5 个月接种第 3 针疫苗。见表 2。

孕妇 HBsAg 阳性，早产儿无论身体状况如何，在 12 h 内（越快越好）必须肌内注射 HBIG；如果首针疫苗接种延迟≥4 周，间隔 4 周左右需再注射 1 次 HBIG。如早产儿生命体征稳定，无需考虑体重，尽快接种第 1 针乙肝疫苗；如果生命体征不稳定，待稳定 1 周左右，尽早接种第 1 针乙肝疫苗。1 个月后或者体重≥2000 g 后，再重新按 "0、1、6 月" 方案全程接种 3 针乙肝疫苗。

七、孕妇 HBsAg 阴性而家庭其他成员 HBsAg 阳性的子代预防

孕妇 HBsAg 阴性，但新生儿父亲或祖辈 HBsAg 阳性，因照料新生儿而密切接触时，需要注意预防 HBV 传播。如果孕妇抗 -HBs 阳性，新生儿出生时就有免疫力，无需特殊处理，正常接种乙肝疫苗即可。

如果孕妇抗 -HBs 阴性，大部分新生儿在接种第 2 针乙肝疫苗后 1 周左右才产生抗体，在此之前对 HBV 易感。如果家庭成员 HBsAg 阳性，尤其是 HBeAg 阳性者，注意与新生儿不要密切接触。如果 HBsAg 阳性（尤其 HBeAg 阳性）者必须与新生儿密切接触（如照料），新生儿最好注射 1 针 HBIG。

八、鼓励 HBV 感染孕妇的新生儿母乳喂养

虽然 HBsAg 阳性孕妇的乳汁存在病毒，但母乳喂养不增

加额外的 HBV 母婴传播风险,这与新生儿出生后立即免疫预防有关,也可能与母乳能与 HBsAg 结合有关[45-46]。无论孕妇 HBeAg 阳性还是阴性,都应鼓励新生儿母乳喂养,且在预防接种前就可以开始哺乳。新生儿出生后 12 h 内已完成免疫预防,具有免疫力,乳头皲裂或损伤出血、婴儿口腔溃疡或舌系带剪开造成口腔损伤等,均可哺乳。无需检测乳汁 HBV DNA 水平。

孕妇妊娠期抗病毒预防治疗,产后立即停药者,鼓励母乳喂养。产后继续服药者,药物可通过乳汁分泌,虽然药物说明书建议服药期间不能哺乳,但研究显示,婴儿经母乳而吸收的替诺福韦酯和拉米夫定的血药浓度仅为孕妇血药浓度的 2%~27%,远低于妊娠期服药者的宫内暴露浓度[20];孕妇产后短期服药且母乳喂养的新生儿,并没有出现额外的不良反应[13, 16]。因此,建议产后短期继续服药者(如产后 1 个月)坚持母乳喂养,而不是放弃母乳喂养。如果产后需要持续服药者,母乳喂养对婴儿是否产生不良影响的研究资料有限,但结合母乳喂养的益处和婴儿曾经长期宫内暴露于药物未产生严重不良影响,可考虑母乳喂养,同时须密切观察药物对婴儿是否存在不良影响。

九、婴幼儿随访

HBsAg 阴性孕妇的婴幼儿,正规免疫预防后抗体应答率>97%,几乎不再发生慢性 HBV 感染,无需检查乙肝血清学指标。HBsAg 阳性孕妇的婴幼儿,需随访乙肝血清学指标,其目的:(1)免疫预防是否成功,有无感染 HBV;(2)是否需要重新接种乙肝疫苗。

随访的适当时间为 7~12 月龄,即接种第 3 针乙肝疫苗后 1~6 个月;如果未随访,12 月龄后仍需随访。接种第 3 针乙肝疫苗后 1~2 个月,抗 -HBs 滴度最高,是随访的最佳时机。随访结果有:(1)HBsAg 阴性、抗 -HBs 阳性,说明预防成功,无需特别处理。(2)HBsAg 阴性、抗 -HBs 也阴性,说明暂时没有感染,但对疫苗无应答,尽快再次按"0、1、6月"方案全程接种 3 针乙肝疫苗,然后再复查;如果仍然没有应答,通常无需再次接种。(3)HBsAg 阳性、抗 -HBs 阴性,初步说明免疫预防失败;6个月后复查HBsAg仍阳性,可确定预防失败,已为慢性感染。妊娠期抗病毒预防治疗孕妇的子代,还需要观察其生长发育情况以及是否存在其他情况。

因母体IgG抗体能通过胎盘,婴儿体内的母源性抗-HBc最长可持续2年。但只要婴儿HBsAg阴性、抗-HBs阳性,就说明没有感染,而且具有免疫力。确定免疫预防成功、抗-HBs阳性后,无需每年随访。如果抗-HBs转为阴性,因机体具有免疫记忆,仍具有免疫力,无需重复接种乙肝疫苗[42-43]。

十、预防HBV母婴传播的其他推荐建议

1. 妊娠前筛查乙肝血清学指标均阴性,最好在妊娠前接种乙肝疫苗。若在接种期间妊娠,无需特别处理,且可完成全程接种。乙肝疫苗对孕妇和胎儿均无不良影响。

2. 妊娠期没有筛查HBsAg,分娩时尽快检测。如果新生儿娩出后仍无法确定孕妇HBsAg状态,最好给新生儿注射HBIG;如有乙肝家族史,强烈建议注射HBIG。

3. 产房备有HBIG和乙肝疫苗,使新生儿出生后能迅速接受免疫预防。

4. HBIG为血制品,分娩前预先完成知情同意签名,避免延误使用。

5. 分娩时新生儿曾"浸泡"在含有病毒的液体中,清理新生儿口腔、鼻道时,尽可能轻柔操作,避免过度用力,以避免皮肤黏膜损伤而将病毒带入新生儿体内。

6. 新生儿皮肤表面可能存在HBV,任何有损皮肤的处理前,务必充分消毒。尽可能先注射HBIG,再进行其他注射治疗等。

7. HBsAg阳性的不孕女,无论HBeAg是否阳性,不影响辅助生殖技术的实施效果。

十一、预防HBV母婴传播的推荐建议总结

1. 所有孕妇产前需要筛查乙肝血清学指标:HBsAg阳性即为HBV感染,有传染性;HBeAg阳性,传染性强;抗-HBs阳性,有免疫力。

2. 孕妇HBsAg阴性:新生儿按"0、1、6月"方案接种

乙肝疫苗,通常不必注射 HBIG。

3. 孕妇 HBsAg 阳性:新生儿出生 12 h 内(越快越好)肌内注射 1 针 HBIG(通常无需第 2 针),并同时肌内注射第 1 针乙肝疫苗(越快越好),1 月和 6 月龄分别接种第 2 针和第 3 针疫苗。

4. 孕妇 HBeAg 阳性或 HBV DNA 水平 $>2\times10^5$ kIU/L(即 IU/ml):妊娠 28~32 周开始服用抗病毒药物,首选替诺福韦酯,密切观察妊娠和分娩结局,分娩当日停药。新生儿及时联合免疫预防,并随访子代,观察有无严重不良事件。孕妇 HBeAg 阴性或 HBV DNA 水平 $\leq2\times10^5$ kIU/L(即 IU/ml),无需服用抗病毒药物预防母婴传播。

5. 行剖宫产术分娩不能减少 HBV 母婴传播。

6. 身体状况不佳的足月儿和早产儿:母亲 HBsAg 阳性,无论新生儿身体状况如何,务必在出生后 12 h 内(越快越好)肌内注射 1 针 HBIG,身体稳定后尽早接种乙肝疫苗。

7. 家庭其他成员 HBsAg 阳性:孕妇抗 -HBs 阳性,无需特殊处理。孕妇抗 -HBs 阴性,新生儿接种第 2 针疫苗前,HBsAg 阳性(尤其 HBeAg 阳性)者避免与新生儿密切接触;如果必须密切接触,新生儿最好注射 HBIG;不密切接触时,新生儿不必注射 HBIG。

8. 母乳喂养:无论孕妇 HBeAg 阴性还是阳性,无论新生儿口腔有无损伤,均可母乳喂养。孕妇产后服用抗病毒药物,建议母乳喂养,同时观察对新生儿是否产生不良影响。

9. 新生儿随访:仅需随访 HBsAg 阳性孕妇的子代,7~12 月龄时检测乙肝血清学指标。若 HBsAg 和抗 -HBs 都阴性,尽快再次按"0、1、6"方案接种 3 针乙肝疫苗。孕妇妊娠期或产后口服抗病毒药物者,需观察对婴儿有无不良影响。

顾问:庄辉(北京大学基础医学院)、董悦(北京大学第一医院)

本指南的执笔专家:周乙华(南京大学医学院附属鼓楼医院)、杨慧霞(北京大学第一医院)、胡娅莉(南京大学医学院附属鼓楼医院)、刘兴会(四川大学华西第二医院)

参与本指南讨论的专家(按姓氏笔画排列):丁依玲(中南大学湘雅二医院)、马润玫(昆明医科大学第一附属医院)、王子莲(中山大学附属第一医院)、王临虹(中国疾病预防控制中心慢病中心)、王前(中国疾病预防控制中心妇幼保健中心)、王潇滟(中国疾病预防控制中心妇幼保健中心)、王爱玲(中国疾病预防控制中心妇幼保健中心)、王富珍(中国疾病预防控制中心免疫规划中心)、王谢桐(山东省立医院)、朴梅花(北京大学第三医院)、乔亚萍(中国疾病预防控制中心妇幼保健中心)、刘志华(南方医科大学南方医院)、刘喆(北京大学第一医院)、孙路明(上海市第一妇婴保健院)、李力(陆军军医大学附属大坪医院)、李杰(北京大学基础医学院)、李笑天(复旦大学附属妇产科医院)、肖梅(湖北省妇幼保健院)、时春艳(北京大学第一医院)、张卫社(中南大学湘雅医院)、张为远(首都医科大学附属北京妇产医院)、陈叙(天津市中心妇产科医院)、陈敦金(广州医科大学附属第三医院)、其木格(内蒙古医科大学附属医院)、赵扬玉(北京大学第三医院)、俞惠民(浙江大学医学院附属儿童医院)、贺晶(浙江大学医学院附属妇产科医院)、贾继东(北京友谊医院)、徐友娣(南京第一医院)、程蔚蔚(上海交通大学医学院附属国际和平妇幼保健院)、漆洪波(重庆医科大学附属第一医院)、樊尚荣(北京大学深圳医院)、戴毅敏(南京大学医学院附属鼓楼医院)

附表 乙肝血清学指标检测及其诊断意义

乙肝血清学指标					诊断意义
HBsAg	抗-HBs	HBeAg	抗-HBe	抗-HBc	
+	−	+	−	+/−	HBV感染、传染性强
+	−	−	+/−	+	HBV感染、有传染性
+	−	−	+	−	HBV感染、有传染性
+	+	+/−	+/−	+/−	HBV感染、有传染性、病毒可能变异
+	−	−	−	−	HBV感染潜伏期、有传染性
−	+	−	+/−	+	既往感染已恢复、无传染性、有保护力

续 表

乙肝血清学指标					诊断意义
HBsAg	抗-HBs	HBeAg	抗-HBe	抗-HBc	
-	+	-	+		既往感染已恢复、无传染性、有保护力
-	+	-	-	-	接种疫苗或既往感染已恢复、无传染性、有保护力
-	-	-	+/-	+	既往感染已恢复、无传染性
-	-	-		+	既往感染已恢复、无传染性
-	-	-	-	-	既往无感染、易感人群

注：+ 表示阳性；- 表示阴性；+/- 表示阳性或阴性；乙肝表示乙型肝炎；抗-HBS 表示乙肝表面抗体；抗-HBe 表示乙肝 e 抗体；抗-HBC 表示乙肝核心抗体

参考文献从略

（通信作者：杨慧霞 胡娅莉 刘兴会）

（本文刊载于《中华妇产科杂志》2020 年第 55 卷第 5 期第 291-299 页）

推荐扫码阅读：CSOG MFM Committee Guideline Management of Hepatitis B During Pregnancy and Prevention of Mother-to-Child Transmission of Hepatitis B Virus (2020)

预防围产期B族链球菌病（中国）专家共识

中华医学会围产医学分会
中华医学会妇产科学分会产科学组

B族链球菌（group B *Streptococcus*，GBS）又称无乳链球菌（*Streptococcus agalactiae*），是一种兼性厌氧的革兰阳性球菌，可间断性、一过性或持续性定植于消化道和生殖道。孕妇GBS定植是指孕期在阴道、直肠或肛周取样培养呈GBS阳性[1]。GBS是一种条件致病菌，在一定条件下可由定植状态转为致病菌，导致孕产妇或新生儿患侵袭性GBS病。侵袭性GBS病指在正常情况下无菌部位取样培养呈GBS阳性，并伴随相关临床表现[2]。

不同国家和地区的孕妇GBS定植率有所不同。2017年的一项系统评价纳入了来自85个国家的390篇研究共纳入299 924例孕妇，显示总体孕妇GBS定植率为18%（95%*CI*：17%～19%），其中南亚和东亚地区分别为12.5%（95%*CI*：10%～15%）和11%（95%*CI*：10%～12%）[3]。另一篇纳入2000年至2018年发表的30篇中国研究共44 716例孕妇的meta分析显示，中国孕妇GBS定植率为11.3%[2]。

根据荚膜多糖体不同，目前已鉴定出10种GBS血清型：Ⅰa、Ⅰb、Ⅱ、Ⅲ、Ⅳ、Ⅴ、Ⅵ、Ⅶ、Ⅷ和Ⅸ型[2]。基于全球16 882例孕妇的系统评价发现，Ⅰ～Ⅴ型GBS较为常见，约占98%，其中Ⅲ型GBS致病性较强，占侵袭性GBS疾病

引用文本：中华医学会围产医学分会，中华医学会妇产科学分会产科学组. 预防围产期B族链球菌病（中国）专家共识[J]. 中华围产医学杂志, 2021, 24 (08): 561-566.DOI: 10.3760/cma.j.cn113903-20210716-00638.

的25%[3-4]。2020年一项纳入4篇中国文献包括175例新生儿侵袭性GBS病的系统综述显示，97%的GBS血清型为Ⅰa、Ⅰb、Ⅲ和Ⅴ型，其中Ⅲ型最为常见，占65%（114/175）[2]。

对于孕妇GBS定植，若不加以干预，50%会垂直传播至胎儿或新生儿，是导致新生儿早发型GBS病（GBS early-onset disease，GBS-EOD）的重要原因，可造成新生儿败血症和新生儿脑膜炎等[1, 5]。目前，我国尚缺乏指导孕妇GBS定植筛查和预防围产期GBS病的临床指南。因此，中华医学会围产医学分会和中华医学会妇产科学分会产科学组成立专家组，通过文献检索和分析讨论制定了本共识，并根据评估、制订和评价（grades of recommendation, assessment, devel-opment, and evaluation, GRADE）方法，对证据质量和推荐强度进行了分级（表1），旨在进一步规范临床实践。本共识在制定过程中参考了2020年美国妇产科医师学会（American College of Obstetricians and Gynecologists，ACOG）制定的预防新生儿GBS-EOD指南[1]、2017年英国皇家妇产科医师学会（Royal College of Obstetricians and Gynaecologists，RCOG）制定的预防新生儿GBS-EOD指南[6]、2020年昆士兰临床指南中新生儿GBS-EOD[7]、2019年美国感染疾病协会（Infectious Diseases Society of America，IDSA）发布的成人无症状菌尿管理指南[8]、2010年美国疾病预防控制中心（Centers for Disease Control，CDC）制定的预防围产期GBS病指南[9]以及2019年美国预防医学工作组（US Preventive Services Task Force，USPSTF）发布的对成人无症状菌尿的筛查建议[10]。

表1　证据质量及推荐强度分级

证据质量和推荐强度	说明
证据质量	
高质量（A）	来自随机对照的meta分析或至少来自1个随机对照研究
中等质量（B）	至少来自1个设计严谨的非随机对照研究或来自1个设计严谨的试验性研究
低质量（C）	至少来自1个设计良好的非试验性描述研究
极低质量（D）	来自专家委员会的报告或权威专家的经验

续 表

证据质量和推荐强度	说明
推荐强度	
强推荐（1）	明确显示干预措施利大于弊或弊大于利
弱推荐（2）	干预措施可能利大于弊或弊大于利，但利弊无法完全确定
GPS	GPS 是基于非直接证据或专家意见/经验形成且普遍认可的一般原则

注：GPS：良好实践声明（good practice statements）

一、GBS 定植与母儿不良结局

1. 孕产妇感染：孕妇体内定植的 GBS 可在一定条件下致病，导致孕妇出现无症状菌尿、膀胱炎、肾盂肾炎、菌血症、羊膜腔感染、肺炎、早产、产后子宫内膜炎及产后脓毒症等以及胎儿宫内死亡[4, 11-12]。一项基于队列研究和横断面研究的 meta 分析发现妊娠期 GBS 定植者和患有 GBS 菌尿者，早产的风险均明显增加 [RR 值（95%CI）分别为 1.21（1.24～2.77）和 1.98（1.45～2.69），P 值均<0.05][13]。

2. 新生儿感染：母体将 GBS 传递给新生儿后，可导致子代出现败血症和中枢神经系统感染，严重时甚至死亡，存活者可因炎症损伤导致神经系统后遗症[11]。一篇纳入了 64 篇中国研究的系统综述显示我国新生儿或婴儿侵袭性 GBS 病 [包括 GBS-EOD 和晚发型 GBS 病（GBS late-onset disease，GBS-LOD）] 发生率为 0.55（95%CI：0.35～0.74）/1000 活产儿，高于全球发生率（0.49/1000 活产儿）和亚洲发生率（0.42/1000 活产儿）[2, 14]。可能是由于中国尚无 GBS 筛查和预防指南，仅有 43% 的研究中提到了预防性使用抗生素，以及 GBS 筛查和预防性抗生素使用不规范。而亚洲发生率较低可能是由于亚洲 GBS 定植率较低。中国新生儿侵袭性 GBS 病的病死率为 5%（95%CI：3%～6%），低于全球水平的 8.4%（95%CI：6.6%～10.2%），推测由于该研究纳入的数据大部分来自中国三级医院，临床水平较高，抗生素使用更标准[2, 14]。

根据新生儿或婴儿感染 GBS 的时间分为 GBS-EOD 和

GBS-LOD。(1) GBS-EOD 发生在分娩后 7 d 内,主要发生于产后 12～48 h,致病的 GBS 来源于母体的垂直传播,如果不使用抗生素,约 1.1% 新生儿会出现 GBS-EOD[15]。主要表现为新生儿菌血症、肺炎或脑膜炎。GBS-EOD 的危险因素主要是分娩时母体存在阴道-直肠 GBS 定植[16],其他包括早产、极低出生体重儿、破膜时间长、宫内感染、母亲低龄及黑色人种等[13, 17-18]。母体阴道-直肠 GBS 菌落计数高、GBS 菌尿及既往有新生儿 GBS-EOD 史的孕产妇,其新生儿发生 GBS-EOD 的风险更高[19]。(2) GBS-LOD 发生于产后 7 d 至 3 个月,发生率为 0.032%,主要表现为新生儿/婴儿菌血症、脑膜炎、肺炎或器官软组织感染。致病的 GBS 来源于母体水平传播、院内感染或社区感染。目前的产科干预手段并不能预防 GBS-LOD 的发生。产程中应用抗生素可使 GBS-LOD 症状延迟出现,并可减轻 GBS-LOD 症状[20]。

二、妊娠期 GBS 筛查

【推荐】对所有孕 35～37 周的孕妇进行 GBS 筛查,孕期患 GBS 菌尿者或既往有新生儿 GBS 病史者可直接按 GBS 阳性处理。(推荐等级 1B)

对于条件不足的机构,推荐基于危险因素(产时发热≥38℃、早产不可避免、未足月胎膜早破、胎膜破裂≥18 h)进行预防性治疗。(推荐等级 1B)

GBS 筛查有效期为 5 周,若 GBS 阴性者超过 5 周未分娩,建议重复筛查。(推荐等级 1B)

1. 筛查对象:推荐在 35～37 周对所有孕妇行阴道-直肠 GBS 筛查。孕期患 GBS 菌尿或既往有新生儿 GBS 病史者可不筛查,按照 GBS 阳性处理。研究显示,普遍性筛查后采取预防性治疗,较基于危险因素的预防性治疗更能预防 GBS-EOD 的发生[21]。但对于条件不足的机构,推荐基于危险因素(产时发热≥38℃、早产不可避免、未足月胎膜早破、胎膜破裂≥18 h)的预防性治疗,此时新生儿发生 GBS-EOD 风险较高[9, 22]。研究显示筛查结果在 5 周内有较高的预测准确性,超过 5 周后预测准确性明显下降($P<0.01$)[23-24]。若 GBS 阴性者超过 5 周未分娩,建议重复筛查[1]。

【推荐】 在不使用阴道窥器的情况下，用拭子在阴道下1/3取样，然后用同一拭子通过直肠括约肌在直肠内取样。（推荐等级1B）

2. 取样方法：在不使用阴道窥器的情况下，用拭子在阴道下1/3取样，然后用同一拭子通过直肠括约肌在直肠内取样。尽管2010年CDC指南[9]和2017年RCOG指南[6]认为阴道取样和直肠取样可以使用1个或不同拭子，但2020年ACOG指南认为联合取样可增加检出率[1]。不推荐单独行宫颈取样或阴道取样[1, 25]。

3. 检测方法：标准的GBS筛查应在取样后将拭子置于非营养性转运介质中，24 h内尽快送检。实验室应使用选择性增菌肉汤培养基增菌培养18～24 h，然后接种到血琼脂培养基，通过乳胶凝集试验、显色培养、DNA探针或核酸扩增试验（nucleic acid amplification testing，NAAT）等技术鉴定GBS。增菌培养能够提高GBS检出率。单行NAAT耗时短（1～2 h），可用于未行GBS筛查孕妇在产程中即时检测，但因缺少增菌培养，灵敏度下降，检出失败率为7%～10%，也无法进行药敏试验[1]。

4. 注意事项：若已知孕妇对青霉素严重过敏，应明确告知实验室分离GBS，进行克林霉素和红霉素药敏试验，检测GBS菌株对克林霉素和红霉素是否敏感[1]。

三、围产期抗生素使用方案

围产期预防性抗生素使用可有效降低新生儿侵袭性GBS病的发病率。20世纪90年代美国GBS-EOD发病率为1.8/1000活产儿，在广泛进行预防性抗生素治疗后，2015年发病率降至0.23/1000活产儿，下降了80%[17]。

基于全球研究的系统评价显示，GBS菌株对红霉素耐药率为25%，克林霉素为27%，而亚洲耐药率较高，其中红霉素为46%、克林霉素为47%[26]。一项纳入20篇中国研究的系统综述显示，GBS菌株对四环素耐药率为98.0%（*IQR*：80.0%～100.0%），克林霉素为73.3%（*IQR*：62.6%～78.7%），红霉素为64.4%（*IQR*：56.6%～75.0%），环丙沙星为25.0%（*IQR*：9.1%～35.2%），尚无中国研究报道GBS菌株对青霉素、阿莫西林、万古霉素和利奈唑胺的耐药情况[2]。

【推荐】 孕35～37周GBS筛查为阳性的孕妇，或既往有新生儿GBS病史者，或此次孕期患GBS菌尿者，在发生胎膜早破或进入产程后，建议针对GBS预防性使用抗生素。（推荐等级1B）

GBS定植状态不详的孕妇，若有以下高危因素：产时发热≥38℃、早产不可避免、未足月胎膜早破、胎膜破裂≥18 h，建议预防性使用能够覆盖GBS的广谱抗生素。（推荐等级1B）

GBS定植状态不详的孕妇，若无高危因素，但前次妊娠有GBS定植史，可在知情同意后，经验性针对GBS预防性应用抗生素。（推荐等级1D）

未破膜且未进入产程的剖宫产，不需要针对GBS预防性使用抗生素。（推荐等级1B）

1. 使用指征：具备以下条件之一需要针对GBS预防性使用抗生素：（1）既往有新生儿GBS病史；（2）此次妊娠GBS筛查阳性；（3）此次妊娠患GBS菌尿。此次妊娠GBS筛查结果未回但若有以下至少1项高危因素：早产不可避免、未足月胎膜早破、胎膜破裂≥18 h或产时发热≥38℃，建议使用能够覆盖GBS的广谱抗生素，可有效预防GBS-EOD的发生[1, 6]。未行筛查者应在抗生素使用前留取GBS培养。此次筛查结果未回且无其他高危因素者，若既往妊娠有GBS定植史，GBS-EOD风险亦增加，可在知情同意后经验性针对GBS预防性使用抗生素。即使存在上述指征，此次妊娠未破膜且未进入产程的剖宫产不需要针对GBS预防性使用抗生素，因此时新生儿GBS-EOD发生率极低（仅百万分之三）[17]。

【推荐】 产时针对GBS预防性应用抗生素的首选方案是静脉输注青霉素。（推荐等级1B）

使用抗生素前对孕妇行青霉素皮试，若皮试阴性，使用青霉素；若皮试阳性，可在头孢类抗生素不过敏或头孢唑林皮试阴性的情况下选用头孢唑林；否则根据GBS菌株对克林霉素的药敏情况进行选择，若对克林霉素敏感，选用克林霉素，若不敏感，选用万古霉素。（推荐等级2B）

若既往青霉素过敏者此次未行青霉素皮试，根据既往过敏表现，发生严重过敏反应的风险较低时选用头孢唑林，发生严重过敏反应的风险较高时，可在药敏试验显示GBS菌株对克林霉素敏感时选用克林霉素，否则静脉用万古霉素是唯一有效的抗生素选择。（推荐等级1B）

2. 抗生素选择：使用抗生素前推荐对孕妇行青霉素皮试（包括有青霉素过敏史者，80%~90%有青霉素过敏史者并非真正青霉素过敏，对其行青霉素皮试是安全的[1]），若皮试阴性，首选静脉输注青霉素G负荷量500万单位，之后250万~300万单位每4小时1次至分娩，或静脉输注氨苄青霉素负荷量2 g，之后1 g每4小时1次至分娩。若皮试阳性，可在头孢类抗生素不过敏或头孢唑林皮试阴性的情况下选用头孢唑林，用法为静脉输注头孢唑林负荷量2 g，后1 g每8小时1次至分娩；否则根据GBS菌株对克林霉素的药敏情况进行选择，若对克林霉素敏感，选用克林霉素，若不敏感，选用万古霉素。

若既往青霉素过敏者此次未行青霉素皮试，根据既往过敏表现，发生严重过敏反应的风险较低时（既往过敏时出现胃肠道不适、头痛、阴道炎、无全身症状的非荨麻疹性斑丘疹或不伴皮疹的瘙痒），可选用头孢唑林；若发生严重过敏反应的风险较高（既往过敏时出现I型超敏反应或罕见的迟发过敏反应：瘙痒性皮疹、荨麻疹、皮肤即刻潮红、低血压、血管性水肿、呼吸窘迫、嗜酸性粒细胞增多、全身症状/药物诱发的超敏反应综合征、Stevens-Johnson综合征或中毒性表皮坏死松解症等），可在GBS菌株对克林霉素敏感时静脉输注克林霉素0.9 g每8小时1次至分娩，若GBS菌株对克林霉素耐药，可选用静脉输注万古霉素20 mg/kg每8小时1次，单剂最大剂量为2 g，单次输液时间应长于1 h，若单次用药剂量>1 g，输液速度应为500 mg/30 min，肾功能不全患者应根据肾功能计算用药剂量。如果没有进行药敏试验或结果未回，应首选万古霉素作为分娩期的预防用药[1, 9, 27]。一旦怀疑宫内感染，应换用覆盖包括GBS在内的多种微生物的广谱抗生素[1, 28]。

3. 使用时机：对于有指征的孕妇，在进入产程或胎膜早破后尽早静脉使用抗生素。

4. 使用途径：产时静脉应用抗生素优于产前静脉应用抗生素，或产时口服或肌内注射抗生素及其他治疗（如使用氯己定冲洗阴道），产前口服抗生素不足以减少 GBS 菌落计数[29-30]。

5. 预防效果：研究发现，静脉使用抗生素 2 h 后阴道 GBS 菌落计数明显减少，使用 4 h 后预防效果更佳[31-33]。但必要的产科干预如人工破膜、使用催产素等，不可因抗生素使用时间而推迟。

四、妊娠期 GBS 菌尿的处理

妊娠期 GBS 菌尿是指妊娠期行中段尿液培养显示 GBS 阳性。若妊娠期尿液培养出 GBS，不论孕周和菌落计数如何，均提示严重阴道-直肠 GBS 定植[34]。有研究显示，孕 28 周时治疗无症状 GBS 菌尿能够减少早产和未足月胎膜早破的风险[35]。

【推荐】 妊娠期 GBS 菌尿的治疗指征（具备以下条件之一）：尿培养 GBS 阳性且有泌尿系统感染症状；尿培养 GBS 菌落计数≥10^4 菌落形成单位（colony forming unit，CFU）/ml。（推荐等级 1D）

治疗 GBS 菌尿时，首选青霉素，可口服或静脉用药。若青霉素皮试阳性，可根据药敏试验选择敏感的抗生素，但不建议使用克林霉素。（推荐等级 1B）

关于妊娠期 GBS 菌尿的治疗指征存在争议。2019 年 IDSA 对成人无症状菌尿管理的指南建议各种病原体菌落计数>10^5CFU/ml 时予抗感染治疗[8]。RCOG 指南[6]和 ACOG 指南[1]也做了同样的建议。这是由于在大部分孕妇 GBS 菌尿与新生儿 GBS-EOD 的研究中，GBS 菌落计数常>10^5CFU/ml。1996 年美国 CDC 指南中未对需要抗生素治疗的尿液 GBS 菌落计数进行建议；2002 年 CDC 指南建议报告尿液中 GBS 菌落计数，但这不仅增加了工作人员的负担，而且效果不详；2010 年 CDC 指南建议对 GBS 菌落计数>10^4CFU/ml 的情况进行报告[9]。据此 USPSTF 于 2019 年在 JAMA 杂志上发布了对成人无症状菌尿的筛查建议，其中提到对妊娠期女性进行尿培养检查时，推荐当 GBS 菌落计数>10^4CFU/ml 时抗生素治疗，其他病原体的菌落计数>10^5CFU/ml 时抗生素治疗[10]。

综上，建议妊娠期 GBS 菌尿的治疗指征如下：(1) 有泌尿系统感染症状者应立即治疗；(2) GBS 菌落计数≥10^4CFU/ml，应立即予抗生素治疗，以降低孕妇肾盂肾炎、早产、低出生体重儿等风险，此外需在产程中预防性应用抗生素；(3) 若 GBS 菌落计数＜10^4CFU/ml，且无症状，无须立即治疗，但应在产程中预防性应用抗生素[1, 8, 36]。

治疗泌尿系统 GBS 感染时，青霉素是首选抗生素，可口服或静脉用药。建议治疗 4～7 d，因 GBS 菌尿易复发，停药 1 周后及每月应复查尿培养[37]。若青霉素过敏，可根据药敏结果选用抗生素，其中克林霉素因尿液中药物浓度较低不适用于泌尿系统 GBS 感染的治疗[1]。

对于 GBS 菌尿，无论菌落计数如何，产时都需要预防性静脉应用抗生素。需要明确的是，抗生素无法彻底根除消化道和泌尿生殖道内的 GBS，治疗结束后可能重新出现 GBS 定植[29]。

妊娠期 GBS 定植是一个不容忽视的问题。对孕妇进行 GBS 定植筛查，围产期预防性使用抗生素，能够显著减少母婴侵袭性 GBS 病发生率，改善母儿结局。本共识就 GBS 筛查时机与方法、妊娠期 GBS 菌尿的诊治以及围产期抗生素预防性使用进行了建议，并就细节作出了说明。希望未来可以在 GBS 定植率、侵袭性 GBS 病发生率、抗生素的选择等方面开展高质量的临床研究，为临床诊疗决策提供更有力的证据支持。

执笔专家：冯烨（北京大学第一医院）、杨慧霞（北京大学第一医院）

参与讨论专家（按姓氏拼音排序）：曹云（复旦大学附属儿科医院）、陈叙（天津市中心妇产科医院）、樊尚荣（北京大学深圳医院）、冯烨（北京大学第一医院）、封志纯（解放军总医院儿科医学部）、贺芳（广州医科大学附属第三医院）、胡娅莉（南京大学医学院附属鼓楼医院）、李笑天（复旦大学附属妇产科医院）、母得志（四川大学华西第二医院）、朴梅花（北京大学第三医院）、漆洪波（重庆医科大学附属第一医院）、时春艳（北京大学第一医院）、王谢桐（山东第一医科大学附属省立医院、山东省妇幼保健院）、颜建英（福建省妇幼保健院）、杨慧霞（北京大学第一医院）、应豪（上海市第一妇婴保健院）、张龑（北京大学第三医院）、周乙华（南京大学医学院附属鼓楼医院）、邹丽（华中科技大学同济医学院附属协和医院）

参考文献从略

（通信作者：杨慧霞　王谢桐　刘兴会）

（本文刊载于《中华围产医学杂志》2021年第24卷第8期第561-566页）

4 染色体微阵列分析技术在产前诊断中的应用指南（2023）

中国预防医学会出生缺陷预防与控制专业委员会产前筛查和诊断学组

中华医学会医学遗传学分会产前诊断学组

基因组拷贝数变异（copy number variation，CNV）包括基因组片段的缺失和重复，是遗传病和出生缺陷的重要原因[1]。染色体微阵列分析（chromosomal microarray analysis，CMA）技术，也称染色体芯片，以微阵列比较基因组杂交（array-based comparative genomic hybridization，aCGH）和单核苷酸多态性微阵列（single nucleotide polymorphism array，SNP array）技术为基础，能够同时检测基因组中几乎所有的显微和亚显微水平的CNV。其中，SNP array技术既可以基于CNV诊断基因组缺失或重复导致的遗传综合征和染色体疾病，也可以通过SNP分析诊断纯合性区域（region of homozygosity，ROH）、不平衡易位等，在诊断基因组疾病方面较传统染色体核型分析技术有更多优势，是当前临床不可或缺的一线遗传学诊断技术。

CMA技术在2010年被国际细胞基因组芯片标准（International Standards for Cytogenomic Arrays，ISCA）协作组推荐，首选应用于原因不明的发育迟缓、智力低下、多发畸形、自闭症等出生后人群的病因学检测[2]。2012年的多中心产前CMA研究显示，在超声检查发现的胎儿结构异常但染色体核型正常患儿中，CMA能额外增加6%的诊断率[3]。为规范产前CMA

引用文本：中国预防医学会出生缺陷预防与控制专业委员会产前筛查和诊断学组，中华医学会医学遗传学分会产前诊断学组. 染色体微阵列分析技术在产前诊断中的应用指南（2023）[J]. 中华妇产科杂志，2023，58（08）：565-575.DOI：10.3760/cma.j.cn112141-20230327-00146.

技术的临床应用，国内外陆续出台了相关指南及专家共识[4-7]。2014年，国家卫生健康委员会妇幼健康司批准成立的全国产前诊断专家组牵头制定了国内第一个CMA技术产前诊断专家共识[5]，将产前超声检查发现的胎儿结构异常作为CMA检查的适应证，并在CMA技术的产前诊断技术路线、遗传咨询等方面给出了专家共识性意见，引领了CMA技术在国内产前诊断领域的规范性应用。

近年来，随着国内产前临床应用CMA经验的不断积累，对CNV与人类疾病相关性的认识也在不断深入。与此同时，在临床一线具体操作层面还存在较多困惑有待进一步明确：CMA技术能够检测出更多致病性CNV，产前CMA技术的应用指征是否可以扩展？不同实验室对CNV致病性的评估存在不一致，如何规范实验室评估方法以确保不同实验室间判读结果的一致性？临床意义不明确的CNV给临床遗传咨询带来较多困扰，应如何报告？此外，还存在外显不全的CNV报告、CMA延伸检测应该如何进行等争议性问题。鉴于此，2020年以来，全国产前诊断专家组协同中国预防医学会出生缺陷预防与控制专业委员会产前筛查和诊断学组以及中华医学会医学遗传学分会产前诊断学组，共同组织国内产前CMA技术临床应用具有优势的专家团队，基于国情与临床实践，围绕CMA技术产前诊断适应证、实验室质量控制、数据分析与致病性判读、CMA报告撰写、CMA检测前后咨询、特殊情况的验证及延伸检测等重要问题展开多轮讨论，形成了以下指南性意见。

产前诊断中CMA技术的临床适用范围

当前，CMA技术已经成为产前诊断胎儿遗传性疾病的重要平台技术，特别是针对超声检查诊断的结构异常胎儿进行遗传学检测，及针对性检测胎儿是否存在染色体微缺失或微重复异常，其已成为产前诊断的一线检测技术。CMA技术应用于产前诊断的具体临床适应证包括：

1. 超声检查提示胎儿存在孤立或多发结构异常[3-5, 8-12]，常见的胎儿超声结构异常包括：心脏大血管异常，中枢神经系统异常，唇腭裂等先天性颜面部畸形，胎儿水肿，胎儿生长受

限等。(推荐等级:强)

2. 早中孕期超声检查发现胎儿存在孤立或多发超声软指标异常或其他与CNV相关性较高的超声异常表现,如颈部透明层(nuchal translucency,NT)增厚、颈部水囊瘤[13-16]、颈后皱褶(nuchal fold,NF)增厚[16-17]、肾脏回声增强[18]、中孕期鼻骨缺失或发育不良、侧脑室增宽、脉络丛囊肿、肠管回声增强等。(推荐等级:强)

3. 孕妇外周血游离DNA(cell-free DNA,cfDNA)筛查提示除21、18、13号染色体以外的其他染色体及基因组异常高风险孕妇的产前诊断,尤其是涉及6、7、11、14、15及20号染色体异常时,推荐采用SNP array技术以排除单亲二体(uniparental disomy,UPD)的可能[7]。(推荐等级:强)

4. 胎儿染色体核型分析发现染色体非多态性的结构重排,包括检出标记染色体、衍生染色体、罗氏易位等。(推荐等级:强)

5. 夫妇一方存在染色体非多态性的结构重排,致病性或可疑致病性的微缺失或微重复异常,或有染色体致病性的微缺失或微重复异常妊娠史或生育史。(推荐等级:强)

6. 在知情同意的情况下,对所有接受介入性产前诊断的孕妇均可推荐进行CMA检测[6,13,19]。(推荐等级:强)

7. 既往有原因不明的胎儿畸形、中晚孕期胎死宫内、新生儿或幼年期出现先天性异常等不良孕产史。(推荐等级:弱)

8. 临床医师认为应该进行产前CMA检测的其他情况。(推荐等级:弱)

CMA技术的实验室检测

产前诊断中应用CMA技术的检测流程包括以下5个环节:样本获取及处理、样本检测前评估、样本检测、数据分析、数据解读,每个环节都应包含相应的质量控制步骤。数据分析和数据解读本指南单独叙述,其他环节的主要流程及质量控制内容为:

1. 样本获取及处理:产前诊断样本的获取可通过绒毛取样术、羊膜腔穿刺术或经皮脐血管穿刺术分别获取绒毛、羊水或脐血样本,一般以羊水样本为主[20]。对样本的具体要求如下：(1) 绒毛样本：抽取绒毛 3~5 mg（DNA总量不低于 250 ng），立即予无菌生理盐水洗涤，24 h 内于体视显微镜下分离，若暂不做检测，4 ℃保存不超过 2 周。(2) 羊水样本：抽取 10~15 ml 羊水，24 h 之内离心，若暂不做检测，4 ℃保存不超过 2 周。(3) 脐血样本：抽取 0.5~1.0 ml 脐血后立即置于乙二胺四乙酸（EDTA）抗凝采血管，若暂不做检测，4 ℃保存不超过 2 周。建议获取产前诊断样本的同时，抽取孕妇外周血 2~4 ml 置于 EDTA 抗凝采血管，用于胎源性鉴定及排除母体细胞污染（maternal cell contamination，MCC）。为避免培养过程可能对细胞产生偏好性选择的影响，建议以未培养的细胞提取 DNA 后直接检测。

2. 样本检测前评估：针对不同类型产前诊断样本，需选用不同的 DNA 提取方法和试剂。原则上优先使用由国家食品药品监督管理部门批准上市的试剂盒进行基因组 DNA 提取。需对 DNA 纯度、浓度以及片段完整性进行评估。若存在严重的 MCC 或非胎源性标本或提取的 DNA 质量不合格，则不予后续检测，建议重新取样。

绒毛样本提取 DNA 后，检测前均需通过检测证实胎源性及排除 MCC。羊水或脐血样本当怀疑样本存在 MCC 时，检测前需排除 MCC 并证实胎源性。对于存在 MCC 的羊水样本，应先进行细胞培养，培养成功后再次提取 DNA 排除 MCC 并证实胎源性后，方可进行检测。

3. 实验室检测及质量控制：采用不同芯片平台进行 CMA 检测，应当严格按照标准操作流程及试剂说明书要求进行。参照 PCR 实验室工作的独立分区要求，防止污染，实验室分区的温度和湿度应当符合设备说明书要求。检测机构应具有规范的标本接收记录、实验记录、结果分析记录及报告发放记录等。剩余的标本 DNA 应当保存不少于 3 年；相关资料建议长期保存，应至少保存 5 年；实验室检测核心数据信息保存不应少于 5 年。建议绒毛、羊水或脐血样本进行备份并于 4 ℃保存直至报告出具，用于 CMA 的结果验证或进一步检测。

采用不同平台进行 CMA 检测，各个实验室需对实验检测流程质量控制值（QC 值）做明确规定，对于 QC 值低于规定的样本，需重做处理。各实验室应根据不同平台确定检测分辨率，一般要求对于CNV片段的检测分辨率不低于400 Kb[2, 21]。

实验室质量控制包括：（1）室内质量控制：对检测仪器需进行定期保养、维护、校准，实验人员进行定期培训、考核，试剂有出入库记录及有效期核对等。实验室需根据不同平台要求及产前诊断特点制定相应的室内质量控制体系，对检测进行质量控制。（2）室间质量评价：建议实验室每年参加国家卫生健康委员会临床检验中心的室间质量评价，有条件的地区可开展不同单位或机构的实验室比对。

4. 实验室及人员资质：开展CMA技术产前诊断的医疗机构应当获得产前诊断技术类《母婴保健技术服务执业许可证》，应当具备临床基因扩增检验实验室资质，严格遵守《医疗机构临床实验室管理办法》[22]、《医疗机构临床基因扩增检验实验室管理办法》[23]等相关规定。

从事CMA技术产前诊断的临床遗传咨询的医务人员应当按照《产前诊断技术管理办法》[24]要求取得相应资质，实验室人员应当经过省级及以上卫生健康行政部门组织的临床基因扩增检验技术培训，并获得培训合格证书。

CNV致病性的判读

一、CNV分类建议

推荐按照2019年美国医学遗传学与基因组学学会（American College of Medical Genetics and Genomics，ACMG）指南对CNV进行5级分类：致病性（pathogenic，检测报告中缩写为"P"）、可能致病性（likely pathogenic，检测报告中缩写为"LP"）、临床意义未明（variants of uncertain significance，检测报告中缩写为"VUS"）、可能良性（likely benign，检测报告中缩写为"LB"）、良性（benign，检测报告中缩写为"B"）[25]。对CNV分类主要依据CNV所涵盖蛋白质编码基因数量及其剂量敏感性、国际公共数据库［包括临床基因组资源中心（Clinical Genome Resource，ClinGen）、人类基因组变异数据库（ClinVar）、利用染色体组分资源建立人类染色体不平衡和表型数据库（Database of Chromosomal Imbalance and

Phenotype in Humans using Ensemble Resources, DECIPHER)、加利福尼亚大学圣克鲁兹分校（University of California Santa Cruz, UCSC）数据库等]、文献报道、普通人群携带情况［基因组变异数据库（Database of Genomic Variants, DGV）]、疾病遗传方式（显性或隐性遗传）、亲本来源（新发或遗传自父母）及实验室内部数据库等进行综合评估[25-27]。此外，要注意区分变异致病性和临床致病的概念，变异分类为致病性或可能致病性时，对于当前病例可能是导致患者临床表现的病因，也可能是意外发现或提示携带者状态，或者存在较大的外显不全及表现度差异的情况。致病性评分标准及评分说明参见附录1~3。

1. 致病性：（1）多篇文献报道为致病性，且具有一致的临床表型；（2）与已知剂量敏感性CNV区域完全重叠；（3）包含至少1个明确剂量敏感基因，ClinGen数据库剂量敏感评分为3分［其中缺失片段包含单倍剂量不足敏感（haploinsufficiency, HI）基因，重复片段包含三倍剂量敏感（triposensitivity, TS）基因]；（4）依照CNV分类评分标准，得分≥0.99分。需注意：即使该CNV外显率与表现度存在差异，也应判定为致病性。

2. 可能致病性：（1）与已知致病性CNV部分重叠，累及HI基因5′端（包含编码序列，且无可变转录起始位点）的缺失，或累及HI基因的多个外显子（涉及3′端）的缺失；（2）缺失或重复累及的基因在多篇病例报告中一致，且表型高度特异但并未在疾病致病机制中证实；（3）依照CNV分类评分标准，得分介于0.90~0.98分。

3. 良性：（1）CNV为常见多态，在普通人群［DGV Gold数据库或基因组聚合数据库（Genome Aggregation Database, gnomAD）]中频率>1%；（2）CNV在多篇文献报道或数据库中注释为良性；（3）依照CNV分类评分标准，得分≤-0.99分。需注意：某些CNV重复为良性，但相同区段的缺失可能具有临床意义。

4. 可能良性：（1）CNV在普通人群中（DGV数据库或实验室内部数据库）频繁出现，但频率未达1%；（2）CNV在病例与对照组间的差异无统计学意义；（3）依照CNV分类评分标准，得分介于-0.90~-0.98分。

5. 临床意义未明：不符合上述任一类判定标准，这类CNV在报告时尚无充足证据可以明确其临床意义，但达到实验室报告标准，包括但不限于：(1) CNV超过实验室报告阈值，但未包含任何蛋白编码相关基因；(2) CNV包含少量蛋白编码相关基因，但是否剂量敏感未知；(3) CNV致病性在多个文献或数据库中的报道结果相互矛盾，尚无明确结论；(4) 单个基因内的CNV，尚不清楚对转录阅读框的影响；(5) 依照CNV分类评分标准，得分介于-0.89~0.89分。

二、ROH 分类建议

ROH描述的是基因组一段区域内SNP只有纯合子而没有杂合子的状态。ROH的产生涉及血系同源（identity by descent, IBD）、近亲婚配状态（identical by state, IBS）以及UPD等原因[28]。除UPD之外的其他情况产生的ROH并不会导致印记基因异常，因此，在临床中需要与UPD进行区分。UPD按其来源可分为单亲同二体（isodisomy, isoUPD）和单亲异二体（heterodisomy, heteroUPD）。上述两种情况中，若仅检测胎儿，CMA技术仅能检出isoUPD。CMA检出ROH时，提示可能存在印记疾病或隐性遗传病的风险增高。通过甲基化特异性多重连接探针扩增技术（methylation-specific multiplex ligation-dependent probe amplification, MS-MLPA）、家系CMA或短串联重复序列（shortt andem repeat, STR）分析可验证ROH是否为UPD及其亲源性，并区分同源及异源UPD[29]。

1. 多条染色体检出大片段ROH：临床意义未明；提示父母可能为近亲（三代以内）或亲缘婚配（三代及以上），隐性遗传病的发病风险增高。通过计算常染色体ROH片段长度在全基因组常染色体总长度中所占比例 [ROH=常染色体ROH（长度≥3~5 Mb）总长度/2781.532 Mb（hg19）×100%]，可以推测亲缘关系程度：比例为25.00%左右提示一级亲缘关系，12.50%左右提示二级亲缘关系，6.25%左右提示三级亲缘关系。三代以内亲缘关系建议报告，三代以外亲缘关系可酌情报告[30]。

2. 单条染色体检出大片段ROH：

(1) 非印记疾病染色体仅单条染色体上检出≥10 Mb ROH：分类为临床意义未明，提示存在隐性遗传病风险。若

ROH区域所包含隐性疾病基因与胎儿异常指征相关，可考虑进一步测序分析排查纯合突变。

（2）印记疾病染色体（6、7、11、14、15、20）仅其中一条染色体上检出≥5 Mb（染色体末端）或≥10 Mb（非染色体末端）的ROH，提示可能存在UPD[7, 31-32]。

① 若整条染色体为ROH，即提示为UPD；对于11、14、15、20号染色体可直接分类为致病性；对于6、7号染色体分类为临床意义未明，需进行UPD验证以明确其亲源性，6号父源UPD及7号母源UPD则为致病性。

② 若为片段性ROH（segmental ROH），应进行UPD验证（无论所检出ROH是否包含印记疾病基因区域），以排除UPD的可能性。若验证为UPD且包含印记疾病基因，分类为致病性；若验证结果排除UPD，或UPD不包含印记基因，分类为临床意义未明。

三、涉及常染色体隐性基因的CNV

涉及常染色体隐性（autosomal recessive，AR）基因的CNV（特别是仅包含具有功能丧失致病特点的隐性基因的CNV），首先不能因为仅包含AR基因而判断该区域为致病性，而需要按照指南对拷贝数缺失进行评估，从而确定引起疾病的致病原因（某些AR基因也可能为HI基因）。当检测到某些CNV，特别是缺失时，通常会提示CNV区间内常染色体隐性遗传或X连锁疾病的携带者状态。

CNV致病性分析常用数据库列表参见附录4。

CMA产前检测报告的格式及内容

一、CMA产前检测报告内容及撰写建议

不同CMA产品可能有着各自不同的检测技术原理、探针位点选择和探针密度设计，但是检测报告的科学性、完整性原则上应保证一致。CMA产前检测报告内容和撰写建议如下。

（一）检测报告正文

1. 受检者及样本基本信息：孕妇姓名、年龄、唯一编号、

样本类型、采样日期、收样日期、送检单位、送检医师。

2. 产前诊断送检指征：主要症状、临床诊断或拟诊。

3. 检测项目名称。

4. 检测结果：报告书写规则建议参照人类细胞遗传学国际命名体制（International System for Human Genomic Nomenclature, ISCN）2020或ISCN的最新颁布版本。内容应包含变异类型、细胞遗传学位置（染色体号和区带）、CNV或ROH的大小和基因组线性坐标（至少标注最小坐标位置，当CNV两端确切边界或者断裂点不明确时，应同时标注最大坐标位置）、CNV剂量状态、变异致病性分类情况，注明参考基因组版本号。

5. 结果解读：解释说明结果中的内容和意义。应清晰描述CNV的分类，并提供CNV致病性判断的主要证据信息，提供该CNV对应的疾病信息，如主要临床症状、遗传方式、发病率、外显率、发病年龄等，以及相关的支持证据如参考文献、数据库等。

（1）对于临床意义较明确的致病性或可能致病性染色体异常和CNV，直接报告所对应的疾病或者综合征。对于外显不全、表现度差异的致病性CNV，还应特别注明并提示其存在外显不全、表现度差异，提供外显率等信息和证据来源。

（2）对于临床意义未明的CNV，应注明区域内所有已知的参考基因，以便于文献定期跟踪检索；如果CNV包含的基因数目较多、无法列出所有基因时，可仅列出基因总数；应提供基因或CNV区域的剂量敏感性评分证据，列出所参考的主要数据库。

6. 报告结论：三体、非整倍体以及明确的微缺失或微重复综合征，直接报告综合征名称；对检出的CNV、ROH等其他结果，根据其致病性、可能致病性、临床意义未明报告。

7. 遗传咨询建议：遗传咨询、家系内验证、其他辅助检测等。

8. 染色体变异详图：CMA产前检测结果异常的报告，推荐提供染色体变异的详图。

9. 报告签署：包含检测者、审核者、检测机构名称和报告日期，审核者应为具有副高级及以上职称并具备产前诊断资质的执业医师。

（二）检测报告附录

1. 本次检测、分析和报告中主要参考的文献及数据库列表。

2. 检测方法说明：CMA平台、芯片型号、分析软件及版本号、参考基因组序列版本，检测范围（阈值）和局限性描述。

3. 报告规则声明：本报告所限定的CNV大小、ROH和嵌合体等的报告阈值，隐性基因携带者、额外发现、亲缘关系、良性CNV是否报告等；声明本次结果分析、判定所使用的证据时效性是以样本收取日期为准，由于数据库、文献不断更新，未来致病性判定等级可能有变化。

二、CMA产前检测报告建议

（一）CNV分类和大小的报告规则

建议仅报告3类CNV，即致病性、可能致病性、临床意义未明，对于评级为可能良性和良性CNV不建议报告[7]。

符合芯片平台检测性能要求，评级为致病性或可能致病性的CNV，不论片段大小均应报告。

若所检出的CNV考虑为临床意义未明时，建议报告≥500 Kb的缺失、≥1 Mb的重复，小于此阈值标准的临床意义未明常规不报告[7]。

（二）神经发育障碍类疾病易感性CNV

此类CNV主要与神经发育障碍类疾病相关，存在明显的外显不全和遗传表现度差异，除根据前述ACMG指南规则报告致病性外，并在报告中注释外显率[33-34]及证据来源。

实验室可以根据外显率差异考虑分级别报告，外显率较低（推荐<10%）的可考虑不报告。

（三）ROH的报告建议

1. CMA可通过ROH检测发现亲缘关系。如果是已知的血缘关系，常规不报告；如果是芯片检测意外发现的血缘关系，三代之内（亲缘系数≥1/16，即ROH占比6.25%以上）的建议报告，亲缘系数<1/16的酌情报告，并提示隐性遗传病患病风险增加。

2. CMA可通过检测印记基因染色体（6、7、11、14、15、20）的ROH从而发现印记基因相关疾病。如果是导致印记基因相关疾病的ROH，应该报告其染色体编号、涉及片段的大小、位置，并报告父源或母源相对应的疾病名称以及片段内涉及的致病性印记基因名称。如果ROH区域所包含隐性疾病基因与胎儿超声表现相关时，建议报告基因名称。

（四）其他额外发现的CNV

可根据CNV引起的患病风险、疾病严重性、患者家族史等，考虑是否报告。

1. 成人期发病的CNV常规不建议报告。如果胎儿父母特别要求、特殊疾病家族史或报告该信息可以帮助家庭成员预防严重健康损害（如高风险肿瘤易感基因）[7]，知情选择后可考虑报告。

2. 包含严重X连锁遗传病基因的CNV应该报告，有需要时可报告胎儿性别，对于该孕妇和家族女性预防该疾病有重要价值[25]。

3. CNV中包含的AR基因与胎儿的临床特征高度一致时，可考虑报告并建议针对此基因进行进一步的测序分析[25]。

（五）嵌合体的报告

嵌合体是指1个个体含有2种或以上细胞系的现象。绝大多数CMA检测平台能稳定报告30%以上的嵌合情况，依据平台的性能和数据质量、分析人员经验的不同，低至10%的低比例嵌合有被检测发现的可能性。但多种嵌合同时存在的情形会相应降低检出能力。建议检测发现的符合平台性能的所有染色体嵌合体均应报告。低比例嵌合建议其他技术［如荧光原位杂交（fluorescence in situ hybridization，FISH）］进行进一步验证。

CMA产前检测相关的临床咨询

围绕CMA检测的产前咨询包括检测前遗传咨询、知情同意及信息采集、检测后遗传咨询几个方面。

一、检测前遗传咨询、知情同意及信息采集

1. 应重视检测前的遗传咨询，对符合检测指征并自愿接受检测的孕妇，应告知孕妇及其家属CMA技术的适用范围、

检测范围（不低于400 Kb的CNV）、准确率、局限性、检测周期、检测费用等，使孕妇及其家属在充分知情的情况下进行自主选择，并签署知情同意书。

2. CMA检测可检出并出具报告的结果可分为致病性、可能致病性、临床意义未明的CNV 3种情况，可能良性及良性CNV一般不予报告。

3. 告知检测提示的CNV变异存在无法明确预测表型的可能性，如检测结果为嵌合体或致病性CNV外显不全等情况，无法清晰指向疾病的严重程度；如检测结果为临床意义未明的CNV，由于与疾病的相关性不明确，需要在后期的产前检查和出生后进行长期关注，有可能对于孕妇及家属造成焦虑等心理压力。

4. 对于CMA检测报告中发现的CNV，应告知可能需要进一步进行的其他检测，包括延伸至双亲及必要的家系成员进行CMA或相关检测，以有利于及时确定CNV的来源、判断ROH的性质、判断胎儿CNV的致病性等。

5. 应强调CMA检测的局限性，对于染色体平衡性结构异常、低比例嵌合体、多个细胞系存在等比例的嵌合（如45,X与47,XXX嵌合导致CNV含量平衡）、人类基因组高度重复区域的染色体微缺失或微重复综合征或探针未覆盖区域、单基因病、多基因病等存在未能准确报告的可能性。

6. CMA检测中可能发现胎儿或其双亲存在成人期迟发性疾病或肿瘤易感性疾病，建议检测前针对孕妇及家属进行上述情况的咨询，根据疾病的严重程度及发病情况等信息，知情选择是否报告相关的检测结果。

二、签署知情同意

1. 知情同意书需包含以下内容：CMA技术的检测分辨率，检测平台及报告阈值，CMA技术的局限性，该检测可能存在的后续检测、流程及费用，可能影响该检测准确率的相关因素，检测失败需再次行介入性产前诊断的风险，以及其他可替代的检测技术和方法，其他个性化的风险告知等问题。

2. 由医务人员、受检者和（或）亲属或法定监护人签字。知情同意书模板参见附录5。

三、检测信息采集和申请单填写

临床医师应详细询问并记录孕妇的基本信息、送检指征、本次妊娠的产前检查情况、辅助检查、既往史、生育史、家族史等。并指导孕妇真实、准确地填写相关的知情同意书及检测申请单。

四、检测后遗传咨询及处理原则

遗传咨询医师应重视实验室检测报告的解读,需与临床信息相结合。在充分分析胎儿及其家系的临床信息与CMA检测结果后,为咨询对象提供检测结果的解读、胎儿的预后判断、后续处理意见及再发风险评估等。

(一)一般性的结果解读和咨询

1. 染色体非整倍体疾病:针对染色体病,应充分告知所对应疾病的临床表型及预后情况,在孕妇及家属充分知情后自主选择胎儿的取舍。对于常染色体非整倍体,可考虑终止妊娠。对于特纳综合征、克氏综合征及两性畸形应告知胎儿出生后可能存在性发育障碍、行为异常等,在孕妇及家属充分知情后自主选择是否继续妊娠;对于47,XYY或47,XXX胎儿,在充分尊重孕妇及家属自主选择的前提下可建议定期产前检查,继续妊娠。对于D组染色体(13、14、15号)及G组染色体(21、22号)非整倍体,应排除父母存在罗氏易位的可能性。

2. 染色体致病性及可能致病性缺失或重复异常:针对致病性及可能致病性CNV,应充分告知所对应疾病的临床表型及预后情况,提示相关风险,在孕妇及家属充分知情后慎重选择是否继续妊娠。并建议对双亲进行延伸检测,以协助判断胎儿CNV的来源及指导再次妊娠。

3. 临床意义未明的CNV:告知临床意义未明表示受限于当前医学领域对疾病的认知,目前尚无法对所有的致病性未知结果给出准确的判断。可建议加强监测胎儿的宫内发育及出生后情况,并长期随访,同时建议对双亲进行延伸检测。若胎儿的CNV遗传自双亲,可参考其双亲的表型进行遗传咨询;若胎儿的CNV为新发突变,建议结合超声检查的结果进行综合判断。携带有临床意义未明的染色体CNV且超声等影像学评估均未见异常的胎儿,可在告知可能的风险基础上建议严密监测下继续妊娠和出生后随访。

4. 阴性结果:阴性结果提示胎儿无CNV的异常或仅存在可能良性或良性CNV改变。胎儿发生染色体CNV相关疾病的可能性较小,告知CMA检测的相关局限性。若胎儿超声检查及其他临床检测结果未发现明显异常,可建议继续妊娠,并进行常规产前检查;若胎儿超声检查或其他临床检测提示异常结果,建议进一步临床评估,必要时进行其他进一步的遗传学检查。

(二)特殊情况的结果解读和咨询

1. 神经发育障碍类疾病易感性CNV:此类CNV主要与神经发育障碍类疾病相关,较多属于致病性CNV,但存在较大的外显不全和表现度差异,在不同患者中可出现轻重不同的表型。即使夫妇之一携带相关CNV异常但无明确表型,也无法准确预测胎儿出生后的表型。若选择继续妊娠,建议加强监测,出生后定期随访。并根据夫妇双方的CMA检测结果评估遗传概率。常见的外显不全和表现度差异CNV参见附录6[21]。

2. ROH:CMA芯片检测所报告的ROH可由isoUPD或近亲关系所致。如为UPD,尤其是涉及6、7、11、14、15、20号染色体,需要关注区域内是否涉及与疾病明确相关的印记基因,完善CNV亲本来源情况,并告知相关预后,是否继续妊娠由孕妇及家属自主知情选择。如不涉及致病性印记基因,一般预后较好,但区域内常染色体隐性遗传病的风险增加。ROH若为近亲关系导致,不引起印记基因的相关疾病,可进一步选择二代测序等检测以评估胎儿预后。需要注意的是,胎儿ROH的形成可能与胚胎染色体三体或单体自救有关,不排除合并限制性胎盘嵌合的可能,应密切监测胎儿生长发育情况及胎盘情况,判断胎儿预后。

3. 其他额外发现的致病性CNV:

(1)可能发现包含严重X连锁隐性遗传病基因的CNV,应告知X连锁隐性遗传病女性携带者也可能会有临床表型及其潜在的生育风险。

(2)可能报告涉及隐性基因疾病表型与患者临床特征相关的CNV,可能需要对此基因进行进一步的测序分析。

（3）可能发现胎儿以及双亲存在成人期迟发性疾病或肿瘤易感性，应根据检测前知情同意的选择决定是否报告和检测后咨询。

（4）嵌合体：对于CMA检测发现胎儿嵌合体的情况，应提示检测结果中的嵌合比例并不能代表不同器官或组织中异常细胞所占比例，与胎儿出生后表型无明确的对应关系，出生后表型和预后无法准确预测。建议结合其他遗传学检测及影像学检查的结果进行综合判断，充分告知父母胎儿出生后可能出现的问题。在孕妇及家属充分知情后自主选择是否继续妊娠。若选择继续妊娠，建议妊娠期动态监测，胎儿出生后密切随访。

针对CMA结果的验证和进一步的检测

CMA提示的CNV如在检测平台性能范围内，通常是真实可靠的，可依据结果发放独立报告。对于检测平台性能范围以外的CNV，因其可靠性存在不足，如需作为报告内容，为确保报告的准确性，需进行验证。进一步的检测是CMA报告的延伸内容，不影响报告发放，此处提出一些检测方法和方案建议，以供参考。

对于CMA检测结果的验证遵循以下原则：

（一）在检测平台性能范围内的结果，无需进一步验证即可发放报告。

1. ≥400 Kb非异染色质区的重复、缺失可不验证。

2. ≥400 Kb非异染色质区的重复、缺失片段30%以上的嵌合性变异可不验证。

（二）如结果提示可能存在检测平台性能范围以外的CNV，但报告者认为有报告的必要性，建议两组独立实验进行验证明确后决定是否报告，具体包括以下情况：

1. CNV缺失涉及明确HI基因蛋白编码序列（包括完全覆盖或部分覆盖），或者CNV重复完全覆盖TS基因，可根据缺失大小进行荧光定量PCR、Sanger测序或多重连接探针扩增（multiplex ligation-dependent probe amplification，MLPA）技术检测。

2. CNV重复的两个断裂点均位于明确HI基因内部并且含

有蛋白编码序列，可能导致该基因功能丧失。可根据缺失大小进行荧光定量PCR、Sanger测序或MLPA检测。

（三）对于变异本身为临床意义未明的CNV，如临床医师认为进一步检测或家系验证有助于判断其临床重要性的，可根据实验室检测能力以及患方的知情选择情况，提出进一步检测或验证的建议，具体包括以下情况：

1. 由于数据库资料有限，根据CNV评分原则定义为临床意义未明，但家系验证结果可能改变CNV致病性时，可根据片段大小及实验室平台，对家系成员进行CMA、荧光定量PCR、FISH等技术验证，同时对家系成员进行基因型-表型分析。

2. CNV所含基因或区域（通常为非HI基因或区域，如包含AR基因的片段）导致的疾病（表型异常）与胎儿的送检指征或临床表型相关，应注意是否存在另一等位基因变异的可能，可建议进行针对性基因序列检测，如Sanger测序或包含目标基因的靶向基因包测序（panel测序）。

3. 超出分析软件阈值范围的低比例嵌合型染色体数目异常，根据其可能造成的临床效应，经实验室与临床医师共同讨论，是否需要进行验证。如需进行验证，应在充分告知检测结果与真实情况的差异、取得患方再次知情同意后，在技术条件具备的情况下可通过经培养的细胞行间期FISH等技术进行验证。

4. 如果仅在1条染色体发现≥10 Mb的ROH，需优先考虑UPD。如果仅在6、7、11、14、15、20号染色体检出大片段ROH时，即使印记基因不在ROH区域内，也应建议进行UPD分析或亲本来源检测（MS-MLPA、家系CMA或STR分型）。

5. 如果多条染色体均存在大片段的ROH，且胎儿无明显表型，应优先考虑胎儿父母可能具有一定的亲缘关系。如果胎儿表型与ROH片段内所涉及的隐性遗传基因可能具有相关性，建议通过相关基因区域测序分析或全外显子组测序分析进行进一步检测，确认该基因是否存在致病性纯合变异。

总　　结

毋庸置疑，CMA技术具有诊断绝大部分基因组不平衡的显著优势，并可通过SNP array技术检测ROH，是临床不可或缺的一线遗传学诊断技术。本指南在已有的国内外专家共识和指南的基础上，进一步更新和细化了CMA技术在产前诊断应用中的适应证、实验室检测流程、检测报告格式、检测后验证以及遗传咨询等内容，对有争议的问题提出了专家建议，总结如下：

1. 扩展了CMA技术应用于产前诊断的适用范围：不局限于胎儿结构畸形，增加部分超声软指标异常，需要排除胎儿致病性CNV或UPD的情形，以及医师认为有必要的其他情况。指南提出在知情同意的情况下，CMA技术可适用于所有接受产前诊断的胎儿。

2. 指南强调严格的实验室质量控制是确保结果准确的关键。同时强调了确定检测样本胎源性的重要性。所有绒毛样本或者怀疑有母血污染的脐血及羊水样本检测前需要对胎儿样本进行STR分析以排除MCC。

3. 指南建议按2019年ACMG指南对CNV进行致病性评分及5级分类判读，分为致病性、可能致病性、临床意义未明、可能良性、良性。

4. 指南建议CMA技术的检测结果中应报告符合检测平台性能范围的致病性或可能致病性CNV，以及≥500 Kb微缺失和≥1 Mb微重复的临床意义未明片段，染色体嵌合体，和符合报告要求的ROH片段等。

5. 指南对于CMA检测发现的涉及多条染色体、单独整条染色体或大片段区域性的ROH片段的延伸检测、致病性分析、报告原则以及遗传咨询，均提供了参考意见和原则。

6. 指南对于神经发育障碍类疾病易感性CNV建议采用分级报告的原则并提出了遗传咨询的要点。对于涉及隐性基因的CNV以及其他意外发现的情形，提出了必要的验证检测建议、报告原则和咨询要点。并提出在有医学诊疗指征的情况下可报告胎儿性染色体拷贝数状态信息。

7. 指南提出了基于CMA检测开展验证性或进一步检测的必要性，提出对于检测平台性能范围外但可能存在重要临床意义的CNV，为保证报告结果的全面性和可靠性，鼓励完善验证后再发放报告。

【附录】

附录1 拷贝数缺失分类评分标准
附录2 拷贝数重复分类评分标准
附录3 CNV致病性评分标准使用说明
附录4 CNV致病性分析常用数据库列表
附录5 产前CMA检测知情同意书模板
附录6 常见外显不全及表现度差异的CNV列表

全部附录已上传至《中华妇产科杂志》官方网站（https://zhfckzz.yiigle.com/）。阅读附录的详细内容，请扫描本文首页的二维码、或登录本刊官方网站检索本指南。

亦可扫描以下二维码，在本刊的微信公众号阅读附录的详细内容：

参与本指南编写的专家

执笔人：蒋宇林（中国医学科学院北京协和医学院 北京协和医院）、戚庆炜（中国医学科学院北京协和医学院 北京协和医院）、胡婷（四川大学华西第二医院）、李茹（广州市妇女儿童医疗中心）、韩瑾（广州市妇女儿童医疗中心）、胡平（南京市妇幼保健院）、彭莹（湖南省妇幼保健院）、朱湘玉（南京大学医学院附属鼓楼医院）、章锦曼（云南省第一人民医院）

编写组专家：刘俊涛（中国医学科学院北京协和医学院北京协和医院）、王和（四川大学华西第二医院）、王华（湖南省妇幼保健院）、许争峰（南京市妇幼保健院）、廖灿（广州市妇女儿童医疗中心）、吕时铭（浙江大学医学院附属妇产科医院）、朱宝生（云南省第一人民医院）、刘珊玲（四川大学华西第二医院）、朱宇宁（浙江大学医学院附属妇产科医院）、李洁（南京大学医学院附属鼓楼医院）、郝娜（中国医学科学院北京协和医学院 北京协和医院）

函审专家（按姓氏拼音排序）：蔡艳（济南市妇幼保健院）、陈叙（天津市中心妇产科医院）、郝胜菊（甘肃省妇幼保健院）、孔祥东（郑州大学第一附属医院）、刘艳秋（江西省妇幼保健院）、刘彩霞（中国医科大学附属盛京医院）、廖世秀（河南省人民医院）、卢彦平（解放军总医院第一医学中心）、潘丽华（宁夏医科大学总医院）、强荣（西北妇女儿童医院）、宋婕萍（湖北省妇幼保健院）、孙路明（上海市第一妇婴保健院）、孙庆梅（甘肃省妇幼保健院）、唐少华（温州市中心医院）、王彦林（中国福利会国际和平妇幼保健院）、王晓华（内蒙古自治区妇幼保健院）、邬伶仟（中南大学生命科学学院）、徐两蒲（福建省妇幼保健院）、俞冬熠（山东省妇幼保健院）、姚宏（陆军军医大学第一附属医院）、杨芳（南方医科大学南方医院）、尹爱华（广东省妇幼保健院）、虞斌（常州市妇幼保健院）、周裕林（厦门市妇幼保健院）、周祎（中山大学附属第一医院）、赵扬玉（北京大学第三医院）

参考文献从略

（通信作者：刘俊涛）

（本文刊载于《中华妇产科杂志》2023年第58卷第8期第565-575页）

推荐扫码阅读：染色体微阵列分析技术在产前诊断中的应用专家共识

5 孕前及孕早期常见隐性单基因遗传病携带者筛查临床应用专家共识

中华预防医学会出生缺陷预防与控制专业委员会产前筛查和诊断学组

针对孕前及孕早期的隐性遗传病携带者筛查可以有效识别生育相关遗传性疾病患儿风险较高的夫妻,进行生育咨询和管理,为降低子代生育风险提供有效的决策支持。近十年来,国内外越来越多的医疗机构将携带者筛查作为一级和二级出生缺陷防控措施,针对孕前和孕早期夫妻提供多种遗传病的筛查服务,目标疾病从十几种到上百种不等[1-9]。目前我国针对孕期多种常染色体隐性及X连锁遗传性疾病的携带者筛查还处于起步阶段,筛查的目标疾病、筛查位点、筛查模式和平台技术,以及筛查前后的临床咨询等方面都缺乏规范和共识。因此需要依托国内行业专家,基于现有的国内外研究证据,制定国内相关工作的整体框架,形成初步的行业共识。

参照国际相关学会、协会和研究团体近期发布的关于携带者筛查的共识、指南及相关重要研究成果,中华预防医学会出生缺陷预防与控制专业委员会产前筛查和诊断学组协同国内相关领域专家,基于中国人群携带者筛查临床实践的研究结果,通过调研、检索文献及查询数据库确定共识主题,经过多次线上讨论,针对携带者筛查的临床应用形成本共识。共识内容包括携带者筛查的定义、适用人群、疾病纳入列表、实验室检测质量控制(简称质控)、报告撰写,以及检测前后咨询等方

引用文本: 中华预防医学会出生缺陷预防与控制专业委员会产前筛查和诊断学组. 孕前及孕早期常见隐性单基因遗传病携带者筛查临床应用专家共识[J]. 中华围产医学杂志, 2024, 27(01): 3-12.DOI: 10.3760/cma.j.cn113903-20230922-00228.

面。收集现有研究证据，按照证据和推荐等级分级评估、制定和评价（grading of recommendations, assessment, development and evaluations, GRADE）进行质量评价和推荐意见分级（表1）[10]。本共识直接采用了具有较强临床循证证据等级（Ⅲ级及以上），国外指南给予A或B级推荐的处理措施。对于临床循证证据等级不高（Ⅲ级以下），国外指南给予C级及以下推荐的处理措施，通过邮件函审、汇总专家意见并进行面对面讨论，组织儿科、产科、产前诊断学科、耳鼻喉科、血液科及神经科等专家网络会议讨论，形成适合我国国情的携带者专家共识，作为本共识的C级推荐意见。

表1 本共识的证据和推荐等级

证据等级	推荐等级
Ⅰa：来自随机对照的meta分析文献	A：有良好和连贯的科学证据支持（有随机对照研究支持，如Ⅰ级证据）
Ⅰb：至少来自1个随机对照研究	
Ⅱa：至少来自1个设计严谨的非随机对照研究	B：仅有有限的或不连贯的文献的支持（缺乏随机性的研究，如Ⅱ或Ⅲ级证据）
Ⅱb：至少来自1个设计严谨的试验性研究	
Ⅲ：至少来自1个设计良好的非试验性描述研究，如相关性分析研究、比较性分析研究或病例报告	C：主要根据专家共识（如Ⅳ级证据）
Ⅳ：来自专家委员会的报告或权威专家的经验	

本共识已在国际实践指南注册与透明化平台完成注册（注册编号：PREPARE，2024CN119）。

一、携带者筛查的定义

携带者筛查指针对没有明显遗传疾病表型的个体进行常见的染色体隐性遗传性疾病的基因检测，以发现受检者是否携带目标疾病相关基因的致病性或可能致病性变异。

携带者筛查始于20世纪70年代，主要针对特定种族的某一种或几种已知高风险的隐性遗传病（如在德系犹太人群中进行Tay-Sachs疾病筛查)[11]，或针对某一特定地区发病率较高的遗传病（如针对地中海沿岸国家和我国华南地区进行地中海贫血携带者筛查)[12]。随着二代测序技术的发展，单基因遗传病筛查的通量极大提高，检测成本显著降低，能够在不考虑种族或地区的情况下，在一次检测中同时筛查数十种或数百种疾病[13]，从而实现筛查效率的提升。当前仅针对单个疾病的携带者筛查建议用具体疾病名称命名，如"地中海贫血携带者筛查"。而本共识中的"携带者筛查"指同时针对多种常染色体隐性遗传病或X连锁遗传病相关基因的筛查。

二、携带者筛查的适用人群

【推荐意见1】 携带者筛查适用于无明显遗传病表型或无明确家族史，并且有主动意愿获悉自身和/或配偶常见遗传病基因携带状态的育龄夫妻。（证据等级：Ⅱb，推荐等级：B）

根据一项纳入381 014例美国受检者进行274个基因筛查的研究[14]，与文献中报道的预期检出率比较显示，其中117个（42.7%）基因的携带率与基于高风险人群或特定种族人群筛查的预期有显著差异。对于携带有仅推荐对德系犹太人群筛查疾病的变异位点的受检者中，81.6%没有报告有德系犹太人的血缘关系。由此可见，在目标人群中选择性的携带者筛查的方式并不能有效覆盖所有的高风险人群。此外，随着多种族社会的融合与时代的变迁，越来越多的受检者并不能准确地判断特定种族的自我定位。因此，携带者筛查目标人群不再针对特定种族的人群，而针对泛种族的普遍人群是明确的发展趋势。

【推荐意见2】 若夫妻之一、子女或其他近亲属存在高度疑似遗传性疾病的情况，应建议针对先证者进行完善的遗传咨询和诊断，以明确致病原因，进一步评估生育风险，并制定相应孕前干预或孕期产前诊断的方案。（证据等级：Ⅱa，推荐等级：B）

针对受检者存在较高的遗传疾病风险的情况，携带者筛查不应作为主要的遗传诊断方式。Stevens等[15]对比了携带者筛查技术和外显子组测序技术对于遗传性疾病的检出率，在690例进行了遗传检测的样本中，2种技术的检出率分别为0.6%~0.9%和5.9%；在221例已检测出致病性变异的样本中，检出率分别为1.8%~2.7%和18.6%；而在41例诊断为单基因病的病例中，检出率分别为9.8%～14.6%和100.0%。上述结果提示，携带者筛查由于其高度的靶向特性和仅关注热点基因和变异的局限性，作为疑似遗传性疾病患者的诊断方法存在较大的漏诊率，因此不建议通过携带者筛查进行以疾病诊断为目的的遗传学检测。对于本人或亲属存在高度疑似遗传性疾病的夫妻，在完善相关疾病的遗传学诊断后，必要时可以选择携带者筛查用于其他目标疾病的筛查。

三、疾病、基因及变异的选择

【推荐意见3】 适合携带者筛查的疾病应为人群携带率相对较高、青少年期及以前发病、表型严重和/或可提供有效干预措施的常染色体隐性遗传疾病和X连锁遗传疾病。（证据等级：Ⅱa，推荐等级：B）

【推荐意见4】 不建议对以下疾病筛查：（1）明确的常染色体显性遗传病；（2）多基因病，以及受环境因素影响明显的疾病；（3）大多在成人期发病的疾病；（4）大多数病例表型轻微，不影响生活质量，疾病负担较轻，且预后良好的疾病。（证据等级：Ⅳ，推荐等级：C）

携带率相对较高的疾病指单一疾病的所有基因致病变异在人群中携带率大于1/200的常染色体隐性遗传疾病，以及携带率小于1/200但表型严重的疾病，或相对常见（发病率1/40 000以上）的表型严重的X连锁遗传疾病[4-9]。一项针对2923例中国汉族人群的携带者筛查的研究发现，仅基因携带率大于0.5%的前31个基因，就能识别出全部187个基因所筛选出的94%以上的高风险夫妻[16]。Ben-Shachar等[17]在56 281例患者中对176种隐性遗传病进行筛查发现，如果将筛查标准设置为人群携带率大于1/100，将会漏筛11%～81%的高危夫妻和36%～79%的携带者。Guo和Gregg[18]的研究同样推算得出，在10 000对夫妻中，如将筛查标准设置为人群携带率大于1/100，可筛选出241对高危夫妻；而将筛查标准设置为人群携带率大于1/200时，可额外筛查出4～9对高危夫妻。

建议筛查发病时期较早，且疾病表型严重，预后较差的疾病。2017年美国妇产科医师学会（American College of Obstetrics and Gynecology，ACOG）发布的"携带者筛查专家共识"明确指出，选择纳入的疾病应符合有明确的表型、对生活质量有不良影响、导致认知或身体损伤、需要手术或医疗干预、或在生命早期发病等特征。该共识不建议筛查成人期发病的疾病[4]。

建议筛查宫内或新生儿期可进行有效干预改善预后的疾病。ACOG发布的"携带者筛查专家共识"也明确推荐，携带者筛查的疾病应能在产前诊断，并有机会进行产前干预以改善围产期预后，改变分娩管理以优化新生儿和婴儿预后，以及对父母进行有关产后特殊护理需求的教育[4]。其中对于所筛查疾病的干预措施包括：（1）生育方式干预；（2）产前诊断；（3）有针对性的宫内或新生儿期干预，并有充分的研究证据支持早期的干预可有效改善疾病预后。

根据上述原则，表2列出了国内几种常见的推荐及适合纳入携带者筛查的疾病。其中"推荐筛查"为该疾病建议纳入筛查，"适合筛查"为该疾病可考虑选择纳入筛查。

【推荐意见5】 提供携带者筛查服务的各机构或实验室应基于实际情况，个性化地确定筛查疾病的数量。对于没有良好遗传咨询服务能力，或临床咨询能力和后续干预能力无法匹配的地区和医疗机构，不宜做大规模病种的携带者筛查。（证据等级：Ⅳ，推荐等级：C）

确定筛查疾病数量的主要原则：（1）纳入筛查的目标疾病应符合本共识推荐意见3的要求。（2）目标疾病的种类和数量应与提供服务的医疗机构临床遗传咨询能力、胚胎植入前诊断或产前诊断能力，以及实验室检测能力相适应。

原则上，符合上述入选标准的疾病均可筛查。美国医学遗传学与基因组学学会（American College of Medical Genetics and Genomics，ACMG）2021年发布的指南[8]。对携带者筛查的疾病种类进行了分层推荐。一级携带者筛查包括囊性纤维化和脊髓性肌萎缩等2种疾病，以及在风险评估后确定额外的携带者筛查；二级携带者筛查在一级的基础上包括具有严重或中度表型且携带率至少为1/100的疾病，共38种；三级携带者筛查在二级基础上包括了携带率至少为1/200的疾病和X连锁隐性遗传病，共113种；四级携带者筛查在三级的基础上包括了部分携带率小于1/200的疾病。ACMG指南建议所有孕妇和备孕者适合进行三级携带者筛查。然而，为了携带者筛查的获益最大化，降低潜在危

表 2 推荐及适合纳入携带者筛查的疾病

疾病	携带率	发病率	危害性	推荐基因	说明
脊髓性肌肉萎缩症	1/60	1/(6000~10 000)	肌张力低，呼吸衰竭	SMNI	推荐筛查
α 地中海贫血	1/(6~52)（我国南方）	(1~5)/10 000	不同程度贫血，严重者胎儿宫内死亡或出生后死亡	HBA1/HBA2	推荐筛查
β 地中海贫血	1/(16~88)（我国南方）	0.66/100（新生儿）	不同程度贫血，严重青少年期死亡	HBB	推荐筛查
肝豆状核变性	1/90	1/30 000	肝损害，脑退行性病变	ATP7B	推荐筛查
甲基丙二酸血症	1/92	3/100 000	反复呕吐，嗜睡，惊厥，运动障碍，智力及肌张力低下	MMACHC, MMADHC, MUT, MMAA, MMAB	推荐筛查
糖原贮积症 II 型	1/100	1/50 000（我国南方）	低血糖，酸中毒，肌无力，呼吸困难	GAA	推荐筛查
苯丙酮尿症（含四氢生物蝶呤缺乏症）	1/53	1/11 144	生长迟缓，智力障碍	PAH（PTS 等）	推荐筛查

续 表

疾病	携带率	发病率	危害性	推荐基因	说明
进行性假肥大性肌营养不良	—	1/3500（新生男婴）	肌萎缩，无法行走，后期呼吸衰竭或心力衰竭	DMD	推荐筛查
遗传性耳聋	1/16	1/1000（新生儿）	耳聋	GJB2、SLC26A4	适合筛查
脆性X综合征	—	1/4000（男性）；1/(6000~8000)（女性）	智力障碍，特殊体征，行为异常	FMR1	适合筛查

注："—"：暂无数据

害,提高临床实用性,提供携带者筛查服务的各机构或实验室应基于实际情况,个性化地确定筛查疾病的数量[19]。

【推荐意见6】 应选择与疾病关系明确的基因进行筛查检测。疾病与基因的关联性必须有充分临床证据。(证据等级:Ⅳ,推荐等级:C)

确定相关筛查疾病的目标基因,可参考美国国立卫生研究院(National Institutes of Health,NIH)临床基因组资源中心(Clinical Genome Resource,ClinGen)建立的基因-疾病关联证据的评分体系,以及基因-疾病的关联等级进行相关性评估[20-22]。ClinGen数据库包含了大量与人类健康相关的基因变异信息,包括变异的类型、位置、频率和致病性等。通过多种指标和变量对于疾病与基因及变异的关联性进行权威阐述[23-24]。病例报告不能作为唯一评判证据。

【推荐意见7】 建议纳入致病性评级为"致病性"或"可能致病性"的位点变异作为筛查目标位点。(证据等级:Ⅳ,推荐等级:C)

基因变异的临床意义需依据ACMG联合发布的变异致病性解读指南[21,25-31]和针对性病种的解读指南(如先天性耳聋[32]、苯丙酮尿症[33])进行分类。位点变异的致病性评级也可参考人类基因组变异数据库ClinVar[34]。不建议将明确的仅引起轻微表型的致病性变异纳入筛查范围。对于某些高频且明确致病的变异,但对应的疾病表型严重程度差别较大,外显率高,不排除存在其他修饰位点或和其他致病变异组成"二次打击"致病的情况,需根据情况谨慎决定是否纳入筛查,同时应注重对遗传咨询医师的相关培训。

建议纳入筛查的位点变异的整体要求包括:(1)仅纳入致病性变异或可能致病性变异作为筛查目标变异。2021年ACMG发布的"孕期及孕前携带者筛查临床资源报告"明确提出,筛查的位点应局限于致病性及可能致病性评级的变异位点[8]。(2)纳入筛查的变异应与疾病表型关联明确,且对应的临床表型较严重,并以生命早期发病为主。(3)对于在正常人群中携带率较高(通常指大于1%)的位点变异,应根据其致病性等级、复合杂合或纯合情况下对应表型的严重程度以及发病时间、外显率等多个方面进行评价,慎重纳入筛查。

四、实验室检测质控

【推荐意见8】 应对提供携带者筛查服务的实验室进行质控。实验室的检测技术体系应进行充分的技术性能确认和验证。(证据等级：Ⅳ，推荐等级：C)

根据《医疗机构临床基因扩增检验实验室管理办法》要求，开展临床检测工作的实验室应通过省级卫生行政部门相应技术审核并登记备案。提供携带者筛查服务的实验室需通过省级临床检验中心的临床基因扩增检验实验室认证[35]。

1. 参加并通过国家卫生健康委员会临床检验中心组织的报告范围内的遗传病检测室间质评[36]。针对没有国家临床检验中心开展的质评项目，应有室间对比。

2. 实验室应该明确及公开携带者筛查服务所检测和报告的基因、所对应的疾病信息和目标变异列表。该信息更新时，需按照相关操作流程进行通告、技术验证和报告更新。

3. 实验室用于携带者筛查的检测技术体系应依据相关准则和指南进行充分的技术性能确认和验证[36-37]，明确各项性能指标和局限性。以基于高通量捕获测序技术的检测方法为例，应设置目标变异位点的有效测序深度、有效数据量、平均覆盖深度、目标区域覆盖深度、唯一比对率、Q30碱基比例等参数，并结合相关指南及实验室在方法学研制过程中确定的标准，明确各质控参数的要求[38]。为明确检测体系的分析性能，在实验室开展携带者筛查之前，建议使用不少于100例样本的测序数据对检测范围内的基因覆盖情况进行评价，特别是评价对目标基因/位点的覆盖度情况。需要采用较多样本（并非特指阳性样本）的数据进行平均覆盖度分析和评估，以确定可准确检测的基因/位点范围，同时应对检测体系的精密度、准确度、检测限等分析性能进行确认和验证。

4. 实验室应建立规范的标准操作程序及合理有效的质量控制程序，并在进行携带者筛查检测服务时严格执行[36]。通常情况下，对于高通量测序检出的变异，若涉及进一步临床干预，需使用传统分子检测技术行验证，如Sanger法、多重连接探针扩增（multiplex ligation-dependent probe amplification，MLPA）法和定量聚合酶链反应（quantitative polymerase chain

reaction, qPCR) 法等[38]。实验室可持续积累经过Sanger法、MLPA法、qPCR法等技术平台验证的位点数据,开发适用于本实验室技术方案和数据特点的免验证质控流程,并充分验证其性能后,执行免验证程序。是否对检出变异进行验证,实验室应制定相应规则,并在报告中明确说明。

5. 对于夫妻携带同一基因致病性或可能致病性的变异,需进行单基因病胚胎植入前遗传检测(preimplantation genetic testing for monogenic defects, PGT-M)或产前诊断时,建议采用另一技术平台验证相关位点。

6. 对有同源序列的基因,高通量测序检出的结果可能因同源序列干扰导致不准确,检出阳性变异应使用其他方法进行验证。如验证困难或失败,实验室需在报告说明中清楚告知。

五、检测报告撰写

【推荐意见9】 实验室出具的检测报告需标准化及规范化,包含临床机构或检测实验室名称、受检者基本信息、检测方法、检测项目、检测范围、检测结果、结果说明、报告日期,以及检测者和审核者的签字或签章等。(证据等级:Ⅳ,推荐等级:C)

【推荐意见10】 需在检测报告说明中清楚告知携带者筛查的局限性,特别是针对任何一种筛查疾病都存在残余风险的情况。(证据等级:Ⅳ,推荐等级:C)

根据"临床基因检测报告规范与基因检测行业共识探讨"[39],携带者筛查的报告应标准化及规范化。

1. 实验室出具的筛查报告需包含临床机构或检测实验室名称、受检者基本信息、检测方法、检测项目、检测范围、检测结果、结果说明、报告日期,以及检测者和审核者的签字或签章等。

2. 若受检者携带致病性或可能致病性位点,建议在报告中针对上述位点所对应的目标疾病的基本信息进行简要阐述。

3. 出于保护个人遗传信息安全和简化流程的考虑,建议分别出具夫妻各自的携带者筛查报告,并共同咨询。

4. 筛查报告应以附录的形式明确列出所筛查的目标疾病和基因,并提供可供进一步检索的信息,以帮助受检者及咨询医生了解该携带者筛查检测所包括的基因变异位点范围。报告所提供的筛查基因和位点列表应与实际检测的版本保持一致，并注明该版本的生效日期。

5. 若实验室在报告出具前完成了相关位点的技术验证，需在报告中，或以附加报告的形式提供位点验证的结果信息。

6. 实验室需在报告说明中清楚地告知携带者筛查的局限性，特别是针对任何一种筛查疾病都存在残余风险的情况[7-9,40]。

7. 鼓励检测实验室在报告中针对部分筛查结果为阴性的疾病提供有较完善证据级别的致病性/可能致病性变异携带的残余风险。

8. 实验室需在报告说明中清楚告知受检者，该携带者筛查仅报告纳入筛查范围内的目标疾病相关致病性和可能致病性变异的携带情况。

9. 建议报告中注明对于基因变异的致病性评级的时效性，仅为基于检测当时对该疾病与基因的了解。随着时间的推移和研究的深入，这些解释和评级日后可能会发生改变。

六、筛查时机及筛查策略

【推荐意见11】 孕前、孕早期均可开展携带者筛查。孕前筛查可保证夫妻有充足的时间了解和考虑决定最适合自身需求的生育策略，可采取序贯或同步筛查。(证据等级：Ⅳ，推荐等级：C)

【推荐意见12】 对于孕早期的夫妻鼓励进行同步筛查。(证据等级：Ⅳ，推荐等级：C)

孕前、孕早期均可开展携带者筛查。孕前筛查可保证夫妻有充足的时间了解和考虑决定最适合自身需求的生育策略，且有最多样化的选择。

携带者筛查可采取序贯或同步筛查的策略。序贯筛查即夫妻一方先接受筛查，如确认为目标疾病中常染色体隐性遗传病的携带者，其配偶再进行携带者筛查或范围扩大的检测。同步筛查即夫妻双方同时接受携带者筛查。受检者夫妻可根据是否妊娠、孕周、配偶能否接受检测，以及受检者意愿等因素决定序贯或同步筛查。鼓励女方先进行筛查，以涵盖对X连锁遗传病的检测。对于首次就诊时已为早孕期的夫妻鼓励进行同步筛查，可节约等待配偶检测结果的时间[7]。

七、遗传咨询

【推荐意见13】 携带者筛查检测前应向受检者介绍携带者筛查的意义和方法、筛查的目标疾病种类和疾病特征、筛查的获益、局限性、替代方案，以及可能出现的结果。（证据等级：Ⅳ，推荐等级：C）

【推荐意见14】 携带者筛查检测后应进行针对检测结果的遗传咨询。应向受检者提供书面检测报告及相应遗传咨询，包括筛查范围内致病性或可能致病性变异携带情况，对应疾病及表型的准确信息，疾病遗传方式，子代患病的风险，以及后续临床建议等。（证据等级：Ⅳ，推荐等级：C）

【推荐意见15】 临床开展携带者筛查的医疗机构及其人员和实验室需具备成熟的遗传咨询能力、单基因病检测和产前诊断能力。（证据等级：Ⅳ，推荐等级：C）

2021年ACMG在"孕期和孕前常染色体隐性遗传病和X连锁遗传病筛查实践资源报告"中强调，教育和咨询对携带者筛查至关重要[8]。医护人员应告知患者携带者筛查的风险、益处和后果。在考虑患者的需求和价值观的适当咨询后，应支持患者做出知情和自主的决定，包括不进行携带者筛查的决定。国内也有专家团队已就携带者筛查的遗传咨询内容进行了系统阐述[41-42]。本共识基于国内外相关共识意见，结合国内临床咨询现状，针对以下的检测前后咨询要点内容形成一致性意见。

1. 检测前咨询：（1）应向受检者介绍携带者筛查的意义和方法。（2）应总体描述筛查的目标疾病种类和疾病特征。（3）应告知携带者筛查的获益、局限性及替代方案等。（4）遗传咨询还应包括：①阴性结果提示生育目标疾病患儿的风险低，但仍然存在残余风险，且当前阶段常常无法准确评估[7-9]。②携带者筛查包括多种隐性遗传性疾病，受检者可能携带一个或多个疾病相关基因的致病性或可能致病性变异。携带者一般无临床症状。如夫妻双方不携带致病性变异，或携带不同的隐性遗传病基因变异，子代患目标疾病的风险降低；若夫妻双方为同一种常染色体隐性遗传病，或女方为X连锁遗传病携带者,子代有相应的患病风险,可建议PGT-M和针对性产前诊断,或自然妊娠后产前诊断[43]。③针对孕期进行筛查的情况,应充分告知筛查结果。若提示为某一单基因疾病高风险夫妻,需接受进一步针对性的遗传咨询,根据疾病预后的严重程度、出生后治疗和管理的效果决定是否进行产前诊断或新生儿诊断。若产前诊断的结果提示胎儿为患者的风险较大,可根据疾病的预后及治疗情况进行相关终止妊娠的决策,或进行出生后针对性的诊断评估以及救治的准备[7]。

2. 知情同意和隐私保护:(1)携带者筛查应在受检者充分知情且自愿同意的原则下进行,检测前需签署书面的知情同意。(2)遗传咨询医师、检测实验室人员应严格遵循保密原则。筛查结果仅告知受检者。未经受检者同意,不得向任何第三方提供受检者的筛查结果等信息。

3. 检测后咨询:(1)携带者筛查检测后应进行针对检测结果的遗传咨询。提供携带者筛查服务的临床机构应向受检者提供书面检测报告及相应遗传咨询,包括筛查范围内致病性或可能致病性变异携带情况,对应疾病及表型的准确信息,疾病遗传方式,子代患病的风险,以及后续临床建议等。(2)对接受序贯筛查的夫妻,若先行检测的一方被发现是常染色体隐性遗传疾病携带者,则应尽快进行其配偶的基因检测,以了解夫妻的生育风险并进行遗传咨询。其配偶的基因检测可以采用同样的携带者筛查检测方式,也可针对该特定基因进行更加全面的检测。临床医生应就不同检测方法的优势和局限性对受检者夫妻进行充分告知和讨论,并提供咨询[6-9]。(3)如夫妻双方为同一种常染色体隐性遗传病的致病性变异或可能致病性变异的携带者,则他们每次妊娠都有25%的风险生育患儿。若女方为X连锁遗传病致病性变异或可能致病性变异的携带者,男性子代的患病风险为50%,女性子代有50%的概率为携带者。应建议进行遗传咨询。针对孕前的夫妻可建议通过PGT-M和针对性产前诊断,或自然妊娠后产前诊断来降低生育风险。针对已妊娠夫妻,建议进行产前诊断[7-9]。(4)如夫妻双方接受筛查后仅一方为常染色体隐性遗传病携带者,则夫妻生育疾病患儿的风险降低,但需告知存在残余风险[7-9]。(5)如夫妻双方筛查结果均为阴性,应告知残余风险,即阴性检测结果并不能完全消除子代患病的风险。但对于大多数疾病，夫妻双方的阴性结果提示子代患病风险降低。(6)在一些复杂的情况下，如受检者被检出携带某常染色体隐性遗传病基因的2个致病性或可能致病性变异，或男性受检者携带X连锁遗传病致病性或可能致病性变异等，应转诊至相应的专科进行遗传咨询和医疗管理。(7)孕期筛查发现夫妻双方均为某一常染色体隐性单基因病的携带者或孕妇为X连锁隐性遗传病的携带者，应转诊至具备产前诊断资质的医疗机构，针对夫妻进行相关疾病的遗传咨询，讨论产前诊断、生后诊断及新生儿干预等事宜。在充分知情同意情况下，必要时进行产前诊断。(8)携带者筛查纳入的疾病、基因和变异位点可能会发生变更，变异位点的致病性评级可能随证据级别改变而发生变化。因此携带者筛查报告结果具有时效性，仅为基于检测当时版本和证据的报告内容。(9)对于已经明确为携带者的受检者，鼓励受检者与配偶和有生育要求的近亲属告知相关信息。

八、伦理相关问题与卫生经济学评估

当前在携带者筛查实际应用中通常存在的问题有：(1)对携带者筛查的必要性普遍认知不足。(2)对于夫妻一方为致病性或可能致病性变异携带者，其配偶是否应扩大该基因的检测范围的问题。(3)夫妻各为同一基因变异携带者的生育风险评估问题，以及从医学伦理角度对于上述复合杂合变异是否可接受植入前诊断或产前诊断，甚至复合杂合或纯合胎儿的终止妊娠问题。(4)夫妻双方对于携带者筛查的态度不一致的问题；阳性检测结果对夫妻双方自身心理和家庭关系的影响与压力。这些都需引起服务提供方的足够重视。在检测前后的遗传咨询过程中应充分讨论，取得共识意见并注意心理疏导和抚慰，必要时可提交医疗伦理委员会进行审议以寻求帮助。

充分评估携带者筛查的卫生经济学效益，是携带者筛查临床服务推广前的重要内容。与其他筛查项目（如唐氏综合征产前筛查）相比，携带者筛查的意义不仅体现在对受检者本次妊娠胎儿的风险评估，还体现在对受检者再次生育的风险管理，以及对受检者子女和家族成员的婚育指导等方面。少数情况下，对受检者自身医疗管理也有外延意义。呼吁针对携带者筛查进行多角度的卫生经济学效益评估，以明确该医疗服务对于我国出生缺陷及遗传性疾病防治的意义。

九、当前我国携带者筛查的发展阶段和临床定位

当前我国针对孕期多种常染色体隐性及X连锁遗传性疾病的携带者筛查还处于起步的阶段，筛查的目标疾病、筛查位点、筛查模式、平台技术，以及筛查前后的临床咨询等诸多临床应用相关方面都还需要进一步的探索和共识。

当前携带者筛查的临床定位应该在为有自主意愿获悉自身及配偶常见遗传病基因携带状态，从而进行妊娠管理的相关决策，以降低子代单基因疾病发病风险的人群提供相应的临床筛查检测和咨询服务，且应该在充分知情同意的基础上进行，而不是广泛性的孕前或孕期人群的常规筛查。

携带者筛查在当前的临床应用初期阶段，亟需进行技术应用相关的规范性工作。鼓励开展针对中国人群筛查疾病携带率、筛查残余风险、疾病基因型-表型关联性、筛查报告规范性等多方面的研究评估。需要开展一系列针对医务人员的临床检测前后咨询，以及产前诊断和胚胎植入前诊断等相关临床知识技能的培训工作，以在我国切实做好携带者筛查，使广大群众获益。

十、结　　语

本共识是携带者筛查在国内初步的临床应用探索，并围绕适用人群、疾病和基因的选择、变异要求、实验室检测质控和报告出具、筛查时机和筛查策略、遗传咨询、当前的发展阶段和临床定位等7个方面进行总结并形成共识。本共识的相关意见在实际应用中可能仍会存在一定问题，需要更多的临床实践，并由医学专家与患者组织进行广泛讨论。希望本共识能规范行业发展，促进携带者筛查有序开展。

本共识的全部推荐条款见表3。

表3 "孕前及孕早期常见隐性单基因遗传病携带者筛查临床应用专家共识"的推荐条款

序号	推荐意见	证据等级	推荐等级
1	携带者筛查适用于无明显遗传病表型或无明确家族史,并有主动意愿获悉自身和/或配偶常见遗传病基因携带状态的育龄夫妻	Ⅱb	B
2	若夫妻之一、子女或其他近亲属存在高度疑似遗传性疾病的情况,应建议针对先证者进行完善的遗传咨询和诊断,以明确致病原因,进一步评估生育风险,并制定相应孕前干预或孕期产前诊断的方案	Ⅱa	B
3	适合携带者筛查的疾病应为人群携带率相对较高、青少年期及以前发病、表型严重和/或可提供有效干预措施的常染色体隐性遗传疾病和X连锁遗传疾病	Ⅱa	B
4	不建议对以下疾病筛查:(1)明确的常染色体显性遗传病;(2)多基因病,以及受环境因素影响明显的疾病;(3)大多在成人期发病的疾病;(4)大多数病例表型轻微,不影响生活质量,疾病负担较轻,且预后良好的疾病	Ⅳ	C
5	提供携带者筛查服务的各机构或实验室应基于实际情况,个性化地确定筛查疾病的数量。对于没有良好遗传咨询服务能力,或临床咨询能力和后续干预能力无法匹配的地区和医疗机构,不宜做大规模病种的携带者筛查	Ⅳ	C
6	应选择与疾病关系明确的基因进行筛查检测。疾病与基因的关联性必须有充分临床证据	Ⅳ	C
7	建议纳入致病性评级为"致病性"或"可能致病性"的位点变异作为筛查目标位点	Ⅳ	C
8	应对提供携带者筛查服务的实验室进行质控。实验室的检测技术体系应进行充分的技术性能确认和验证	Ⅳ	C
9	实验室出具的检测报告需标准化及规范化,包含临床机构或检测实验室名称、受检者基本信息、检测方法、检测项目、检测范围、检测结果、结果说明、报告日期,以及检测者和审核者的签字或签章等	Ⅳ	C

续 表

序号	推荐意见	证据等级	推荐等级
10	需在检测报告说明中清楚告知携带者筛查的局限性,特别是针对任何一种筛查疾病都存在残余风险的情况	Ⅳ	C
11	孕前、孕早期均可开展携带者筛查。孕前筛查可保证夫妻有充足的时间了解和考虑决定最适合自身需求的生育策略,可采取序贯或同步筛查	Ⅳ	C
12	对于孕早期的夫妻鼓励进行同步筛查	Ⅳ	C
13	携带者筛查检测前应向受检者介绍携带者筛查的意义和方法、筛查的目标疾病种类和疾病特征、筛查的获益、局限性、替代方案,以及可能出现的结果	Ⅳ	C
14	携带者筛查检测后应进行针对检测结果的遗传咨询。应向受检者提供书面检测报告及相应遗传咨询,包括筛查范围内致病性或可能致病性变异携带情况,对应疾病及表型的准确信息,疾病遗传方式,子代患病的风险,以及后续临床建议等	Ⅳ	C
15	临床开展携带者筛查的医疗机构及其人员和实验室需具备成熟的遗传咨询能力、单基因病检测和产前诊断能力	Ⅳ	C

执笔专家：蒋宇林（中国医学科学院北京协和医学院 北京协和医院）、刘俊涛（中国医学科学院北京协和医学院 北京协和医院）、董旻岳（浙江大学医学院附属妇产科医院）、朱宝生（云南省第一人民医院）

编写组成员：黄尚志（中国医学科学院北京协和医学院）、邱正庆（中国医学科学院北京协和医学院 北京协和医院）、杨艳玲（北京大学第一医院）、宋昉（首都儿科研究所）、潘虹（北京大学第一医院）、陈晓巍（中国医学科学院北京协和医学院 北京协和医院）、孙宇（华中科技大学同济医学院附属协和医院）、卢彦平（解放军总医院第一医学中心）、王华（湖南省儿童医院）、李茹（广州市妇女儿童医疗中心）、韩瑾（广州市妇女儿童医疗中心）、刘睿智（吉林大学第一医院）、刘珊玲

（四川大学华西第二医院）、祝茜（四川大学华西第二医院）、刘宁（乌鲁木齐市妇幼保健院）、李慧君（乌鲁木齐市妇幼保健院）、严恺（浙江大学医学院附属妇产科医院）、强荣（西北妇女儿童医院）、李伟（西北妇女儿童医院）、章锦曼（云南省第一人民医院）、刘凯波（首都医科大学附属北京妇产医院/北京妇幼保健院）、戚庆炜（中国医学科学院北京协和医学院 北京协和医院）、周希亚（中国医学科学院北京协和医学院 北京协和医院）、郝娜（中国医学科学院北京协和医学院 北京协和医院）、高儒真（中国医学科学院北京协和医学院 北京协和医院）

函审专家（按姓名拼音排序）：蔡艳（济南市妇幼保健院）、陈叙（天津市中心妇产科医院）、郝胜菊（甘肃省妇幼保健院）、胡平（南京市妇幼保健院）、胡婷（四川大学华西第二医院）、孔祥东（郑州大学第一附属医院）、李洁（南京鼓楼医院）、廖灿（广州市妇女儿童医疗中心）、廖世秀（河南省人民医院）、刘彩霞（中国医科大学附属盛京医院）、刘艳秋（江西省妇幼保健院）、吕时铭（浙江大学医学院附属妇产科医院）、马京梅（北京大学第一医院）、潘丽华（宁夏医科大学总医院）、彭莹（湖南省妇幼保健院）、宋婕萍（湖北省妇幼保健院）、孙路明（上海市第一妇婴保健院）、孙庆梅（甘肃省妇幼保健院）、唐少华（温州市中心医院）、王和（四川大学华西第二医院）、王晓华（内蒙古自治区妇幼保健院）、王彦林（中国福利会国际和平妇幼保健院）、邬玲仟（中南大学生命科学学院）、徐两蒲（福建省妇幼保健院）、许争峰（南京市妇幼保健院）、杨芳（南方医科大学珠江医院）、姚宏（重庆医科大学附属第二医院）、尹爱华（广东省妇幼保健院）、游艳琴（解放军总医院第一医学中心）、俞冬熠（山东省妇幼保健院）、虞斌（常州市妇幼保健院）、赵扬玉（北京大学第三医院）、周祎（中山大学附属第一医院）、周裕林（厦门市妇幼保健院）、朱湘玉（南京鼓楼医院）、朱宇宁（浙江大学医学院附属妇产科医院）

参考文献从略

（通信作者：刘俊涛）
（本文刊载于《中华围产医学杂志》2024年第27卷第1期第3-12页）

6 针对生育人群的携带者筛查实验室和临床实践专家共识

中国妇幼保健协会生育保健分会

出生缺陷在全球范围内都是影响人口健康水平的公共卫生问题,也是胎儿、婴幼儿死亡和先天残疾的主要原因[1]。单基因遗传病是导致出生缺陷的重要原因之一。由于多数常染色体隐性与X连锁遗传病在胎儿期没有明显的异常表现,父母通常也没有相关疾病的家族史,直至生育隐性单基因遗传病患儿之后才会发现夫妻的生育高风险状态(即同时是某个常染色体隐性遗传病的携带者或女方为某个X连锁遗传病的携带者)。据估计,有2%~4%的无家族史的育龄夫妻属于生育某种隐性遗传病的高风险夫妇[2]。如果在备孕期或孕早期通过检测夫妇双方携带情况,进而对其进行遗传咨询及生育选择指导,就有可能降低此类疾病的生育风险,这一过程即为携带者筛查检测。

携带者筛查最早可以追溯到20世纪70年代,早期的携带者筛查主要针对特定疾病高危人群的单一疾病的筛查,并取得了很好的防控效果。随着高通量测序技术的快速发展,携带者筛查也逐步实现了从单一疾病向多种疾病,由特定高危种族人群到泛种族普通人群的转变。自2013年以来,美国医学遗传学与基因组学学会(American College of Medical Genetics and Genomics,ACMG)、美国妇产科医师学会(American College of Obstetricians and Gynecologists,ACOG)等国际专业协会连续发布了多版指南或者声明,指导和推进多种疾病携带者筛查

引用文本: 中国妇幼保健协会生育保健分会. 针对生育人群的携带者筛查实验室和临床实践专家共识[J]. 中华生殖与避孕杂志, 2024, 44(02): 109-115.DOI: 10.3760/cma.j.cn101441-20230829-00094.

的临床应用[3-8]。截至目前，虽然已有不少扩展性携带者筛查在中国人群的应用研究[9-13]，但尚缺乏针对中国人群携带者筛查的适用人群、疾病选择、实施策略、实验室检测和遗传咨询等核心内容与关键问题的指南或者共识。为此，中国妇幼保健协会生育保健分会组织国内临床专家、辅助生殖专家、遗传学专家及实验室技术专家基于中国人群携带者筛查的临床实践研究成果，结合我国的实际情况，就开展携带者筛查的实验室检测和临床实施过程中的核心内容与关键问题形成共识意见，以促进携带者筛查技术的良性发展和规范应用。

一、适用人群、疾病的选择及筛查策略

（一）适用人群

携带者筛查可推荐给所有有生育意愿、期望通过携带者筛查评估生育隐性遗传病患儿的夫妇[7]，包括备孕期夫妇、孕早期夫妇及打算接受配子捐赠的辅助生殖人群[14]。所有适用人群，应在备孕期或孕早期被告知携带者筛查检测技术的存在。需要注意的是，对于有疑似遗传病家族史或本身为疑似遗传病患者的受检者，应首先考虑针对先证者进行诊断性检测，以明确先证者的具体的遗传学病因。即使怀疑的疾病属于携带者筛查的目标疾病，也不建议以携带者筛查取代诊断性检测。对于除怀疑疾病以外的其他携带者筛查范围内的疾病的携带情况及后代的患病风险评估，可以在知情同意的前提下考虑携带者筛查。

（二）疾病选择

携带者筛查针对的疾病应仅限于常染色体隐性或者X连锁遗传病，本共识建议暂不考虑常染色体显性遗传病、线粒体遗传病、成年期发病的单基因遗传病等类型疾病，疾病筛选时主要考虑以下因素。

1. 基因的临床有效性：由于携带者筛查预期用途属于预测性检测，原则上只能纳入有充分遗传学和实验证据证明与疾病有明确相关性的基因。建议参考美国临床基因组资源组织（Clinical Genome Resource，ClinGen）发布的基于客观的遗传学和实验证据的基因-疾病临床有效性评估标准[15]，确定基因-疾病的临床有效性，依据其强度可以分为7级，分别为被

驳回、有争议、无已知关系、有限、中等、强、确定。作为预测性用途的携带者筛查，本共识建议选择"强"和"确定"两个级别的基因-疾病对。

2. 疾病严重程度：疾病严重程度直接影响了受检者的生育决策，决定了携带者筛查项目的临床效用，因此，疾病严重程度是携带者筛查疾病选择的重要标准之一。普遍接受将严重影响生存质量、影响认知能力、缺乏有效治疗方案、严重程度足以影响夫妻双方改变生育决策的早发性疾病作为携带者筛查疾病选择的原则性标准。本共识推荐参考Lazarin等[16]所述的评估方式，根据疾病的外显率、表现度、临床表现、可治性、发病年龄等参数，将疾病的严重程度分为极重度、重度、中度和轻度4个等级。推荐仅纳入严重程度中度及以上的疾病。

3. 携带者频率：携带者频率是指特定人群中携带指定变异个体的比例。大多数常染色体隐性遗传和X连锁遗传病缺乏携带者频率及发病率的相关信息。鉴于此，对于缺少中国人群相应信息的疾病，推荐两种基于人群基因型数据的疾病携带者频率及发病率的评估方法：①Guo等[17]的估算方法；②Xiao等[18]的估算方法。两种方法不同之处是变异数据集来源不同，方法②除了收集ClinVar数据库中致病性或可能致病性变异进入变异数据集的同时，还纳入了ClinVar数据库未收录的有可能导致疾病的变异。本共识推荐，对于入选的常染色体隐性遗传病，其携带者频率应大于等于1/200，对于X连锁遗传病，其发病率阈值应大于等于1/40 000[7]。

4. 筛查疾病数量：筛选的目标疾病并不是越多越好，由于我国各地的经济发展、医疗基础、教育水平等存在显著的差异，本共识不建议在全国范围内实施统一内容的较多疾病种类的携带者筛查。应结合提供携带者筛查的医疗机构和当地的实际情况（医疗机构的遗传咨询能力、转诊产前诊断及辅助生殖的资源等），进行个性化考虑。推荐：①在经济或医疗条件有限的地区，可以实施单病种或少数常见病种的携带者筛查；②经济或医疗条件允许的地区，备孕或早孕期夫妻可以考虑携带者频率大于等于1/200的常染色体隐性遗传病和发病率大于等于1/40 000的X连锁遗传病，并根据具有地域特点高发的遗传病进行适当调整；③对于近亲结婚的夫妻，可以考虑携带者频率小于1/200的常染色体隐性遗传病；④对于因其他原因已准备接受辅助生殖的受检者，经评估可以从更大范围的筛查中获益，且有相关意愿，可以考虑纳入更多的筛查疾病，比如：疾病携带者频率可以小于1/200（大于等于1/500）的常染色体隐性遗传病或发病率小于1/40 000的X连锁遗传病；可以考虑纳入表现度差异较大的疾病；可以考虑纳入临床治疗效果较好或症状较轻的疾病，但足够影响患者生活质量，预计会影响受检者辅助生殖选择的疾病。

（三）筛查策略

在妊娠前或妊娠早期都可以进行携带者筛查。现有的筛查策略有以下3种。

1. 序贯筛查：受检者夫妻中，女方先接受筛查，如果为常染色体隐性遗传病的携带者，再召回其配偶进行筛查。需要注意的是，夫妻双方前后接受的筛查内容应保持一致。

2. 同步筛查：受检者夫妻同时接受筛查，尤其建议妊娠早期夫妇优先考虑该策略。

3. 同时采样-序贯筛查：同时采集受检者夫妻双方的样本，仅在女方为常染色体隐性遗传病的携带者的情况下，才对配偶进行携带者筛查。

3种筛查策略在受检者依从性、检测周期、非必要的检测及高风险夫妻检出率4个方面有明显差异[19]。检测前，受检者夫妻可以根据自身的具体情况，从检测周期、费用等角度考虑不同的筛查策略。本文建议优先考虑同步筛查[8]，不建议考虑同时采样-序贯筛查方式。

一般情况下，夫妻双方采用的筛查检测的范围基本一致。但在实施配子捐赠的辅助生殖时，提供配子的双方接受的携带者筛查的检测范围可能有出入。本共识推荐对于不一致的内容，应有针对性地遗传咨询，评估对应的生育风险，以确定提供配子的双方是否需要进一步的筛查[14]。另外，由于提供配子的双方进行携带者筛查的检测时间可能也有不同[20]，为了保持变异致病性判断标准的一致性，建议检测实验室应针对性制定相应的重分析管理原则，可能的局限性或风险需在遗传咨询中明确传达。

二、实验室检测流程及报告解读

高通量目标区域捕获测序是当前携带者筛查的主流技术，可用于多种遗传病的联合筛查。对于有特殊变异筛查需求的实验室，如 F8 基因倒位、脆性 X 综合征相关的动态突变等，可补充使用其他技术。对于开展单一病种筛查的实验室，建议根据所筛查的具体疾病、疾病变异类型和数量以及实验室条件等合理选择检测方法，并做充分的性能确认，以保障临床报告的准确性。本章节以主流的采用高通量目标区域测序技术开展多疾病联合筛查为代表，对实验室检测流程和报告解读部分，制定了如下共识，以期为单基因遗传病携带者筛查的临床应用提供指导。

（一）检测流程的建立

1. 样品收集：在样本采集前，实验室应向受检者提供检测前的遗传咨询与知情同意，并填写送检单。样本采集过程应严格按照卫生部 WS 233-2002《微生物和生物医学实验室生物安全通用准则》要求，做好防护，避免样品污染和保护实验人员的操作安全等。需根据不同样品类型匹配采集容器，并根据实验室的要求采集足够量的样品，建议优先使用外周血进行检测。

2. 数据产出

（1）DNA 提取：建议 DNA 提取量大于两次建库需求，以备建库失败重复实验及后续二代测序（next generation sequencing，NGS）结果验证的需求量。需对所得 DNA 进行质控，存在严重降解的需要重新提取或重新采样。

（2）文库制备：可通过物理方法或片段化酶对 DNA 进行片段化，需使用和测序仪匹配的成品试剂盒进行文库制备，对构建文库浓度、片段长度与分布进行质控。

（3）杂交捕获：采用满足性能要求的探针与所制备的混合文库进行杂交，对目标区域进行富集后用于 DNA 测序。

（4）测序：需根据测序仪厂商提供的标准测序流程进行测序操作。

3. 生物信息学分析：实验室可根据检测基因突变类型和范围，参考《遗传病二代测序临床检测全流程规范化共识探讨（3）》[21]，搭建相应的分析流程。需使用已知阴阳样本或质控品对所搭建流程的分析能力进行测试与确认,并确定质控参数。

4. 解读报告:变异致病性可根据指南分为五类,致病的(pathogenic)、可能致病的(likely pathogenic)、临床意义未明的(uncertain significance)、可能良性的(likely benign)和良性的(benign)[22]。建议报告致病变异和可能致病变异[7],一般不建议报告意义不明确变异(variant of uncertain significance,VUS),但在特殊情况下,实验室可以考虑在取得受检者及其配偶知情同意后,对有可能重分析后定级为致病或可能致病的VUS(如根据ClinGen的贝叶斯分类框架评分为4~5分)[23]进行报告:①夫妇一方已检出常染色体隐性致病基因致病或可能致病变异,另外一方检出的同一基因的VUS的情况;②女方检出X连锁遗传病致病基因的VUS的情况。

报告内容:参考《临床基因检测报告规范与基因检测行业共识探讨》,单基因遗传病携带者筛查基因检测报告可分为正文和附录两部分。报告正文需至少包含样本信息、检测项目及方法、检测结果、结果说明、疾病简介与变异详情、参考文献及必要的其他说明。附录内容需至少对检测方法、检测范围、检测局限性进行介绍。

5. 检测结果的验证:检出的阳性变异报告前需进行核验,对于单核苷酸变异,如果实验室已经基于该检测体系足量的既往数据建立了成熟的质控标准,对满足质控标准的变异可不进行Sanger验证,如没有建立成熟的质控标准,则需对解读为致病和可能致病的变异进行Sanger验证;对于复杂的变异类型,如小的插入缺失、拷贝数变异,则需进行验证。在实验室没有建立成熟完善的质控体系之前,建议对所有阳性变异进行验证。

(二)性能确认

实验室应优先选择国家药品监督管理局批准的试剂和仪器,如暂时无已获批的试剂盒,需按照实验室自建检测方法试剂的要求进行管理。所有相关的仪器、试剂、检测流程等均需进行性能确认。

1. 测序平台:测序仪安装时,需由厂方工程师按照说明书所注明的仪器性能指标逐项验证,达到厂方声称的指标并满足临床预期用途为合格。

2. 生物信息分析平台的性能确认:实验室可以选择测序

平台配套的分析系统,也可以选择合适的算法和软件搭建本实验室的生物信息学分析流程,但均需要进行必要的性能确认。

3. 分析性能确认:分析性能确认应包括从核酸提取到生物信息学分析的全过程,建议实验室至少对精密度、准确度、分析特异度、检测限等指标进行确认。

(三)质量控制

1. 检测前:实验室需对样本采集流程、采集管、采集量、样本转运、样本接收与录入、保存条件等制定相应的标准作业程序(standard operationprocedure,SOP)文件。制定样本接收与拒收的标准,对于拒收的样本应制定相应的处理措施。

2. 检测中:实验室应根据性能确认结果建立变异检测的SOP,制定各个环节的质量控制参数,并从批次质控、样本质控、变异质控等维度进行质量控制。对整个操作流程中的关键数据进行记录。

整个检测流程中,应设置质控品,至少包括阳性对照和阴性对照。质控品应首选标准品,在无标准品或标准品不易获得的情况下,阴性质控品也可以选用经过确认的不含目标变异的已知阴性标本样本;阳性质控品也可以选用经过确认的已知阳性标本样本,或者经过验证的相关细胞系等。

本共识仅推荐基于高通量测序方法的单基因遗传病携带者筛查技术流程中的质控环节和参数(外周血样本类型),详见表1。对于批次质控,可通过批次测序数据的Q30、阴阳质控品检测结果的一致性进行质量控制;对于样本质控,可通过单样本测序数据的Q30、有效测序深度、性别一致性等进行质量控制;对于变异质控,根据在生物信息学分析阶段针对不同变异类型建立的分析质控参数进行质量控制,如对单核苷酸变异/插入和缺失变异,可采用阳性变异的突变频率(突变所在染色体的有效reads数/突变所在位置的所有有效reads数)、有效深度进行质控。

表1 基于高通量测序方法的携带者筛查技术流程中的质控参数

质控环节	质控内容	质控参数
DNA提取	提取量	大于2次文库制备量要求
	完整性	无严重降解

续 表

质控环节	质控内容	质控参数
文库制备	文库浓度	≥10 ng/μl
	片段分布与大小	片段分布集中,片段大小符合测序读长要求
测序数据	Q30	≥80%
	去重后有效深度	≥100×

3. 检测后：实验室应参考指南、共识或文献建立变异致病性分类SOP，并定期对从事变异分类的人员进行相关的培训。每份报告均要求有经验和一定资质的人员审核，对有异议的报告要结合临床正确分析原因，重新核对标本，重新检测复核，把好质量关。需要对报告周转时间进行统计和质控，及时分析超期样品原因进行整改。

此外，开展遗传病携带者筛查的实验室，每年应参加国家卫生健康委临床检验中心组织的高通量应用于遗传病检测相关的室间质评，成绩合格。对于国家卫生健康委临床检验中心暂未开设本项目的室间质评时，应开展对实验室能力验证，制订年度能力验证计划、标准作业程序等。

三、携带者筛查的遗传咨询

携带者筛查的遗传咨询包括检测前咨询和检测后咨询，由受过专业培训的临床医生或遗传咨询师提供，其目的是提供风险评估、支持、教育和资源，以促进咨询者做出最符合家庭需求和价值观的决策。遗传咨询应遵循知情同意、非指令性、信任与保护隐私、平等与信息公开及咨询教育与持续支持的基本原则[24]。

（一）检测前的遗传咨询要点

作为一项遗传检测项目，检测前建议相关专业人员向受检者夫妇提供携带者筛查的目的、意义、检测方法、检测范围及局限性等方面的遗传咨询，同时还应告知可能的检测结果，并向他们解释可用的生殖选择[3-4, 7-8]。

1. 携带者筛查的目的和意义：携带者筛查的目的是通过基因检测及时获得受检者有关隐性遗传病的携带状态。须向受检者解释携带者通常不会表现出任何疾病症状，当夫妻携带同一基因的致病变异时,每次妊娠他们的孩子都有四分之一的风险遗传到双方的致病变异并罹患该种疾病;当女性是X连锁遗传病的携带者时,其男性后代患病的风险为二分之一。大部分单基因遗传病危害大(致死、致残或致畸),且缺乏有效的治疗手段或者治疗费用昂贵[25],通过携带者筛查可以及时获得有关其生殖风险的信息,促进生殖决策,以避免生育单基因隐性遗传病患儿[13, 26-27]。

2. 携带者筛查的范围和检测的局限性:检测前需向检测者详细解释携带者筛查的优势和局限性[28],使其在充分的知情同意下自主选择并取得书面的知情同意[8]。携带者筛查遵循单基因遗传病的诊断流程,包括病史的采集(包括基本信息、生育史、家族史等)、临床诊断[29]。对于有家族史或者致病基因明确的个人,应进行特定的基因突变检测;对于正常的无相关遗传病史的受检人群,应客观主动地介绍该项目,并充分尊重咨询者的选择[6]。

筛查范围的告知是检测前遗传咨询的重点,解释的内容包括筛查所包含的病种、选择依据、可检测的DNA变异类型、报告范围和技术局限性。应告知受检者携带者筛查无法检出后代的新发变异,仅报告致病或疑似致病变异,由于技术的局限性,即使检测结果阴性,受检者仍可能存在因携带其他检测范围外的基因或致病变异位点导致检测范围内疾病的残余风险[7]。

提供VUS报告选项的实验室,应在检测前遗传咨询过程中解释VUS的临床含义及报告或不报告的情况下所面临的风险,并获得受检者夫妇的知情同意。

(二)检测后的遗传咨询要点

根据ACMG指南,建议对受检者进行检测后遗传咨询,检测后遗传咨询应告知检测结果、描述相关疾病的临床性质、建议生殖伴侣的检测、计算妊娠后生育的患儿风险。当发现一人是某遗传病的携带者时,应鼓励患者告知其亲属风险和筛查的必要性,尤其是发现女性为X连锁遗传病的携带者时。值得注意的是,筛查为X连锁遗传病携带者的女性可能由于X染色体失活偏好而表现出该病的症状,比如部分杜氏肌营养不良症女性携带者会出现心肌病[4, 6-7, 28-29]。

1. 序贯筛查模式中一方结果阳性:当夫妇一方为某一常

染色体隐性遗传病致病基因的携带者,应对配偶进行后续筛查,以明确夫妇双方是否携带同一基因的致病变异;配偶阴性结果能降低疾病风险,但不能完全消除后代的患病风险。若女方为X连锁致病变异的携带者,则遵循高风险夫妇的遗传咨询要点。

2. 高风险夫妇的遗传咨询要点:高风险夫妇是指夫妇双方在同一基因中携带致病或可能致病变异,或者女性携带X连锁致病或可能致病变异。针对高风险夫妇对其进行生育风险评估和生育指导应遵循自主和无恶意的伦理原则[28-29]。

高风险夫妇在其生育上可以选择的方式有:①自然妊娠后尽早进行产前诊断;②采用辅助生殖和胚胎植入前遗传学检测(preimplantation genetic testing,PGT)的方式生育,目前已在临床上使用;③夫妇双方采用供卵或供精及领养的方式避免遗传病患儿的出生,但该种方式需要遵循相关的法律法规并在严格的伦理监管下进行[7,14]。

3. 低风险夫妇的咨询要点:低风险夫妇即双方并未携带同一基因的致病或可能致病变异或女方并未携带X连锁致病或可能致病,即使检测结果阴性,也并不能完全排除生育遗传病患儿的可能,应再次告知受检者筛查后仍存在残余风险,此外携带者筛查不能取代新生儿筛查[7]。

需要注意的是,携带者筛查报告中出现的VUS,本身不是进行产前诊断或PGT的适应证。提供遗传咨询的专家需要结合咨询过程中获取的最新家族史和疾病史、最新研究进展、功能研究及实验室之间的共享数据等更新信息,对该变异进行进一步的评估。根据最终的判断结果,结合产前诊断或PGT的相关规定进行咨询与建议。

(三)辅助生殖人群的携带者筛查遗传咨询

相对于普通人群,有不良孕产史且需进行辅助生殖的夫妇在孕前常规需进行遗传咨询,他们更关注生育子代的出生缺陷风险,因此也更有可能接受携带者筛查。在辅助生殖治疗前已确定携带单基因遗传性疾病变异位点的夫妇可以选择进行单基因疾病胚胎植入前遗传学检测(PGT for monogenic,PGT-M),以避免遗传学异常胚胎移植,预防严重遗传疾病患儿的出生。因此,参与辅助生殖治疗的医务人员不仅有责任协助夫妇妊娠，还应告知辅助生殖人群接受携带者筛查的临床价值[7,14]。

由于辅助生殖人群染色体异常发生率及部分致病变异的携带率高于普通人群（如因出生缺陷家族史、近亲结婚或疑似遗传病病史寻求辅助生殖的人群），因此除了进行常规的携带者检测前咨询和检测后咨询外，还需考虑以下咨询要点。

1. 由于许多遗传疾病都可能直接或间接影响生育能力，因此建议对有不孕不育家族史、配子成熟障碍或反复胚胎发育异常等疑似遗传性疾病可能的患者进行额外基因检测。应告知基因检测与携带者筛查在目的、意义及检测内容上的区别，使其在充分的知情同意下自主选择。

2. 由于NGS的技术限制，一些辅助生殖人群中相对高发染色体异常[30]。因此，有必要确定受检者的染色体状态，并应在携带者筛查报告中添加适当的免责声明。

3. 随着PGT技术的发展和广泛应用，PGT的适应证已经从最初针对严重、儿童期发病的疾病，扩展到包括成人发病、人类白细胞抗原检测、肿瘤易感、非严重性疾病。因此虽然目前一般不建议筛查发病较晚、不完全外显率或可变表型的疾病[3,7]，但已有学者建议在辅助生殖人群中纳入更多的筛查病种，包括临床表型相对较轻和表现度差异较大的疾病（如*BRCA*1相关的遗传性乳腺癌），以保护和尊重患者最大的生殖自主权。虽然此类疾病不在本文的讨论范围内，但由于这类疾病的筛查会增加阳性检出夫妇生殖决策时的复杂性和情绪困扰。因此这种情况下，需要在检测前进行额外的咨询，全面告知利弊，协助夫妇以结合自身情况，自主选择是否接受检测。

4. 当检出的高风险夫妇选择PGT时，检测后需要针对体外受精/卵胞质内单精子注射/PGT治疗进行额外的遗传咨询，需要告知PGT的检测目的、预期结果、技术局限性以及可能的风险。对于有PGT原始指征的夫妇，告知夫妇携带者筛查阳性可让PGT的检测范围扩大，但PGT范围越广，检测结果正常的胚胎越少，夫妇没有可移植胚胎的风险就越高。

5. 辅助生殖人群在特定的情况下，需要使用捐赠的配子受孕。辅助生殖机构除了需要收集捐赠者的疾病家族史并随时间变化更新相关家族史外，有条件的机构可以考虑对捐赠者进行携带者筛查。接受配子捐赠前,受捐者在了解捐赠者的完整家族史信息和携带者筛查的结果后,需考虑接受相同范围的携带者筛查[31]。若捐赠者与受捐者双方的携带者筛查结果提示后代面临常染色体隐性或X连锁遗传病的高风险,受捐者应接受相关疾病的遗传咨询;其次,即使筛查结果为阴性也应告知受捐者筛查结果的局限性[9]。即使进行完整的筛查后,仍存在一定的残余风险[32-33]。

(四)相关的伦理问题

携带者筛查旨在通过携带者状态的检查,筛选出人群中可能生育常染色体隐性或X连锁疾病患儿的高风险夫妻。该技术作为一项基因检测项目,开展时需要遵循医学伦理的基本原则。携带者筛查一般不会对受检者身体造成明显的伤害,但因为阳性结果可能会提示夫妻双方未来将面临生育隐性遗传病患儿的高风险,而阴性结果也不能完全排除夫妻双方未来生育隐性遗传病患儿的风险(残余风险的问题)[34],从而不可避免地对受检者的心理产生负面影响。因此,在检测前应取得受检者的知情同意方可实施。需要注意的是,携带者筛查不应变相地作为胎儿选择的工具,而应强调该技术在提供自主生殖选择的价值和作用[35]。

四、总 结

携带者筛查作为降低出生缺陷的一级和二级预防技术,已经证实具备良好的临床效用。随着高通量测序技术的发展,临床上也越来越容易实现多种疾病的同时筛查。本文结合国内外的研究进展,对筛查疾病入选标准、筛查策略、实验室检测流程和遗传咨询进行了详细的说明和建议。随着对疾病认识的加深、技术的进步及社会的发展,疾病的入选标准可能需要随之改变,应该鼓励进行更多的探索性研究,以更加完善携带者筛查的策略,促进携带者筛查在出生缺陷防控领域的应用与发展。

执笔专家(按姓氏汉语拼音排序):陈松长(复旦大学附属妇产科医院)、黄荷凤(复旦大学生殖发育研究院)、徐晨明(复旦大学附属妇产科医院)、杨昀(深圳华大基因股份有限公司)

共识编写专家组成员(按姓氏汉语拼音排序):曹云霞(安徽医科大学)、陈松长(复旦大学附属妇产科医院)、高勇(深圳华大基因股份有限公司)、管一春(郑州大学第三附属医院)、黄荷凤(复旦大学生殖发育研究院)、黄薇(四川大学华西第二医院)、金帆(浙江大学医学院附属妇产科医院)、金丽(复旦大学附属妇产科医院)、金敏(浙江大学医学院附属第二医院)、腊晓琳(新疆医科大学第一附属医院)、李蓉(北京大学第三医院)、李亚丽(河北省人民医院)、林戈(中信湘雅生殖与遗传专科医院)、林忠(广西壮族自治区生殖医院)、刘嘉茵(江苏省人民医院)、刘睿智(吉林大学白求恩第一医院)、卢美松(哈尔滨医科大学第一附属医院)、马翔(江苏省人民医院)、孟庆霞(苏州市立医院)、倪亚莉(甘肃省妇幼保健院)、钱卫平(北京大学深圳医院)、史庆华(中国科学技术大学)、舒静(浙江大学医学院附属第一医院)、唐莉(昆明医科大学第一附属医院)、王磊(大连市妇女儿童医疗中心)、伍琼芳(江西省妇幼保健院)、武学清(山西省妇幼保健院)、吴琰婷(复旦大学附属妇产科医院)、谢青贞(武汉大学人民医院)、徐晨明(复旦大学附属妇产科医院)、徐凤琴(天津市第一中心医院)、闫丽盈(北京大学第三医院)、杨爱军(济宁医学院附属医院)、杨冬梓(中山大学孙逸仙纪念医院)、杨昀(深圳华大基因股份有限公司)、姚元庆(香港大学深圳医院)、尹太郎(武汉大学人民医院)、张翠莲(河南省人民医院)、张丹(浙江大学医学院附属妇产科医院)、张松英(浙江大学医学院附属邵逸夫医院)、赵淑云(贵州医科大学附属医院)、赵素敏(深圳华大基因股份有限公司)、郑备红(福建省妇幼保健院)、朱健生(安徽省妇幼保健院)、朱依敏(浙江大学医学院附属妇产科医院)

作者贡献声明 黄荷凤负责论文构思、撰写及修改;徐晨明负责论文构思和撰写;陈松长、杨昀负责论文撰写及修改;共识编写专家组其他成员负责论文的修改

参考文献从略

(通信作者:黄荷凤　徐晨明)
(本文刊载于《中华生殖与避孕杂志》2024年第44卷第2期第109-115页)

7 PGT-A 嵌合型胚胎的遗传咨询与移植策略中国专家共识

中国医师协会生殖医学专业委员会
中华医学会生殖医学分会

嵌合型胚胎是指包含两种及两种以上遗传学不同的细胞系的胚胎,在植入前的胚胎中较为常见,占囊胚期胚胎的5%~15%[1-3]。近年,随着囊胚滋养层细胞活检(trophectoderm biopsy)以及高通量遗传学检测技术如微阵列比较基因组杂交(array-based comparative genomic hybridization, aCGH)、单核苷酸多态性微阵列(single nucleotide polymorphism array, SNP array)、基因组拷贝数变异测序(copy number variant sequencing, CNV-Seq)等在胚胎着床前遗传学检测(preimplantation genetic testing, PGT)中的广泛使用,通过对体外受精(invitro fertilization, IVF)胚胎的囊胚滋养层细胞活检所获得的数个细胞进行全基因组扩增及高通量遗传学检测分析,当检测到有染色体中间拷贝数异常,提示其可能为嵌合型胚胎[4-6]。既往认为移植嵌合型胚胎存在风险,临床上一般不主张移植嵌合型胚胎。

自从2015年Greco等[7]报道了移植嵌合型胚胎获得健康子代的病例后,嵌合型胚胎是否可以移植以及移植后的妊娠结局受到了学界的广泛关注。2019年,国际着床前遗传学诊断协会(Preimplantation Genetic Diagnosis International Society)建议将异常染色体构成占比为20%~80%的胚胎判断为嵌合型胚胎[8]。随后针对PGT中嵌合阈值的探讨也有了一些不同的临

引用文本: 中国医师协会生殖医学专业委员会,中华医学会生殖医学分会. PGT-A 嵌合型胚胎的遗传咨询与移植策略中国专家共识[J]. 中华妇产科杂志,2024,59(08):577-582.DOI:10.3760/cma.j.cn112141-20240208-00088.

床研究结论[9-10]。越来越多的辅助生殖机构调整了对嵌合型胚胎的临床策略，陆续又有研究发现可以对部分嵌合型胚胎进行移植[11-14]。

如何分析和对待嵌合型胚胎，建立嵌合型胚胎的实验室检测标准，其临床移植策略、移植风险与防范措施等，均给我国的PGT临床工作带来了新的挑战。虽然国际上已有一些嵌合型胚胎移植和临床管理的指导意见，但并不完全适用于我国目前的PGT临床工作。为此，参考现阶段国内外相关临床研究成果和专业学术机构的指导意见，结合国内各临床机构的临床实践经验，由中国医师协会生殖医学专业委员会、中华医学会生殖医学分会的生殖医学专家和PGT专业技术人员共同参与编写此共识。北京大学第三医院执笔团队在进行了文献检索等工作后完成了初稿撰写。初稿转发给部分专家征求意见，得到反馈并进行文稿修改后，于2023年10月31日组织召开线上会议，参会专家来自全国27个省、自治区、直辖市（具体见文后"专家组成员"），对每一条共识进行了充分和有效的讨论、反复推敲，力求表述精准并且有文献支撑，逐条达成共识。会后，执笔团队进一步整理完善了共识的撰写；由两位通信作者和部分专家再次审阅同意后形成本共识。期待本共识能够指导相关医务人员更合理有效地判断PGT技术检测的胚胎，规范质量控制，为医患沟通、咨询提供参考依据，从而既能有效利用胚胎，又能尽可能降低风险。

事实上，胚胎嵌合是植入前胚胎的固有生物学现象，且其影响因素十分复杂，并在不断探究中；而当同时合并其他异常风险因素时，其临床处理更为复杂，因而现阶段本共识仅对PGT中的胚胎着床前非整倍体遗传学检测（preimplantation genetic testing for aneuploidy，PGT-A）检出的嵌合型胚胎（以下简称：PGT-A嵌合型胚胎）的相关问题形成以下共识，供同行参考，并期待在临床实践中不断完善。

一、嵌合型胚胎的发生机制

目前认为，嵌合型胚胎的发生，主要是正常二倍体受精卵在有丝分裂时出现染色体分离错误所致，如：分裂后期染色体分离延迟、染色体不分离、染色体丢失等；发生异常分裂的时间越早，嵌合比例越高。相对少见的情况是配子减数分裂错误产生三体或单体的细胞，在受精后有丝分裂中部分染色体数目异常的细胞通过自身的单体或三体自救变为二倍体细胞，最后形成了有染色体构成异常的嵌合型胚胎[1,15]。

二、PGT-A 嵌合型胚胎检出的相关因素

嵌合型胚胎在植入前胚胎中较为常见，并常在PGT-A中检测到。证据显示，不同胚胎时期嵌合的发生率存在一定差异，并随着胚胎发育嵌合的发生率呈下降趋势，其中囊胚期嵌合的发生率为5%~15%[1-3]。需要指出的是，目前PGT胚胎活检是囊胚滋养层细胞活检，是未来发育成胎盘或胎膜的细胞，与发育成胎儿的内细胞团细胞存在一定的差异，不能完全等同于胚胎的基因组构成。

此外，体外培养条件、男方年龄、精液质量、促排卵方案、受精方式、胚胎发育速度及质量等均可能与胚胎嵌合有关[16-25]。在PGT-A技术环节中，滋养层细胞活检方法、活检部位、获取的细胞数量、活检后细胞的转移环节等，也有可能对嵌合型胚胎的检出产生影响；不同的全基因组扩增技术及检测平台对PGT-A嵌合检出的敏感度也有影响，敏感度存在差异[26-32]。

三、嵌合型胚胎的分类

1. 根据来源的不同，可分为同源嵌合型和异源嵌合型。前者指胚胎起源于单个受精卵；后者指嵌合成分来源于不同的受精卵。在辅助生殖技术中的嵌合型胚胎仅指同源嵌合型。

2. 根据嵌合细胞类型的不同，可分为非整倍体与整倍体嵌合、染色体片段与整倍体嵌合、非整倍体与非整倍体嵌合、涉及两处及以上染色体异常的复杂嵌合。

3. 根据嵌合发生部位的不同，可分为广泛性嵌合和局限性嵌合。广泛性嵌合是指嵌合细胞系广泛存在于整个胚胎中，滋养层细胞和内细胞团细胞均可能有嵌合现象存在；局限性嵌合指嵌合现象局限于滋养层细胞或内细胞团细胞中。

4. 根据活检的囊胚滋养层细胞中染色体构成异常占比，设定嵌合型胚胎的阈值范围为20%~80%（嵌合比例<20%视为整倍体，>80%视为非整倍体）或者30%~70%（嵌合比

例<30%视为整倍体,>70%视为非整倍体);无论阈值范围,其中嵌合比例≤50%为低比例嵌合型胚胎,>50%为高比例嵌合型胚胎[8,33]。

四、PGT-A检测技术平台的质量控制

嵌合型胚胎的发生和检出,除了固有的生物学原因外,还受多种因素的影响,因而建立稳定的体外培养、检测实验流程及数据分析流程,完善相应的质量控制工作等,均是重要环节。

1. 建立良好的IVF胚胎实验室培养和操作体系,完善实验室质量控制。

2. 建立PGT实验室质量控制体系标准以及规范的实验流程(standard operating procedure);检测实验设立包含嵌合样本的质控品(如:含有已知非整倍体和整倍体的混合细胞系),验证检测平台性能。

3. 对PGT-A嵌合型胚胎的检测方法进行检测效能验证,并记录实验数据和标准(如质量控制、阈值等)。

五、嵌合型胚胎的报告原则

1. 在报告中应说明嵌合型胚胎的报出原则,并注明由于生物学和技术因素,PGT-A技术检出嵌合型胚胎的可能性,以及嵌合比例和类型等[9];对于无法检出嵌合型胚胎的检测平台,建议在报告中说明该检测平台的技术局限性。

2. 建议检测机构根据自身检测技术及平台,制定规范的嵌合型胚胎的诊断标准,设定嵌合报出的阈值。例如:参考20%~80%作为嵌合的阈值,或参考30%~70%作为阈值,以提高真实嵌合型的检出率;同时,以50%作为分界报出嵌合程度,嵌合比例≤50%判断为低比例嵌合,>50%判断为高比例嵌合[8,33]。

3. 对于染色体片段与整倍体嵌合型胚胎的报出,应根据检测机构所采用的检测平台、技术方法、数据分析软件,确定报出片段异常的长度阈值,并在检测报告中说明。

六、嵌合型胚胎移植的遗传咨询

针对PGT-A中可能会报出嵌合型胚胎的结果,建议在计划实施IVF(包括可能实施的PGT-A)之前以及嵌合型胚胎移

植之前，对患者进行相关告知和遗传咨询。

1. 计划实施IVF（包括可能实施的PGT-A）之前对嵌合型胚胎相关问题的遗传咨询：（1）作为实施PGT-A前遗传咨询的一部分，解释PGT-A检测结果可能为"嵌合结果"、嵌合型胚胎的检出率、检出的"嵌合结果"与胚胎真实染色体情况可能存在差异、是否接受移植嵌合型胚胎及其利弊等。

（2）告知嵌合型胚胎发生的可能原因及固有的生物学特性，包括PGT-A技术检测的是囊胚滋养层细胞，是未来发育成胎盘或胎膜的细胞，与发育成胎儿的内细胞团细胞存在一定的差异；同时，告知患者PGT-A检测过程的技术、嵌合型胚胎选择的原则和局限性。

（3）介绍本机构对不同嵌合型胚胎的取舍建议原则。患者移植嵌合型胚胎后应行产前遗传学诊断，并接受妊娠结局及子代健康情况的随访。

2. 对PGT-A嵌合型胚胎移植前相关问题的遗传咨询：（1）解释患者所获得的嵌合型胚胎的具体检测结果，移植此胚胎可能的临床风险，根据患者意愿决定移植此嵌合型胚胎、或暂缓移植并继续保存、或决定放弃此胚胎。

（2）患者夫妇在无整倍体胚胎且不愿意或无条件进行下1个PGT周期时，在充分咨询和知情同意的情况下，可以移植嵌合型胚胎（建议优先移植低比例嵌合型胚胎），告知妊娠后可能的风险（包括：较低的妊娠率、较高的流产率，甚至可能出现胎死宫内、胎儿发育异常及未能预先发现的其他出生缺陷等风险）。

（3）确定选择移植嵌合型胚胎，并有多个嵌合型胚胎时，应针对胚胎不同的嵌合情况及移植风险，逐一向患者夫妇进行咨询告知，对患者同意保留的嵌合型胚胎，要排出移植顺序，签署知情同意书。

（4）嵌合型胚胎移植后，妊娠期必须行产前检查和产前遗传学诊断。如果发现胎儿发育异常或产前诊断提示异常结果时，需按照产前诊断的原则进行遗传咨询及相应的临床处理。

七、嵌合型胚胎的移植策略

相较于移植整倍体胚胎，移植嵌合型胚胎的流产风险及

7 PGT-A 嵌合型胚胎的遗传咨询与移植策略中国专家共识

胎儿发育异常风险有所增加。低比例嵌合型胚胎移植并妊娠后获得健康子代的机会较大，可能与胚胎发育过程中的"自我修复"机制以及PGT-A技术局限性相关。此外，少部分真性胎儿嵌合型（即明确存在两种及两种以上不同核型的细胞系组成）也能存活，其表型主要取决于嵌合比例、嵌合部位及所涉及的染色体或染色体片段；嵌合水平越低、嵌合类型越简单，着床率和持续妊娠率越高。结合国内外现有研究结论及专家意见[33-36]，本共识对PGT-A嵌合型胚胎移植策略的建议如下。

1. 建议优先选择PGT-A整倍体胚胎移植。嵌合型胚胎的移植，可以在无整倍体胚胎，且不选择继续进行下1个PGT周期的情况下，对患者夫妇进行充分的遗传咨询和风险告知后作出选择移植，并签署相应的知情同意书。

2. 根据胚胎嵌合比例，高比例嵌合型胚胎的不良妊娠风险升高，建议优先考虑移植低比例嵌合的胚胎。

3. 如果同时有多个近似嵌合比例的嵌合型胚胎，临床实践中可以根据不同染色体嵌合情况进一步进行优先级排序。然而，目前在此方面的文献依据尚不充分，同时近年来国际指南及研究也在此方面有逐步弱化的趋势。鉴于临床实践的需求，本共识依据遗传学上染色体异常与生育风险进行风险提示：（1）具有活产生存能力但可能伴有智力障碍、生长发育异常及多发畸形的三体（染色体13、18、21、22）的嵌合型胚胎，以及14三体与整倍体嵌合、16三体与整倍体嵌合及45,X与整倍体嵌合的嵌合型胚胎，其综合风险较高。（2）涉及印记遗传病的染色体6、7、11、14、15、20的嵌合型胚胎，其综合风险较高。（3）与宫内发育迟缓相关的染色体2、7、16的嵌合型胚胎，其综合风险较高。（4）涉及多条染色体的复杂嵌合型胚胎，原则上不建议移植[37]，或在充分告知风险后，慎重考虑移植，必要时也可以进行囊胚解冻后再次滋养层细胞活检验证[38]。（5）在嵌合比例及风险程度相似的胚胎中，应优先选择移植形态学等级较高的嵌合型胚胎。（6）对于染色体片段与整倍体嵌合型胚胎，目前证据尚不充分，但有研究者认为可能有较满意的持续妊娠率，临床可以优先考虑移植该类嵌合型胚胎[39]。

4. 对于尚未完成生育意愿的夫妇，建议持续保存嵌合型胚胎作为移植备选。

八、产前检查及随访

1. 移植嵌合型胚胎妊娠后，应强调行介入性产前诊断的必要性，推荐妊娠中期行羊膜腔穿刺术。由于羊水细胞包含外、中、内3个胚层来源的细胞成分，理论上是诊断胎儿嵌合及确定嵌合比例的最佳产前遗传学诊断标本。但某些嵌合类型（如8号染色体嵌合）可能脐血标本会有更高的检出率[40]。

2. 推荐介入性产前诊断检测项目包括：染色体核型分析、基因组拷贝数检测，必要时联合进行荧光原位杂交（fluorescence in situ hybridization，FISH）及单亲二体（uniparental disomy，UPD）相关疾病的检测。如果发现异常，必须进行规范的产前遗传咨询，按产前诊断原则进一步处理，必要时终止妊娠等。

3. 嵌合型胚胎移植后，除了常规的妊娠阶段的产前检查和分娩后随访，也建议对子代进行随访。

4. 嵌合型胚胎移植后出现不良妊娠结局，进一步分析流产胎盘或胎儿组织非常重要，可作为评估嵌合型胚胎移植风险和进一步治疗建议的重要依据。

本共识提供了关于PGT-A嵌合型胚胎移植的遗传咨询及移植策略的指导建议以及嵌合型胚胎临床处理的参考建议，旨在规范开展辅助生殖技术PGT-A临床及检测实验室工作，也希望为更广泛的PGT应用（如PGT-M及PGT-SR）中嵌合型胚胎的临床处理提供参考，从而在安全规范使用PGT-A技术的同时，客观分析并充分利用所获胚胎，更好保障患者的利益。随着PGT-A技术的继续完善和嵌合型胚胎移植后临床证据的不断积累，本共识也将进一步修订完善。

执笔专家：刘平（北京大学第三医院）、黄锦（北京大学第三医院）、王云（北京大学第三医院）

参与本共识编写的专家组成员（按姓氏汉语拼音排序）：曹云霞（安徽医科大学第一附属医院）、陈秀娟（内蒙古医科大学附属医院）、高媛（山东大学附属生殖医院）、郝桂敏（河北医科大学第二医院）、黄国宁（重庆市妇幼保健院）、黄锦

(北京大学第三医院)、黄元华(海南医学院第一附属医院)、靳镭(华中科技大学同济医学院附属同济医院)、腊晓琳(新疆医科大学第一附属医院)、李达(中国医科大学附属盛京医院)、李蓉(北京大学第三医院)、李艳萍(中信湘雅生殖与遗传专科医院)、林戈(中信湘雅生殖与遗传专科医院)、刘嘉茵(江苏省人民医院)、刘平(北京大学第三医院)、刘睿智(吉林大学第一医院)、吕群(四川省人民医院)、倪亚莉(甘肃省妇幼保健院)、乔杰(北京大学第三医院)、覃爱平(广西医科大学第一附属医院)、全松(南方医科大学南方医院)、师娟子(西北妇女儿童医院)、宋学茹(天津医科大学总医院)、孙海翔(南京大学医学院附属鼓楼医院)、孙莹璞(郑州大学第一附属医院)、孙赟(上海交通大学医学院附属仁济医院)、伍琼芳(江西省妇幼保健院)、武学清(山西省儿童医院山西省妇幼保健院)、武泽(云南省第一人民医院)、王树玉(首都医科大学附属北京妇产医院)、王晓红(空军军医大学唐都医院)、王云(北京大学第三医院)、徐晨明(复旦大学附属妇产科医院)、徐艳文(中山大学附属第一医院)、颜军昊(山东大学附属生殖医院)、闫丽盈(北京大学第三医院)、姚元庆(解放军总医院)、叶英辉(浙江大学医学院附属妇产科医院)、殷宝莉(河南省人民医院)、张翠莲(河南省人民医院)、赵淑云(贵州医科大学附属医院)、郑备红(福建省妇幼保健院)、周灿权(中山大学附属第一医院)、朱小辉(北京大学第三医院)、朱依敏(浙江大学医学院附属妇产科医院)

作者贡献声明 乔杰、黄国宁：负责共识的整体指导、审校；刘平：负责筹划和组织共识的讨论与执笔撰写；黄锦、王云：负责执笔撰写；共识编写专家组：所有专家成员均参与了文献整理、共识的讨论及修改

参考文献从略

(通信作者：乔 杰 黄国宁)
(本文刊载于《中华妇产科杂志》
2024年第59卷第8期第577-582页)

8 新一代无创产前筛查技术NIPT2.0临床应用策略专家共识

中国妇幼保健协会生育保健分会

出生缺陷是影响我国人口质量的重要因素。有研究显示，3%～5%的活产儿存在出生缺陷[1]，15%～25%的出生缺陷是由遗传性疾病所致[2]，其中染色体异常和单基因遗传病为最主要的类型。

基于母体外周血游离DNA（cell free DNA，cfDNA）的无创产前检测（non-invasive prenatal testing，NIPT）技术已在全球得到了广泛的应用，成为染色体非整倍体产前筛查的重要手段。2023年美国医学遗传学与基因组学学会（American College of Medical Genetics and Genomics，ACMG）强烈建议对所有单胎和双胎妊娠孕妇进行胎儿21三体、18三体和13三体的NIPT筛查，而不是传统筛查方法，并强烈建议为孕妇提供胎儿性染色体非整倍体NIPT筛查[3]。近年来，扩展性无创产前检测（NIPT Plus）将NIPT技术扩展到了染色体微缺失/微重复综合征筛查，并逐渐在临床得到推广。然而，NIPT Plus对部分染色体异常仍存在检测准确性不足的缺陷，尤其是对13三体、性染色体异常和部分小片段微缺失/微重复综合征检测的阳性预测值（positive predictive value，PPV）较低[4-7]。

单基因遗传病的综合发病率高达1%，是导致出生缺陷的重要因素，严重危害人类的生命和健康。其中，显性单基因遗传病占全部单基因遗传病的53%[8]。60%～80%的显性单基因

引用文本: 中国妇幼保健协会生育保健分会，徐晨明，阴赪宏，等. 新一代无创产前筛查技术NIPT2.0临床应用策略专家共识［J］. 中华医学遗传学杂志，2024，41（10）：1155-1163.DOI：10.3760/cma.j.cn511374-20240626-00353.

遗传病是由新发突变所致[9-10]。夫妇高龄是新发突变的高风险因素之一，子代携带新发突变的数量将随亲代年龄的增长而增加。有研究显示，父亲年龄＞40岁或母亲年龄＞35岁，子代将具有更高的风险发生显性单基因遗传病[11-14]。对新发突变导致的显性单基因遗传病进行产前筛查，是出生缺陷防控的重要手段。2012年，英国国家医疗服务体系（National Health System, NHS）率先批准了针对软骨发育不全和致死性骨发育不良等疾病的无创产前临床辅助诊断[15-16]。随着测序技术的发展，研究者借助二代测序技术实现了对于多种疾病的检测，并在美国率先进行了临床应用，结果证实其具有重要的临床价值[11, 17]。我国的研究人员还开发了相关单基因遗传病的无创产前检测技术，应用探针杂交靶向捕获高深度测序，实现了对新发突变或父源突变导致的显性单基因遗传病的筛查。

新一代无创产前检测技术（以下简称 NIPT2.0）是指基于高通量测序等技术对胎儿染色体非整倍体、染色体微缺失/微重复综合征和显性单基因遗传病进行同步无创产前检测的新技术，是遗传病产前筛查的重要进展之一。基于 cfDNA 的靶向捕获高深度测序的 NIPT2.0 技术目前已克服了传统的低深度全基因组测序的局限，提高了染色体非整倍体及染色体微缺失/微重复检测的准确性，并将筛查范围扩展至部分常染色体显性单基因遗传病。一项回顾性临床研究的结果显示，NIPT2.0 灵敏度为 100%，特异性为 99.3%[18]。另一项多中心前瞻性临床研究已在《Nature Medicine（自然·医学）》杂志上发表，显示 NIPT2.0 具有很高的筛查效率和准确性。相较于传统的仅针对染色体异常的筛查，NIPT2.0 技术将目标单基因遗传病与染色体异常同时纳入筛查范围，使遗传变异的检出率提高了 60.7%。在入组的 NIPT Plus 筛查提示胎儿染色体病高风险的孕妇中，NIPT2.0 可将 PPV 从 40.7% 提高到 85.4%[19-20]。NIPT2.0 可以提供更全面的胎儿遗传病风险评估。对于此前只能在孕晚期通过超声筛查发现的诸如软骨发育不全等或者无明显超声异常的常染色体显性单基因遗传病，NIPT2.0 能够在更早的孕周了解胎儿患病的风险，帮助临床及早决策。

针对正在逐渐增加的 NIPT2.0 临床实践，中国妇幼保健协会生育保健分会牵头组织了本专家共识工作组，其成员包括来自

34家医院的临床医师（39人）和实验技术人员（19人），学科方向包括产前诊断、医学遗传、产科、胎儿医学和生殖医学等。所有成员均具有多年的NIPT临床应用经验。工作组成员对执笔专家形成的共识初稿通过线下会议进行了充分的讨论和修订，并经过3轮意见征询后形成终稿。专家推荐意见参考国际实践指南报告规范（Reporting Items for Practice Guidelines in healthcare, RIGHT）。针对所探讨的临床问题，设计、修改并确定了德尔菲（Delphi）问卷，并通过德尔菲法进行了投票。形成的推荐意见至少获得了50%的赞同比例，且持反对意见者的比例低于20%。至少获得70%的赞同比例为强推荐意见。本共识对NIPT2.0的临床应用策略提出了建议，供国内从事产前筛查、产前诊断以及辅助生殖的医师参考，以规范其临床应用，更好地为孕妇服务，实现进一步降低严重出生缺陷发病率、提高出生人口质量的目标。

1 适用范围

1.1 适用人群

NIPT2.0适用于孕周为12^{+0}周及以上的单胎妊娠孕妇。最适宜的筛查孕周为$12^{+0}\sim22^{+6}$周；对于孕周$>22^{+6}$周者，由于存在产前诊断和临床决策时间较晚的风险，在检测前咨询时应充分告知。

1.2 慎用人群

有下列情形的孕妇进行检测时，检测准确性有一定程度的下降，检测效果尚不明确；或按有关规定应建议其进行产前诊断的情形，具体包括：

（1）双胎妊娠（有足够临床数据支持时）；

（2）重度肥胖（体质指数>40）；

（3）既往有遗传异常胎儿孕育史，但夫妇双方均无明确的染色体异常或基因变异者；对于父系单基因突变导致不良孕产史的孕妇，需结合其他的临床检查（如胎儿影像学检查）的结果考虑是否使用NIPT2.0产前筛查或进行产前诊断；

（4）对于有包括因孕妇高龄（预产年龄≥35岁）、血清学筛查高风险等产前诊断指征，在进行充分的遗传咨询后，明确拒绝介入性产前诊断并选择继续妊娠者；

(5)通过体外受精-胚胎移植方式受孕的单胎孕妇,但单胚胎移植后成功妊娠孕妇不在此列;

(6)医师认为可能影响结果准确性的其他情形。

1.3 不适用人群

有下列情形的孕妇进行检测时,可能严重影响结果准确性。包括:

(1)孕周$<12^{+0}$周;

(2)夫妇一方或双方具有明确的染色体异常或基因变异,应推荐进行产前诊断;

(3)对于有家族史或不良孕产史,胎儿罹患相关遗传性疾病风险升高的孕妇,不推荐NIPT2.0,建议在明确先证者的遗传学病因后进行产前诊断;

(4)对于影像学检查提示有胎儿结构异常的孕妇,不推荐NIPT2.0,而应进行产前诊断;

(5)过去一年内曾接受免疫治疗或异体输血、移植手术、异体细胞治疗、干细胞治疗等;

(6)孕期合并恶性肿瘤;

(7)多胎妊娠;

(8)因胚胎/胎儿停育情况,多胎、双胎减胎后(自然或者人工)为单胎者;

(9)医师认为明显影响结果准确性的其他情形。

除外上述不适用情形,在孕妇或其家属充分知情同意的前提下,可选择NIPT2.0。

1.4 目标疾病

NIPT2.0应优先考虑发病率高、后果严重、基因型与表型关联明确的疾病进行检测。对这些疾病进行筛查,能够提供重要的生育决策信息,同时有助于改善围产期的管理与治疗,从而改善患者的生活质量。

1.4.1 染色体非整倍体 优先考虑的常染色体非整倍体至少应包含21、18、13三体(T21、T18和T13)。其他的常染色体非整倍体、性染色体异常(表1)等,除45,X外,基于现有的证据不建议常规进行报告,但鉴于其可以提示一些妊娠并发症,建议作为意外发现进行报告,以收集相关疾病更多的证据。作为意外发现报告的性染色体异常,不建议报告具体的异常核型,而是仅报告为"性染色体异常"。

1.4.2 染色体微缺失/微重复综合征 根据现有报道,表2所列举的11种常见微缺失综合征相对发病率高、后果严重,基因型与表型的关联较为明确[21]。对于探针覆盖区域意外发现的评级为致病性(P)或疑似致病性(LP)的微重复综合征,可通过补充报告的形式通知意外发现。

表1 建议NIPT2.0可报告的染色体非整倍体

序号	疾病名称	区域	报告类别
1	15三体综合征	Chr15	意外发现报告
2	16三体综合征	Chr16	意外发现报告
3	22三体综合征	Chr22	意外发现报告
4	45,X综合征	ChrX,Y	可常规报告
5	47,XXX综合征	ChrX,Y	意外发现报告
6	47,XXY综合征	ChrX,Y	意外发现报告
7	47,XYY综合征	ChrX,Y	意外发现报告

表2 建议纳入NIPT2.0筛查范围的常见染色体微缺失综合征

序号	疾病名称	染色体区	关键区域(GRCh38)
1	DiGeorge综合征	22q11.2	Chr22:18924718-21111383 (GeneReviews)
2	1p36缺失综合征	1p36	Chr1:10001-12780116 (DECIPHER)
3	Wolf-Hirschhorn综合征	4p16	Chr4:1567470-2108509 (DECIPHER)
4	Cri du Chat综合征	5p15	Chr5:10001-12533192 (DECIPHER)
5	9p缺失综合征	9p	/
6	Jacobsen综合征	11q23q25	/
7	Angelman综合征	15q11.2-q13	Chr15:22677345-28193120(DECIPHER) &Chr15:23374765-28193120(DECIPHER)

续 表

序号	疾病名称	染色体区	关键区域（GRCh38）
8	Prader-Willi 综合征	15q11.2-q13	Chr15：22677345-28193120（DECIPHER）&Chr15：23374765-28193120（DECIPHER）
9	18p 缺失综合征	18p	/
10	18q 缺失综合征	18q22q23	/
11	Smith-Magenis 综合征	17p11.2	Chr17：16869758-20318836（DECIPHER）

1.4.3 显性单基因遗传病 疾病选择的一般原则包括发病率较高（如≥1/100 000）、表型严重（如致死、严重致畸、致残、严重影响生活质量/寿命等）、基因和疾病关系明确等。应优先考虑对早期发病的疾病进行筛查；不建议选择成年期发病及外显率低、表型异质性较大的疾病。即使检测结果有助于子代的健康管理，也应非常慎重地选择。根据目前已有的证据，表3所列举的基因及其导致的显性单基因遗传病相对较为重要。

表 3 建议纳入 NIPT2.0 筛查范围的基因及其所致的显性遗传性单基因遗传病

序号	疾病名称	基因
1	软骨发育不全	*FGFR3*
2	致死性骨发育不良	*FGFR3*
3	努南综合征 1 型	*PTPN11*
4	努南综合征 3 型	*KRAS*
5	努南综合征 4 型	*SOS1*
6	努南综合征 5 型	*RAF1*
7	努南综合征 6 型	*NRAS*
8	努南综合征 7 型	*BRAF*
9	努南综合征 8 型	*RIT1*
10	努南综合征 9 型	*SOS2*
11	努南样综合征	*CBL*

续 表

序号	疾病名称	基因
12	努南样综合征伴毛发松动 1 型	*SHOC2*
13	成骨不全	*COL1A1*、*COL1A2*
14	结节性硬化 1 型	*TSC1*
15	结节性硬化 2 型	*TSC2*
16	Cornelia de Lange 综合征 1 型	*NIPBL*
17	Cornelia de Lange 综合征 2 型	*SMC1A*
18	Cornelia de Lange 综合征 3 型	*SMC3*
19	Cornelia de Lange 综合征 4 型	*RAD21*
20	Cornelia de Lange 综合征 5 型	*HDAC8*
21	Kabuki 综合征 1 型	*KMT2D*
22	Rett 综合征	*MECP2*
23	Sotos 综合征	*NSD1*
24	Saethre-Chotzen 综合征	*FGFR2*
25	Crouzon 综合征	*FGFR2*
26	Apert 综合征	*FGFR2*
27	Pfeiffer 综合征	*FGFR2*
28	无生殖器异常或类固醇生成障碍性 Antley-Bixler 综合征	*FGFR2*
29	Beare-Stevenson 皮肤旋纹综合征	*FGFR2*
30	曲骨发育不全	*FGFR2*
31	Jackson-Weiss 综合征	*FGFR2*
32	眼泪管 - 耳 - 齿 - 指（趾）综合征（Lacrimo-Auriculo-Dento-Digital syndrome）	*FGFR2*
33	X 连锁显性点状软骨发育不良	*EBP*
34	Costello 综合征	*HRAS*
35	软骨成长不全Ⅱ型或软骨发育不良	*COL2A1*
36	Stickler 综合征 1 型	*COL2A1*
37	马凡综合征 [a]	*FBN1*
38	神经纤维瘤 1 型 [a]	*NF1*
39	神经纤维瘤 2 型 [a]	*NF2*

注：[a]：该类疾病属于成年期发病，须审慎选择

2 检测前咨询以及知情同意

应充分重视检测前的咨询，告知孕妇NIPT2.0的适用范围、局限性和检测后可能的医学流程，使孕妇及其家属在充分知情的前提下进行自主选择。检测前咨询应由有资质的医务人员承担，其要点包括：

（1）应详细了解孕妇的个人史、既往史、孕产史、遗传病家族史等，准确判断孕妇是否属于适用人群。

（2）应详细告知孕妇及其亲属检测的意义、适用人群、目标疾病、检测的准确性、检测方法、费用、检测周期、局限性及相关风险等。应告知检测后遗传咨询和干预的详细流程。告知对阳性结果进行产前诊断确认的必要性。应强调检测结果未见明显异常时，仍无法排除胎儿患病的可能性，孕妇须按时进行后续的常规产前检查。

（3）应告知影响检测结果的可能因素。这些因素在本文第6部分有详细阐述。

（4）应告知可能的意外发现，并就是否报告征求受检者的意见。例如，在检测的目标疾病范围之外可能发现胎儿其他的染色体/基因（组）异常，建议进一步进行产前诊断；作为意外发现报告性染色体异常的机构，可能发现性染色体异常，建议进一步进行产前诊断；发现体细胞突变的母源拷贝数变异（copy number variation，CNV）可能提示孕妇有肿瘤风险，建议孕妇本人接受进一步的检查；发现胚系突变的母源CNV，建议进一步进行产前诊断。

（5）应告知孕妇，医疗机构或检测机构将对其妊娠结局进行随访。

（6）在充分告知的前提下，由孕妇及其亲属自愿选择，签署知情同意书和保险知情同意书等文件。

3 临床应用路径

3.1 样本采集、运输和存储

按照无菌操作要求，用游离DNA保存管（远距离运输时）或EDTA抗凝管（院内实验室检测）采集孕12^{+0}周及以上孕妇的外周血样，建议采血量为10 ml（一管）。

3.2 血浆游离DNA提取、文库构建、杂交捕获、上机测序和数据分析

本条目仅适用于基于靶向捕获高深度测序技术进行染色体异常和显性单基因遗传病的无创产前检测（NIPT2.0）。若采用其他方法进行染色体异常和单基因遗传病的无创产前筛查，建议按相关说明书进行操作。

若血浆游离DNA提取2次仍不符合质量标准，应与采血机构充分沟通后决定后续的处理。

对于单基因遗传病，捕获探针应覆盖目标基因的全部外显子以及外显子/内含子剪接区域，如+10/-10个碱基。

建议使用双端100 bp（PE100）或更大读长的测序策略，使绝大多数的cfDNA可以被全长测序。

测序完成后，对原始测序数据进行过滤，以获得质量合格的reads，与参考基因组（GRCh38）进行比对，得到变异并注释。

对于显性单基因遗传病的检测，建议目标基因捕获区域测序深度应>200×。

3.3 变异解读

单基因变异应根据ACMG最新发布的《序列变异解读标准和指南》进行致病性评估。

建议实验室定期更新内部和外部数据库，对于可能致病性和临床意义不明的基因突变及CNV进行定期（如每6个月）回顾分析。如发现临床意义不明的变异（variant of uncertain significance，VUS）升级为致病性或疑似致病性变异，应立即升级所有数据库，但已签发的报告一般不宜更改。若升级时胎儿尚未出生且未超过产前诊断时限，应及时告知受检者相关风险和可能处理措施。

3.4 报告撰写

检测报告需包含：（1）基本信息；（2）检测结果；（3）结果建议；（4）参考文献；（5）报告人、审核人和报告日期等。

检测报告中的单基因变异是根据ACMG指南评级为致病性（P）或疑似致病性（LP）的变异；报告中应准确体现变异的评级和依据。不建议报告VUS变异。

报告应客观描述检测结果，包括发现的胎儿染色体异常

或单基因遗传病的患病风险。风险评估应基于文献提供的数据和证据，以及在相似情况下的预期结果。报告应提供建议的后续步骤，例如需要进一步的遗传咨询、产前诊断和/或家系检测。

胎儿期的疾病表型有限。应根据送检时胎儿已有的临床症状、家族史和表型、致病性变异对应疾病的可能表型进行分析。胎儿现有表型或家族史表型和致病基因对应疾病的匹配度，变异对应疾病可能出现的临床症状，结合疾病的外显率、表型的异质性进行综合分析和详细报告。胎儿暂无明显表型异常，但是对应变异已在一些早发、表型严重的患者中被大量报道，且对应疾病外显完全，可以提示胎儿在出生后很可能出现症状，可报告；若胎儿无症状，且变异本身未见报道，变异对应的表型不明确，须结合父母本人、家族史和父亲的检测结果综合进行分析，并进一步跟踪后续超声筛查的结果谨慎提示；表型轻微或晚发的疾病，须在受检者知情同意的前提下对结果进行提示。

对于检测发现母源CNV、杂合性丢失（loss of heterozygosity，LoH）或母亲为显性单基因遗传病携带者，应告知意外发现，就是否报告征求受检者的意见，并建议进行产前诊断。

3.5 样本与资料信息的保存

标本、信息和资料的保存期限应不少于3年。

3.6 妊娠结局随访和数据总结

建议建立完善的随访体系，随访妊娠结局以及胎儿出生后的情况。

采血机构应当对孕妇的妊娠结局进行追踪，建议随访至分娩后1年。随访内容应包括：后期流产、引产、早产或足月产、死产、死胎等妊娠结局，是否为检测目标疾病范围内的患儿。有条件者可将后期流产、死胎的遗传学诊断纳入妊娠结局的随访内容。

应及时汇总分析单位时间内的检测数据，计算对各个目标疾病的筛查灵敏度、特异性、PPV和阴性预测值等及其复合指标。建议将由于凝血、溶血、DNA质量控制不合格等标本原因造成的检测失败率控制在不超过5%。

4 检测后的遗传咨询及干预

无论NIPT2.0检测结果如何,均应在检测后提供遗传咨询。在充分分析胎儿的检测结果以及孕妇的临床信息后,告知孕妇检测的结果、相应的诊疗措施以及可能的后续检测项目。遗传咨询应由具备相关资质的医师提供或通过多学科会诊完成。

对检测范围内未见明显异常者,需详细解释结果的意义并强调仍无法排除胎儿患病的可能性。应强调检测结果不能作为最终的产前诊断结果,要求孕妇按时进行后续的常规产前检查,并依据其他检测的结果进行临床决策。应强调本检测无法替代现有的胎儿系统超声检查及其他产前检查。若同时存在胎儿影像学检查异常,则应为其提供充分的遗传咨询并决定是否需进行相应的产前诊断。

对检测结果提示高风险者,应建议孕妇到产前诊断机构接受后续的遗传咨询和介入性产前诊断,并依据结果提供遗传咨询和临床决策。不应仅根据NIPT2.0检测的高风险结果提出直接终止妊娠的建议和处理。此外,应讨论产前诊断的选项,如羊水穿刺或脐静脉穿刺取样等,解释这些检测方法的优点和风险,以及它们如何能够提供确定性的结果。应为受检者提供支持,并帮助其了解所有可能的选项,包括在产前诊断后继续妊娠,或考虑终止妊娠等可能的决策。

对筛查结果为染色体异常高风险者,可按现有流程选择适宜的产前诊断方法[包括染色体核型分析、染色体微阵列分析(chromosomal microarray analysis,CMA)、基因组拷贝数变异测序(copy number variation sequencing,CNV-seq)、荧光原位杂交(fluorescence *in situ* hybridization,FISH)、多重连接探针扩增(multiple ligation-dependent probe amplification,MLPA)和荧光定量PCR等]和后续的遗传咨询。

对于筛查结果提示为显性单基因遗传病高风险者,应采用适当的技术进行产前诊断。例如,可选择Sanger测序等技术进行产前诊断,必要时可选择家系全外显子组测序(whole exome sequencing,WES)进行产前诊断。对经产前诊断确诊者(真阳性),在遗传咨询时应充分与孕妇及其家属讨论,之后由其自主决策。

5 规范化临床应用

5.1 知情同意原则

在进行NIPT2.0筛查前,应为孕妇及其家属提供充分的遗传咨询并签署知情同意书,详细说明NIPT2.0的适用范围和局限性等。

5.2 检测前质量控制

在检测前应最大限度地保持样本质量、避免样本混淆,并保护孕妇的个人信息。发现样本质量问题时应立即反馈。

5.3 检测中质量控制

建议将实验室至少划分为试剂准备区、标本制备区、扩增区、扩增产物操作区和分析(上机测序)区等5个区域。有条件者可设置6个分区,即试剂准备区、标本制备区、扩增前区、扩增区、扩增后区和分析(上机测序)区。在实验室以及实验操作的过程中,应严格执行防止污染的各项措施。

实验室应建立标准操作程序(standard operation procedure, SOP)文件体系,以确保检测各个环节按标准有序进行,以确保结果的真实性、准确性和可重复性。在实验过程中,应严格执行SOP文件,不得擅自修改。

应制定各项质控指标的要求。实验参数若不符合质控指标的要求,应停止或重新实验。实验室应建立完善的复检流程,对检测质量不合格的标本应进行复检确认。对复检仍不符合数据分析或结果判断质量要求的标本,检测机构应当与产前机构充分沟通后确定后续处理。

5.4 检测后质量控制

检测报告需由具备相关资质的2人核对审核后方可签发,审核人应具备副高级或以上相关专业的技术职称;应确保受检者信息和检测结果的正确和可溯源性;剩余标本和数据的保存等应按相关规定执行。

6 局 限 性

6.1 NIPT2.0是筛查而不是诊断

NIPT2.0是一种筛查手段,无法代替产前诊断,也无法代替现有的胎儿系统超声检查和其他必要的产前检查。对于检测结果提示高风险者,应当提供产前诊断,进行染色体核型分析、CMA、CNV-seq 或 Sanger 测序、WES 等遗传学检测。对于检测未发现明显异常者,应结合孕期的其他检查如超声等,综合考虑是否需要进行进一步的产前诊断。

6.2 检测准确性的局限性

鉴于当前检测技术的限制、孕妇的个体差异(如胎盘限制性嵌合、胎儿嵌合、孕妇近期曾接受输血或移植手术、孕妇本身为遗传病或恶性肿瘤患者或遗传变异携带者、胎儿 DNA 浓度过低)等原因,NIPT2.0 有可能产生假阳性或假阴性的结果。

6.3 检测范围的局限

NIPT2.0 仅针对检测范围内的标准型胎儿基因变异及染色体异常,检测范围之外的区域不排除有其他染色体或基因序列异常的可能性。无法准确检测由以下因素所造成的异常:染色体嵌合型;染色体多倍体(三倍体、四倍体等);染色体平衡易位、倒位、环状染色体;单亲二体等其他复杂遗传疾病。

单基因检测仅适用于发现点突变及≤3 bp 的片段插入和/或缺失变异,而不包括非目标区域的其他点突变、>3 bp 的片段插入和/或缺失变异,也不包括全基因或基因片段的 CNV、动态变异、基因组结构变异及复杂重组等特殊类型变异的检测。

6.4 检测技术的局限

由于高通量测序技术的限制,基因组中的高度重复区域、富含 GC 的区域、高度复杂的区域或假基因干扰的区域存在漏检或假阳性的可能。

6.5 科学发展水平的局限

在知情同意书中应告知,检测报告仅对报告时的变异评级和届时版本的筛查目标疾病和位点负责。在报告出具之后,相关文献的更新和修改可能影响对受检者基因组数据的结果解读。

对有较高概率导致严重后果且发病时间早、但基因型与表型对应关系存在一定的不确定性的疾病(如疾病表型不完全外显或严重程度有较强异质性),须在患者对检测局性充分知情同意的前提下进行。

6.6 其他局限

对成年期发病的疾病进行筛查可能涉及个人的选择权,例如是否愿意了解本人的遗传风险。这将带来额外的心理压力和焦虑，还可能导致不必要的终止妊娠。此外，若出现不可抗拒因素导致样品损耗或其他特殊情形（如因个体差异血浆中胎儿游离 DNA 含量过低），可能需要重新采集血样。

【推荐意见1】 对新发突变导致的显性单基因遗传病进行产前筛查是出生缺陷防控的重要手段。（赞成率100%）

【推荐意见2】 对胎儿染色体非整倍体、微缺失/微重复综合征和显性单基因遗传病进行同步无创产前检测的 NIPT2.0 是遗传病产前筛查的重要临床进展之一，但仍需要进一步积累其在普通孕妇人群中的检测数据以全面评估其性能。（赞成率100%）

【推荐意见3】 NIPT2.0 适用于孕 $12^{+0} \sim 22^{+6}$ 周的单胎妊娠孕妇。对于孕周 $>22^{+6}$ 者，存在产前诊断和临床决策时间较晚的风险。（赞成率96.55%）

【推荐意见4】 夫妇一方或双方具有明确的染色体异常或基因变异、有家族史或不良孕产史、影像学检查提示胎儿有结构异常等具有产前诊断指征的孕妇，不推荐 NIPT2.0 检测，建议进行产前诊断。（赞成率100%）

【推荐意见5】 NIPT2.0 应优先考虑对发病率高、表型严重、基因型与表型关联明确的疾病进行检测。染色体非整倍体至少应包含 21、18、13 三体（T21、T18和T13）；对于显性单基因遗传病，应优先考虑对早期发病的疾病进行筛查；不建议选择成年期发病及外显率低、表型异质性较大的疾病。（赞成率96.55%）

【推荐意见6】 充分重视检测前的咨询。应告知孕妇 NIPT2.0 的适用范围、局限性和检测后可能的医学流程，提示孕妇及其家属 NIPT2.0 存在假阳性和假阴性的可能，使孕妇及其家属在充分知情的前提下自主选择。（赞成率100%）

【推荐意见7】 应根据 ACMG 最新的相关指南对单基因变异进行致病性评估。评级为致病性（P）或疑似致病性（LP）的变异应该报告，报告中应体现变异的评级依据。不建议报告 VUS 变异。实验室应定期更新内部和外部数据库。（赞成率100%）

【推荐意见8】 NIPT2.0 检测报告需包含基本信息、检测结果、结果建议、参考文献、报告人、审核人和报告日期等。应提供建议的后续步骤,例如需要进一步的遗传咨询、产前诊断和/或家系检测等。(赞成率100%)

【推荐意见9】 对于NIPT2.0检测发现母源CNV、杂合性缺失LoH或母亲为显性单基因遗传病携带者,应告知意外发现,就是否报告征求受检者的意见,并建议进行产前诊断。(赞成率93.10%)

【推荐意见10】 无论NIPT2.0检测结果如何,均应在检测后进行遗传咨询。对检测范围内未见明显异常者,需详细解释结果代表的意义并强调仍无法排除胎儿患病的可能性,要求孕妇按时进行后续的常规产前检查。(赞成率100%)

【推荐意见11】 对检测提示高风险者,不能仅根据NIPT2.0检测的结果给予直接终止妊娠的建议和处理,而应提供产前诊断,进行染色体核型分析、CMA、CNV-seq或Sanger测序、WES等相关检测,根据结果,结合临床表现进行遗传咨询和临床决策。(赞成率100%)

【推荐意见12】 NIPT2.0在检测技术、检测范围和准确性等方面都存在一定的局限性。NIPT2.0是一种筛查手段,无法替代产前诊断和胎儿系统超声检查或其他必要的产前检查。(赞成率100%)

【推荐意见13】 采血机构应当对孕妇的妊娠结局进行追踪随访。建议随访至分娩后1年。标本、信息和资料的保存期限应不少于3年。(赞成率93.10%)

参与本共识执笔、德尔菲问卷设计和修改的专家名单:徐晨明(复旦大学附属妇产科医院);阴赪宏(首都医科大学附属北京妇产医院/北京妇幼保健院);尹爱华(广东省妇幼保健院);刘珊玲(四川大学华西第二医院);蒋宇林(北京协和医院);罗琼(浙江大学医学院附属妇产科医院);王华(湖南省儿童医院;国家卫健委出生缺陷研究与预防重点实验室);黄荷凤(复旦大学生殖与发育研究院)

参与本共识讨论、修订、审定及德尔菲问卷投票的专家名单(以拼音顺序排序):蔡光伟(香港中文大学妇产科学系);陈松长(复旦大学附属妇产科医院);董旻岳(浙江大学医学院附属妇产科医院);耿力(昆明医科大学第一附属医院);顾蔚蓉（复旦大学附属妇产科医院）；管一春（郑州大学第三附属医院）；何蓉（中国医科大学附属盛京医院）；胡婷（四川大学华西第二医院）；胡月（中国科技大学附属第一医院）；黄荷凤（复旦大学生殖与发育研究院）；黄锦（北京大学第三医院）；蒋燕（重庆市妇幼保健院）；蒋宇林（北京协和医院）；金华（济南市妇幼保健院）；李岭（四川大学华西医院生物治疗国家重点实验室/华西第二医院）；李笑天（深圳市妇幼保健院）；梁栋（南京市妇幼保健院）；廖世秀（河南省人民医院）；刘灵（郑州大学第三附属医院）；刘青松（成都市妇女儿童中心医院）；刘珊玲（四川大学华西第二医院）；刘艳秋（江西省妇幼保健院）；卢莎（杭州市妇产科医院）；罗丹（成都市妇女儿童中心医院）；罗琼（浙江大学医学院附属妇产科医院）；庞泓（沈阳市妇婴医院）；彭莹（湖南省妇幼保健院）；漆洪波（重庆市妇幼保健院）；钱叶青（浙江大学医学院附属妇产科医院）；强荣（西北妇女儿童医院）；沈婕（复旦大学附属妇产科医院）；宋婕萍（湖北省妇幼保健院）；孙路明（上海市第一妇婴保健院）；汪菁（中国科技大学附属第一医院）；汪雪雁（四川省妇幼保健院）；王昊（杭州市妇产科医院）；王华（湖南省儿童医院/国家卫健委出生缺陷研究与预防重点实验室）；王珏（昆明医科大学第一附属医院）；吴晓霞（深圳市妇幼保健院）；吴琰婷（复旦大学附属妇产科医院）；熊钰（复旦大学附属妇产科医院）；徐晨明（复旦大学附属妇产科医院）；薛晋杰（山西省妇幼保健院）；闫有圣（首都医科大学附属北京妇产医院/北京妇幼保健院）；杨季云（四川省医学科学院·四川省人民医院）；杨洁霞（广东省妇幼保健院）；杨霄（成都市妇女儿童中心医院）；阴赪宏（首都医科大学附属北京妇产医院/北京妇幼保健院）；尹爱华（广东省妇幼保健院）；张静（石家庄市妇产医院）；张静澜（复旦大学附属妇产科医院；北京博昊云天科技有限公司）；赵登职（河南省人民医院）；赵振华（郑州大学第一附属医院）；郑明明（安徽省妇女儿童医学中心）；周玮（重庆市妇幼保健院）；朱宝生（云南省第一人民医院）；朱健生（安徽省妇女儿童医学中心）；祝茜（四川大学华西第二医院）

参考文献从略

(通信作者:徐晨明 黄荷凤)
(本文刊载于《中华医学遗传学杂志》
2024年第41卷第10期第1155-1163页)

新生儿篇

中国新生儿早期基本保健技术专家共识（2020）

中华医学会围产医学分会
中华医学会妇产科学分会产科学组
中华护理学会产科护理专业委员会
中国医院协会医院感染管理专业委员会
中国妇幼保健协会新生儿保健专业委员会
中国疾病预防控制中心妇幼保健中心

根据联合国儿童基金会（United Nations Children's Fund, UNICEF）的统计报告，2018年全球5岁以下儿童死亡人数为532万，其中新生儿死亡占47%[1]。2017年，世界卫生组织（World Health Organization, WHO）西太平洋地区办公室（简称西太区）约有14.9万名婴儿在生后28 d内死亡，约占5岁以下儿童死亡人数的一半；中国新生儿死亡率为4.5‰，新生儿死亡例数约占5岁以下儿童死亡的50%[2]。2013年，WHO西太区率先提出将一系列有循证依据、可操作的新生儿综合干预技术应用于临床工作中，并将其命名为"新生儿早期基本保健（Early Essential Newborn Care, EENC）技术"[3]。EENC推荐的核心干预措施包括规范的产前母胎监测与处理、新生儿生后立即和彻底擦干、母婴皮肤接触（skin to skin contact, SSC）至少90 min并完成第1次母乳喂养、延迟脐带结扎（delayed cord clamping, DCC）、延迟新生儿洗澡至生后24 h，以及早产儿袋鼠式护理、新生儿复苏技术和新生儿感

引用文本：中华医学会围产医学分会，中华医学会妇产科学分会产科学组，中华护理学会产科护理专业委员会，等. 中国新生儿早期基本保健技术专家共识（2020）[J]. 中华围产医学杂志，2020，23（07）：433-440.DOI：10.3760/cma.j.cn113903-20200416-00354.

染治疗等[3-4]。目前EENC已经在WHO西太区所属的8个孕产妇和新生儿死亡负担较重的国家实施。截至2017年8月，EENC已在3366家医疗保健机构实施，75%的足月新生儿开展了生后立即SSC，85%的新生儿在住院期间进行了纯母乳喂养[5]。Tran等[6]研究显示，实施EENC后，新生儿出院前的纯母乳喂养率由49.0%提高到88.2%（$RR=1.8$，$95\%CI$：1.72～1.88），新生儿低体温发生率由5.4%下降到3.9%（$RR=0.72$，$95\%CI$：0.65～0.81），新生儿败血症发生率由3.2%下降到0.9%（$RR=0.28$，$95\%CI$：0.23～0.35）。此外，新生儿转入新生儿重症监护病房（neonatal intensive care unit，NICU）的比例和NICU治疗费用也明显降低[6]。

2016年，原国家卫生和计划生育委员会在WHO和UNICEF支持下将EENC引入我国，并在部分地区进行了试点。中华医学会围产医学分会、中华护理学会妇产科专业委员会和中国疾病预防控制中心妇幼保健中心联合发布了"新生儿早期基本保健技术的临床实施建议（2017年，北京）"（以下简称2017版建议）[7]。经过3年的试行，现相关学术组织联合撰写本专家共识，更新了2017版建议的部分内容，并提供了相关循证依据。

本专家共识包括2部分。第一部分为根据在国内试点地区的试行情况更新的EENC临床实施建议，其中增加了健康教育、感染防控以及母婴安全等相关内容；第二部分为EENC核心内容更新的循证医学依据及相关推荐建议。

第一部分　EENC临床实施建议（更新）

一、分娩前准备

1. 健康教育：在孕期和待产过程中，向孕产妇及其家属介绍EENC的内容、优点和注意事项等，包括持续SSC、早期母乳喂养等，使孕产妇及其家属能够理解、接受和配合开展EENC。孕期和待产前，应告知孕妇在临产前更干净衣物，保持皮肤清洁卫生。在开展EENC过程中，应指导产妇及其家属注意手卫生和咳嗽礼仪等感染防控措施，接触新生儿前规范洗手。指导母乳喂养和早期识别新生儿危险征象，如呼吸、肤色等。告知产妇及家属，如发现异常，应及时通知医护人员。应介绍有关新生儿其他保健内容和注意事项，如洗澡、脐部护理和疫苗接种等。此外，应向孕产妇及其家属介绍分娩过程中及分娩后的注意事项，如发现产妇有异常状况，要及时与医护人员沟通。

2. 人员配备：实施 EENC 的专业人员包括助产士、产科医生、新生儿/儿科医生、护士及医院感染管理人员。建议医疗机构成立 EENC 领导小组和专家小组，并指定协调人，就各科室在 EENC 实施过程中产生的问题进行指导、沟通和协调，以保证 EENC 的顺利实施。

3. 环境和物品准备：保持室内清洁，室内温度 25～26℃。关闭门窗，避免分娩区域空气对流。产房应配备带有秒针的时钟，便于记录时间。在接产前准备产包及相应的助产器械、物品和药品（如缩宫素等）。

4. 准备新生儿复苏区：与 2017 版建议的要求相同[7]，在分娩前准备新生儿复苏区的设备和物品，如辐射保暖台（设置温度为 34℃）或提前预热的处置台、干净的毛巾、复苏气囊、面罩和吸引装置等。

5. 准备产台：分娩前准备项目、要求、措施及内容见表 1。

表 1 分娩前准备项目、要求、措施及内容

项目	要求	措施及内容
环境温度	产房温度 25～26℃	关闭门窗，避免空气对流
手部卫生	物品准备前	标准化七步洗手法
准备物品	助产相关设备	监护仪、助步车、分娩椅、分娩球、靠垫等
	新生儿复苏设备	检查复苏气囊、面罩和吸引装置是否处于功能状态
	产包（可以因用途区分单个包装，如分娩接生包、缝合包）	（1）无菌干毛巾 2 条、新生儿小帽子 1 个、无菌手套 2 副、隔离衣 1 件、止血钳 2 把、断脐剪 1 把、脐带结扎绳 1 根或脐带夹 1 个
		（2）集血器 1 个、敷料、缝针、持针钳、剪刀
准备药物	预防产后出血	缩宫素
	新生儿复苏	肾上腺素、生理盐水

二、新生儿生后 90 min 内的保健措施

1. 生后 1 min 内的保健措施：新生儿娩出后，助产人员报告新生儿出生时间（时、分、秒）和性别。立即将新生儿仰卧置于母亲腹部干毛巾上，在 5 s 内开始擦干新生儿，擦干顺序为眼睛、面部、头、躯干、四肢，再侧卧位擦干背部。在 20～30 s 内完成擦干动作，并彻底擦干。

生后应立即快速评估，除外需要初步复苏的情况，同时在擦干过程中要注意快速评估新生儿呼吸状况。若新生儿有呼吸或哭声，可撤除湿毛巾，将新生儿置于俯卧位，且头偏向一侧，开始 SSC。取另一清洁的、已预热的干毛巾遮盖新生儿身体，并为新生儿戴上帽子。若新生儿出现喘息或无呼吸，应将其迅速移至预热的复苏区，参照"中国新生儿复苏指南（2016 年北京修订）"实施新生儿复苏[8]。生后不建议常规进行口鼻吸引。在有胎粪污染且新生儿无活力时，可进行气管插管，吸引胎粪。

助产人员检查母亲腹部，排除多胎妊娠后，由助手在 1 min 内给母亲注射缩宫素预防产后出血。首选肌内注射或静脉滴注给药。

2. 生后 1～3 min 的保健措施：（1）SSC：若新生儿状况良好，应保持新生儿与母亲持续 SSC。如果新生儿有严重胸廓凹陷、喘息或呼吸暂停、严重畸形等，或产妇出现异常情况等，需紧急处理。建议对多胎及剖宫产手术分娩的新生儿，也可按前述方法进行生后立即 SSC。但应在确保母婴安全的前提下进行，且需要手术医生、麻醉师与助产人员密切配合，必要时调整手术设施。（2）脐带处理：可在 SSC 的同时处理脐带。需严格执行无菌操作，等待脐带搏动停止后（生后 1～3 min）结扎脐带，具体处理同 2017 版建议[7]。不必在脐带断端使用任何消毒剂。不包扎脐带断端，但需保持脐带断端清洁和干燥。

3. 生后 90 min 内的保健措施：（1）第 1 次母乳喂养：新生儿应与母亲保持 SSC 至少 90 min。在此期间需严密观察母亲和新生儿的生命体征及觅乳征象，指导母亲开始母乳喂养。测量体重和身长、体格检查和注射疫苗等常规保健操作应推迟到

出生 90 min 后进行，以避免干扰 SSC 和第 1 次母乳喂养。对出生时生命体征平稳、胎龄＞34 周或出生体重＞2000 g 的早产儿/低出生体重儿，应鼓励生后立即进行 SSC 和母乳喂养；如无并发症，应鼓励母婴同室，并按护理常规进行护理。对胎龄≤34 周或出生体重≤2000 g 的早产儿/低出生体重儿，一旦生命体征平稳，应鼓励袋鼠式护理及母乳喂养。（2）监测生命体征：在开展 SSC 过程中应随时观察母婴状态，每 15 分钟记录 1 次新生儿呼吸、肤色及其他生命体征等。如果新生儿或产妇出现任何异常情况，则需停止 SSC，并进行相应处理。

三、新生儿生后 90 min 至 24 h 的保健措施

在新生儿完成第 1 次母乳喂养之后，应进行以下保健项目。在接触新生儿时，医护人员、产妇及其家属均要注意手卫生、咳嗽礼仪等感染防控措施，接触新生儿前需要洗手。接触期间如遇到污染，应及时洗手，并保持手部清洁。

1. 新生儿体检：与母亲核实新生儿性别后，测量新生儿身长、体重，并告知母亲/家长测量结果。确定新生儿健康状况。具体检查内容按 2017 版建议[7]。

2. 测量体温：新生儿的正常腋下体温是 36.5～37.5℃。体温在 35.5～36.4℃为低于正常，需要改善保暖。根据 2017 版建议[7]，新生儿应每 6 小时测量 1 次体温。如发现体温异常，应及时处理。

3. 眼部护理：具体操作按 2017 版建议[7]。应确保眼药膏一婴一用，避免交叉感染。如果眼睑发红、肿胀或分泌物过多，需由专科医师诊疗。

4. 脐部护理：具体操作按 2017 版建议[7]。若脐带断端无感染迹象，无需于脐带断端外敷任何药物或消毒剂。不要在脐带断端上缠绷带、盖纸尿裤或包裹其他物体。脐带断端应暴露在空气中，并保持清洁、干燥，以促进脐带断端脱落。

5. 给予维生素 K_1：按 2017 版建议[7]，对新生儿应常规给予维生素 K_1 预防出血，剂量为 1 mg（＜1500 g 的早产儿用 0.5 mg）。给药方式为肌内注射，注射部位为新生儿大腿中部

正面靠外侧。如有产伤、早产、母亲产前接受过干扰维生素K代谢的相关治疗,以及需要外科手术的新生儿有出血危险时,必须肌内注射维生素K_1。

6. 预防接种:新生儿出生后24 h内完成第1剂乙型肝炎疫苗和卡介苗的接种。疫苗的接种管理应遵循当地卫生行政部门的规定。

新生儿生后24 h内的保健流程见图1。

四、出院前新生儿保健措施

1. 母乳喂养:提倡纯母乳喂养至6个月。纯母乳喂养是指除喂母乳之外,不添加其他任何食物和水。鼓励母亲按需喂养。新生儿出院前需评估母乳喂养情况。告知母亲,如有喂养困难,应及时联系医护人员。

2. 保暖和洗澡:母婴同室应保证室温在22~24℃,鼓励母亲多与新生儿进行SSC。不要擦掉胎脂。生后不要立即给新生儿洗澡,应在出生24 h后洗澡,或用湿布给新生儿擦洗。给新生儿洗澡时,应保证室温在26~28℃。护理新生儿的医护人员或家庭成员要注意手卫生、咳嗽礼仪等感染防控措施,规范洗手。操作方法见2017版建议[7]。

3. 识别危险体征:住院期间新生儿应接受全面体检,检查有无黄疸、感染体征等,并注意识别任何危险征象。观察呼吸、吃奶、体温等情况。如果出现异常,应按临床常规及时处理。具体方法按2017版建议[7]。

4. 出院指导:出院前,为新生儿行全面体格检查。向新生儿家长提供咨询,并告知家长,如果新生儿出现任何危险征象,应立即就医。指导家长按照国家卫生健康委员会颁布的《新生儿访视技术规范》《国家基本公共卫生服务规范》和/或《早产儿保健工作规范》接受新生儿保健服务[9-11]。

第二部分 EENC核心干预措施的更新循证依据及推荐建议

EENC是一系列有循证依据、可操作的新生儿综合干预技术。现对国内尚无统一规定的主要干预措施的循证依据进行梳

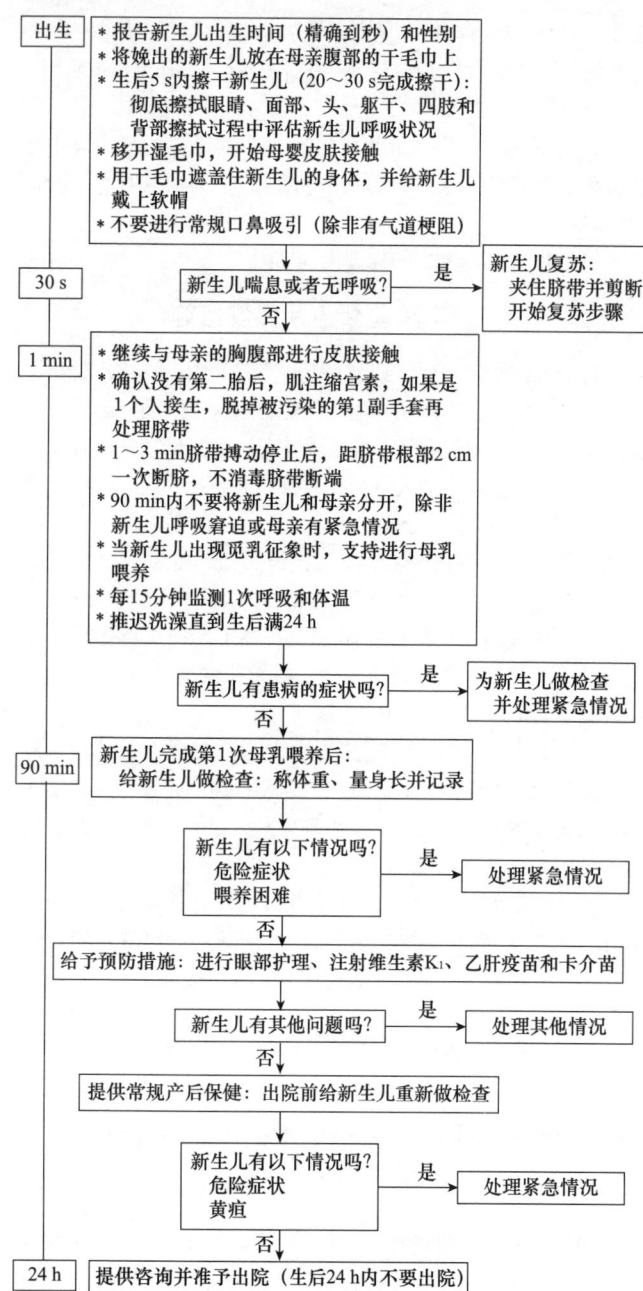

图 1 新生儿生后 24 h 内保健流程[7]

理,并提出我国的推荐建议,作为临床实施建议的依据。

一、关于新生儿娩出后的口鼻吸引

1. 循证依据:现有证据显示,新生儿生后过度用力吸引口鼻可导致喉痉挛,并刺激迷走神经,引起心动过缓和自主呼吸延迟出现[8]。因此新生儿生后不建议常规进行口鼻吸引,但有胎粪污染且新生儿无活力时,需进行气管内插管,吸引胎粪。

2. 推荐建议:新生儿娩出后立即放置在产妇腹部,生后5 s内开始、并在20~30 s内完成擦干。新生儿生后不常规口鼻吸引,但有胎粪污染且新生儿无活力时,需进行气管插管,以吸引胎粪[8]。

二、关于SSC

1. 循证依据:研究显示,57.2%的新生儿在生后1 h内,38.2%在生后2~23 h,4.6%在生后24~96 h完成第1次母乳喂养[12]。因此SSC至少90 min,可以帮助大部分新生儿完成第1次母乳喂养。SSC能够促进母乳喂养,并且能够延长母乳喂养时间($RR=1.24$, $95\%CI$: 1.07~1.43; $MD=63.7$ d, $95\%CI$: 37.96~89.50)[13]。研究发现,SSC还有降低新生儿转入NICU的风险、缩短平均住院时间,减少哭闹次数等作用[14-16]。SSC还可以减少新生儿低体温的发生。我国学者研究显示,实施SSC的新生儿,生后30、60、90和120 min的体温均高于对照组,且体温波动小于对照组[17-18]。另有研究也显示SSC组新生儿体温较对照组提高了0.3 ℃($95\%CI$: 0.22~0.38)[13]。此外,SSC持续90 min组的新生儿啼哭次数少于对照组,觅食反射出现时间早于对照组,第1次母乳喂养持续时间长于对照组[17]。

2. 推荐建议:SSC需要在保证母婴安全的前提下进行。新生儿娩出后若一般状况良好,擦干后立即开始SSC,并持续至少90 min。SSC的过程中,要注意观察新生儿的觅乳征象[7]。出现觅乳征象后,应指导母亲开始母乳喂养,促进早吸吮和早开奶。

三、关于DCC

1. 循证依据：研究表明，与生后立即结扎脐带的新生儿相比，待脐带停止搏动后再结扎脐带的新生儿血容量增加了32%，红细胞容积也显著提高；DCC可增加铁蛋白含量和储存铁含量，从而降低婴儿4~12个月缺铁性贫血的发生风险（$RR=0.68$，$95\%CI$：0.49~0.94）[19]。DCC还可以降低新生儿低血压和脑室出血的风险[20]。DCC对早产儿和足月儿的健康都有益处。针对早产儿研究的Cochrane系统综述报道，DCC能够使早产儿的住院死亡率降低28%[21]；而对于DCC的足月儿，生后24~48 h的血红蛋白水平、3~6个月的铁储备以及4岁时的神经发育均有所改善[22-23]。此外，DCC并不会使剖宫产产妇的出血量增加，其安全性已经随机对照研究证实[24]。

DCC在许多专业机构的指南中也有体现。欧洲围产医学会建议，如果新生儿状态稳定，生后30~45 s后结扎脐带[25]。美国妇产科医师学会建议，对于足月儿和早产儿均应在出生30~60 s后再结扎脐带[26]。美国心脏学会建议，对于不需要复苏的新生儿，应在生后至少1 min结扎脐带[27]。国际助产士联盟和国际妇产科联盟建议脐带搏动停止后结扎脐带[28]。WHO建议在脐带停止搏动后，或延迟1~3 min结扎脐带，除非新生儿或母亲需要立即抢救[3, 29]。

2. 推荐建议：新生儿娩出后1~3 min或脐带搏动停止后再结扎脐带。需严格执行并确保无菌操作。

四、关于脐部护理

1. 循证依据：给予正确和适宜的脐部护理，是保持新生儿脐部健康的重要途径，也是新生儿护理的一项重要内容。目前我国大部分助产机构对于新生儿脐部护理仍多采用脐部断端及其周围消毒，并包扎脐带断端的方式[30]。而WHO提倡在严格无菌操作的情况下无需对脐带断端及其周围进行消毒，不包扎脐带断端，保持脐带断端暴露、清洁和干燥，有利于脐带尽早脱落[31]。我国学者对相关研究进行了meta分析，结果显示，不消毒和不包扎脐带断端，脐带脱落时间短于采用75%乙醇消毒脐带断端组（$MD=-0.80$ d，$95\%CI$：-1.11~-

0.49);比较不消毒和不包扎脐带断端组与75%乙醇消毒脐带断端组新生儿脐炎的发生率,结果显示差异无统计学意义($RR=0.98$,$95\%CI$:$0.41\sim2.31$),因此提示不常规消毒和不包扎脐带断端可以缩短脐带脱落时间,同时并不会增加脐炎的风险[32]。

2. 推荐建议:脐部护理前应注意手卫生等感染防控措施。若无感染迹象,无需对脐带断端外用任何消毒剂,无需包扎脐带断端。应保持脐带断端清洁和干燥,以促进脐带断端脱落。

五、关于维生素 K_1 的使用

1. 循证依据:研究提示,维生素K不容易穿过胎盘,导致新生儿维生素K生理性低下,发生出血的风险增加[33]。有学者对4篇观察性研究进行了系统回顾,结果显示预防性肌内或皮下注射维生素K可以降低维生素K缺乏性出血的风险($RR=0.02$,$95\%CI$:$0.00\sim0.10$)[33]。2016年,欧洲儿科胃肠病肝病和营养学协会发布了预防维生素K缺乏性出血的建议。该建议推荐,所有新生儿都应补充维生素K,其中肌内注射是保证给药有效、可靠的首选途径[34]。WHO也建议所有新生儿生后补充维生素K,以预防维生素K缺乏性出血[35]。

2. 推荐建议:新生儿常规应注射维生素 K_1 预防维生素K缺乏性出血。使用剂量是1 mg(对体重<1500 g的早产儿用0.5 mg),肌内注射。对于有出血风险的新生儿,如有产伤、早产、母亲产前接受过干扰维生素K代谢的相关治疗,或新生儿需要外科手术等情况,则必须肌内注射维生素 K_1。

六、关于眼部护理

1. 循证依据:新生儿眼炎的主要病原体为沙眼衣原体、细菌和病毒,主要发生在生后28 d内,如治疗不及时,可能导致新生儿失明[36]。不同国家研究结果提示的新生儿眼炎发病率不尽相同。其中巴基斯坦的一项研究提示新生儿眼炎的发病率为17%[37],而阿根廷的一项研究显示发病率为1.52%[38]。英国的研究显示,医疗机构中新生儿眼炎发病率为0.2%~0.4%[39],这可能与研究所在国家孕产妇生殖道感染发病率及研究地点不同有关。我国发病率目前缺乏人群数据。有研究显示,对于已知沙眼衣原体或淋球菌感染的产妇的

新生儿,通过预防性应用抗生素,可降低新生儿结膜炎发病率约70%[40]。局部用药预防新生儿眼炎的措施在美国、以色列、墨西哥等很多国家已列为新生儿常规保健,但是药物种类尚未达成共识,使用的药物通常包括红霉素眼膏、氯霉素滴眼液或四环素滴眼液等,研究显示其预防效果无明显差异[41-43]。考虑到改善新生儿眼炎,尤其是生殖道感染高发地区新生儿眼炎的远期预后,同时预防新生儿眼炎的方法简单可行,WHO也建议对于所有新生儿眼部使用药物预防新生儿眼炎[40]。

2. 推荐建议:新生儿可使用红霉素眼膏预防眼部感染。生后24 h内眼部护理1次用药即可,并确保眼药膏一婴一用,避免交叉感染。

本共识的执笔专家:张小松(北京大学第一医院妇产科)、徐韬(中国疾病预防控制中心妇幼保健中心儿童保健部)、隽娟(北京大学第一医院妇产科)、杨慧霞(北京大学第一医院妇产科)、金曦(中国疾病预防控制中心妇幼保健中心)

本共识编写专家(按姓氏笔画顺序排列):王丹华(中国医学科学院北京协和医院儿科)、王立新(北京五洲妇儿医院护理部)、田晓波(联合国儿童基金会驻华办事处)、冯琪(北京大学第一医院儿科)、朴梅花(北京大学第三医院儿科)、刘军(北京大学第一医院妇产科)、李六亿(北京大学第一医院感染管理科)、杨杰(广东省妇幼保健院新生儿科)、杨慧霞(北京大学第一医院妇产科)、邱银萍(宁夏医科大学总医院新生儿科)、张小松(北京大学第一医院妇产科)、金曦(中国疾病预防控制中心妇幼保健中心)、周敏(北京大学第一医院妇产科)、姜梅(首都医科大学附属北京妇产医院护理部)、隽娟(北京大学第一医院妇产科)、徐韬(中国疾病预防控制中心妇幼保健中心儿童保健部)、黄小娜(联合国儿童基金会驻华办事处)、曹引丽(西北妇女儿童医院产科)、谭玲(四川省妇幼保健院医务处)

参考文献从略

(通信作者:杨慧霞 金 曦)
(本文刊载于《中华围产医学杂志》2020年第23卷第7期第433-440页)

新生儿脐动脉血气分析临床应用专家共识（2021）

中华医学会围产医学分会新生儿复苏学组

新生儿脐动脉血气分析（umbilical arterial blood gas analysis，UABGA）与宫内和产时情况及 Apgar 评分相结合，有助于判定胎儿/新生儿是否存在酸血症，预测新生儿预后不良的风险，检测结果对新生儿生后早期是否需要实施神经保护策略及启动亚低温治疗有重要参考价值[1-7]。因此，准确、及时获取脐动脉血样，及时检测和分析结果，尤为重要。中华医学会围产医学分会新生儿复苏学组及中华医学会围产医学分会组织全国专家共同讨论并制定我国 UABGA 专家共识，旨在规范和指导我国 UABGA 的临床实施工作。

本共识的制定，首先通过查阅文献，以及与部分专家面谈或电话/网络会议，参考美国妇产科医师学会（American College of Obstetricians and Gynecologists，ACOG）等学术组织的建议及国内、国际临床研究结果，初步制定 UABGA 专家共识框架。随后组织全国围产医学和新生儿复苏领域专家提出修改意见，汇总确定反馈意见。筛选从事本领域工作 20 年以上的专家 20 名，请他们针对初稿提出相关意见及建议，并经中华医学会围产医学分会新生儿复苏学组专家面对面讨论，及多学科专家网络会议讨论，最终定稿。

一、UABGA 的重要性

1958 年，James 等[1] 最早报道了脐带（umbilical cord）

引用文本: 中华医学会围产医学分会新生儿复苏学组. 新生儿脐动脉血气分析临床应用专家共识（2021）[J]. 中华围产医学杂志，2021，24（06）：401-405.DOI：10.3760/cma.j.cn113903-20210413-00346.

血气分析（blood gas analysis，BGA）能够反映胎儿低氧的研究结果。出生时的 UABGA 为胎儿的代谢状况提供了最客观的依据[1-2]。

脐带由羊膜包裹，内含 2 根脐动脉和 1 根脐静脉，由华通胶间隔支撑。与母血完成氧气和营养物质交换后，富含氧气和营养物质的血液通过脐静脉供给胎儿；有较高二氧化碳浓度和代谢产物的血液，通过脐动脉，从胎儿体内回到胎盘绒毛血管，与绒毛间腔的母血进行物质交换。因此，脐动脉的血样能较准确地反映胎儿氧合代谢情况，脐静脉血样主要反映胎盘氧合代谢状况[2,8]。

脐静脉管壁薄，比脐动脉更容易受压。因此脐带受压时，与脐动脉的血流相比，脐静脉的血流减少更明显，供给胎儿的氧气和血流减少，为了满足代谢的需求，胎儿组织将反应性地增加氧消耗，出现低氧和高碳酸血症，导致脐动脉血的 pH 值降低，此时碱剩余（base excess，BE）尚在正常范围[9-13]；如果缺氧持续，胎儿无氧代谢增加，乳酸堆积，BE 负值增加，乳酸等酸性代谢产物排出增加[14-16]。

UABGA 的目的是了解胎儿在宫内的情况，用客观的检验结果评价胎儿的代谢状况，评估胎儿酸中毒的严重程度；提供窒息诊断的依据；协助下一步监测与治疗的选择[2-6,9-10]。有鉴于此，临床工作中，以获取脐动脉血样为主，当脐动脉血样难以获得时，次选方案是获取脐静脉血样进行血气分析。

【共识 1】 UABGA 结果用于客观评价胎儿的代谢状况，临床工作中以获取脐动脉血样为主，当脐动脉血样难以获得时，次选方案是获取脐静脉血样进行血气分析。

二、UABGA 的适应证

美国儿科学会（American Academy of Pediatrics，AAP）建议，所有高危分娩或出生后抑制状态及低 Apgar 评分的新生儿，均应进行 UABGA[3-4]。高危分娩是指急诊剖宫产、产钳助产、胎心监护异常、可疑胎儿生长受限、早产、多胎、胎先露异常者[17]。

在许多医学中心，不论有无高危因素，在所有新生儿出生时均进行 UABGA[2-4,7,15-18]。中华医学会妇产科学分会产科学组、中华医学会围产医学分会制定的"正常分娩指南"指出,对于有条件的医疗机构建议常规行UABGA[19]。

【共识2】 对于高危分娩或出生后抑制状态及低Apgar评分的新生儿,应进行UABGA,有条件的医疗机构建议常规开展。

三、脐动脉血样采集的标准化操作规程

"正常分娩指南"建议对不需要复苏的正常足月儿延迟脐带结扎。延迟脐带结扎是指在新生儿出生后至少60 s后,或等待脐带血管搏动停止后再结扎脐带[19]。"中国新生儿早期基本保健技术专家共识(2020)"指出,新生儿娩出后,立即快速评估,除外需要初步复苏的情况,若新生儿有呼吸或哭声,将新生儿置于俯卧位,且头偏向一侧,开始母婴皮肤接触[20]。可在母婴皮肤接触的同时处理脐带。因此,在正常分娩、不需要复苏、延迟脐带结扎的情况下,留取UABGA血样的操作可在延迟脐带结扎(即出生与断脐间隔60 s)期间,或在脐带搏动停止(生后1~3 min)结扎脐带之前,用肝素化的空针穿刺脐动脉取血[21]。

对于出生后需要立即断脐复苏的新生儿,新生儿交由分娩现场的新生儿复苏团队进行复苏。由不参与新生儿复苏的助产士,在胎盘剥离或全部娩出前的数分钟内,在脐带与胎盘相连端确定脐动脉,用肝素化的血气针穿刺脐动脉留取血样。

留取脐动脉血样的时间和部位均会影响血气分析结果。如果是从与胎盘连接的脐动脉留取血样,由于受到持续胎盘代谢的影响,在分娩后20 min乳酸和BE的检测结果受到干扰,60 min时pH值也会受到显著影响[22]。

新生儿娩出后,如果不能立即留取脐动脉血样,应将取血段脐带两端用止血钳夹闭,并冷藏保存,在生后60 min内,测得的pH、氧分压、二氧化碳分压都是准确可信的[23-26]。而延迟脐带结扎不会影响UABGA的结果[26-27]。

因此需要注意的是,应在新生儿娩出后尽快用血气针留取血样,不应超过生后20 min[24]。血气针从穿刺部位拔出后立即用软橡胶塞封闭针头,隔绝空气[23-24]。留取脐动脉血样后,应立即在产房或手术室进行床边即时检测(point-of-caretesting，POCT），不仅可快速获取结果，而且可提高数据准确性及其参考价值[28-29]。

脐带绕颈可能会影响 UABGA 结果，导致 pH 值更低，BE 的负值增加[30-31]。剖宫产出生的足月新生儿，UABGA 的乳酸值较高[32]。

【共识 3】 在不需要复苏、延迟脐带结扎的情况下，在脐带结扎前穿刺脐动脉留取血样；新生儿生后需要复苏的情况下，由不参与新生儿复苏的助产士，在与胎盘相连端的脐动脉穿刺留取血样。生后 20 min 内，尽快留取血样；取样后床边即时检测，以快速获得准确结果。UABGA 结果受到取样时间、检测时间、取血段脐带两端止血钳夹闭、脐带绕颈、分娩方式等的影响。

四、UABGA 结果判读与解释

UABGA 的目标是获得 pH、BE 和乳酸值[33-38]，但文献报道的 pH 和 BE 下限阈值并不一致。2008 年至 2009 年我国新生儿脐动脉血气指标研究协作组进行的多中心临床研究发现，新生儿窒息 UABGA 的 pH 值范围为 7.00~7.20，BE 值范围为 −18.00~−10.00 mmol/L，当 pH<7.00 及 BE<−16.00 mmol/L 时诊断窒息的特异度高，接近 100%，但灵敏度只有 41%[39]。2013 年，中国医师协会新生儿专业委员会将 1 或 5 min Apgar 评分≤7 分、未建立有效自主呼吸以及 UABGA 的 pH<7.15，作为新生儿窒息诊断的必要条件[40]。2012 年至 2015 年，全国新生儿窒息多器官损害临床诊断多中心研究认为，pH<7.00 及 BE<−16.00 mmol/L，诊断新生儿窒息和多器官损害的特异度及阳性预测值更高[41]。中华医学会围产医学分会新生儿复苏学组在 2016 年"新生儿窒息诊断的专家共识"中提出，Apgar 评分诊断新生儿窒息的灵敏度高但特异度较低，而 UABGA（pH 和 BE）特异度高，灵敏度较低，两者结合可增加新生儿窒息诊断的准确性；建议在二级及以上或有条件的医院新生儿生后即刻进行 UABGA，Apgar 评分要结合 UABGA 结果作出窒息的诊断：Apgar 评分 1 min≤7 分，或 5 min≤7 分，伴脐动脉血 pH<7.20 为轻度窒息；Apgar 评分 1 min≤3 分或 5 min≤5 分，伴脐动脉血 pH<7.00 为重度窒息[42]。

近年来,重症医学领域已将乳酸作为组织低氧的指标[15]。脐动脉血样中的乳酸来自胎儿,与pH和BE密切相关[16]。因此,乳酸反映胎儿无氧代谢的程度,是评估酸碱平衡状态及预后的工具[43]。

结合上述国内共识、指南及国内外临床研究,在无合并症的足月新生儿,将UABGA的pH<7.00或者BE<−12.00 mmol/L,同时乳酸水平≥6.00 mmol/L,作为新生儿围产期缺氧预后不良的最高危值[44-48]。UABGA的正常值与最高危值见表1[2-6, 8-10, 37]。

【共识4】 UABGA的pH<7.00,或BE<−12.00 mmol/L,同时乳酸水平≥6.00 mmol/L,作为新生儿围产期缺氧预后不良的最高危值。

表1 UABGA正常值与最高危值

指标	正常值	最高危值
pH	7.24~7.27	<7.00
BE(mmol/L)	−5.60~2.70	<−12.00
氧分压(mmHg)	<37.50	无
乳酸(mmol/L)	<6.00	≥6.00

注:UABGA:脐动脉血气分析(umbilical arterial blood gas analysis);BE:碱剩余(base excess);1 mmHg=0.133 kPa

五、指导临床决策

分娩现场的UABGA有利于对新生儿进行风险水平分层管理。UABGA反映了宫内和出生时胎儿/新生儿的酸碱平衡状态,出生后动态监测,有利于预测新生儿的预后[48-51]。UABGA结果应当记录于新生儿病历,且与新生儿监护人进行良好沟通,以使监护人知晓检查目的、意义和下一步的相应处理措施。

对高危新生儿进行UABGA,有助于预见性地开始神经重症监护及适时进行亚低温治疗在内的神经保护干预措施。当UABGA的pH<7.00和/或BE<−12.00 mmol/L,和/或乳酸水平≥6.00 mmol/L,提示胎儿酸血症,即使5 min Apgar评

分在正常范围，仍需要高度重视，因为这些新生儿可能具有潜在的发生神经系统预后不良的可能；当UABGA的pH<7.00，或者BE<-12.00 mmol/L，同时5 min Apgar评分0~3分，新生儿有神经系统异常体征和/或多器官功能障碍时，多提示新生儿预后不良[3-5, 48]。

【共识5】 在分娩现场进行的UABGA有利于对新生儿进行风险水平分层管理。

撰写专家：王晴晴（北京大学第三医院）、韩彤妍（北京大学第三医院）、朴梅花（北京大学第三医院）、陈倩（北京大学第一医院）、杨慧霞（北京大学第一医院）、刘兴会（四川大学华西第二医院）

讨论专家（按姓氏拼音排序）：曹云（复旦大学附属儿科医院）、曹玉莲（山西省妇幼保健院）、陈超（复旦大学附属儿科医院）、陈倩（北京大学第一医院）、樊尚荣（北京大学深圳医院）、冯琪（北京大学第一医院）、韩彤妍（北京大学第三医院）、何振娟（上海新华医院）、孔祥永（解放军总医院第七医学中心）、李明珠（新疆维吾尔自治区人民医院）、李占魁（西北妇女儿童医院）、刘兴会（四川大学华西第二医院）、母得志（四川大学华西第二医院）、朴梅花（北京大学第三医院）、裘刚（上海市儿童医院）、邱银萍（宁夏医科大学总医院）、王丹华（北京协和医院）、王晴晴（北京大学第三医院）、夏世文（湖北省妇幼保健院）、徐韬（中国疾病预防控制中心妇幼保健中心）、杨传忠（深圳市妇幼保健院）、杨慧霞（北京大学第一医院）、虞人杰（清华大学第一附属医院）、岳少杰（中南大学湘雅医院）、张雪峰（解放军总医院第五医学中心）、赵扬玉（北京大学第三医院）、郑军（天津市中心妇产科医院）、朱建幸（上海交通大学附属新华医院）、朱小瑜（南方医科大学附属深圳妇幼保健院）

参考文献从略

（通信作者：朴梅花　杨慧霞　刘兴会）
（本文刊载于《中华围产医学杂志》
2021年第24卷第6期第401-405页）

3 母亲常见感染与母乳喂养指导的专家共识

中华医学会围产医学分会

母乳是婴儿最好的食物,不仅为婴儿的生长发育提供营养成分,而且还能增强婴儿的免疫力、促进婴儿的神经和智力发育等[1-3]。与人工喂养婴儿比较,纯母乳喂养6个月的婴儿呼吸道和消化道感染、新生儿晚发型败血症等各种感染性疾病、特应性皮炎(即婴儿湿疹)、儿童急性淋巴细胞白血病、青少年1型糖尿病、新生儿坏死性小肠结肠炎、新生儿猝死综合征等疾病的发生率明显降低[4-6]。母乳喂养还可减少母亲乳腺癌[6]、卵巢癌[7]等疾病的发生。因此,世界卫生组织建议婴儿纯母乳喂养至少6个月。

然而,当母亲存在感染时,尽管缺乏许多病原体能经过母乳喂养传播的证据,但仍有顾虑而放弃母乳喂养。为给母亲感染时能否进行母乳喂养提供合理建议,根据国内外的研究结果,中华医学会围产医学分会组织围产医学领域的专家讨论,形成以下专家共识。

一、母亲病毒感染与母乳喂养

1. 乙型肝炎(简称乙肝)病毒(hepatitis B virus,HBV)感染:母亲乙肝表面抗原(hepatitis B surface antigen,HBsAg)阳性,即可诊断HBV感染,其新生儿生后12 h内(越快越好)需注射乙肝免疫球蛋白(hepatitis B immunoglobulin,HBIG)

引用文本: 中华医学会围产医学分会. 母亲常见感染与母乳喂养指导的专家共识[J]. 中华围产医学杂志, 2021, 24(07): 481-489.DOI: 10.3760/cma.j.cn113903-20210530-00507.

和第1针乙肝疫苗,并在1月龄和6月龄分别接种第2针和第3针乙肝疫苗[8]。新生儿注射HBIG后0.5 h左右即开始发挥作用,对HBV具有免疫力,理论推算应至少可维持42~63 d[9]。大部分新生儿接种第1针乙肝疫苗后主动产生的抗体水平很低,不足以发挥免疫作用。接种第2针疫苗后1周左右抗体产生浓度升高,才具有免疫力;因此,尽可能在1月龄按时接种第2针疫苗。接种第3针疫苗的目的是延长免疫力的期限,可维持30年以上[10]。因此,新生儿经正规联合免疫预防后,机体对HBV具有长期的免疫力。即使接种疫苗后产生的抗体转为阴性,体内也存在免疫记忆,在HBV暴露后仍有迅速产生保护性免疫的能力,从而预防感染。

HBV母婴传播几乎均发生于分娩过程中,而与母乳喂养无关,即病毒不是因为通过母乳喂养进入婴儿体内而引起的母婴传播。虽然HBV感染母亲的乳汁中存在病毒,乳头皲裂、血性乳汁等可能增加婴儿接触病毒的机会,但在早年缺乏免疫预防措施的年代,已经证明母乳喂养不增加母婴传播[11]。随着联合免疫预防措施的广泛应用,大量研究证明,无论母亲病毒载量高低,或者乙肝e抗原(hepatitis B e antigen, HBeAg)是否阳性,母乳喂养均不增加母婴传播的风险[12-14],可能原因有:(1) HBV不经消化道传播;(2) 与分娩时暴露的病毒量比较,母乳喂养暴露的病毒量很低[15];(3) 母乳中的乳铁蛋白能与HBV结合,可能抑制病毒的感染性[16];(4) 新生儿联合免疫预防后,对HBV具有免疫力。母乳喂养仅增加暴露于HBV的机会,但HBV经乳汁进入新生儿体内并不能复制和繁殖,而是被清除,故不增加HBV感染机会。因此,即使母亲高病毒载量或HBeAg阳性,均应鼓励母乳喂养,也无需检测乳汁中HBV DNA。新生儿出生后,就可以接触母亲,并吸吮乳头,无需等待免疫预防接种后才开始[17]。如果因各种原因未能接受免疫预防接种,仍可以母乳喂养。如果新生儿/婴儿口腔存在溃疡或其他损伤,因母乳具有抑制HBV感染的能力,且接受乙肝疫苗和HBIG联合免疫的新生儿也已经具有免疫力,故无需停止母乳喂养。

因高病毒载量孕妇在分娩过程中,其新生儿暴露的病毒量高,联合免疫预防后仍存在约5%免疫预防失败。因此,建议高病毒载量（HBV DNA$>2\times10^5$IU/ml）或 HBeAg 阳性孕妇从孕晚期（孕 28～32 周）开始服用抗病毒药物，以进一步减少母婴传播[7-8]。替诺福韦酯因不易耐药，建议首选；如孕妇存在肾损害或骨质疏松时可选用替比夫定或拉米夫定。分娩当日停药，则新生儿可正常母乳喂养[8]。即使产后母亲需要继续服药，也可母乳喂养，而不应放弃母乳喂养，因为这些药物经乳汁分泌的量很少，婴儿经母乳吸收的药物剂量远低于宫内暴露水平[18]。初步研究显示，母亲产后服药 1 个月，母乳喂养的新生儿未出现明显不良反应[19-20]。其他抗病毒药中，干扰素 α 在孕期禁用；恩替卡韦、阿德福韦酯和恩曲他滨因可能存在生殖毒性，对胎儿／婴儿有不良影响，不建议孕期使用[8]。

【推荐1】母亲乙型肝炎病毒感染，均可母乳喂养。即使母亲高病毒载量或 HBeAg 阳性、乳头皲裂或出血、肝功能异常，婴儿存在口腔溃疡或其他损伤等，也不影响母乳喂养。

2. 丙型肝炎病毒（hepatitis C virus，HCV）感染：诊断 HCV 感染的主要依据是检测血清抗 –HCV 抗体和血清 HCV RNA。如未经抗病毒治疗，90% 以上抗 –HCV 抗体阳性者为慢性感染，需进一步检测 HCV RNA。如果 HCV RNA 阳性，则确认感染；如果低于检测下限，需每 6 个月复查 1 次，如持续 2～3 年均阴性，可判断为既往感染。目前已经有直接抗 HCV 药物，大部分 HCV 感染者可治愈，但药物对胎儿有严重不良影响，治疗期间需避孕。

至今对 HCV 缺乏免疫预防措施，HCV 的母婴传播率为 3%～10%，发生率高低与母体病毒载量有关。抗 –HCV 抗体阳性、HCV RNA 阴性或低于检测下限时，几乎不发生母婴传播。HCV 母婴传播与分娩方式或喂养方式无关，故可以母乳喂养。

HCV 感染母亲的乳汁中可检测到 HCV RNA，但一项纳入 12 篇文献的系统综述和一项综述显示，母乳喂养和人工喂养儿童的 HCV 感染率相似，表明母乳喂养不增加儿童感染 HCV 的风险[21-22]，仅增加 HCV 暴露的机会。其机制与母乳中含有多种生物活性成分有关[23]，因此，建议 HCV 感染母亲仍母乳喂养[24]。但因缺乏免疫预防措施，乳房无病损的母亲可继续哺乳；如果因乳腺疾病乳头有明显出血、病损，应暂停哺乳，或将病损乳房的乳汁消毒处理后再喂养。如新生儿口腔明显溃疡或存在其他损伤,亦应暂停直接母乳喂养,乳汁消毒后再喂养。暂停母乳喂养,并不是因为乳头出血或婴儿口腔溃疡母乳喂养后一定增加母婴传播,而是对丙型肝炎缺乏免疫预防措施,仅仅是为了慎重起见。至今尚无这些特殊情况下母乳喂养能否增加母婴传播的研究。

【推荐2】 母亲丙型肝炎病毒感染,可以母乳喂养。但乳头皲裂、出血或新生儿口腔有溃疡或病损时,应暂停直接母乳喂养,乳汁可消毒后喂养。

3. 甲型和戊型肝炎病毒感染:甲型和戊型肝炎病毒经消化道传播,几乎均为急性自限性肝炎。妊娠早期或中期的甲型或戊型肝炎病毒感染如在分娩时已恢复,则母乳喂养不会引起病毒的母婴传播;分娩前2~3周内或哺乳期发生甲型或戊型肝炎病毒感染,则乳汁中可检测到病毒RNA[25-26],但母乳喂养不引起新生儿甲型肝炎[25],也无因母乳喂养引起新生儿戊型肝炎的报道。幼儿的戊型肝炎病毒感染率极低,提示因母乳喂养引起母婴传播的可能性很小。因此,即使母亲哺乳期发生甲型或戊型肝炎病毒感染,仍可母乳喂养。

【推荐3】 母亲甲型或戊型肝炎病毒感染,可以母乳喂养。母亲病情严重时,暂停母乳喂养,以利于母亲病情恢复。

4. 巨细胞病毒(cytomegalovirus,CMV)感染:CMV属于疱疹病毒属,感染特点是潜伏感染,即一般无明显临床表现,但体内病毒不能完全被清除,长期存在。目前我国育龄妇女CMV潜伏感染率>95%,表现为CMV IgG抗体阳性,其中95%孕妇产后CMV在乳房再激活感染,产后第1周乳汁即可存在病毒,4~8周达到高峰,随后逐渐下降,12周左右消失[27]。母乳喂养能引起婴儿感染,但对足月儿或出生胎龄≥32周/出生体重≥1500 g的早产儿,感染后无症状或仅有一过性轻微临床表现,不引起明显病理损害,也不影响生长发育[28],因此建议母乳喂养。

对出生体重<1500 g或出生胎龄<32周的早产儿,直接母乳喂养引起CMV感染后是否导致严重不良后果,研究结果不一[29-31]。因此,是直接母乳喂养,还是乳汁经消毒后再喂养,有不同推荐意见[29-32],但均不建议放弃母乳喂养。乳汁

经消毒后能灭活或部分灭活 CMV，但也破坏母乳中的各种生物活性成分，不同的消毒方法对母乳生物活性成分的破坏程度不同。研究显示，出生体重＜1000 g 早产儿如生后感染 CMV，存在发生败血症综合征或远期发育障碍的风险[30,33]，因此，本专家共识建议乳汁经消毒后再喂养，可采取冻融消毒或巴氏消毒，待新生儿体重≥1500 g，或矫正胎龄≥32 周，可直接哺乳。对已经确诊感染 CMV 的婴儿，母乳喂养的利大于弊，因此仍建议母乳喂养[34]。

【推荐 4】 母亲巨细胞病毒感染，可以母乳喂养。出生胎龄＜32 周或出生体重＜1500 g 的早产儿，建议乳汁经消毒后喂养。

5. 其他疱疹病毒感染：单纯疱疹病毒经皮肤或黏膜直接接触传播，除非常罕见的全身播散性单纯疱疹病毒感染外，如果乳房无疱疹，可直接哺乳，但应避免婴儿与疱疹处接触。如果乳房出现疱疹，母乳喂养可引起接触传播[35]，需避免直接哺乳，可挤出乳汁，消毒后间接哺乳。

【推荐 5】 母亲单纯疱疹病毒感染时，如乳房无疱疹，可直接哺乳，避免婴儿接触其他疱疹病损；如乳房有疱疹，乳汁经消毒后喂养。

水痘病毒经呼吸道和直接接触传播，在潜伏期的后期至水疱完全结痂前，均具有传染性。孕期感染水痘病毒，如果分娩前所有水痘已完全结痂脱落，产后可直接哺乳；分娩时水痘尚未结痂或哺乳期感染水痘病毒，母婴需暂时分室隔离，有条件时新生儿可注射普通人免疫球蛋白或水痘特异性免疫球蛋白。水痘常出现在母体胸部，直接哺乳可导致接触传播，故需避免直接哺乳。乳房无疱疹时，乳汁吸出或挤出后无需消毒，即可通过奶瓶由他人喂养[32]；如果乳房有疱疹，乳汁中可检测到病毒[36]，建议将乳汁消毒后再哺乳。

【推荐 6】 母亲水痘病毒感染，母乳喂养原则同推荐 5。有条件时，新生儿可注射普通免疫球蛋白。

带状疱疹由潜伏在体内的水痘病毒再激活感染而引起。如果疱疹不在胸部或乳房，可直接哺乳；如果胸部有疱疹，婴儿不能与疱疹部位直接接触，可将乳汁吸出或挤出，无需消毒，通过奶瓶哺乳；如果乳房或乳房周围存在疱疹，乳汁需消毒后再哺乳。

【推荐7】 母亲带状疱疹病毒感染，母乳喂养原则同推荐5。

6. 人类免疫缺陷病毒（human immunodeficiency virus, HIV）感染：如果无任何干预措施，HIV母婴传播率高达30%~50%。母乳喂养能引起HIV母婴传播[37]。研究证实，HIV感染母亲的婴儿，完全人工喂养，感染率最低；纯母乳喂养6个月以上，感染率较低；混合喂养，感染率最高[38]，其机制不明。因此，建议完全人工喂养。如果家庭经济条件不能提供足够营养的配方奶，人工喂养将造成其他感染性疾病和营养不良而导致婴幼儿死亡[36]，在母亲接受正规抗病毒治疗的前提下，可选择纯母乳喂养6个月[14, 38]。无论如何，切忌混合喂养，因混合喂养母婴传播率最高。

为保护母亲和预防母婴传播，所有HIV感染母亲孕期和产后都需要持续抗病毒治疗。新生儿也需要在生后立即服用抗病毒药物预防[39]。

【推荐8】 母亲感染人类免疫缺陷病毒，能否母乳喂养需个体化。尽可能完全人工喂养；因某种原因不能提供足够配方奶时，可纯母乳喂养6个月（最好经消毒后喂养）；禁忌混合喂养。

7. 流感病毒感染：流感病毒几乎不引起宫内传播，也不通过乳汁传播，且母乳喂养可减少婴儿呼吸道感染的发生。流感是呼吸道传染病，发病最初的2~3 d传染性强，应暂时避免母婴同室，将乳汁吸出或挤出，由他人通过奶瓶哺乳，乳汁无需特别处理。流感后期无明显喷嚏、咳嗽时，母亲哺乳前进行洗手、洗脸、戴口罩等措施后，可以直接哺乳[40]。

【推荐9】 母亲感染流感病毒时，应注意隔离，避免直接哺乳。乳汁可挤出后由他人喂养，无需消毒。母亲症状消失后可直接哺乳。

8. 新型冠状病毒感染：该病毒经呼吸道传播。妊娠早期或中期发生感染且分娩时已经恢复者，无需检测咽拭子病毒核酸，可以直接哺乳。孕晚期感染，分娩时如果症状已消失2周，咽拭子新型冠状病毒核酸阴性，可正常哺乳。如果分娩时仍有症状，或者在哺乳期发生感染，需要母婴分室隔离。有报道称乳汁中无新型冠状病毒核酸检测出[41-42],也有报道显示母乳中可以检测到新型冠状病毒核酸[43],但有研究显示乳汁中不存在活病毒[44],而且乳汁具有较强的抑制新型冠状病毒在体外感染细胞的作用[45],母婴分室、母乳挤出后不经过巴氏消毒的间接母乳喂养,无发生新生儿感染的报道[46],因此,经过乳汁传播新型冠状病毒的可能性极小。直接哺乳需要母婴近距离接触,即使戴口罩也可能发生传播,因此不建议直接哺乳。建议将乳汁吸出后,无需巴氏消毒,由他人用奶瓶哺乳[47]。吸出乳汁前,产妇要洗手、洗脸、戴口罩等,减少病毒污染奶瓶的可能。盛放乳汁的奶瓶交给他人前要做好外部清洗或消毒,避免经奶瓶传播病毒。

【推荐10】 母亲感染新型冠状病毒,应注意隔离,避免直接哺乳;乳汁挤出后由他人喂养,无需消毒;母亲咽拭子病毒核酸检测转阴后可直接哺乳。

9. 其他病毒感染:登革热急性期早期母亲乳汁中存在登革病毒,且母乳喂养可引起母婴传播,因此不能直接哺乳,但乳汁经巴氏消毒后可哺乳;登革热发病后10 d,乳汁中不再存在病毒,可以直接哺乳[48]。乳汁中存在寨卡病毒,但母乳喂养不引起母婴传播,因此建议母乳喂养[49]。

【推荐11】 母亲感染登革热病毒,发病早期乳汁挤出后经巴氏消毒可间接喂养;发病10 d后可直接哺乳。

【推荐12】 母亲感染寨卡病毒,可以母乳喂养。乳汁中存在病毒,但不引起新生儿感染,无需消毒。

二、母亲结核分枝杆菌感染与母乳喂养

结核可发生在任何脏器,以肺部为主。除乳腺结核和急性粟粒性结核(也称血行播散性结核)外,其他结核产妇的乳汁中通常无结核分枝杆菌[50]。未经正规治疗的活动性肺结核母亲必须与婴儿隔离,避免直接哺乳。活动性结核经正规治疗≥2周且痰结核菌阴性者,可解除隔离,也可直接哺乳。以下情况不能直接哺乳,但可间接哺乳[14]:(1)孕期确诊肺结核,分娩时尚未开始治疗;(2)开始抗结核治疗但痰结核菌阳性;(3)乳腺结核;(4)急性粟粒性结核;(5)乳头或乳房存在破损;(6)合并HIV感染。间接哺乳方法:(1)和(2)时,将母乳

吸出或挤出至奶瓶,由他人喂养,乳汁无需消毒;(3)~(5)时,乳汁经巴氏消毒后喂养;(6)时参考HIV感染母亲的喂养方法。

母亲服用抗结核药物时,仍可以哺乳;乳汁中药物浓度很低,不必担心对婴儿有不良影响[51]。如果新生儿/婴儿也需要服用抗结核药物,则需考虑乳汁中药物的影响。抗结核药物每日服用1次,母亲服药前或刚服药后,乳汁中的药物浓度最低,可选择此时哺乳或将乳汁吸出后冷藏或冷冻保存,但应将服药后2~3 h药物浓度最高的乳汁弃去[51],以减少因哺乳而导致的药物叠加。

【推荐13】 母亲感染结核分枝杆菌,在正规治疗14 d后且痰结核菌阴性者,可直接哺乳。以下情况不能直接哺乳:未经正规治疗、痰结核菌阳性、乳腺结核、乳头或乳房损害、合并HIV感染;但乳汁消毒后可由他人喂养。

三、母亲螺旋体感染和母乳喂养

1. 梅毒螺旋体感染:妊娠期现症梅毒螺旋体感染,即梅毒特异性抗体和非特异性抗体均阳性,梅毒螺旋体可经胎盘传给胎儿,发生宫内感染,尤其当梅毒非特异性抗体高滴度(≥1:8)阳性时,更易发生宫内感染。对孕妇使用卞星青霉素或普鲁卡因青霉素进行规范驱梅治疗能预防梅毒宫内传播[39, 52-53],丈夫或性伴侣亦需筛查,如确诊梅毒感染需同时治疗。分娩前已完成规范驱梅治疗者,产后均可以母乳喂养。如果分娩前未规范治疗,或临分娩前1~2周才确诊者,暂缓直接母乳喂养,因为母乳喂养可引起婴儿感染[54],但乳汁经巴氏消毒后可哺乳,同时尽快开始治疗,疗程结束后,可直接母乳喂养。妊娠期确诊梅毒但未经正规治疗者,其新生儿也需要驱梅治疗。哺乳期发生现症梅毒感染者,应暂停哺乳,尽快开始治疗,规范驱梅治疗几乎100%有效,疗程结束后可直接哺乳;治疗期间,乳汁经巴氏消毒后可哺乳。

【推荐14】 母亲感染梅毒螺旋体,经规范治疗后可母乳喂养。未规范治疗者,暂缓直接哺乳,乳汁经巴氏消毒后可喂养。疗程结束后可直接哺乳。

2. 钩端螺旋体感染:临分娩或哺乳期确诊钩端螺旋体感

染者,需立即使用抗生素治疗。因乳汁中存在该病原体,治疗期间应暂停直接哺乳,但乳汁经巴氏消毒后可哺乳。抗生素治疗 5~7 d 后,可直接哺乳[48]。

【推荐 15】 母亲感染钩端螺旋体,经规范治疗后可母乳喂养。治疗期间,乳汁经巴氏消毒后可喂养;抗生素治疗 5~7 d 后,可直接哺乳。

四、母亲寄生虫感染和母乳喂养

1. 弓形虫感染:弓形虫病是经消化道传播的动物源性传染病,诊断常根据特异性抗体检测,因检测特异性 IgM 抗体容易出现假阳性,需同时检测弓形虫 IgM 和 IgG 抗体方可诊断[55]。确诊感染者需要治疗,根据孕期早晚,使用药物不同[56]。

确诊弓形虫感染、分娩前已经正规治疗的孕妇,能直接哺乳。如果分娩前尚未经正规治疗,或者疗程未结束,或哺乳期确诊感染,不建议直接哺乳,因动物实验证明乳汁中存在弓形虫[57],存在经母乳传播的可能,但乳汁经消毒后可哺乳,同时应尽快开始治疗。疗程结束后,可直接哺乳。

【推荐 16】 母亲感染弓形虫,经规范治疗后可母乳喂养。未规范治疗者,暂缓直接哺乳,乳汁经巴氏消毒后可喂养。

2. 疟原虫感染:妊娠期确诊疟疾并进行抗疟治疗者,建议母乳喂养。临分娩前或哺乳期确诊者,尽快开始抗疟治疗,乳汁经巴氏消毒后哺乳,治疗结束后可直接哺乳。一项非洲的研究显示,纯母乳喂养,能减少婴幼儿疟疾的发生[58]。

【推荐 17】 母亲感染疟原虫,经规范治疗后可母乳喂养。治疗期间,乳汁经巴氏消毒后可喂养。

五、乳房局部感染和母乳喂养

1. 乳腺炎:哺乳期乳腺炎是常见病,分急性和亚急性两类,前者乳房局部出现红、肿、热、痛等表现,可以出现发热等全身症状,主要由金黄色葡萄球菌、链球菌等引起;后者仅有局部肿胀或轻微疼痛等,主要与各种细菌感染有关。诊断基本根据临床表现,除了支持治疗、必要时选用敏感抗生素外,强调排空乳汁,尤其是感染乳汁的排空。

在母亲发生乳腺炎后继续哺乳者中，未发现对婴儿产生明显不良影响，而且能促进乳汁排空，有利于控制炎症，减少进一步发展为乳腺脓肿的可能[59]；使用抗生素期间，仍可继续哺乳[59-60]。

2. 乳腺脓肿：乳腺脓肿常常由乳腺炎发展而来，诊断主要根据临床表现和乳腺超声检查。脓肿引流是关键治疗，同时需要排空乳汁和使用抗生素。

乳腺脓肿多为单侧，正常侧乳房可以正常哺乳，除了乳头或乳头周围脓肿，哺乳时婴儿可能将局部脓肿含入口腔不能哺乳外，其他大多数患侧乳房也可以继续哺乳，对婴儿无明显不良影响，而且可以促进乳汁排空，有利于控制脓肿[59]。

【推荐18】 母亲患乳腺炎或乳腺脓肿时，绝大部分可以母乳喂养。排空乳汁是重要的治疗手段；母亲使用抗生素期间，也可直接哺乳。

六、预防接种和母乳喂养

哺乳期妇女接种所有的灭活疫苗（死疫苗），对婴儿均无不良影响，可正常哺乳[61]。接种减毒疫苗（活疫苗）时，黄热病疫苗中的病毒可通过乳汁将活病毒传给子代，引起脑膜脑炎[56]。因此，母亲母乳喂养时，不能接种黄热病疫苗，如果需要接种，必须停止哺乳[56]。哺乳期接种其他减毒疫苗，均可哺乳。婴儿接种任何疫苗，均可母乳喂养。

七、家庭简易母乳消毒

1. 冻融法消毒CMV感染的母乳：母乳经$-20 \sim -10$℃（家庭冰箱冷冻层）冻存$1 \sim 3$ d（可以保存$2 \sim 3$个月），$40 \sim 45$℃融化后使用。该方法对母乳生物活性成分破坏最少，但只能部分灭活CMV，仅适用于CMV IgG抗体阳性母亲的乳汁，用于喂养出生胎龄<32周或出生体重<1500 g的早产儿，不能用于消毒其他病原体感染。

可使用温奶器设置在42℃左右，然后将冷冻的奶瓶置入温奶器中，持续摇动奶瓶，融化后仍需要停留一定时间，以保证母乳温热。如果没有温奶器，可用以下简易方法，将热水和冷水对冲，感觉到水热但不烫手的温度约45℃。融化时，摇动奶瓶，冷冻的母乳能使温水冷却，可以添加适量热水，保持水温不烫手，必要时可反复多次添加热水。

2. 巴氏消毒法：母乳经60～65℃消毒30 min。一般建议使用该法，既能充分杀灭病原体，又能最大程度保存母乳的活性成分。目前市场上有温奶器，按说明书操作，温度到达60℃后才开始计时，期间摇匀2～3次，不要延长消毒时间，以免破坏母乳的活性成分。尽管巴氏消毒法能部分破坏母乳的活性成分，但配方奶制备过程中也均进行巴氏消毒。因此，巴氏消毒后的母乳，仍优于配方奶。

巴氏消毒后的母乳，应在温度适宜时尽快喂养。仍有剩余时，冷藏（2～8℃）可保存12 h，也可冷冻保存数周。再次喂养时，40～45℃加热即可，无需再次消毒，以最大程度保护母乳的活性成分。

尽管有报道62℃持续5 s，可灭活乳汁中的CMV[62-63]或改良巴氏消毒法（72℃持续10 s）可以杀灭病毒，同时可减少对母乳活性成分的破坏[64]，但这些改良的巴氏消毒法需要特殊设备，不适合家庭使用。用普通温奶器不可能将奶瓶中的母乳在数秒钟内都达到62℃或72℃。

3. 常规加热：母乳一旦煮沸，应立即离开火源，因为在煮沸前温度已经在60℃以上一段时间。该法效果确切，但对母乳生物活性成分破坏较大，尽可能少用。

4. 微波炉加热：简单，但因加热不均匀、对母乳生物活性成分破坏严重、容易烫伤等，尽可能不用。

八、总　　结

新生儿和婴儿母乳喂养是人类延续的重要环节，放弃母乳喂养，必须具有相应的指征，而不是母乳喂养需要指征，只有在确定母乳喂养带来的弊大于利时，才放弃母乳喂养。孕产妇感染时，从病原体母婴传播的角度出发，母乳喂养几乎没有禁忌证，采取适当策略，几乎都可以母乳喂养（表1）；对HIV感染母亲，尽可能完全人工喂养，无法提供足够的配方奶时，可纯母乳喂养6个月，禁忌混合喂养。

表 1 母亲常见感染与母乳喂养的推荐条款汇总

推荐条款	病原体	能否母乳喂养	要点
1	乙型肝炎病毒	能	母亲高病毒载量或HBeAg阳性、乳头皲裂或出血、肝功能异常,婴儿存在口腔溃疡或其他损伤等,也不影响母乳喂养
2	丙型肝炎病毒	能	乳头皲裂、出血时,应暂停直接母乳喂养,乳汁可消毒后喂养
3	甲型或戊型肝炎病毒	能	母亲病情严重时,暂停母乳喂养,以利于母亲病情恢复
4	巨细胞病毒	能	出生胎龄<32周或出生体重<1500 g的早产儿,建议母乳经消毒后喂养
5	单纯疱疹	能	乳房无疱疹,可直接哺乳,避免婴儿接触其他疱疹病损;如乳房有疱疹,乳汁经消毒后喂养
6	水痘病毒	能	同推荐5。有条件时,新生儿可注射普通免疫球蛋白
7	带状疱疹病毒	能	同推荐5
8	HIV	个体化	尽可能完全人工喂养;因某种原因不能提供足够配方奶时,可纯母乳喂养6个月(最好经消毒后喂养);禁忌混合喂养
9	流感病毒	能,间接哺乳	注意隔离,避免直接哺乳,乳汁挤出后由他人喂养,无需消毒;母亲症状消失后可直接哺乳
10	新型冠状病毒	能,间接哺乳	注意隔离,避免直接哺乳,乳汁挤出后由他人喂养,无需消毒;母亲咽拭子核酸转阴后可直接哺乳

续 表

推荐条款	病原体	能否母乳喂养	要点
11	登革热病毒	乳汁经巴氏消毒后,能	发病早期乳汁挤出后经巴氏消毒可间接哺乳;发病10 d后可直接哺乳
12	寨卡病毒	能	乳汁存在病毒,但不引起新生儿感染,无需消毒
13	结核分枝杆菌	正规治疗14 d后且痰结核菌阴性者,能	以下情况不能直接哺乳:未经正规治疗、痰结核菌阳性、乳腺结核、乳头或乳房损害、合并HIV感染;但乳汁消毒后可由他人喂养
14	梅毒螺旋体	正规治疗后,能	未规范治疗者,暂缓直接哺乳,乳汁经巴氏消毒后可喂养
15	钩端螺旋体	规范治疗后,能	治疗期间,乳汁经巴氏消毒后可喂养;抗生素治疗5~7 d后,可直接哺乳
16	弓形虫	规范治疗后,能	未规范治疗者,暂缓直接哺乳,乳汁经巴氏消毒后可喂养
17	疟原虫	规范治疗后,能	治疗期间,乳汁经巴氏消毒后可喂养
18	乳腺炎或乳腺脓肿	绝大部分能	排空乳汁是重要的治疗手段;母亲使用抗生素期间,也可直接哺乳

注:HBeAg:乙型肝炎e抗原(hepatitis B e antigen);HIV:人类免疫缺陷病毒(human immunodeficiency virus)

撰写专家:周乙华(南京大学医学院附属鼓楼医院)、杨慧霞(北京大学第一医院)、刘兴会(四川大学华西第二医院)

参与本共识讨论的专家(按姓氏拼音排序):曹云(复旦大学附属儿科医院)、陈叙(天津市中心妇产科医院)、陈敦金(广州医科大学附属第三医院)、戴毅敏(南京大学医学院附属鼓楼医院)、樊尚荣(北京大学深圳医院)、贺晶(浙江大学医学院附属妇产科医院)、韩树萍(南京医科大学附属妇产医院)、韩彤妍(北京大学第三医院)、胡娅莉(南京大学医学院附属鼓楼医院)、赖建强(中国疾病预防控制中心)、李笑天(复旦大学附属妇产科医院)、刘兴会(四川大学华西第二医院)、孟海霞(内蒙古医科大学附属医院)、母得志(四川大学华西第二医院)、朴梅花(北京大学第三医院)、漆洪波(重庆医科大学附属第一医院)、其木格(内蒙古医科大学附属医院)、孙路明(同济大学附属第一妇婴保健院)、王丹华(北京协和医院)、王谢桐(山东第一医科大学附属省立医院、山东省妇幼保健院)、王子莲(中山大学附属第一医院)、颜建英(福建省妇幼保健院产科)、杨传忠(南方医科大学附属深圳妇幼保健院)、俞惠民(浙江大学医学院附属儿童医院)、岳少杰(中南大学湘雅医院)、张卫社(中南大学湘雅医院)、张雪峰(解放军总医院第五医学中心)、张元珍(武汉大学中南医院)、郑军(天津市中心妇产科医院)、朱建幸(上海交通大学医学院附属新华医院)

参考文献从略

(通信作者:周乙华 杨慧霞 刘兴会)
(本文刊载于《中华围产医学杂志》2021年第24卷第7期第481-489页)

中国新生儿复苏指南（2021年修订）

中国新生儿复苏项目专家组
中华医学会围产医学分会新生儿复苏学组

新生儿的生存与健康是联合国确立的全球可持续发展目标的重要内容之一。2014年世界卫生组织、联合国儿童基金会联合发布了《每个新生儿：终结可预防死亡的行动计划》，确定了2035年全球新生儿生存与健康的战略目标、策略和措施，提出了消除可预防的新生儿死亡这一重要目标。目前，导致新生儿死亡的主要原因包括早产/低出生体重、出生窒息、先天畸形和感染等。世界卫生组织指出，许多导致新生儿死亡的原因是可以通过简单实用、成本低廉的适宜技术来避免的，新生儿复苏技术就是其中之一。

多年来，新生儿复苏技术改良、推广、培训在我国持续进行。2004年在国家卫生健康委员会妇幼健康司（原卫生部妇幼司）的领导下，新生儿复苏项目进一步在全国广泛开展，目标是确保每次分娩时至少有1名熟练掌握新生儿复苏技术的医护人员在场。随着新的证据出现，国际指南不断更新，"中国新生儿复苏指南"也在不断丰富及完善，并历经2005、2007、2011和2016年多次修订[1]。在2020年国际复苏联络委员会新生儿生命支持学组对新生儿复苏指南更新、证据解读[2-3]的基础上，中国新生儿复苏项目专家组联合中华医学会围产医学分会新生儿复苏学组，参考2020年国际新生儿复苏指南[2]，结

本指南位列"2022年度中国指南/共识科学性、透明性和适用性评级"前300。
引用文本: 中国新生儿复苏项目专家组，中华医学会围产医学分会新生儿复苏学组. 中国新生儿复苏指南（2021年修订）[J]. 中华围产医学杂志，2022, 25（01）: 4-12.DOI: 10.3760/cma.j.cn113903-20211122-00967.

合中国国情再次修订。本指南重点关注分娩时的新生儿复苏，并可延伸至所有0～28 d的新生儿复苏。本指南使用对象是参与分娩和新生儿救治的所有医护人员。

本指南中的建议等级以及证据级别（表1）参照2020年国际新生儿复苏指南[2]。

表1 建议等级及证据级别

建议等级（强度）		证据级别	
1级（强）	益处≫≫风险	A级	高质量（大于1项RCT）
2a级（中）	益处≫风险	B-R级	随机（Randomized）
2b级（弱）	益处≥风险	B-NR级	非随机（Nonrandomized）
3级无益（中）	益处=风险	C-LD级	有限数据（Limited Data）
4级有害（强）	风险＞益处	C-EO级	专家意见（Expert Opinion）

注：RCT：随机对照试验（randomized controlled trial）

一、分娩前准备

1. 产前咨询：新生儿复苏团队在分娩前要询问4个问题[4]：孕周多少？羊水清吗？预期分娩的新生儿数目？母婴有何高危因素？根据上述信息决定应准备的人员及复苏物品（建议等级1级，证据级别B-NR级）。

2. 组成团队：每次分娩必须至少有1名能够实施初步复苏并启动正压通气的医护人员在场，负责护理新生儿（建议等级1级，证据级别B-NR级）。如果有高危因素[5]，则需多名医护人员在场，组建合格的、熟练掌握复苏技术的团队[6]（建议等级1级，证据级别B-NR级）。团队要明确组长和成员的分工，做好复苏计划[7]（建议等级1级，证据级别C-LD级）。

3. 准备物品：应在每次分娩前使用标准化的"复苏物品核查表"（表2），准备复苏所需的全部用品和设备，并确保其功能正常[3]（建议等级1级，证据级别C-LD级）。

表2 复苏物品核查表

操作步骤	物品
保暖	预热的辐射保暖台及温度传感器、预热的毛巾或毛毯、婴儿帽子、塑料袋或保鲜膜（＜32周）、预热的床垫（＜32周）

续　表

操作步骤	物品
清理气道	肩垫、吸引球、负压吸引器、10F和12F吸痰管、胎粪吸引管
监测及评估	听诊器、3-导联心电监测仪和电极片、脉搏血氧饱和度仪及传感器、目标血氧饱和度参考值表格
正压通气	自动充气式气囊、T-组合复苏器、足月儿和早产儿面罩、6F和8F胃管、注射器
给氧	氧源、空氧混合仪、吸氧导管
气管插管	喉镜、0号和1号镜片（00号可选）、导管芯（金属导丝）、不带套囊的气管导管（2.5 mm、3.0 mm、3.5 mm）、软尺和气管插管深度表、防水胶布、剪刀、喉罩气道
给药	1∶10 000（0.1 mg/ml）肾上腺素，生理盐水，1 ml、2 ml、5 ml、10 ml、20 ml、50 ml注射器
脐静脉置管	脐静脉导管、三通、脐静脉置管所需其他物品

二、复苏的基本程序

"评估-决策-措施"的程序在整个复苏过程中不断重复（图1）。启动复苏程序后的评估主要基于以下3项指标：呼吸、心率和脉搏血氧饱和度。通过评估这3项指标确定每一步骤是否有效，其中心率是最重要的指标。

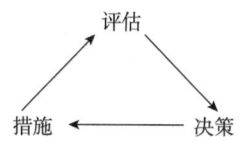

图1　新生儿复苏的基本程序

三、复苏的流程（图2）

（一）快速评估

对每一个出生的新生儿，即刻评估4项指标：（1）足月吗？（2）羊水清吗？（3）肌张力好吗？（4）哭声或呼吸好吗？

如4项均为"是"，应快速彻底擦干，与母亲皮肤接触，进行常规护理。如4项中有1项为"否"，则进入复苏流程，开始初步复苏。

如羊水有胎粪污染，则进行有无活力的评估，并决定是否

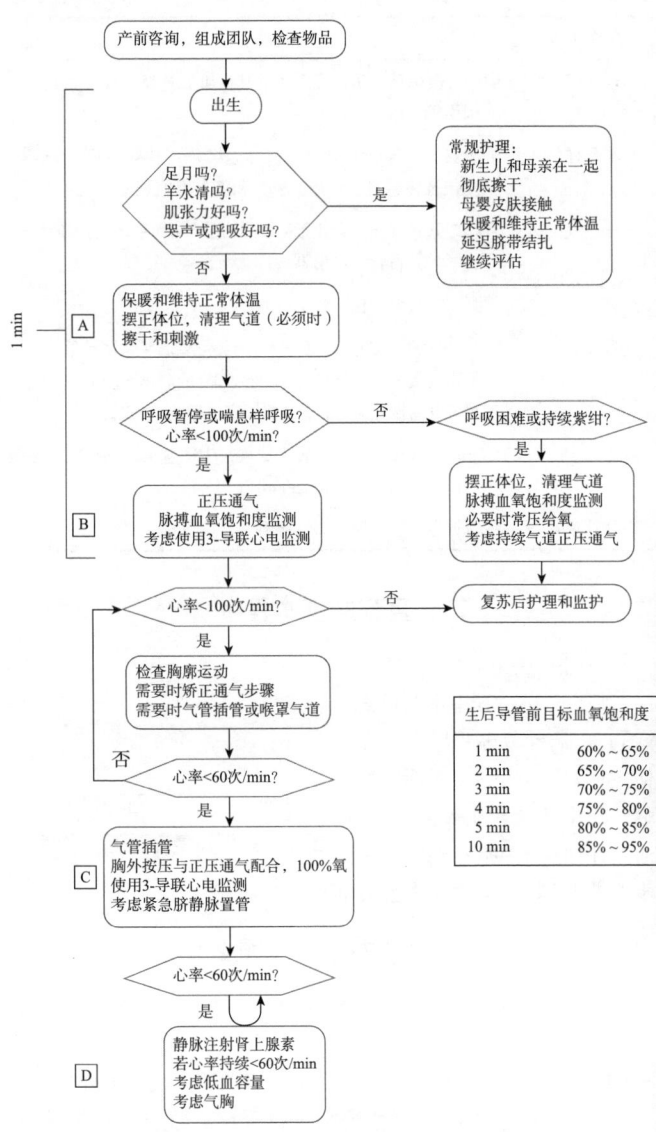

图 2 中国新生儿复苏流程图（2021 年）

需要气管插管吸引胎粪。

（二）初步复苏

1. 保暖：设置产房温度为24～26 ℃[8]。提前预热辐射保暖台，足月儿时设置辐射保暖台温度为32～34 ℃，早产儿时根据其中性温度设置[9]。所有婴儿均需擦干头部并保暖。足月儿用预热毛巾包裹、擦干后置于辐射保暖台上。复苏胎龄<32周和/或出生体重<1500 g的早产儿时，将其头部以下躯体和四肢包裹在清洁塑料膜/袋内，或盖以塑料薄膜置于辐射保暖台上，摆好体位后继续初步复苏的其他步骤[10-11]（建议等级2a级，证据级别B-R级）。避免高温，防止引发呼吸抑制。新生儿体温（腋下）应维持在36.5～37.5 ℃[12]（建议等级1级，证据级别C-EO级）。

2. 体位：维持新生儿头部轻度仰伸，呈鼻吸气位。

3. 吸引：不建议常规进行口鼻咽部及气道吸引，以免增加心动过缓和呼吸抑制的风险（建议等级3级，证据级别C-LD级）。如新生儿气道有较多分泌物且呼吸不畅，可用吸引球或吸痰管清理气道，先口后鼻[3]（建议等级2b级，证据级别C-EO级）。应限制吸痰管插入的深度和吸引时间，吸引负压80～100 mmHg（1 mmHg=0.133 kPa）。

4. 羊水胎粪污染（简称羊水粪染）时的处理：2015年国际新生儿复苏指南已不再推荐羊水粪染无活力新生儿常规给予气管插管吸引胎粪[13]（建议等级3级，证据级别C-LD级），但对于正压通气时有气道梗阻的新生儿，气管插管吸引胎粪可能有益[14]（建议等级2a级，证据级别C-EO级）。根据我国国情和实践经验，建议当羊水粪染时，仍首先评估新生儿有无活力：有活力时，继续初步复苏；无活力时，应在20 s内完成气管插管及吸引胎粪（图3）。

胎粪吸引管的使用：施行气管内吸引胎粪时，将胎粪吸引管直接连接气管导管。吸引时，复苏者用手指按住胎粪吸引管的侧孔使其产生负压，边吸引边退出气管导管，3～5 s内完成[3]。

如不具备气管插管条件而新生儿无活力，应快速清理口鼻后立即使用面罩气囊开始正压通气。

5. 擦干和刺激：快速彻底擦干新生儿头部、躯干和四肢，

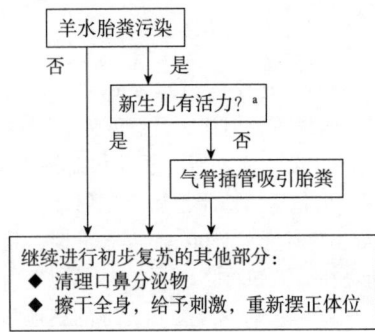

图3 对羊水胎粪污染新生儿的处理

注：a 无活力：肌张力低、无呼吸或喘息样呼吸、心率<100次/min，3项具备其中1项

去掉湿毛巾。彻底擦干也是刺激新生儿诱发自主呼吸的方法。如仍无自主呼吸，用手轻拍或手指弹新生儿足底或摩擦背部2次以诱发自主呼吸[15-16]（建议等级2a级，证据级别B-NR级）。如上述努力无效，表明新生儿处于继发性呼吸暂停，需要正压通气。

6. 评估呼吸和心率：初步复苏后，应观察新生儿呼吸状况并评估心率。心前区听诊是最初评估心率的首选方法，计数心率6 s，数值乘以10即得出每分钟心率[17]。

（三）正压通气

新生儿复苏成功的关键是建立有效的通气。

1. 指征：(1) 呼吸暂停或喘息样呼吸；(2) 心率<100次/min。

对有以上指征者，要求在黄金一分钟内实施有效的正压通气[18-19]（建议等级1级，证据级别B-NR级）。

如果新生儿有呼吸、心率>100次/min，但有呼吸困难或持续紫绀，应监测脉搏血氧饱和度，可常压给氧或给予持续气道正压通气[20]。经上述处理，血氧饱和度仍不能达到目标值，可考虑正压通气。

有自主呼吸的早产儿，出生后如需即刻呼吸支持，应给予持续气道正压通气而不是气管插管正压通气[21-24]（建议等级2a级，证据级别A级）。

2. 方法

（1）压力：通常情况下吸气峰压为20～25 cmH$_2$O（1 cmH$_2$O＝0.098 kPa）[25]，少数病情严重的新生儿可用2～3次30 cmH$_2$O压力通气[26]（建议等级2a级，证据级别C-LD级）。对需要正压通气的新生儿，最好同时提供呼气末正压[27]（建议等级2b级，证据级别C-LD级）。

临床常用的新生儿复苏囊为自动充气式气囊（250 ml），使用前要检查减压阀，有条件时最好使用具备呼气末正压的复苏囊并配备压力表。

T-组合复苏器（T-Piece）是一种由气流控制、有压力限制的机械装置，能提供恒定的吸气峰压及呼气末正压，维持功能残气量，有助于提高早产儿复苏效率和安全性，推荐医疗机构使用。T-组合复苏器使用前需连接压缩气源，采用空氧混合仪调节氧浓度。需预先设定吸气峰压20～25 cmH$_2$O、呼气末正压5 cmH$_2$O、最大气道压40 cmH$_2$O[3]。

（2）频率和吸气时间：正压通气的频率为40～60次/min[18]（建议等级2a级，证据级别C-EO级），用"吸-2-3"的节律大声计数以保持正确的速率[3]。无论足月儿还是早产儿，正压通气的吸气时间≤1 s[19]（建议等级2a级，证据级别C-LD级）。不推荐对早产儿正压通气时增加吸气时间，因采用持续性肺膨胀策略有潜在危害[13]（建议等级3级，证据级别B-R级）。

（3）用氧：推荐使用空氧混合仪及脉搏血氧饱和度仪[3, 28]。无论足月儿还是早产儿，正压通气均须在脉搏血氧饱和度仪的监测指导下进行。足月儿和胎龄≥35周早产儿开始用21%氧气进行复苏[29]（建议等级2a级，证据级别B-R级）。由于使用纯氧与死亡风险增高有关，故不建议使用[30]（建议等级3级，证据级别B-R级）。胎龄＜35周早产儿自21%～30%氧气开始，根据脉搏血氧饱和度调整给氧浓度，使脉搏血氧饱和度达到目标值[28]（建议等级2b级，证据级别C-LD级）。

分娩机构应配备脉搏血氧饱和度仪和空氧混合仪。在缺乏相应设备的情况下，可采用自动充气式气囊得到4种氧浓度：气囊不连接氧源，氧浓度为21%（空气）；连接氧源，不加储氧器，氧浓度为40%；连接氧源，加袋状或管状储氧器，氧浓度分别为100%或90%。

脉搏血氧饱和度仪的传感器应置于新生儿动脉导管前位置（即右上肢，通常是手腕或手掌）。在传感器与仪器连接前，先将传感器与婴儿连接有助于最迅速地获得信号。

（4）判断通气有效性：有效的正压通气表现为胸廓起伏良好、心率迅速增加。正压通气开始后，边操作边观察胸廓是否起伏，同时连接脉搏血氧饱和度仪，考虑使用3-导联心电监测。在需要复苏的新生儿，脉搏血氧饱和度仪和3-导联心电监测是重要的辅助手段，可提供持续的心率评估[31]。为了更快速、准确地评估心率，在胸外按压时，推荐使用3-导联心电监测[32-33]（建议等级1级，证据级别C-EO级）。

（5）矫正通气步骤：如未达到有效通气，需做矫正通气步骤。首先，检查面罩和面部之间是否密闭；其次通畅气道，可调整体位为鼻吸气位、清理气道分泌物、使新生儿的口张开；最后，适当增加通气压力。上述步骤无效时，进行气管插管或使用喉罩气道。

（6）评估及处理：30 s有效正压通气后评估新生儿心率。①如心率≥100次/min，逐渐降低正压通气的压力和频率，同时观察自主呼吸是否良好。如心率持续＞100次/min，自主呼吸好，则逐渐停止正压通气。如脉搏血氧饱和度未达到目标值，可常压给氧。②如心率在60～99次/min，再次评估通气的有效性，必要时再做矫正通气步骤，可考虑气管插管正压通气。③如心率＜60次/min，再次评估通气有效性，必要时再做矫正通气步骤，给予气管插管，增加氧浓度至100%，连接3-导联心电监测，开始胸外按压[3]。

（7）其他：持续面罩气囊正压通气（＞2 min）可造成胃充盈，需经口插入胃管，用注射器抽出胃内气体，并保持胃管远端处于开放状态。

（四）气管插管

1. 指征：(1)气管内吸引胎粪；(2)面罩气囊正压通气无效或需长时间正压通气；(3)需胸外按压；(4)经气管注入药物（肾上腺素、肺表面活性物质）；(5)特殊复苏情况，如先天性膈疝等[3]。

2. 准备：新生儿气管插管所需的器械和用品应放置在一起，在产房、手术室、新生儿室和急救室随时备用。常用的气管导管为不带套囊、不透射线且有刻度标识的直管。如使用金属导丝,其前端不可超过管端。

气管导管型号(导管内径)的选择见表3。

表3 不同胎龄、体重新生儿气管导管型号

胎龄(周)	新生儿体重(g)	导管内径(mm)
<28	<1000	2.5
28~34	1000~2000	3.0
>34	>2000	3.5

3. 方法:将新生儿置于轻度仰伸位。左手持喉镜,使用带直镜片(早产儿用0号,足月儿用1号)的喉镜经口气管插管。喉镜镜片应沿舌面右侧滑入,推进镜片直至其顶端达会厌软骨谷,暴露声门,插入气管导管,使导管声带线标识达声带水平,即管端置于声门与气管隆凸之间,接近气管中点。整个操作要求在20~30 s内完成。

4. 插管深度(唇端距离):(1)公式法:出生体重(kg)+(5.5~6.0)cm;(2)胎龄和体重法:见表4。

表4 不同胎龄、体重新生儿气管导管插入深度(cm)

胎龄(周)	新生儿体重(g)	插入深度(cm)
23~24	500~600	5.5
25~26	700~800	6.0
27~29	900~1000	6.5
30~32	1100~1400	7.0
33~34	1500~1800	7.5
35~37	1900~2400	8.0
38~40	2500~3100	8.5
41~43	3200~4200	9.0

5. 判断插管成功的方法:(1)胸廓起伏对称;(2)听诊双肺呼吸音一致;(3)无胃部扩张;(4)呼气时导管内有雾

气；（5）心率和脉搏血氧饱和度上升。

（五）喉罩气道

喉罩气道是用于正压通气的气道装置，多用于体重≥2000 g的新生儿[3]。

1. 适应证：（1）新生儿存在口、唇、舌、上腭和颈部的先天性畸形，面罩气囊难以形成良好的气道密闭，或使用喉镜观察喉部有困难或不可能；（2）面罩气囊正压通气无效及气管插管不可能或不成功。

2. 方法：喉罩气道由一个可充气的软椭圆形边圈（喉罩）与弯曲的气道导管连接而成。弯曲的喉罩越过舌产生比面罩更好的气道密闭和更有效的双肺通气。采用"盲插"法，用食指将喉罩罩体开口向前插入新生儿口腔，并沿硬腭滑入至不能推进为止，使喉罩气囊环置于声门上方。向喉罩边圈注入2～4 ml空气并使充气控制球达到适当压力，使喉罩覆盖声门。喉罩气道导管可直接连接复苏气囊或T-组合复苏器进行正压通气。

（六）胸外按压

1. 指征：有效正压通气30 s后，心率<60次/min。在正压通气的同时，开始胸外按压[17]（建议等级2a级，证据级别C-EO级）。

2. 方法：胸外按压的位置为胸骨下1/3（两乳头连线中点下方），避开剑突。按压深度为胸廓前后径的1/3。按压和放松的比例为按压时间稍短于放松时间，放松时拇指不应离开胸壁。

胸外按压采用拇指法，操作者双手拇指端按压胸骨，根据新生儿体型不同，双拇指重叠或并列，双手环抱胸廓支撑背部。拇指法可改善新生儿血压和减少操作者疲劳[34]（建议等级2b级，证据级别C-LD级）。

胸外按压时，需气管插管进行正压通气，将氧浓度提高至100%[17]（建议等级2b级，证据级别C-EO级），同时进行脉搏血氧饱和度和3-导联心电监测，考虑脐静脉置管。

3. 胸外按压与正压通气的配合：由于通气障碍是新生儿窒息的首要原因，胸外按压务必与正压通气同时进行。胸外按压与正压通气的比例应为3∶1[35]（建议等级2b级，证据级别C-EO级），即每2秒有3次胸外按压和1次正压通气，达到每分钟约120个动作。胸外按压者大声喊出"1-2-3-吸"，其中"1-2-3-"为胸外按压，"吸"为助手做正压通气配合。

4. 胸外按压时心率的评估：研究显示，胸外按压开始后60 s新生儿的自主循环可能才得以恢复，因此应在建立了协调的胸外按压和正压通气60 s后再评估心率。尽量避免中断胸外按压，因为按压停止后，冠状动脉灌注减少，延迟心脏功能的恢复。

如心率≥60次/min，停止胸外按压，以40~60次/min的频率继续正压通气。

如心率<60次/min，检查正压通气和胸外按压操作是否正确，以及是否给予了100%氧。如通气和按压操作皆正确，做紧急脐静脉置管，给予肾上腺素。为便于脐静脉置管操作，胸外按压者移位至新生儿头侧继续胸外按压。

（七）给药

新生儿复苏时很少需要用药。新生儿心动过缓通常源于肺通气不足及严重缺氧，纠正心动过缓最重要的步骤是有效的正压通气。

1. 肾上腺素

（1）指征：有效的正压通气和胸外按压60 s后，心率持续<60次//min[36]（建议等级2b级，证据级别C-LD级）。

（2）剂量：应使用1∶10 000的肾上腺素。静脉用量0.1~0.3 ml/kg；气管内用量（0.5~1 ml/kg[37]（建议等级2b级，证据级别C-LD级）。

（3）方法：首选脐静脉给药（建议等级1级，证据级别C-EO级）。如脐静脉置管尚未完成或没有条件行脐静脉置管时，可气管内快速注入，若需重复给药，则应选择静脉途径[38]（建议等级2b级，证据级别C-LD级）。静脉给药后用1~2 ml生理盐水冲管，气管内给药后要快速挤压气囊几次，确保药物迅速进入体内。骨髓腔也是给药途径之一。

必要时间隔3~5 min重复给药。如果在血管通路建立之前给予气管内肾上腺素无反应，则一旦建立静脉通路，不需要考虑间隔时间，即刻静脉给予肾上腺素[36-37]（建议等级2b级，证据级别C-LD级)。

2. 扩容剂

(1)指征:根据病史和体格检查,怀疑有低血容量的新生儿尽管给予了正压通气、胸外按压和肾上腺素,心率仍然<60次/min,应使用扩容剂[39](建议等级2b级,证据级别C-EO级)。低血容量新生儿可表现为皮肤苍白、毛细血管再充盈时间延长(>3 s)、心音低钝和大动脉搏动微弱。如无低血容量表现或急性失血史,不常规扩容。

(2)扩容剂:生理盐水。

(3)方法:首次剂量为10 ml/kg,经脐静脉或骨髓腔5~10 min缓慢推入[40](建议等级2b级,证据级别C-EO级)。必要时可重复使用。不推荐采用外周静脉进行扩容治疗。

3. 其他:分娩现场新生儿复苏时不推荐使用碳酸氢钠。

4. 脐静脉置管:脐静脉是静脉给药的最佳途径,用于注射肾上腺素以及扩容剂。当新生儿需要正压通气及胸外按压、预期使用肾上腺素或扩容时,复苏团队中的1名成员应放置脐静脉导管,而其他人员继续进行正压通气和胸外按压。

置管方法[3]:常规消毒铺巾,沿脐根部用粗线打一个松结,如断脐后出血过多,可将此结拉紧。在夹钳下离脐根部约2 cm处用手术刀切断脐带,可在11、12点位置看到大而壁薄的脐静脉。脐静脉导管连接三通和5 ml注射器,充以生理盐水,导管插入脐静脉,导管尖端深入脐根部以下2~4 cm,抽吸有回血即可。早产儿插入脐静脉导管要稍浅。避免将空气推入脐静脉。

四、复苏的特殊情况

如果按照流程规范复苏,新生儿的心率、脉搏血氧饱和度和肌张力会有所改善。如无良好的胸廓运动、未闻及呼吸音、持续紫绀,可能存在某些特殊情况(表5)。

新生儿持续紫绀或心动过缓可能为先天性心脏病,但此类患儿很少在生后即刻发病,因此所有无法成功复苏的原因几乎都是通气问题。

表 5 新生儿复苏的特殊情况

特殊情况	病史/临床表现	改善措施
气道梗阻		
后鼻孔闭锁	哭时红润,安静时紫绀;用吸痰管经鼻孔插入后咽不能通过	经口插入口咽气道或大号气管导管至口咽部
口咽部气道畸形(Pierre-Robin综合征)	小下颌,仰卧时吸气性呼吸困难	俯卧位;经鼻插入小号气管导管至后咽深部,或喉罩气道
肺部病变		
气胸	突发呼吸困难,持续紫绀;患侧呼吸音减弱,胸壁透光试验阳性	胸腔穿刺术
胸腔积液	呼吸困难,持续紫绀;呼吸音减低,常伴有全身水肿	气管插管,正压通气;胸腔穿刺术,引流放液
先天性膈疝	宫内诊断,生后呼吸困难、持续紫绀、双肺呼吸音不对称、舟状腹	气管插管,正压通气;插入胃管排气

五、继续或停止复苏

如果复苏的所有步骤均已完成,而心率始终无法检测到,应在生后 20 min 后与团队和患儿监护人讨论,做出继续复苏或停止复苏的决定。决定应个体化[13](建议等级1级,证据级别C-LD级)。

对于生存机会很小、可能早期死亡或有严重合并症的新生儿,经专家讨论,监护人参与决策,可以不进行复苏或仅给予有限步骤的复苏[41](建议等级2a级,证据级别C-EO级)。

六、复苏后监护

接受长时间正压通气或高级复苏(如气管插管、胸外按压或给予肾上腺素)的新生儿可能有病情变化的风险,稳定后应在新生儿重症监护病房接受密切监护和治疗[42-44](建议等级1级,证据级别C-EO级)。

对于胎龄≥36周的新生儿,如果接受了高级复苏,应评估有无新生儿缺氧缺血性脑病的证据,以确定是否符合亚低温治疗标准。有中-重度新生儿缺氧缺血性脑病时,应按照相应的诊疗规范进行亚低温治疗[45](建议等级1级,证据级别A级)。

接受复苏的新生儿应及时检测脐动脉血气,尽快监测血糖水平,并给予相应的治疗[46-47](建议等级1级,证据级别C-LD级);同时应进行各器官系统功能监测,并对症处理。

新生儿稳定后,如体温<36 ℃(无计划进行亚低温治疗)应立即进行复温,以避免低体温相关并发症的发生(包括死亡率增加、脑损伤、低血糖和呼吸窘迫)。快速(0.5 ℃/h)或慢速(小于0.5 ℃/h)复温均可[48-49](建议等级2b级,证据级别C-LD级)。

七、团队合作和复苏培训

良好的团队合作是复苏成功的关键。对每一次复苏,强调复苏前讨论和复苏后总结的重要性[50](建议等级2b级,证据级别C-LD级)。复苏前讨论评估危险因素、制订复苏预案,以使相关人员做好准备,从而降低不良风险。每一次复苏后应对复苏的行动和决策过程进行总结,以不断提高复苏技能,促进团队合作。

参与新生儿复苏的团队和个人,包括医疗机构中所有产科、儿科、麻醉科等参与分娩的医护人员,均要熟练掌握相关知识和技能,具备有效的执行力。持续的强化培训可以改善新生儿复苏的结局,故应至少每2年进行一次复训[51-52](建议等级1级,证据级别C-LD级),更频繁的复训会更有利于知识和技能的巩固[53]。各分娩机构应将定期复苏培训和考核制度化,注重复苏技能的操作演练,推荐以案例模拟和参与式反馈为主要培训形式。

执笔专家:朴梅花(北京大学第三医院)、王丹华(中国医学科学院北京协和医院)、冯琪(北京大学第一医院)、韩彤妍(北京大学第三医院)

参与本指南讨论的专家(按姓氏拼音排序):曹云(复旦大学附属儿科医院)、曹玉莲(山西省妇幼保健院)、陈超(复旦大学附属儿科医院)、陈倩(北京大学第一医院)、樊尚荣

（北京大学深圳医院）、封志纯（解放军总医院第七医学中心）、冯琪（北京大学第一医院）、顾宁（南京大学医学院附属鼓楼医院）、韩彤妍（北京大学第三医院）、何振娟（上海交通大学医学院附属新华医院）、华子瑜（重庆医科大学儿童医院）、姜梅（首都医科大学附属北京妇产医院）、孔祥永（解放军总医院第七医学中心）、李利（云南省人民医院）、李龙（新疆维吾尔自治区儿童医院）、李明珠（新疆维吾尔自治区人民医院）、李文斌（华中科技大学同济医学院附属同济医院）、李占魁（西北妇女儿童医院）、栗红（山西医科大学第一医院）、刘兴会（四川大学华西第二医院）、卢文青（江西省儿童医院）、马莉（河北省儿童医院）、母得志（四川大学华西第二医院）、朴梅花（北京大学第三医院）、邱银萍（宁夏医科大学总医院）、裘刚（上海市儿童医院）、单若冰（青岛妇女儿童医院）、石文静（上海市第六人民医院）、唐仕芳（重庆北部宽仁医院）、王斌（南方医科大学珠江医院）、王丹华（中国医学科学院北京协和医院）、王惠珊（中国疾病预防控制中心妇幼保健中心）、王立新（首都医科大学附属北京妇产医院）、王竹颖（哈尔滨医科大学附属第一医院）、夏世文（湖北省妇幼保健院）、徐韬（中国疾病预防控制中心妇幼保健中心）、杨传忠（南方医科大学附属深圳市妇幼保健院）、杨慧霞（北京大学第一医院）、叶秀桢（广东省妇幼保健院）、游艳琴（解放军总医院第一医学中心）、虞人杰（清华大学第一附属医院）、岳少杰（中南大学湘雅医院）、张雪峰（解放军总医院第五医学中心）、郑军（天津市中心妇产科医院）、周熙惠（西安交通大学第一附属医院）、朱建幸（上海交通大学医学院附属新华医院）、朱小瑜（南方医科大学附属深圳妇幼保健院）

参考文献从略

（通信作者：朴梅花）
（本文刊载于《中华围产医学杂志》2022年第25卷第1期第4-12页）

母婴呼吸道合胞病毒感染预防指南（2025年版）

中华医学会围产医学分会

呼吸道合胞病毒（respiratory syncytial virus，RSV）是一种主要影响婴幼儿呼吸道的病毒，是婴儿病毒感染死亡的第二大常见原因，是引起5岁以下儿童急性下呼吸道感染的主要病原体[1-2]。RSV呈季节性，通常在冬季和早春季节感染达到高峰，可通过飞沫、直接接触或污染物体表面传播[3]。全球范围内，每年约3300万例5岁以下儿童因RSV感染而住院，导致超过10万例死亡[4]。RSV造成了重大的疾病和经济负担，每年全球门诊和住院的管理成本超过48.2亿欧元，其中发展中国家占65%[5]。在中国，RSV在所有急性呼吸道感染患者中占比为18.7%，不同年龄组中婴幼儿（尤其是1岁以下婴儿）的RSV感染率最高，达到26.5%，住院患者RSV检出率高于门诊患者（22%与14%）[6]。

RSV感染常见的临床表现包括咳嗽、喘息、发热、鼻塞、咽痛和食欲下降等[7]。对于新生儿和婴儿，RSV感染的临床表现可能包括发热、呼吸急促、三凹征、呼吸暂停和发绀等。在早产儿、患有慢性肺病（chronic lung disease，CLD）、心脏病或免疫系统受损的婴儿中，RSV感染可能导致更严重的疾病，如支气管炎或肺炎等[8]，并可能合并细菌感染或出现呼吸道外的并发症，因此需要重视RSV重症感染的识别[9]。另外，孕妇感染RSV会对胎儿造成不良影响，可能增加婴儿出生后第1年严重的下呼吸道感染风险[10]。目前，除了RSV的非药物预防措施外，近年全球RSV的疫苗或免疫预防措施的开发

引用文本: 中华医学会围产医学分会. 母婴呼吸道合胞病毒感染预防指南（2025年版）[J]. 中华围产医学杂志, 2025, 28（01）: 3-11.DOI: 10.3760/cma.j.cn113903-20241215-00829.

非常活跃[11]，相关疫苗和药物正在逐步被批准用于临床。

鉴于RSV给母婴人群健康造成了严重威胁，给社会和家庭带来了沉重的医疗负担，且目前我国尚缺乏聚焦于母婴人群的RSV感染预防指南。中华医学会围产医学分会发起并制订了"母婴呼吸道合胞病毒感染预防指南（2025年版）"（以下简称"指南"）。本指南结合近年来全球RSV感染的最新预防手段与防治理念，基于目前最佳证据，结合医师经验和患者家属意愿提供推荐意见，以期全面提升孕妇、新生儿和婴儿此类高风险人群的RSV感染防控水平。

一、方　　法

本指南的制订方法和步骤主要参考《世界卫生组织指南制订手册（2014年）》[12]和"中国制订/修订临床诊疗指南的指导原则（2022版）"[13]，并遵循指南研究与评价工具（Appraisal of Guidelines for Research and Evaluation，AGREE Ⅱ）[14]中的条目制订，参考卫生保健实践指南的报告条目（Reporting Items for Practice Guidelines in Healthcare，RIGHT）[15]和指南科学性、透明性和实用性评级工具（Scientific，Transparent and Applicable Rankings，STAR）撰写指南[16]。

本指南已在国际实践指南注册与透明化平台完成了中英文注册（PREPARE-2024CN1176），指南计划书已在该平台备案。本指南的适用人群为各级医疗机构的妇产科医师、新生儿科医师、儿科医师、护士、临床药师、医院感染防控医务人员以及基层医疗机构医务人员等，目标人群为需要预防RSV感染的孕妇、新生儿以及婴儿。

二、制订过程

1. 指南制订组构建：指南制订组主要由指南指导委员会、共识专家组、指南秘书组、外审专家组和患儿家属代表构成。指导委员会的主要职责包括：确定指南范围、组建指南制订组、批准临床问题与结局指标、审核利益冲突、审核推荐意见、监督指南制订流程和指南发布等。共识专家组的主要职责包括：确定临床问题和结局指标是否纳入及排序，指导秘书组完成证据检索、筛选、整合与评价、形成推荐意见、完成指南撰稿等。秘书组的主要职责包括：起草指南计划书，收集临床问题与结局指标，完成证据检索、筛选、整合与评价，记录指南制订过程，协调组织指南制订的各项事宜。

指南由中华医学会围产医学分会发起，北京大学医学部药物评价中心提供方法学支持，北京大学第三医院儿科与药学部为秘书组单位。指南指导委员会由4名专家组成，包括妇产科与儿科医师。共识专家组由22名专家构成，包括儿科医师、新生儿科医师、妇产科医师、临床药师、指南制订方法学专家等。外审专家组由10名不参与本指南制订的儿科医师、妇产科医师、临床药学专家、指南制订方法学专家和公共卫生专家等构成。指南制订组所有成员均接受并通过了指南制订方法学等内容培训，以确保指南制订工作的规范进行。

2. 构建指南临床问题与结局指标：构建问题遵循临床研究设计使用的"PI（E）CO"原则：P代表研究对象（population），I（E）代表干预（intervention）或暴露（exposure），C代表比较（comparison），O代表结局指标（outcome）。指南制订组基于已发表的相关文献研究，初步收集并拟定了10个临床问题。经过共识专家组的三轮德尔菲法调研，最终确定了本指南需要形成推荐意见的8个临床问题。

指南制订组对22个结局指标的重要程度进行了排序。有效性方面，关键结局指标包括：全因死亡率、RSV感染率、住院率、重症监护病房（intensive care unit，ICU）入住率、吸氧率、机械通气率、呼吸道症状（如呼吸困难、咳嗽等）发生率、住院时长；重要结局指标包括：发热率、胸部X射线及肺部CT变化。安全性方面，关键结局指标包括：严重不良事件发生率、不良事件发生率；重要结局指标包括：继发感染率。其他方面，关键结局指标包括：预防措施的成本效益、预防措施的费用、医疗总费用、预防措施的可获得性、预防措施的可负担性；重要结局指标包括：护理费用。

3. 证据检索：指南制订组根据临床问题设计了具体的检索策略，在PubMed、Embase、Cochrane Library、Clinicaltrials.gov、中国知网、万方数据库、中国生物医学文献服务系统和中华医学会期刊全文数据库中进行系统检索，并补充检索世界卫生组织、英国国家卫生与保健研究所（National Institute for

Health and Care Excellence，NICE）、苏格兰校际指南网（Scottish Intercollegiate Guidelines Network，SIGN）、指南国际网络（Guidelines International Network，GIN）等网站。中文检索词包括：母亲、孕妇、孕产、围产、产妇、母婴、新生儿、婴儿、婴幼儿、儿童和呼吸道合胞病毒，英文检索词包括：pregnancy、maternal、mother、child、infant、respiratory syncytial viruses、RSV、neonate、newborn等，均采用主题词结合自由词检索，检索时限从建库至2024年11月30日，语言限制为中文或英文。

4. 证据遴选与数据提取：本指南纳入研究类型包括：（1）母婴人群RSV临床实践指南或专家共识；（2）母婴人群RSV感染预防的系统评价与meta分析；（3）母婴人群RSV感染预防的随机对照试验（randomized controlled trial，RCT）；（4）母婴人群RSV感染的高危因素观察性研究；（5）国内外药品说明书等其他药学资料[17]。所有证据遴选和数据提取均由秘书组中至少2名成员独立完成并交叉核对，如出现分歧，则通过讨论或咨询指导委员会专家解决。

5. 证据质量评价与分级系统：本指南对纳入的干预性或观察性研究进行质量评价，系统评价与meta分析采用系统评价方法学质量评价工具Ⅱ[18]，RCT采用Cochrane偏倚评估工具[14]，经济学研究采用卫生经济学评价报告标准共识2022量表[19]。本指南采用推荐意见分级的评估、制订及评价（the Grading of Recommendations Assessment, Development and Evaluation，GRADE）系统[20]，将证据质量分为高、中、低和极低质量4个等级，所有推荐意见均分为强推荐与弱推荐，基于临床经验的推荐意见采用GRADE良好实践声明（good practice statement，GPS）评价[21]。证据质量及推荐强度分级见表1。所有评价过程均由秘书组中2名成员独立完成并交叉核对，如出现分歧，则通过讨论或咨询第3位成员解决。

表1 GRADE证据质量与推荐强度分级

分级	具体描述
证据质量	
高质量	非常有把握观察值接近真实值

续 表

分级	具体描述
中等质量	对观察值有中等把握：观察值有可能接近真实值，也有可能差别很大
低质量	对观察值的把握有限：观察值可能与真实值有很大差别
极低质量	对观察值几乎没有把握：观察值与真实值可能有极大差别
推荐强度	
强推荐	明确显示干预措施利大于弊或弊大于利
弱推荐	利弊不确定或无论质量高低的证据均显示利弊相当

注：GRADE：推荐意见分级的评估、制订及评价（the Grading of Recommendations Assessment, Development and Evaluation）

6. 患儿家属偏好和价值观：指南制订组对指南的部分临床问题进行了患儿家属偏好和价值观的问卷调研。共发放40份，调研分析结果供共识专家组形成推荐意见时参考。

7. 推荐意见的形成：秘书组基于每个临床问题制作了详细的证据总结表，并初步草拟了15条推荐意见。共识专家组结合临床经验、证据质量、患儿家属偏好和价值观，在基于我国国情、资源的可及性与公平性等维度权衡利弊后，通过德尔菲法调研和GRADE网格法，最终对15条推荐意见达成了共识。

8. 推荐意见的外审和定稿：本指南的推荐意见在外审专家组中进行了审定，从赞同程度、表述清晰程度和临床可行性方面进行评估。指南制订组最终根据外审反馈意见进行修订，指南终稿由指导委员会批准后定稿。

9. 指南的传播、实施与更新：指南制订组将在专业期刊上发表指南全文和指南解读、组织指南宣讲会议以及使用多种媒体平台进行传播，使医务工作者、患者和公众可免费获取指南，制订公众版指南、图文版宣传册，促进本指南的实施[22]。指南制订组将拟定具体的实施意见并对指南目标人群开展继续教育，以促进各项推荐意见在临床的应用与反馈。指南制订组将根据证据更新情况和临床使用情况，参考国际指南更新方法，预计在5年内对本指南进行更新。

三、推 荐 意 见

临床问题1:新生儿和婴儿何种情况下需要启动预防RSV感染?

推荐意见1.1:出生时或出生后即将进入RSV流行季的新生儿和婴儿,建议积极预防RSV感染。(强推荐,GPS)

推荐意见1.2:对于早产儿、低出生体重儿,以及6月龄以下、有过敏性疾病史、未母乳喂养、其母亲有吸烟史的新生儿和婴儿,建议积极预防RSV感染。(强推荐,中等质量证据)

推荐意见1.3:对于合并支气管肺发育不良(bronchopulmonary dysplasia,BPD)或CLD、血流动力学障碍先天性心脏病(congenital heart disease,CHD)、唐氏综合征(Down syndrome,DS)的新生儿和婴儿,建议积极预防RSV感染。(强推荐,中等质量证据)

一项系统评价总结了与5岁以下儿童RSV相关急性下呼吸道感染显著相关的危险因素,包括6月龄以下、早产(小于37周)、低出生体重(出生体重小于2500 g)、男性、有兄弟姐妹、母亲吸烟、过敏性疾病史、未进行母乳喂养、居住拥挤(家庭成员超过7人)[OR值(95%CI)分别为2.02(1.73~2.35)、1.96(1.44~2.67)、1.91(1.45~2.53)、1.23(1.13~1.33)、1.60(1.32~1.95)、1.36(1.24~1.50)、1.47(1.16~1.87)、2.24(1.56~3.20)及1.94(1.29~2.93)][23]。

新生儿和婴儿若合并BPD或CLD、CHD、DS,RSV感染后不良结局的风险更高,因此需要积极预防,减少重症RSV和远期后遗症的风险。一项系统评价结果提示,与非BPD儿童相比,BPD儿童在RSV感染时与更高的住院风险、ICU入院率、吸氧率、机械通气率及院内病死率相关[OR值(95%CI)分别为2.6(1.7~4.2)、2.9(2.3~3.5)、4.2(0.5~33.7)、8.2(7.6~8.9)及12.8(9.4~17.3)][24]。合并CHD的患儿与更高的ICU入住率、机械通气率和病死率相关[RR值(95%CI)分别为3.9(3.4~4.5)、4.1(2.1~8.0)及16.5(13.7~19.8)][25]。DS会增加2岁以下RSV相关的住院率(RR=6.8,95%CI:5.52~8.38)[26]。另一项系统评价结果提示,CLD可能与RSV感染相关的住院时间延长相关(OR=1.64,95%CI:1.03~2.61)[27]。

临床问题2：母婴居家时，如何通过非药物措施预防RSV感染？

推荐意见：RSV流行季时，建议家庭成员通过做好手卫生和环境消毒、增加环境通风、减少外出次数、外出时佩戴口罩、保持社交距离等措施，预防母婴RSV感染。（强推荐，低质量证据）

非药物预防措施是母婴呼吸道疾病最具成本效益的主要预防措施。儿童RSV感染的非药物预防措施包括：母乳喂养至少6个月、做好手卫生（乙醇类消毒剂、肥皂水）、养成良好的咳嗽卫生习惯、佩戴外科口罩、避免暴露于烟草和其他烟雾、参考《医疗机构消毒技术规范》[28]做好物体表面消毒、减少外出次数及保持社交距离等[29-31]。另外，加强健康教育、倡导合理膳食、适当锻炼与活动以及参与RSV防治宣教等措施，对于母婴RSV感染的预防有积极的促进作用[32-33]。

临床问题3：医疗机构如何预防母婴的RSV院内感染？

推荐意见3.1：儿科与妇产科医务人员应定期做好RSV感染防控的培训，包括母婴RSV感染的临床表现、预防措施和治疗方案。（强推荐，GPS）

推荐意见3.2：RSV流行季时，医务人员应做好防护，严格执行手卫生，在容易产生气溶胶的高危医疗操作时，尽量在独立房间进行，结束后严格消毒。（强推荐，GPS）

推荐意见3.3：新生儿或婴儿疑似或明确感染RSV时，建议根据医疗资源情况进行隔离，降低RSV院内传播风险。（强推荐，GPS）

推荐意见3.4：RSV流行季时，建议母婴在院就诊时做好防护，包括手卫生、佩戴外科口罩等。（强推荐，GPS）

医疗机构应合理分配医疗卫生资源，做好RSV接诊和重症入院的准备[34]。相关科室病房（如儿科病房、新生儿病房、新生儿重症监护室、儿科重症监护室、妇产病房等）应定期开展RSV相关教育与培训，在流行季之前加强培训，包括RSV流行病学、感染后母婴人群的临床表现与诊治方案，从而早期快速识RSV感染患者，预防重症发生及降低病死率。

医务人员应做好个人防护，严格执行手卫生，在对疑似或明确RSV感染婴儿进行容易产生气溶胶的高风险医疗操作（如

5 母婴呼吸道合胞病毒感染预防指南（2025年版）

气管插管、吸痰、雾化等）时，应在独立空间内操作，结束后需对医疗设备、环境、空气和物体表面进行清洁和消毒[35]。

医疗机构应做好就诊母婴的管理工作。对于在院就诊的母婴，可能有效的RSV感染控制措施包括：减少探视和聚集、采取隔离措施[28]、做好手卫生（如乙醇类消毒剂、肥皂水）、个人防护（如佩戴外科口罩）[36]等。

临床问题4：新生儿和婴儿使用单克隆抗体预防RSV感染的有效性如何？

推荐意见：新生儿和婴儿（0～1岁）单次注射RSV单克隆抗体可有效预防RSV感染。（强推荐，中等质量证据）

一项网状meta分析结果显示，与安慰剂相比，尼塞韦单克隆抗体（Nirsevimab）、帕利珠单克隆抗体（Palivizumab）和Motavizumab这3种单克隆抗体均与RSV相关感染的显著减少有关，每1000例受试者中分别减少了123例、108例和136例（中高等质量证据）；此外，这些单克隆抗体还与RSV相关住院率的显著减少有关，每1000例受试者中分别减少了54例、39例和48例（中等质量证据）[37]。Motavizumab和帕利珠单克隆抗体均显著降低了ICU入院率和吸氧率，而尼塞韦单克隆抗体显著降低了吸氧率，但各种单克隆抗体之间的全因死亡率差异无统计学意义[37]。另一项系统评价结果提示，与安慰剂组相比，帕利珠单克隆抗体和Motavizumab未显著降低婴儿RSV死亡率（$RR=0.87$，$95\%CI$：0.14～5.27）和住院时间 $MD=0.13$，$95\%CI$：-0.37～0.12）[38]。因此，仍需设计基于我国新生儿和婴儿的高质量研究证实单克隆抗体预防RSV感染的有效性，完善RSV预防用药的合理性评价体系，监测药品费用。

基于3项随机对照试验的有效性数据提示，与安慰剂组相比，尼塞韦单克隆抗体可降低婴儿RSV导致的下呼吸道感染及重症下呼吸道感染的发生率、住院率［相对危险度降低（relative risk reduction, RRR）值（$95\%CI$）分别为79.5%（65.9%～87.7%）、86.0%（62.5%～94.8%）及77.3%（50.3%～89.7%）］。另外，尼塞韦单克隆抗体在CLD、CHD或极早产儿中的暴露量与健康婴儿的药代动力学特征相似[39]。RSV流行季单次注射尼塞韦单克隆抗体不会增加第二年RSV的感染风险[40]。

目前，我国批准上市的用于预防RSV感染的单克隆抗体仅有尼塞韦单克隆抗体。尽管帕利珠单克隆抗体已有系统评价证实其在预防新生儿和婴儿RSV感染方面的效果[41]，但由于其在我国尚未批准上市，因此其在我国人群中的有效性和安全性仍需数据支持。

临床问题5：新生儿和婴儿使用单克隆抗体预防RSV感染的安全性如何？

推荐意见：新生儿和婴儿（0～1岁）单次注射RSV单克隆抗体具有良好的安全性。（强推荐，中等质量证据）

在安全性方面，一项网状meta分析提示单克隆抗体预防RSV感染的整体安全性较好，与安慰剂相比，尼塞韦单克隆抗体、帕利珠单克隆抗体等预防婴儿RSV感染的药物相关不良事件发生率差异均无统计学意义[37]。

MELODY试验报道，在胎龄>35周的婴儿中，在RSV流行季前单次注射尼塞韦单克隆抗体的不良事件发生率约为1.0%，大部分轻微（严重程度为1级或2级），未观察到药物相关的严重不良事件[42]。HARMONIE试验报道，在胎龄≥29周且≤12月龄的婴儿中，单次注射尼塞韦单克隆抗体的不良反应发生率为2.1%，绝大部分的治疗相关不良反应轻微（严重程度为1级或2级），仅报道了1例与治疗相关的严重不良事件（发生率<0.1%）[43]。合并RSV感染高风险的患儿（如早产儿、CLD或CHD），尼塞韦单克隆抗体的安全性与帕利珠单克隆抗体相似，且与足月儿和出生胎龄≥29周早产儿的安全性相似[44]。

临床问题6：RSV单克隆抗体是否会影响新生儿和婴儿其他疫苗的接种进程？

推荐意见：RSV单克隆抗体不会影响其他疫苗的接种，新生儿和婴儿无需推迟其他疫苗的正常接种计划。（强推荐，GPS）

目前，我国批准上市的用于预防RSV感染的单克隆抗体仅有尼塞韦单克隆抗体。从药理学机制而言，尼塞韦单克隆抗体是一种重组人IgG1 kappa的长效单克隆抗体，能高度特异性结合RSV融合蛋白（F蛋白）的F1和F2亚基，并将F蛋白锁定在预融合构象中，阻止病毒进入宿主细胞[42]。因此，理论上尼塞韦单克隆抗体不会干扰新生儿或婴儿疫苗的主动免疫过程。RSV单克隆抗体与其他疫苗共同给药的经验有限，临床应积累监测数据予以证实。

临床问题7：新生儿和婴儿使用单克隆抗体预防RSV感染的经济性如何？

推荐意见：在我国，新生儿和婴儿使用单克隆抗体预防RSV感染的经济性尚不明确，尚不能形成推荐意见。（弱推荐，GPS）

目前，我国仅批准尼塞韦单克隆抗体用于RSV感染的预防，尚未有药物经济学研究评估RSV单克隆抗体用于新生儿和婴儿感染预防，建议尽快开展药物经济学研究予以评价。

在全球范围，一项药物经济学系统评价结果显示，帕利珠单克隆抗体用于预防RSV感染，在早产儿、有肺部并发症的婴儿以及偏远地区的婴儿中具有成本-效果优势[45]。在加拿大、美国、英国高收入国家，尼塞韦单克隆抗体用于预防婴幼儿RSV感染具有经济性[46]。英国研究数据显示，相较帕利珠单克隆抗体，尼塞韦单克隆抗体预防婴幼儿RSV感染，可降低7720万英镑（66%）的RSV治疗费用，因此具有较好的经济性[47]。

临床问题8：孕妇如何预防RSV感染？

推荐意见8.1：若孕妇的预产期在RSV流行季，建议孕妇在围产期积极预防RSV感染。（弱推荐，GPS）

推荐意见8.2：孕妇接种RSV疫苗的可降低婴儿RSV的感染风险。（弱推荐，高质量证据）

推荐意见8.3：孕妇接种RSV疫苗可能不会影响胎儿的宫内发育，对早产的影响尚不确定。（弱推荐，低质量证据）

孕妇接种RSV疫苗是预防新生儿RSV感染的重要的被动免疫手段。母体在接种RSV疫苗后，体内抗体水平升高，这些抗体可通过胎盘转移到胎儿，从而为婴儿出生后最初6个月提供被动免疫[48]。在美国RSV流行季，RSV疫苗被建议用于32～36周的孕妇[49-50]，以确保新生儿在出生后体内具备较高浓度的抗体。研究表明，孕妇接种RSV疫苗后，婴儿在出生后的前3个月内将抗菌药物处方减少了12.9%[51]。在2024年12月，由于重症病例的报告增加，美国食品药品监督管理局暂停了婴儿RSV疫苗的试验[52]。RSV疫苗在我国尚未批准上市，有待进一步评估其在我国孕妇人群中的有效性与安全性。

一项Cochrane系统评价纳入了6项RCT，涉及17 991例孕妇，结果显示，与安慰剂相比，孕妇接种RSV疫苗可减少实验室确诊的RSV感染婴儿住院率（$RR=0.50$, $95\%CI$: 0.31～0.82,

4项RCT，12 545例）；安全性方面，孕妇RSV疫苗接种几乎不增加先天性异常（4项RCT，12 304例）、胎儿生长受限（4项RCT，12 545例）以及死产（5项RCT，12 652例）等风险［RR值（95%CI）分别为0.96（0.88～1.04）、1.32（0.75～2.33）及0.81（0.38～1.72）］，但尚不能确定是否会增加早产风险（RR=1.16，95%CI：0.99～1.36，6项RCT，17 560例），研究提示孕妇接种RSV疫苗的安全性仍需谨慎下结论[53]。

在全球范围内，RSV对母婴造成了重大的健康威胁，RSV的防控工作面临着巨大挑战。本指南聚焦于孕妇、新生儿与婴儿等特殊人群，基于最佳循证证据、医师经验与家属意愿，围绕非药物预防、药物预防和疫苗预防措施形成了15条推荐意见（表2），为规范母婴RSV感染的预防提供指导。然而，母婴RSV防控仍需全社会持续关注，在完善我国母婴RSV流行特征与疾病负担数据和监测体系的基础上，重点加强RSV疫苗和单克隆抗体等措施的研发、引入、评价与监测工作，进一步研究RSV感染预防措施对儿童远期并发症的获益，积累我国人群的高质量研究数据和临床实践经验，持续提升我国母婴RSV感染防控水平。

表2 本指南中15条推荐意见汇总

临床问题	推荐意见	推荐强度	证据质量
1. 新生儿和婴儿何种情况下需要启动预防RSV感染？	（1）出生时或出生后即将进入RSV流行季的新生儿和婴儿，建议积极预防RSV感染	强	GPS
	（2）对于早产儿、低出生体重儿，以及6月龄以下、有过敏性疾病史、未母乳喂养、其母亲有吸烟史的新生儿和婴儿，建议积极预防RSV感染	强	中等质量
	（3）对于合并支气管肺发育不良或慢性肺病、血流动力学障碍先天性心脏病、唐氏综合征的新生儿和婴儿，建议积极预防RSV感染	强	中等质量

续 表

临床问题	推荐意见	推荐强度	证据质量
2. 母婴居家时，如何通过非药物措施预防 RSV 感染？	RSV 流行季时，建议家庭成员通过做好手卫生和环境消毒、增加环境通风、减少外出次数、外出时佩戴口罩、保持社交距离等措施，预防母婴 RSV 感染	强	低质量
3. 医疗机构如何预防母婴的 RSV 院内感染	（1）儿科与妇产科医务人员应定期做好 RSV 感染防控的培训，包括母婴 RSV 感染的临床表现、预防措施和治疗方案	强	GPS
	（2）RSV 流行季时，医务人员应做好防护，严格执行手卫生，在容易产生气溶胶的高危医疗操作时，尽量在独立房间进行，结束后严格消毒	强	GPS
	（3）新生儿或婴儿疑似或明确感染 RSV 时，建议根据医疗资源情况进行隔离，降低 RSV 院内传播风险	强	GPS
	（4）RSV 流行季时，建议母婴在院就诊时做好防护，包括手卫生、佩戴外科口罩等新生	强	GPS
4. 新生儿和婴儿使用单克隆抗体预防 RSV 感染的有效性如何？	新生儿和婴儿（0~1岁）单次注射 RSV 单克隆抗体可有效预防 RSV 感染	强	中等质量
5. 新生儿和婴儿使用单克隆抗体预防 RSV 感染的安全性如何？	新生儿和婴儿（0~1岁）单次注射 RSV 单克隆抗体具有良好的安全性	强	中等质量

续 表

临床问题	推荐意见	推荐强度	证据质量
6. RSV单克隆抗体是否会影响新生儿和婴儿其他疫苗的接种进程?	RSV单克隆抗体不会影响其他疫苗的接种,新生儿和婴儿无需推迟其他疫苗的正常接种计划	强	GPS
7. 新生儿和婴儿使用单克隆抗体预防RSV感染的经济性如何?	在我国,新生儿和婴儿使用单克隆抗体预防RSV感染的经济性尚不明确,尚不能形成推荐意见	弱	GPS
8. 孕妇如何预防RSV感染?	(1)若孕妇的预产期在RSV流行季,建议孕妇在围产期积极预防RSV感染	弱	GPS
	(2)孕妇接种RSV疫苗的可降低婴儿RSV的感染风险	弱	高质量
	(3)孕妇接种RSV疫苗可能不会影响胎儿的宫内发育,对早产的影响尚不确定	弱	低质量

注:RSV:呼吸道合胞病毒(respiratory syncytial virus);GPS:良好实践声明(good practice statement)

执笔专家:周鹏翔(北京大学第三医院)、赵扬玉(北京大学第三医院)、朴梅花(北京大学第三医院)、杨慧霞(北京大学第一医院)、韩彤妍(北京大学第三医院)

指南制订组(按姓氏汉语拼音排序)

指导委员会:韩彤妍(北京大学第三医院)、朴梅花(北京大学第三医院)、杨慧霞(北京大学第一医院)、赵扬玉(北京大学第三医院)

共识专家组:陈叙(天津市中心妇产科医院)、高雪莲(北京大学第一医院)、韩树萍(南京医科大学附属妇产医院,南京市妇幼保健院)、韩彤妍(北京大学第三医院)、黑明燕(首都医科大学附属北京儿童医院)、侯新琳(北京大学第一医院)、黄琳(北京大学人民医院)、寇晨(首都医科大学附属北京妇产医院)、李光辉(首都医科大学附属北京妇产医院)、刘江勤(上海市第一妇婴保健院)、朴梅花(北京大学第三医院)、邱银萍(宁夏医科大学总医院)、王亚娟(首都儿科研究所附属儿童医院)、魏瑗(北京大学第三医院)、杨勇(四川省人民医院)、杨传忠(南方医科大学附属深圳妇幼保健院)、杨慧霞(北京大学第一医院)、张雪峰(北京大学国际医院)、赵扬玉(北京大学第三医院)、周密(苏州大学附属儿童医院)、周薇(北京大学第三医院)、周鹏翔(北京大学第三医院)

指南秘书组:侯振彦(北京大学第三医院)、黄育文(北京大学第三医院)、李理总(北京大学人民医院)、刘玲(北京大学第三医院)、马晶(包头市第四医院)、王颖(北京大学第三医院)、王震寰(首都医科大学附属北京友谊医院)、徐晓(北京大学第三医院)、杨梦婕(苏州大学附属儿童医院)、张琪(济宁市第一人民医院)、张雅慧(北京大学第三医院)

患儿家属代表:王旭、朱华月

外审专家组:陈敦金(广州医科大学附属第三医院)、成晓玲(首都医科大学附属北京儿童医院)、杜立中(浙江大学医学院附属儿童医院)、富建华(中国医科大学附属盛京医院)、李楠(北京大学第三医院)、刘翰旻(四川大学华西第二医院)、罗璨(南京医科大学第一附属医院,江苏省人民医院)、杨克虎(兰州大学基础医学院循证医学中心)、翟所迪(北京大学第三医院)、张华岩(广州医科大学附属妇女儿童医疗中心)

参考文献从略

(通信作者:韩彤妍　杨慧霞　朴梅花　赵扬玉)

(本文刊载于《中华围产医学杂志》2025年第28卷第1期第3-11页)

附录 2012—2018年相关产科指南

1. 妊娠合并梅毒的诊断和处理专家共识

（通信作者：樊尚荣）
（本文刊载于《中华妇产科杂志》
2012年第47卷第2期
第158-160页）

2. 胎盘早剥的临床诊断与处理规范（第1版）

（通信作者：邹　丽）
（本文刊载于《中华妇产科杂志》
2012年第47卷第12期
第957-958页）

3. 新产程标准及处理的专家共识（2014）

（通信作者：杨慧霞）
（本文刊载于《中华妇产科杂志》
2014年第49卷第7期
第486页）

4. 妊娠期铁缺乏和缺铁性贫血诊治指南

（通信作者：段　涛）
（本文刊载于《中华围产医学杂志》
2014年第17卷第7期
第451-454页）

5. 胎膜早破的诊断与处理指南（2015）

（通信作者：时春艳）
（本文刊载于《中华妇产科杂志》
2015年第50卷第1期
第3-8页）

6. 妊娠剧吐的诊断及临床处理专家共识（2015）

（通信作者：马润玫　杨慧霞）
（本文刊载于《中华妇产科杂志》
2015年第50卷第11期
第801-804页）

7. 电子胎心监护应用专家共识

（通信作者：杨慧霞）
（本文刊载于《中华围产医学杂志》
2015年第18卷第7期
第486-490页）

8. 荧光原位杂交技术在产前诊断中应用的专家共识

（通信作者：王 和）
（本文刊载于《中华妇产科杂志》
2016年第51卷第4期
第241-244页）

9. 荧光定量PCR技术在产前诊断中的应用专家共识

（通信作者：吕时铭）
本文刊载于《中华妇产科杂志》
2016年第51卷第5期
第321-324页）

10. 妊娠合并心脏病的诊治专家共识（2016）

（通信作者：林建华）
（本文刊载于《中华妇产科杂志》
2016年第51卷第6期
第401-409页）

11. 复发性流产诊治的专家共识

通信作者：张建平 杨慧霞）
本文刊载于《中华妇产科杂志》
2016年第51卷第1期
第3-9页）

12. 阴道手术助产指南（2016）

（通信作者：漆洪波）
（本文刊载于《中华妇产科杂志》
2016年第51卷第8期
第565-567页）

13. 剖宫产术后再次妊娠阴道分娩管理的专家共识（2016）

（通信作者：张为远）
（本文刊载于《中华妇产科杂志》2016年第51卷第8期第561-564页）

14. 妊娠期巨细胞病毒感染筛查与处理专家共识（第一部分）

（通信作者：王谢桐）
（本文刊载于《中华围产医学杂志》2017年第20卷第8期第553-556页）

15. 妊娠期巨细胞病毒感染筛查与处理专家共识（第二部分）

（通信作者：王谢桐）
（本文刊载于《中华围产医学杂志》2017年第20卷第8期第553-556页）

16. 非免疫性胎儿水肿临床指南

（通信作者：段涛）
（本文刊载于《中华围产医学杂志》2017年第20卷第11期第769-775页）

17. 孕前和孕期保健指南（2018）

（通信作者：漆洪波）
（本文刊载于《中华妇产科杂志》2018年第53卷第1期第7-13页）